DOCTRINE MÉDICALE

DE MONTPELLIER,

ou

PRINCIPES DE CETTE ÉCOLE.

PAR

Alexis ALQUIÉ,

Professeur de clinique chirurgicale à la Faculté de médecine de Montpellier, Chirurgien en chef de l'Hôtel-Dieu St-Eloi, Lauréat de l'Académie de médecine de
Paris, Membre de la Société de chirurgie de Paris, de l'Académie de médecine
d'Athènes, etc.

Ἰητρὸς γάρ φιλόσοφος ἰσόθεος.
HIPP., *de la décence ; § 4.*

QUATRIÈME ÉDITION,

REVUE, CONSIDÉRABLEMENT AUGMENTÉE, ET ACCOMPAGNÉE DE DESSINS
LITHOGRAPHIÉS PAR L'AUTEUR.

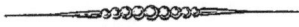

A MONTPELLIER,
Chez Ricard Frères, Imprimeurs-
Éditeurs.
Chez Patras et Savy, Libraires,
Grand'Rue.

A PARIS,
Chez J.-B. Baillière, Libraire,
rue Hautefeuille, 19.
A LONDRES ET A NEW-YORK,
Chez H. Baillière.

1850.

Montpellier, Imprimerie de RICARD FRÈRES,
plan d'Encivade, 3.

PRÉCIS

DE LA

DOCTRINE MÉDICALE

DE L'ÉCOLE DE MONTPELLIER.

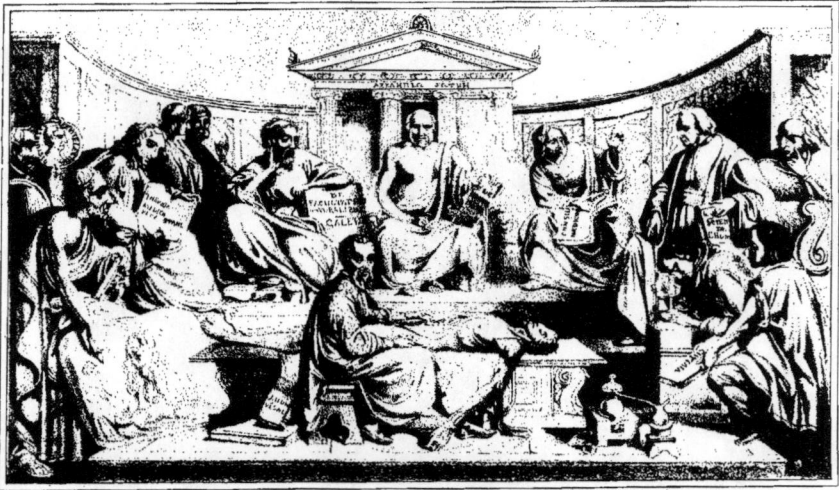

Bezard inv.ᵗ   Leréat dir.ᵗ   Alquié lith. Imp. de Aries.

CARACTÉRISTIQUE DE L'ECOLE DE MONTPELLIER.

PRÉCIS

DE LA

DOCTRINE MÉDICALE

DE L'ÉCOLE DE MONTPELLIER.

CHAPITRE PREMIER.

HISTOIRE DE L'ÉCOLE DE MONTPELLIER.

On ne peut méconnaître la célébrité que la doctrine de l'École de Montpellier a obtenue dans le monde médical. Depuis Arnauld-de-Villeneuve (1295), Gordon, Dulaurens, Rivière, etc., qui professaient le naturisme hippocratique, elle a toujours possédé d'illustres défenseurs, et ses antagonistes n'ont pu s'empêcher d'avouer qu'elle est le fruit de méditations profondes et éminemment philosophiques.

En considérant les critiques animées dont *le Vitalisme* a été souvent l'objet de la part de savants distingués, on dirait qu'il fut toujours bien compris de ceux qui l'ont attaqué, et cependant l'on ne tarde pas à être convaincu du contraire. Les objections vagues adressées à la moderne Cos proviennent généralement du peu de soin consacré à saisir l'esprit et la portée clinique de sa manière de penser.

L'histoire d'une École se compose essentiellement de l'exposé de ses principes : savoir quel a été l'esprit général de l'enseignement et des travaux des représentants de notre doctrine, c'est en démontrer le but et les tendances bien plus clairement et plus solidement qu'en faisant connaître la vie des professeurs de notre antique Faculté : telle est la manière dont nous allons esquisser le passé et le génie de notre École.

Le professeur Ribes a récemment fait remarquer, avec raison (1), que la prédominance d'une secte philosophique influence d'une manière sensible les éléments de toutes les sciences et ceux de la médecine elle-même. Les systèmes mécaniques, chimiques, spiritualistes, etc., ont imprimé aux théories médicales leur cachet particulier, mais passager comme leur propre existence : les hommes les plus judicieux n'ont pu constamment s'affranchir, sous ce rapport, de la mode scientifique. Aussi voyons-nous, aux diverses époques de notre Faculté, plusieurs de ses illustres membres sacrifier en apparence aux divinités du jour. Ainsi, tout en s'occupant avec ardeur de l'alchimie, Arnauld-de-Villeneuve n'en pratiqua pas moins les préceptes de la médecine naturelle; le grand Barbeyrac ne fut pas en entier dupe de l'application de la chimie à l'art de guérir, et corrigea la thérapeutique incendiaire de Willis en créant la méthode rafraîchissante; enfin, l'illustre Fizes discourait en robe sur la nécessité des mathématiques pour la science de l'homme, mais observait les malades avec une sagacité rare, et rendait des oracles justement respectés comme l'expression d'une analyse clinique savante et d'un tact médical peu commun.

C'est qu'à Montpellier surtout, la médecine grecque était si généralement étudiée, si fréquemment enseignée, que ses principes, communiqués aux disciples de notre École,

(1) Disc. ouvert. cours hygièn. 1845.

en quelque sorte par l'atmosphère de la *ville médicale*, ne cessaient de faire entendre leur voix, et de reprendre leur empire, dans les occasions difficiles, sur le langage et les fondements erronés des systèmes ; de même les dogmes moraux et religieux, appris dans l'enfance, renouvellent avec efficacité leur cri, voilé mais non étouffé par les paradoxes philosophiques, aux moments où l'homme est livré à toute la force de sa conscience.

Aussi la pratique des médecins de Montpellier fut-elle couronnée d'un succès et d'un bonheur généralement reconnus; aussi les préceptes d'une saine clinique eurent-ils ici une chaîne d'interprètes la plus célèbre et la moins interrompue. De là cette confiance dont les médecins de notre École jouissaient dans toute l'Europe; de là l'empressement des souverains, des princes, des personnages illustres, des prélats, à venir demander la santé à Montpellier; de là, enfin, l'insigne privilége, réservé à notre École jusqu'en ces derniers temps, de fournir des médecins aux rois de France.

Si donc les praticiens de Montpellier laissèrent parfois percer, dans leurs explications médicales, le langage des systèmes du jour ou des sciences physiques, leur conduite fut celle de bons cliniciens qui, à toutes les époques, se sont accordés au fond, parce qu'ils suivaient, par instinct ou par raisonnement, les principes, invariables comme la vérité, que le divin Vieillard a le premier formulés avec toute la profondeur d'un immense génie. En quel lieu, en effet, le Père de la médecine eut-il de plus nombreux et de plus zélés admirateurs? En quel lieu les dogmes hippocratiques furent-ils enseignés avec plus de ferveur et d'éclat ?

La Faculté de Montpellier s'est toujours enorgueillie de tirer son origine et son lustre de l'antique Cos : telle a été la source de ses inspirations et de ses tendances. Démontrer que l'esprit hippocratique a constamment animé

son enseignement et ses écrits, c'est exposer l'histoire générale de notre doctrine. Mais comment pourrions-nous le
faire complètement dans un *Précis*? Comment pourrions-
nous analyser les œuvres multipliées sorties des disciples
de notre École? Les signaler nous est seulement permis,
et c'est ainsi que nous allons esquisser ce sujet; ce sera
d'ailleurs fournir l'indication de nombreux ouvrages où l'on
pourra puiser des notions plus étendues sur nos idées médicales.

Aux diverses époques de son existence, Montpellier a
toujours été le centre des protestations du vieux Vitalisme
contre tous les systématiques qui, sous les noms divers de
mécaniciens, organiciens, mathématiciens, physiciens, anatomistes, chimistes, etc., ont envahi tour à tour le domaine
de la science. C'est Arnauld-de-Villeneuve (1295) rappelant
toujours le dogme sacré de la nature médicatrice contre
les rhéteurs de son temps; c'est Guy-de-Chauliac (1368)
protestant contre les empiriques de la même époque, et
duquel Bordeu a pu dire, en parlant des grands praticiens
du moyen-âge : « nous n'en trouvons point qui aient valu
un Guy-de-Chauliac, médecin de Montpellier (1); » c'est
Rondelet (1545) exposant les dogmes de l'antique médecine
dans son *Methodus curandi,* etc.; c'est encore Dulaurens
(1556) défendant la doctrine des crises, des pronostics, etc.;
c'est Lachambre (1620) envisageant d'une manière élevée
la *digestion*, l'influence de l'*âme;* c'est Rivière publiant son
célèbre *Praxis medica* (1640).

L'École de Montpellier elle-même a protesté, pendant le
17me siècle, contre le solidisme qui menaçait de compromettre dans son sein la pureté des maximes hippocratiques.
On peut lire dans l'ouvrage de notre célèbre Astruc (2) tous

(1) OEuvr. compl. , p. 586.
(2) Histoire de la Faculté méd. Montpellier, 1767.

les efforts du fameux Chirac, l'auteur du livre sur les *Fièvres malignes* (1694), pour introduire dans la *ville médicale* les erreurs des mécaniciens et des anatomistes qui régnaient presque partout ailleurs. Sauvages, le premier en Europe, attaqua le mécanicisme (1737); bientôt après (1751), Lacaze proclama la physiologie médicinale ou d'observation. Notre Bordeu renouvela les attaques contre le mécanicisme (1760); de sorte que Robert put dire en 1766 : « Je dois observer que le goût de la médecine commence à s'épurer. Les médecins, désabusés, pour la plupart, de la vanité des systèmes, s'accordent à regarder leur science comme une science fondée sur des faits, et ils ont honte de la voir travestie par les faux brillants du raisonnement emprunté de la physique expérimentale (1). »

Cette résistance à la mode scientifique est encore manifeste dans les écrits de Ch. Leroy (1776) sur le *Pronostic dans les maladies aiguës*, sur les *fièvres*, le *scorbut*, etc.; dans les *Éléments de la science de l'homme* (1778), où Barthez combat les hypothèses les plus vantées; dans les *Recherches sur la sensibilité* (1786), où Desèze s'écrie : « Quoi ! une machine active et sensible dans toutes ses parties pourra être comparée à une machine inactive, insensible, morte, dont une force étrangère mène tous les ressorts ! » Cette résistance hippocratique dirige le *Système physique et moral de la femme* de notre Roussel (1794); le remarquable *Traité de physiologie* de Grimaud (1795); les *Principes de physiologie* de Dumas (1800); la savante *Séméïologie* de Double (1811); les différents Discours de M. Bousquet au sein de l'Académie de médecine de Paris.

Nos antagonistes exigeraient-ils encore d'autres preuves que le Vitalisme hippocratique fut toujours enseigné et pro-

(1) Traité div. obj. méd., disc. prélim.

clamé dans notre École? Il nous serait facile de leur en fournir.
Mais nous avons trop bonne opinion des connaissances de
nos contemporains, pour supposer un seul instant qu'ils n'ont
pas consulté le *Traité de maladies des femmes* de Vigarous
(1801); le *Précis historique de la maladie qui régna dans
l'Andalousie* (1800), par Berthe; le *Traité sur la phthisie
pulmonaire* de Baumes (1805); le *Traité de la première
dentition* du même professeur (1806); le *Traité des hémorrhagies* de M. Lordat (1808); le *Traité de séméiotique* de
Double (1811); la *Doctrine générale des maladies chroniques*,
par Dumas (1812); le *Cours des fièvres*, 2e. édit., par Grimaud (1815); les *Anomalies de la variole et de la varioloïde*,
par Bérard (1816); le *Traité des fièvres rémittentes*, par
Baumes (1819); les *Fausses articulations*, par M. Kühnholtz
(1821); les fréquentes protestations de ce médecin contre
l'organicisme et en faveur du Vitalisme hippocratique; et
une foule d'autres ouvrages d'une haute importance, dont
plusieurs furent couronnés par la Société royale de médecine
de Paris elle-même, et où leurs profonds auteurs, tous
illustres représentants de notre École, propageaient et dé-
fendaient le Vitalisme hippocratique, alors que beaucoup de
médecins soutenaient le fatal système de Broussais ou le
débile organicisme.

Sans sortir même de ce siècle qui revient maintenant au
Vitalisme hippocratique, je puis mentionner d'abord le *Discours sur le génie d'Hippocrate*, lu dans la Faculté de Montpellier, en 1801, et où Barthez retrace les dogmes de la médecine ancienne et résume les principes élevés du Vitalisme
hippocratique. L'histoire de la science nous apprend l'influence salutaire de cet écrit et de la solennité dans laquelle
il fut prononcé, sur l'étude et la vénération des médecins de
l'époque pour la Doctrine de l'antique Cos. « La cérémonie
ayant été faite pour Hippocrate, dit à ce sujet le professeur

Lordat (1), l'orateur entreprit de peindre le génie de ce grand homme. Le meilleur moyen de faire ce portrait était de crayonner les traits les plus significatifs de sa doctrine médicale. »

En 1803, parut le travail de Fouquet *sur la clinique*, où les principes de la médecine ancienne sont signalés et appliqués à l'observation pratique, et où sont exposées les règles qui ont servi au célèbre professeur de Montpellier à fonder le premier enseignement clinique en France, et à diriger si fructueusement de nombreux élèves à l'exercice de notre art : « Les principes d'Hippocrate, dit le professeur Dumas (2), furent la règle de Fouquet dans l'exercice de son état, etc. »

En 1806, Barthez publia la deuxième édition des *Nouveaux éléments de la science de l'homme*, où le Vitalisme hippocratique est développé avec une supériorité incontestable. Durant l'année 1810, un des disciples de notre École fit paraître, à Montpellier, une exposition raisonnée des œuvres d'Hippocrate, et tout médecin connaît le mérite de l'ouvrage d'Aubry, intitulé *les Oracles de Cos*. Pendant ce temps, et d'une manière continue, de nombreux élèves soutenaient dans notre Faculté des dissertations remarquables sur le Vitalisme et la doctrine du divin Vieillard. En 1819, M. Ménard donna les *Éléments de médecine-pratique*, basés sur les maximes de l'École vénérée.

Mais toutes ces œuvres remarquables, et beaucoup d'autres encore, n'auraient pas été publiées dans le commencement de ce siècle, que l'on ne pourrait oublier l'ouvrage si estimé du professeur F. Bérard, consacré à retracer la *Doctrine médicale de l'École de Montpellier*, et à comparer ses principes

(1) Discours prononcé à la Faculté de médecine de Montpellier, 1844. *Journ. de la Soc. de méd. prat.*, cahier de Février 1845, et *Gazette Médicale de Paris*, n° de Février 1845.

(2) Éloge de Fouquet, 1807, pag. 272. Disc.

avec ceux des autre Écoles anciennes et modernes. N'aurait-on donc pas le droit de croire intéressé le silence de certains écrivains sur les droits de la *ville médicale* à l'héritage de Cos, lorsqu'ils se taisent sur les auteurs de livres destinés à exposer les dogmes du Vitalisme hippocratique, à en montrer l'excellence théorique et pratique, à en signaler leur identité avec ceux de notre École; œuvres dont la conclusion est celle-ci (1) : «On le voit, dit Bérard, l'École de Montpellier est calquée sur celle de Cos; elle ne donne pas à ses élèves d'autres leçons; et lorsqu'enfin, après le cours des études médicales, le moment arrive où elle investit le disciple du pouvoir d'exercer l'art divin, c'est au nom d'Hippocrate qu'elle lui confère le grade suprême. Si j'assiste à une de nos réceptions, je vois qu'on présente au néophyte les ouvrages du Vieillard de Cos. On l'exhorte à se pénétrer de ses maximes, et on lui répète que tous les principes qu'il a reçus, il les retrouvera dans ce livre sacré. Il répète le même serment qu'on prononçait à Cos aux pieds de l'autel d'Esculape, dans les mains d'Hippocrate, ou sans doute à côté de son effigie, après sa mort. Suis-je en France ou dans la Grèce, à Montpellier ou à Cos?»

Est-il nécessaire maintenant de rappeler les remarquables productions de nos maîtres, destinées à propager et à développer l'antique Vitalisme? Qui n'a lu l'*Esprit des doctrines et le génie de la médecine?* Signalerai-je les savantes leçons de M. Lordat sur la *Perpétuité de la médecine,* où l'illustre professeur montre la *constance des dogmes fondamentaux de la science médicale depuis le Vieillard de Cos jusqu'à nos jours?* Rappellerai-je en outre les travaux du même auteur sur la *Philosophie médicale et la caractéristique de l'École de Montpellier,* où le Vitalisme hippocratique est exposé avec autant de clarté que de profondeur ?

(1) Doct. méd., etc., p. 303.

Oui, l'histoire dira que ce furent les élèves de notre École qui s'élevèrent avec le plus de force et le plus d'efficacité contre les envahissements de l'organicisme moderne! L'histoire dira que ce furent des disciples distingués de notre École qui allèrent dans la capitale même, et en face de Broussais tout-puissant, arborer le drapeau de la résistance, rappeler les dogmes de la médecine hippocratique, et fonder, en 1820, la *Revue médicale de Paris*, pour y consigner les protestations énergiques et salutaires de la médecine antique contre les systèmes physiologique et anatomo-pathologique.

Cette époque glorieuse nous rappelle les noms de Dupau, Bestieu, Miquel, Bousquet, Rouzet, Vacquié, Flourens, De Salle, Dunal, Prunelle, Double, René, Bérard, Delpech, Fuster, etc., *tous élèves et docteurs de Montpellier, tous venus à Paris en* 1820, époque où le système du Val-de-Grâce, entraînant par sa trompeuse simplicité les disciples des autres Facultés, il y avait du véritable courage à entreprendre de lutter contre le torrent du physiologisme. Telle est la véritable source du journal qui seul proclama alors, au sein de la capitale, la doctrine d'Hippocrate; telle est la célèbre École d'où sont sortis ces jeunes médecins, où ils avaient puisé les principes de la médecine antique et ce feu sacré qui leur fit embrasser un véritable apostolat scientifique.

Parlerai-je de l'opposition aussi efficace que constante du Professeur Lordat? La *Revue médicale de Paris* l'a hautement proclamé (1843). Ce journal, avons-nous dit, fut même fondé par des élèves de Montpellier dans le but de protester contre le physiologisme et le solidisme. « Ce sont les théories nouvelles dont il faut déterminer la valeur respective, disaient Rouzet et Dupau (1). Les auteurs se défendront mieux de la séduction des systèmes exclusifs dont la France a été heureusement préservée par le goût des doctrines hippocra-

(1) Revue médicale, t. Ier, intr.; 1820.

tiques. Ils tâcheront d'apprécier, de faire tourner au profit de la science les idées fondamentales, les aperçus solides qui servent de base à ces systèmes, en repoussant l'extension vicieuse qu'on leur a donnée et les erreurs qui en sont la conséquence. » Cette résolution des disciples de l'École de Montpellier se reproduit dans tous les volumes qui parurent avant l'année 1822 ; dans le premier article de ce journal, qui est un discours prononcé, en 1818, par le Professeur Prunelle dans notre Faculté ; dans le tome II, page 100, où le docteur Rouzet apprécie la valeur des expériences, etc.

Est-il nécessaire de rappeler le beau travail de Bérard (1824) sur l'*Application de l'analyse à la médecine pratique*, où se trouve la protestation la plus vive et la plus profonde contre le Broussaisisme en faveur? Parlerai-je de la *Doctrine des rapports du physique et du moral*, où le même auteur sape les fondements du matérialisme de Cabanis ? Qui ne sait la salutaire influence contre le système physiologique des *Lettres à un médecin de province*, publiées par A. Miquel en 1825 ? Qui ignore l'énergique opposition de M. Bousquet, en 1828, contre le système du Val-de-Grâce, dans le lieu même de ses prétendus triomphes ?

N'est-ce pas encore un des brillants disciples de notre École, qui, en 1829, sut défendre avec tant d'éclat, au sein même de l'Académie de médecine de Paris, la doctrine hippocratique des *Constitutions médicales et des épidémies*, frondée par les organiciens de nos jours? N'est-ce pas encore le Professeur R. d'Amador qui s'attira l'honorable suffrage de l'Académie de Paris, en 1836, en traçant *la philosophie de l'anatomie pathologique*, et en renversant les paradoxes des sectateurs de l'organicisme? N'est-ce pas enfin le même représentant de notre École, qui, en 1837, vint combattre les fauteurs aveugles de la *méthode numérique* et du calcul appliqué à la médecine pratique ?

Avons-nous besoin de rappeler le génie hippocratique qui anime l'ouvrage de l'un de nos agrégés, le docteur Fuster, couronné par l'Institut en 1843 ? Et comme si l'École de Montpellier ne devait laisser aucune année s'écouler sans proclamer son attachement inaltérable à l'antique doctrine, un autre de nos agrégés, M. Alquié, vient récemment de recevoir une récompense flatteuse de la part de l'Académie royale de Paris, pour un travail sur les *abcès multiples*, dirigé par les principes du Vitalisme hippocratique.

Si l'on voulait bien en croire certains antagonistes, personne ne protestait contre l'engouement universel que Bayle, Laënnec, Nysten, etc., avaient inspiré pour l'anatomie pathologique : triste aveuglement de l'égoïsme ou de la vanité ! Cette tâche, en effet, était remplie, à Montpellier, avant que naguère l'on ne fût revenu de l'engouement pour l'anatomie pathologique ; le professeur Lordat surtout s'en acquittait dans ses remarquables *Partitions de médecine* ; le professeur Ribes résolvait ce problème dans ses judicieuses *Réflexions sur l'anatomie pathologique* (1824), et, plus tard (1828), dans son ouvrage sur l'*Anatomie pathologique considérée dans ses vrais rapports avec la science des maladies*. « Chaque système, dit M. Ribes (1), mérite d'être considéré comme un fragment de la grande Doctrine médicale qui a traversé les siècles..... Quant à moi, ajoute-t-il plus loin, à qui l'on a appris à estimer les oracles de Cos, prenant comme son École l'observation pour point de départ, au lieu de raconter seulement et de classer les faits, je vais essayer de *raisonner sur eux* dans ce qui concerne l'anatomie pathologique. » C'est d'après la philosophie du divin Vieillard qu'il apprécie ensuite la valeur des dégradations organiques, et fait rentrer les connaissances anatomo-pathologiques sous les lois de l'antique Vitalisme.

(1) De l'anat. pathol., etc., tom. I, p. 25. Montpellier.

Cet attachement aux principes de Cos a été même le motif
de reprocher injustement à Montpellier son amour invariable pour l'antiquité et le vieux Vitalisme. On a prétendu
que notre École poussait son culte, à cet égard, jusqu'à
rejeter toute découverte utile des temps modernes. On a
représenté enfin notre Faculté comme l'ennemie née de
toute innovation avantageuse, par une habitude, une immobilité aussi opiniâtre que surannée.

« L'École de Montpellier, dit à ce sujet le professeur R.
d'Amador (1), défie hardiment ses ennemis de citer une seule
grande découverte qu'elle ait proscrite ou dont l'adoption tardive ait coûté à son amour-propre. Ce n'est pas la Faculté
de Montpellier qui a des décrets à effacer contre la *saignée*,
le *quinquina*, la *circulation*, l'*antimoine*, l'*inoculation*, le *mes-
mérisme*; et fort heureusement pour sa gloire, le modèle de
l'arrêt burlesque (de Boileau) n'a pu être pris dans ses
registres. Elle n'a jamais compté dans son sein des Riolan,
des Guy-Patin, des Danyau, des Gourmelin et autres familles
d'hydrophobes, acharnés contre ce qui, de près ou de loin,
sentait la découverte. Mais, en compensation, elle a à offrir
à la reconnaissance publique, des professeurs martyrs de
la plus grande découverte des temps modernes; je veux parler
de l'introduction des remèdes chimiques. »

Le célèbre Renaudot, médecin de Montpellier, au 17me
siècle, put à peine, avec la haute protection de Richelieu,
se soustraire à la haine de Riolan et de la Faculté de Paris,
parce qu'il se prononça en faveur de ces moyens thérapeutiques. Un de nos anciens professeurs, Turquet de Mayerne,
dut au sage emploi qu'il sut faire de ces nouveaux remèdes
une grande réputation et le poste de médecin du roi Jacques
d'Angleterre et de Charles Ier, son fils. Qui ignore la célé-

(1) Des découvert. en méd. Montpell. 1843, p. 36.

brité immense de notre Lazare Rivière, qui se prononça en faveur des remèdes chimiques, alors nouveaux, de manière à s'en faire un véritable titre de gloire, proclamée par Haller en ces termes : *Celebris suo œvo clinicus.... Primus in hâc scholâ (Monspeliensi) chymica medicamenta cum plausu dedit* (1). Mais l'École de Montpellier a pour principe immuable de ne pas approuver sans un mûr et long examen les nouveautés de nos jours, sans cesse détruites et sans cesse remplacées. C'est à cette sage conduite qu'elle doit de n'avoir pas à abandonner ou à dénigrer ce qu'elle a déjà adopté et enseigné à ses élèves. « On doit rappeler, à ce sujet, pour lui donner des éloges, dit notre célèbre Astruc (2), la conduite des médecins de Montpellier, relativement à la grande discussion touchant les *remèdes chimiques*. Les médecins de Montpellier n'eurent garde de les approuver en aveugles, comme les empiriques; mais ils n'entreprirent point non plus de les exclure sans les avoir examinés; ils les essayèrent avec prudence ; et quand ils en eurent reconnu les vertus, ils s'en servirent avec sagesse. On pourra s'en instruire plus amplement dans les ouvrages de Turquet de Mayerne et de Lazare Rivière, professeurs de Montpellier, auxquels la France est principalement redevable de l'introduction des remèdes chimiques dans la pratique de la médecine. »

Est-ce là de l'immobilité, et de l'antipathie pour les inventions utiles ? Est-ce une telle conduite qui mériterait le blâme des praticiens sages et éclairés ? Ce n'est point notre Faculté qui, rejetant les savantes découvertes anatomiques de Vésale, disait, par la bouche de Riolan, qu'elle aimait mieux se tromper, avec Galien, que suivre la vérité avec Vésale; ce n'est point elle qui repoussa avec acharnement les découvertes physiologiques de Harvey. Montpellier compta-

(1) Bibl. méd. prat., tom. II, p. 461.
(2) Hist. Faculté de Montpell.

t-il, parmi ses représentants, des Denyau et des Prime-
rose, d'après lesquels la circulation du sang était une innovation ridicule? A-t-elle à déplorer les diatribes de Guy-
Patin contre l'*antimoine* et le *quinquina*? Reconnaît-elle,
parmi ses maîtres, des Gourmelin poursuivant avec fureur
la découverte de la ligature des artères, des résections (1)?....

Si la sagesse de ses principes à préservé l'École de Montpellier de ces égarements condamnables, aussi bien que de
cet engouement versatile ordinaire en d'autres lieux, elle
peut se vanter avec orgueil de perfectionnements sans nombre dont la médecine est redevable à ses disciples. Sans
parler de l'influence journalière et ininterrompue de son haut
enseignement, Montpellier a puissamment contribué, par
sa grande autorité, à propager les remèdes vraiment utiles.
Nous venons de le montrer pour les agents chimiques, le
quinquina, l'antimoine, etc.; nous pouvons signaler surtout
sa belle méthode d'analyse clinique, la plus grande découverte clinique; l'emploi de la diète lactée dans les hydropisies (Lazerme); du quinquina dans le traitement des diverses lésions intermittentes (Chirac); de l'éponge calcinée
(Balescon); de la potion anti-émétique de Rivière; des bains
de mer (Delpech); de l'alcool (Arnauld-de-Villeneuve); l'association du mercure avec les sudorifiques, l'opium, la ciguë
et quelques autres poisons végétaux (Fouquet); de l'électricité (Sauvages), de l'eau de Goulard, du stylet et du séton
de Méjan; de la tisane de Vigarous, des préparations d'or
(Chrestien); des médicaments à hautes doses (Lazerme);
de la ténotomie et de l'orthopédie (Delpech); etc., etc.; enfin,
à l'un des plus célèbres praticiens de Montpellier, Lapeyronie,
notre art est redevable de la création et des bienfaits de
l'Académie de chirurgie.

Voilà comment notre École est immobile; voilà de quelle

(1) Bibl. méd., tom. LXIII, p. 129.

manière elle s'attache aux idées médicales de l'antiquité.
C'est avec tout autant de raison que l'on nous reproche de
laisser absorber notre attention et nos recherches par les
idées abstraites et métaphysiques : nous aurons le soin de
démontrer plus loin l'absolue *nécessité* de l'abstraction et des
études philosophiques dans toutes les sciences, et surtout
dans la médecine. Nos antagonistes se prévalent de la divergence d'opinion survenue, en certaines circonstances, entre
les propagateurs de nos idées médicales; comme si ces variations, causées par des vues accessoires, étaient capables
d'apporter un changement au fond même du Vitalisme ou de
la doctrine hippocratique. Esquissons ici à grands traits les
principes immuables et les variations doctrinales, afin de
montrer le peu d'importance de celles-ci et leur lien forcé
à l'essence de notre École.

A Montpellier, *la science de l'homme vivant a été toujours
considérée comme spéciale et indépendante de celle des autres
sciences.* Arnauld-de-Villeneuve, Gordon, Dulaurens, Rivière et nos plus grands représentants, enseignaient avec
respect les dogmes d'Hippocrate qui ne laissent rien à
désirer sous ce rapport. A diverses époques, il est vrai,
les Chirac, les Deidier, les Baumes, etc., mêlèrent bien
des idées mécaniques ou chimiques aux préceptes de la
saine antiquité, mais ils considéraient ces interpolations
comme bornées à une partie des notions médicales, et
comme des *opinions accessoires* qu'ils finissaient, comme
Baumes, par abandonner à une autre époque de leur vie.
Sans doute que, voyant les conséquences erronées de ces
principes étrangers à la saine observation, ils leur adres-
saient le reproche que le professeur Sérane faisait à son fils
qui, à force d'obsessions, lui avait fait modifier sa pratique
hippocratique et heureuse en faveur des nouveautés systématiques de la capitale. Déplorant, en effet, les insuccès de

sa thérapeutique parisienne, le vieux clinicien s'écriait :
moun fil, m'abès gastat! mon fils, vous m'avez gâté (**1**)!

Du reste, au lit des malades, ces partisans momentanés
de certaines hypothèses physiques, abandonnaient promptement leurs belles discussions pour se conduire suivant les
leçons d'Hippocrate, ainsi que Barbeyrac et Fizes nous en
offrent des exemples. Aussi ne doit-on pas être surpris si les
plus fortes et les plus efficaces protestations hippocratiques
contre les erreurs des mécaniciens et des chimistes sortirent
de l'École de Montpellier. Sauvages le premier éleva la voix
en faveur de l'antique doctrine, et, dès lors, Lacaze, Bordeu,
Robert, Deseze, etc., en soutinrent l'éclat en détruisant le
dernier crédit des iatromathématiciens.

Les représentants de la moderne Cos rappelèrent leurs
contemporains à l'*étude de l'homme vivant*, comme à la
source nécessaire de toute connaissance, de toute théorie
légitimes. Ils montrèrent la fausse voie généralement suivie
alors, et qui consistait à connaître d'abord les sciences
physiques, et à raisonner ensuite d'après celles-ci sur les
mécanismes intimes des fonctions vitales. Vainement les mécaniciens leur opposaient-ils des démonstrations physiques
et mathématiques; ils ne voulaient en tenir aucun compte,
comme fournies par des sciences étrangères à la médecine,
et préféraient constamment les enseignements de l'observation pure.

De cette méthode sévère résulta l'*admission de causes ou
de forces particulières à l'homme vivant, et autres que celles
dont la matière est imprégnée.* Ainsi que Giles de Corbeil,
Dulaurens, Miron, Rondelet, Ranchin, etc., l'avaient enseigné, d'après les préceptes de la médecine grecque, les
représentants de l'École de Montpellier reconnurent con-

(1) Bordeu, OEuvres, II; p. 794.

stamment que les fonctions vitales se liaient à des forces
particulières à l'être humain, et non aux lois de la mécanique ou de la chimie, comme l'ont voulu et le veulent
encore beaucoup de partisans de l'organicisme.

De là découlait pour nous l'existence de beaucoup de maladies dont les études mécaniques ni chimiques ne peuvent
nous rendre raison, et dont le siége et le fond se soustraient
aux investigations de l'anatomiste; de là enfin les *lésions
vitales.*

L'École de Montpellier a toujours été frappée de la *sympathie générale* des actions physiologiques et pathologiques
du corps humain. Elle n'a cessé de proclamer, à la manière
du Vieillard de Cos, que tout consent, tout conspire, tout
concourt dans le corps humain. Cette harmonie et cette
sympathie ont constamment fixé son attention sur *l'unité
vitale.* Notre École n'a, en effet, pas cessé d'étudier les résultats journaliers de ce *consensus,* de manière à reconnaître, dans les phénomènes divers de l'économie, l'expression d'une participation entière de toutes les forces, de tout
le système vivant.

Observant cette sympathie et cette synergie dans les actes
curateurs spontanés ou provoqués, la doctrine de Cos a
retenu sans cesse, comme dogme sacré de la véritable médecine, ce précepte du divin Vieillard : *c'est la nature qui
guérit les maladies.* Vainement, à différentes époques, les
systématiques lui répondaient, avec un sourire de pitié,
que c'était méditer sur la mort, et se confier à une ressource
aveugle et trop souvent défavorable : notre École tenait
ferme contre les paradoxes de ses antagonistes.

L'École de Montpellier ajoute sans doute beaucoup d'intérêt à toutes les recherches scientifiques, même les plus
minutieuses; elle les considère comme auxiliaires utiles ou
embellissements agréables des vérités doctrinales. Mais elle

ne cesse d'enseigner que *tout doit tendre directement vers
le but final de l'art ;* aussi appelle-t-elle la médecine la
science des indications. S'efforçant de rendre sa conduite
thérapeutique la plus rationnelle et la moins aveugle, l'École
de Montpellier insistait constamment sur les méthodes philosophiques propres à diriger ses disciples dans cette difficile entreprise. De là, cette *analyse clinique* successivement
entrevue, formulée, appliquée par ses illustres représentants.

Tels sont les dogmes fondamentaux ou canoniques de la
Doctrine. « Qu'est cette doctrine, dit le professeur Lordat à
ce sujet (1); c'est celle qui a été conçue à Cos, qu'Hippocrate
a conduite jusqu'à l'enfance, qui, aujourd'hui adolescente,
prospère dans cette École, et que les maîtres de cet établissement travaillent à mener à l'état adulte, si l'esprit
humain peut aller jusque-là. Elle est toujours la même;
et quoique, par le cours de l'âge et de l'accroissement,
les propositions aient un peu changé, que quelques parties
soient oblitérées, que quelques autres se soient formées,
un homme attentif y reconnaît toujours l'identité du sujet. »

Après avoir signalé les principales bases de notre École,
exposons maintenant les variations dont elle a été l'objet de
la part de ses défenseurs. La doctrine de Cos a donc toujours
reconnu dans l'homme des causes internes propres et différentes de celles du monde physique. Ces causes générales
des actes de la vie, les ἐνορμοντα, avaient été mentionnées par
la médecine grecque sous les termes de âme ψυχή et de φύσις,
impetum faciens ou nature humaine. A l'époque où l'École
de Montpellier sapa les fondements du mécanicisme, Sauvages crut devoir n'admettre qu'un seul principe supérieur. tant afin de montrer la différence la plus tranchée

(1) Perpét. médecine. Montpellier, 1837, 291.

de l'ancienne doctrine avec celle des physiciens, et de profiter des efforts de Sthal à cet égard, que pour mieux faire adopter une cause généralement reçue par l'effet des croyances religieuses.

L'animisme de Sauvages se rapproche beaucoup du naturisme des anciens, de manière à corriger les conséquences forcées et étranges des idées de ce professeur. Lacaze, Bordeu, Deseze, Fouquet, Roussel et Grimaud, embrassèrent l'opinion de notre grand nosologiste. Toutefois on remarque facilement, dans les écrits de la plupart de ces hommes remarquables, une séparation des actes volontaires et instinctifs, et par suite des causes de chacun de ces ordres de fonctions. Bordeu, par exemple, considérait la sensibilité et la mobilité comme des attributs inhérents à la fibre animale, attributs ou propriétés vitales dirigées par l'âme. « L'homme tient à tous les règnes de la nature, dit Deseze (1), s'il fait partie de l'ensemble des corps organisés, soit par les molécules matérielles dont l'union forme le tissu de ses organes, soit par *le germe vivifiant qui en dirige tous les mouvements suivant les lois particulières*, il en est séparé par un principe *bien plus noble*, rayon de l'intelligence divine, qui échappe aux vicissitudes des combinaisons de la matière, et va, quand le corps est détruit, se rejoindre au foyer céleste dont il est animé. »

L'on ne saurait être plus explicite sur l'admission de deux principes d'action, et signaler plus nettement les dogmes de Cos. Le professeur Fouquet n'est pas moins décidé à ce sujet : « Il restera toujours, dit-il (2), cette différence entre l'homme et la brute, que, dans l'homme, la sensibilité ou l'*animalité* est dirigée ou modérée par un principe spirituel et immortel, qui est l'âme de l'homme. »

(1) Recherc. philos. sensib., p. 78.
(2) Essai sur la sensibilité; édit. Montpellier, 1818, p. 359.

Selon les vitalistes de notre École, il existe donc deux sources d'action dont l'une, suivant certains de nos maîtres, est subordonnée plus ou moins à l'autre. Mais le domaine de chacune de ces forces, se dessinant chaque jour davantage, leur alliance est signalée d'une manière de plus en plus nette, et les deux faces de l'être humain reçoivent de Barthez la distinction la plus tranchée. Les actes de la vie interne sont alors étudiés avec le plus grand soin; ils sont rattachés à des faits primitifs considérés comme leurs causes expérimentales et comme *forces abstraites* (1). Telle est aussi la manière de voir de Barthez, Dumas, Lordat, Bérard, etc., sur les causes ou phénomènes primitifs auxquels l'observation nous permet de nous élever.

Toutefois l'abstraction est poussée plus ou moins loin par les chefs de l'École vitaliste : les uns, effrayés surtout des abus du mécanicisme sans cesse renaissant sous diverses formes, se sont attachés principalement à la partie spéciale des êtres vivants, aux forces vives dont ils sont animés, et se sont complus dans ces observations; les autres, plus en garde contre les égarements ou les conséquences erronées du système de Stahl, ont cherché constamment à lier intimement les causes aux organes, ont regardé les forces comme les organes en action, et l'unité vitale comme le résultat de la synergie partielle. Tous ont bien reconnu des forces surajoutées par le Créateur à la matière morte pour lui communiquer les propriétés vitales; tous ont bien vu que la mort de l'homme éteignait ces forces en laissant cependant le corps souvent sans altération palpable ou même admissible; mais les uns ont attaché plus d'importance à ce que la mort nous enlève, et d'autres à ce qu'elle nous laisse. Tous les membres de l'École de Cos sont convaincus que les forces ou

(1) Sauvages, nosol. méth., tom. I, p. 49.

les propriétés vitales ne dépendent pas nécessairement de la contexture des tissus, mais de conditions spéciales que la fécondation donne et que la mort soustrait. Toutefois Bordeu, Bérard, Deseze, etc., ne veulent point les étudier sans avoir les yeux fixés sur l'organisation particulière des viscères et des régions de l'organisme; tandis que Sauvages, Fouquet, Dumas, Lordat, Double, R. d'Amador, etc., examinent l'influence de ces forces vives sur les organes d'une manière plus métaphysique. Il me semble enfin voir des voyageurs distingués qui, engagés dans la même route et se dirigeant vers le même but, ralentissent leurs pas, se reposent ou s'arrêtent à des distances différentes, les uns par le peu d'importance qu'ils attachent au terme de leur entreprise, par fatigue ou par prudence; tandis que les autres, ardents à atteindre le but désiré, s'élancent avec confiance, et s'efforcent de stimuler et de dépasser les faibles ou les traînards : aucun d'eux cependant ne s'est fourvoyé dans un chemin contraire.

Frappés surtout du rôle immense de la *sensibilité* dans les actes de l'économie, Lacaze, Lachambre, Bordeu, Deseze, Fouquet, etc., lui accordèrent une importance trop exclusive, et lui donnèrent presque la valeur de la force vitale générale ou du principe d'unité. Mais ces exagérations passagères servirent à mieux faire voir certaines applications légitimes de ces idées exagérées. Une dernière variation dans les opinions des auteurs de notre École, c'est celle qui résulte des rapports de la pathologie et de la physiologie.

Selon Barthez, Dumas, Lordat, etc., la *science est une,* et la connaissance des maladies découle directement des notions de l'état sain du corps vivant. D'après ces illustres maîtres, les affections morbides sont des modifications vicieuses des forces ou facultés vitales; c'est sur elles qu'est basée la notion de la nature des états pathologiques. Aussi ces auteurs ne veulent point séparer la physiologie de la pathologie; ou plutôt, pour eux, la physiologie comprend l'étude de tous les phénomènes de la vie, par conséquent celle des maladies, comme le professeur Lordat l'a récemment exposé de la manière la plus explicite (1).

Beaucoup d'autres disciples de notre École ne reconnaissent pas la physiologie comme la source directe de la connaissance des maladies : ils distinguent la physiologie, ou science des fonctions de l'état sain, de la pathologie, ou science des actes morbides. Sauvages n'admet pas que la physiologie serve de base première, fondamentale et unique à la médecine pratique qui repose sur un fond propre, l'observation clinique. Bérard est aussi du même avis, et Rouzet, Dupeau, Miquel, etc., partagent cette manière de voir. Sans doute, disent ces derniers, la connaissance des fonctions normales est nécessaire à celle des actions pathologiques, mais leur notion réciproque ne saurait former une chaîne continue et telle que de l'une l'on arriverait forcément à l'autre. Le plus grand observateur de l'homme sain ne pourra deviner les caractères et la terminaison de la maladie la plus simple, comme l'effet thérapeutique du médicament le plus ordinaire.

Ces deux opinions différentes ne sont pas cependant aussi éloignées qu'on pourrait le penser au premier abord. Si l'on étudie attentivement la sympathie, le consensus vital, on ne saurait douter que les mêmes forces ne soient affectées dans l'état sain et l'état pathologique; l'on ne saurait méconnaître la nécessité d'une corrélation entre l'état de santé et l'état de maladie. Considérés dans leur essence, les actes vitaux dérivent des mêmes sources, se conduisent suivant les mêmes lois, se terminent d'après les mêmes besoins de conservation. Mais ces vérités sont plutôt inductives que démonstratives,

(1) Ébauch. du pl. cours compl. phys. l'homm. Montpell. 1841.

plutôt rationnelles que prouvées. Elles se fondent sur l'existence de modifications internes et nécessaires dont le mécanisme échappe à nos regards. Ce sont là les vues profondes d'un esprit ardent à réaliser ses conceptions. Pour celui, au contraire, qui reste ferme aux enseignements de l'observation pure, qui craint de compromettre sa prudence ordinaire par des élans de génie, de telles idées auront quelque chose de hasardé : celui-ci alors se renferme dans le domaine de l'empirisme raisonné, et voit la vie se manifester sous deux faces diverses, l'état sain et l'état pathologique, dont il ne saisit pas suffisamment le lien intime pour les retirer l'un de l'autre. Celui-ci, enfin, regarde l'étude de l'économie vivante comme utile et nécessaire sous toutes ses faces, mais ayant des manières de se manifester assez différentes pour mériter une étude spéciale : de là, la nécessité de l'étude de la physiologie, de la pathologie et de la thérapeutique. Telles sont les principales variations des propagateurs de nos dogmes médicaux : leur exposition démontre suffisamment qu'elles n'apportent aucun changement au fond même de la doctrine de Cos, et que nos maîtres n'ont jamais suivi une route contraire.

CHAPITRE DEUXIÈME.

PRINCIPES GÉNÉRAUX.

—

ARTICLE Ier. — *Philosophie de l'École de Montpellier.*

Dans l'étude d'une science aussi ardue que la médecine, le jugement et le raisonnement ne sauraient être trop sévères, afin d'éviter les nombreux écueils que l'esprit humain y rencontre. Vivement pénétrée de ces difficultés, l'École de Montpellier s'occupe avec soin de la méthode propre à la diriger dans ses travaux, et a recours aux règles établies

dès la plus haute antiquité pour la recherche de la vérité.
Mais elle n'admet aucun des principes arbitraires qui distinguent les diverses sectes philosophiques : elle n'adopte
aucune hypothèse. Non moins éloignée du panthéisme que
du naturisme moderne, elle s'arrête où la raison ne lui sert
plus de guide, et dédaigne les conceptions brillantes de
l'imagination. Loin de vouloir expliquer la cause des phénomènes de la vie par l'action d'un fluide nerveux, l'électro-
dynamisme, l'irritabilité ou toute autre supposition analogue, elle voit, en ces prétendues causes, des allégations
sans preuve dont la raison et le temps font justice. « Un des
dogmes les plus rigoureux de l'École, dit le professeur Lordat (1), c'est l'exclusion de toute hypothèse, c'est-à-dire de
toute création arbitraire et anticipée faite par l'imagination,
et qu'il est impossible de prouver. »

Abandonnant donc l'étude de *la nature* des causes, elle
se contente de constater ce qu'elles ne sont pas, ne nous
étant pas encore donné de dire ce qu'elles sont. Aussi, pour
leur désignation, elle se sert de termes généraux, nullement
absolus, et qui ne préjugent rien sur leur essence : tels
sont les mots force, principe, faculté. Vous prétendez, je
suppose, que la cause de la vie est le fluide nerveux ou
l'électricité : comme rien ne prouve évidemment l'existence
de ce fluide; comme le cadavre ne diffère pas du corps
vivant par ses organes qui devraient reproduire ce fluide
vital, je ne puis admettre votre hypothèse. Je n'en mets
aucune à la place de la vôtre, et j'exprime l'existence de
cette cause vitale par une expression générale qui ne détermine rien touchant sa nature nerveuse, organique ou autre.

C'est par l'oubli de ces principes, que la science de
l'homme a été si long-temps le jouet des systèmes contre

(1) Philosophie de l'École, etc., 9; Montpell., 1840.

lesquels l'École a toujours professé la plus invincible répugnance. Aussi, à Montpellier, on étudie l'homme en lui-même, tandis qu'ailleurs on le cherche souvent dans le monde extérieur, sans se douter que l'on s'égare. Ici le médecin est philosophe; ailleurs il n'est quelquefois que naturaliste. Là on fatigue les sens et la mémoire; ici on s'applique surtout à former le jugement. Ici la science n'est, en quelque sorte, que méthode qui généralise et classe les faits, préside à la formation des dogmes qui constituent la science; ailleurs la science se perd souvent en des détails confus et incohérents, en des vue étroites et pauvres. Ici, enfin, l'esprit est tout pratique, toujours dirigé vers la recherche importante des indications thérapeutiques; là, ce but essentiel est trop souvent oublié.

L'École de Montpellier considère la physiologie comme une science particulière et indépendante des lois communes de la nature. « Les faits propres à la physiologie, écrit le professeur Dumas (1), sont les fondements réels de sa doctrine, et tout ce qu'elle puise dans les sciences étrangères ne peut lui servir qu'à titre d'introduction ou de supplément. L'observation dirigée sur les phénomènes et les propriétés de l'organisation et de la vie : telle est la source unique des faits, des vérités qui forment son apanage, et que les autres sciences sont toujours incapables de lui prêter. »

L'observation de tous les phénomènes du corps vivant les montre, en effet, différents de ceux qui appartiennent aux autres créations de la nature; et l'on est obligé d'en conclure qu'ils dépendent de lois différentes. Une pareille détermination ne tient point à notre aversion pour l'*unité* de la science : nous voudrions, au contraire, qu'il en fût déjà ainsi, car nos connaissances seraient et plus étendues et plus simples à la fois. Mais les lois rigoureuses de la

(1) Principes de physiol., tom. I, pag. 4; Montpell., 1800.

logique nous défendent d'adopter une semblable théorie. Nos principes sont donc sévères; ils ont pour base l'observation, et pour méthode l'*induction* ou *la procession du particulier au général*. Cette philosophie nous apprend à attribuer aux causes manifestes les seuls actes qu'elles sont capables de produire, de rapporter à des causes distinctes et cachées les faits dont ces premières ne peuvent rendre compte; elle nous enseigne, enfin, à désigner ces dernières causes cachées par des expressions *expérimentales* prises dans l'étude même de leurs effets.

Ainsi, quand pour signaler la puissance qui produit les phénomènes observés dans l'homme, je me sers de l'expression de *force vivante, principe vital,* etc., je tire cette dénomination de l'observation directe et première de l'économie humaine; et désignant seulement le fait manifeste de l'existence, je ne fais point d'hypothèse, puisque cette expression indique seulement ce qui résulte d'un examen immédiat. Cette expression, il est vrai, laisse l'esprit dans l'ignorance de la vie en elle-même, parce que l'essence de celle-ci nous est entièrement inconnue, et que vouloir en donner une idée par le langage, c'est prétendre pénétrer ce que l'on ignore, c'est satisfaire vainement une curiosité inquiète et impuissante; c'est, enfin, préférer des suppositions éphémères à une sage réserve sur des causes complètement cachées. Ce que nous exposons ici est applicable aux *sympathies,* aux *synergies,* etc., et à toutes les expressions générales qui désignent seulement le fait-principe de phénomènes dont la nature et la cause échappent à notre intelligence.

ARTICLE II. — *De la vie et du principe vital.*

Cette philosophie expérimentale, mise en œuvre par Hippocrate, reproduite par Bacon, conduit à reconnaître trois ordres de faits différents dans l'homme vivant : 1° le *méca-nisme* ou la cause des phénomènes de la partie matérielle du système vivant ; 2° la cause des fonctions du corps humain dont le mécanisme ne saurait rendre compte, le φύσις ou l'*impetum faciens* du Père de la médecine, la nature humaine, la force vivante, l'unité vitale ou le *principe vital* de Barthez ; 3° enfin, la cause du dynamisme psychologique ou des actes de l'intelligence, désignée sous les noms de γνώμη, *sens intime, âme,* etc.

D'après Hippocrate et Galien (1), l'homme est, en effet, composé de solides, de fluides, et d'ἐνορμοντα ou principes. L'étude de toutes ces parties est indispensable au médecin désireux de se faire une idée complète de la nature humaine. En n'oubliant aucun de ces éléments constitutifs, en accordant à chacun d'eux une valeur méritée, on reconnaît l'importance des forces ou des causes internes des divers phénomènes de notre existence ; on se fait, enfin, une idée raisonnable de la vie.

C'est à ce point de vue que le professeur Lordat a pu donner une définition, si difficile d'ailleurs, de la vie par tous ses caractères essentiels (2). Sans prétendre résumer rigoureusement son habile travail, mais obligé de nous restreindre dans les limites de notre ouvrage, nous dirons : *la vie est l'action de l'ensemble des forces du corps humain.* Les forces forment, en effet, la partie essentielle de la vie, quels qu'en soient le nombre et la nature, comme leur étude constitue la face principale de notre doctrine. Toutefois les autres parties de l'homme sont explorées ici avec non moins de zèle.

Loin d'être négligée en cette École, qui a produit Rondelet, Dulaurens, Vieussens, Pecquet, Cabrol, Bordeu,

(1) Livres isagogues ; notes sur Hippocr.
(2) Insénescence du sens intime, etc. Montpell., 1844, p. 47.

etc., la science du mécanisme humain y a été toujours enseignée avec honneur. Mais notre doctrine ne saurait voir, dans l'arrangement diversifié des parties du corps, l'explication des phénomènes vitaux; elle n'a point, comme les écoles organiciennes, la confiance de trouver par les dissections, quelque minutieuses qu'elles soient, la raison de la vie; elle repousse de toutes ses forces les principes de Bichat, qui considère les propriétés vivantes comme inhérentes aux parties similaires *en vertu de l'arrangement organique de leurs molécules*. « L'extinction de ces propriétés, dit le professeur Lordat (1), peut avoir lieu sans qu'il soit possible d'apercevoir le moindre changement dans l'organisation du tissu. »

Nous l'avons déjà dit, ce n'est pas faire d'hypothèses en admettant des forces abstraites; c'est répondre à ce précepte de sens commun, qu'il n'y a pas d'effet sans cause, sans toutefois prétendre dévoiler la nature inconnue de celle-ci. « Les facultés, disait Galien, n'expriment qu'une simple relation de causalité, que le rapport incontestable qui existe entre un effet sensible et sa cause qui est cachée. Elles représentent ce quelque chose qui, dans l'agent, produit l'effet. » D'après les écrits des auteurs hippocratiques, il est évident qu'ils ne considéraient les facultés que comme des forces cachées, purement abstraites, et nécessitées par des effets.

Les forces vitales de Bichat ne sont d'ailleurs que des propriétés passives, obéissant forcément à l'action des stimulus, et dépendantes de l'arrangement des tissus : ce sont de simples abstractions nominales. A Montpellier, les forces vitales sont essentiellement actives et spontanées, et peuvent ne pas répondre à l'action des stimulus, qui ont seulement

___

(1) *Conseils physiologiques*, 53. Montpell., 1813.

pour effet d'exciter ou d'augmenter leur énergie. Nos forces
vitales sont primitives, réelles, positives, quoiqu'on ne
puisse pas déterminer leur nature ; elles sont liées entre
elles par la plus étroite harmonie en un seul tout : l'unité
vitale.

Du reste, Bichat avait trop rapproché les propriétés vitales de l'organisation, quand il avait dit : « que la nature,
en donnant à chaque système un arrangement organique
différent, le doua de propriétés différentes aussi. Voyez
celles que nous appelons de *tissu,* présenter des degrés
infiniment variés, depuis les muscles, la peau, le tissu
cellulaire, etc., qui en jouissent au plus haut degré, jusqu'aux
cartilages, aux tendons, aux os, qui en sont presque dépourvus, etc. (1). »

Lavoisier, Laplace et plusieurs savants distingués, nous
dit-on, *s'efforcèrent* de démontrer, par les plus ingénieuses
expériences, que les êtres organisés étaient aussi évidemment
soumis que les corps bruts aux lois générales de la matière,
et que la physiologie n'était qu'une branche de la physique
générale. On aurait pu ajouter que ces désirs sont aussi
anciens que la science, puisque, depuis Empédocle et Dé-
mocrite, à toutes les époques, des tentatives semblables ont
eu lieu de la part des mécaniciens, des physiciens, etc. : il
est vrai que ces efforts ont toujours été infructueux. Cela
n'empêche pas les mêmes prétentions de se reproduire chaque année, car l'erreur est plus opiniâtre encore que la
vérité. « Aujourd'hui, dit, en effet, le docteur Ph. Hatin (2),
tous les bons esprits ont pris cette direction (la doctrine
électro-chimique), et des hommes d'un talent remarquable,
comme MM. Dutrochet, Edwards et Magendie, ont déjà
publié de nombreux et importants travaux qui *tendent à*

(1) Anat. génér. consid. gén., p. LXXXIJ.
(2) Manuel phys. ; Paris, 1837, p. 7.

3

bannir de la physiologie ces explications oiseuses qui ne
reposent que sur un principe purement imaginaire; et la
science de l'organisation, en approchant de l'exactitude, se
range peu à peu sous la bannière des sciences physiques. »

Nouveaux efforts de même genre et de même destinée
que leurs devanciers : tendances impuissantes, espérances
déçues, telle est l'histoire de pareilles prétentions. Et nous
aussi, nous avons entendu, au sein de notre Faculté, les
leçons de l'un des défenseurs les plus habiles de l'*électro-
dynamisme*, le professeur Dugès; et les disciples de notre
École n'ont pu être ébranlés par les recherches, les explications et les expériences savantes et infatigables de cet
auteur distingué (1).

Selon les matérialistes enthousiastes, la matière manifeste
des phénomènes différents dans chaque classe d'êtres *nécessairement*, car le changement dans la forme, et surtout
dans la composition et le mode de combinaison, entraîne
inévitablement une modification dans les propriétés et les
actes (2). Quoique les résultats des causes du monde matériel soient bien plus constants que ceux des corps vivants,
vu la mobilité essentielle des forces vitales, cependant il
nous serait facile de montrer que les effets physiques ne
sont pas si *nécessaires* ni si inévitables que nos antagonistes le supposent. Il existe, par exemple, deux pierres
calcaires, le calcaire commun et l'aragonite, qui donnent
exactement le même résultat à l'analyse, et qui cependant
diffèrent notablement entre elles par l'ensemble de leurs
caractères physiques. Il en est de même de deux espèces
de sulfure de fer, le pyrite commun et la sperkise. Ces
cas se présentent assez fréquemment dans les substances
artificielles, et constituent ce que les chimistes appellent

(1) Trait. phys. comp.; Montpell., 1838.
(2) Ph. Hatin, ouv. cité, p. 19.

des composés isomères. « L'albumine et la fibrine , selon
M. Liebig (1) , renferment les mêmes éléments organiques
unis entre eux dans les mêmes proportions de poids....; ils
sont identiques dans leur composition. » Les effets de la
matière ne sont donc pas si essentiellement liés à la composition des corps , que leurs variétés soient dépendantes
inévitablement de leur constitution intime. Si telle est la
vérité quant aux corps dits bruts , combien davantage cette
nécessité matérielle est inapplicable aux corps vivants !
« Les vrais ressorts de notre organisation , dit Buffon, ne
sont pas ces muscles, ces veines, ces artères, que l'on décrit
avec tant d'exactitude et de soin. Il réside des forces intérieures dans les corps organisés, qui ne suivent point du
tout les lois de la mécanique grossière que nous avons ima-
ginée, et à laquelle nous voudrions tout réduire. »
L'énergie des actes fonctionnels ne saurait être expliquée
par des modifications de texture que le scalpel le plus habile ne peut découvrir. Ainsi la doctrine médicale de Montpellier ne peut point concevoir, par la seule structure du
rein, du foie, de la parotide, etc., comment ces organes
donnent des produits si variés ; elle ne se rend pas compte
des diverses élaborations et transformations alimentaires
par la seule organisation du tube digestif. Elle est loin de
nier la nécessité de la conformation favorable des organes;
elle reconnaît sans peine, dans l'exercice de la plupart des
fonctions, des actes physiques et organiques. Ainsi, pendant
la digestion, on remarque les phénomènes physiques ou
chimiques dans les changements sensibles des aliments qui
sont ramollis, broyés, dissous, décomposés; dans la production des sucs acides, alcalins, etc.; on rencontre des
actes organiques dans les changements de forme, de volume,

(1) Tr. chim. organiq. , trad. de Guérhard ; Montp., 1843 , p. 46.

*

d'extension du tube digestif. Mais la concordance de ces divers phénomènes, la contraction subite de l'estomac, la direction des forces et des mouvements concentrés sur le viscère, l'excitation de tout le système, la conversion des aliments en fluide nutritif : tout démontre aussi des actes différents des premiers et qui résultent de la puissance vivante. « Pour l'exercice des fonctions affectées aux parties intérieures, dit le professeur Grimaud (1), il faut constamment avoir égard à des forces pénétrantes qui, se déployant pleinement sur la totalité de la masse, et se trouvant diffuses dans toute l'habitude des organes, sont dès lors indépendantes des phénomènes d'organisation et de structure. »

Cette manière scrupuleuse d'étudier l'anatomie et la physiologie nous oblige à reconnaître l'existence d'une cause différente du mécanisme qui établit la distinction entre le cadavre et l'homme vivant. Cette cause cachée caractérise donc la vie, et c'est dans son phénomène le plus général qu'est prise la désignation de *principe vital*. « J'appelle principe vital de l'homme, écrit Barthez (2), la cause qui produit tous les phénomènes de la vie dans le corps humain. Le nom de cette cause est assez indifférent, et peut être pris à volonté. » Cette conduite rationnelle est parfaitement en rapport avec la véritable philosophie qui enseigne à donner un nom quelconque à une chose cachée, afin de faciliter l'étude des phénomènes de la vie, et de s'en servir comme des inconnues admises par les mathématiciens pour abréger les calculs, et pour arriver à la solution de leurs problèmes. C'est ainsi que Galien voulait qu'on appelât du nom général de *faculté* la cause cachée d'effets manifestes, dans le seul but d'indiquer le rapport des phénomènes entre eux; c'est ainsi que, pour désigner le fait général qui lie les divers mouvements du

(1) Mém. sur la nutrition, 2ᵐᵉ partie, p. 77; Montpell., 1799.
(2) Élém. sc. de l'homme, I, 47; Montpell., 1806.

monde planétaire, Newton se servit du mot *attraction* comme du fait le plus élevé qu'il fût donné à l'intelligence humaine de constater, comme d'un fait-principe propre à lier et à expliquer tous les actes du système planétaire sans en indiquer la véritable cause. Du reste, l'admission d'une cause de l'existence physiologique, sous les noms de force, principe, faculté, etc., est loin d'être nouvelle; en parcourant les diverses sectes philosophiques, on retrouve cette puissance vitale signalée, dès la haute antiquité, comme troisième partie de la nature humaine.

Un examen attentif des fonctions vitales ne permet pas de les attribuer à l'âme pensante, mais à un principe sensible et moteur qui produit ces résultats sans que le moi en ait généralement la sensation : la perception du sens intime caractérise, au contraire, les actes de la puissance intellectuelle. « L'action immédiate du principe vital, dit Barthez, opère seule tous les mouvements des organes; soit avec le concours et le vœu de l'âme, soit sans ce concours, comme dans les mouvements que l'habitude fait exécuter automatiquement, ainsi que dans les mouvements vitaux et autres involontaires. »

La distinction entre ces deux puissances de la nature humaine se présente en beaucoup de cas où nos appétits organiques nous entraînent vers une action dont notre être pensant nous éloigne; ainsi parfois nous éprouvons simultanément une propension vers l'acte vénérien, dont cependant une puissance interne et raisonnable veut nous détourner : il est impossible que deux impulsions contradictoires sortent en même temps d'un même principe. Ces tendances opposées s'observent pendant l'état physiologique et pendant l'état morbide : si les passions nous en donnent des exemples pour le premier cas, le second n'est pas moins prouvé dans l'hydrophobie, la grossesse, certaines lésions digestives, etc. « Cette individualité, dit le professeur Lordat (1), ne peut pas être confondue avec celle de notre être moral, puisque nous avons conscience de cette dernière, et que l'autre est étrangère au sens intime. Il faut donc distinguer l'unité physiologique de celle de conscience, et en désigner le principe par un nom différent de celui dont on se sert pour exprimer l'être pensant. »

En observant les divers actes de l'économie humaine, on les voit se rattacher à des faits généraux d'un ordre moins élevé toutefois que celui dont nous venons de parler, et qui doivent être considérés comme des facultés de la vie. Ces puissances physiologiques nécessaires pour exprimer les résultats généraux des phénomènes, ont été désignées, par l'illustre Dumas, sous le nom de *forces sensitive, motrice, assimilatrice,* et *force de résistance vitale.* La première comprend les actions du sentiment, la seconde celles du mouvement, la troisième les actes de la nutrition, et la quatrième ceux par lesquels le système vivant persiste dans son état actuel. Cependant tout concourt, dans l'agrégat humain, vers un même but, la continuation de la vie : il y a donc une *unité* de vues naturelles qui harmonise les forces et les phénomènes divers de la vie. Cette unité vitale est un fait capital représenté sous le nom de *principe vital* dont on ne reconnaît point l'existence isolée des organes, quoique cette cause soit active et agisse sur le corps, soit à l'état normal, soit à l'état morbide. Ce principe des actions naturelles, dont nous n'avons pas conscience, ressent les impressions éprouvées par l'organisme sans que l'être pensant en soit instruit, et les réactions qui en sont la conséquence manifestent la modification vitale, étrangère à l'âme, ou à la *sensibilité.* Cette faculté vitale n'est pas nécessairement liée à l'existence des nerfs ;

(1) Expos. doct. de Barthez, 128 ; Montpell., 1818.

et Barthez soutient, contre Haller, que des organes privés de nerfs sont parfois le siége même de très-vives sensations de conscience.

Le professeur Lordat est venu récemment ajouter de nouvelles preuves à celles généralement remarquées sur la distinction dont il est question (1). Si l'on observe la manière d'agir de l'homme aux diverses époques de son existence, on ne tarde pas à reconnaître que souvent les fonctions nutritives sont en désharmonie avec celles dirigées par notre volonté. Fréquemment nos organes se trouvent affaiblis ou même altérés, et les actes intellectuels et moraux conservent toute leur énergie. Les lésions pathologiques nous montrent, en effet, journellement ce désaccord remarquable. La respiration, la nutrition, la transpiration, enfin les fonctions ou les organes les plus délicats, offrent des altérations considérables, tandis que nos facultés intellectuelles et notre moral demeurent intacts. Et ne dites pas que l'encéphale ne participe point aux dégradations dont certaines autres parties sont atteintes; car fréquemment aussi l'appareil cérébro-spinal présente de profondes désorganisations sans trouble dans les fonctions. Du reste, le cerveau, comme tous les autres organes du corps, est soumis aux modifications que l'âge amène; et cependant beaucoup de vieillards conservent toute l'énergie de leurs actes moraux et intellectuels, de sorte que le sens intime n'est pas nécessairement lié aux dégradations qui atteignent les fonctions ordinairement soustraites à cette puissance et dépendant de la force vitale.

Loin de croire que la vie résulte des actions *organiques*, l'École de Montpellier la reconnaît dans l'influence de la puissance vivante. La vitalité des solides n'attire pas seule son attention : celle des fluides est aussi l'objet de son observa-

(1) Insénesc. du sens intim., etc.; Montpell.; 1844.

tion; elle voit, au sein des diverses humeurs, des actes physiologiques et pathologiques indépendants de la modification des organes sur lesquels elles agissent à leur tour. Pour elle, la chaleur animale, par exemple, dont la cause a tant exercé et exerce encore si fort les physiologistes, n'est pas le résultat d'une combinaison chimique opérée dans les poumons, ni des actions capillaires, digestives ou nerveuses. Ces changements fonctionnels sont, pour l'École, des circonstances accessoires à la puissance de la *force vitale*, cause réelle de la calorification : « La puissance vitale, dit Barthez (1), développe le principe de la chaleur; la production immédiate de ce phénomène dépend des forces de la vie. »

Rien ne paraît plus propre à démontrer combien la caloricité est soustraite aux lois physiques, que la remarquable faculté inhérente à l'économie de résister aux causes capables d'altérer sa température spéciale. Vainement le passage brusque d'un milieu très-froid à un autre très-chaud tend-il à faire éprouver à la chaleur de l'homme des variations profondes : ces actions physiques sont impuissantes contre la *résistance vitale*, et la température du corps humain reste au même degré. Les théories ordinaires ont d'ailleurs succombé sous les rudes attaques auxquelles la plus brillante d'entre elles, celle de Lavoisier, ne résiste pas mieux maintenant que toutes ses aînées.

Article III. — *Modes et phénomènes principaux de l'unité vitale.*

Si l'étude générale de la nature humaine vient de nous montrer la philosophie de notre École, l'observation particulière de certains modes de la vie, tels que les sympathies, les synergies, etc., est tout aussi propre à prouver combien elle s'éloigne des idées organiciennes. Selon Barthez, la

1) Doct. méd., 176; par Lordat.

sympathie est une affection insolite de sensation, de mouvement ou de quelque espèce que ce soit, produite dans un organe par la cause de l'individualité vitale, lorsque celle-ci a perçu une certaine impression dans un autre organe. Deux conditions sont nécessaires à une sympathie : il faut que le hasard ne puisse être considéré comme cause de la coïncidence ou de la succession des deux affections; il faut aussi que la sympathie ne dépende pas d'une liaison mécanique des deux parties.

Il y a, au contraire, *synergie* « lorsque, en conséquence de l'affection d'un organe, un ou plusieurs autres entrent en mouvement pour exécuter une fonction dont l'affection du premier est naturellement incitatrice, ou pour constituer la forme essentielle d'une maladie, d'une fonction morbide. » C'est par synergie que tous les muscles expiratoires entrent en contraction quand la muqueuse bronchique se trouve irritée : c'est aussi en vertu de la synergie que la cause de l'individualité vitale fait concourir à une fin ordinairement favorable au malade, les mouvements dépuratoires et critiques. On sent l'importance de la distinction de la sympathie et de la synergie, en remarquant que souvent le médecin doit favoriser les actes synergiques pour la solution heureuse des maladies, tandis qu'il doit tout aussi fréquemment s'opposer aux effets sympathiques.

Ces derniers phénomènes s'offrent sous deux points de vue distincts : tantôt ils dépendent des liaisons vitales existant entre un organe et l'économie entière ; tantôt cette relation se trouve entre deux organes seulement, les parties génitales et celles de la voix ; entre des organes pairs et semblables, comme les deux yeux, les deux reins, etc. ; et l'intensité de la sympathie est en raison du nombre de ces rapports sensibles. Winslow explique la facilité avec laquelle les muscles exercés exécutent certains mouvements au moyen d'un changement mécanique produit dans les muscles par la répétition des mêmes actes. Notre École y voit souvent un résultat de la sympathie de la partie exercée avec celle qui lui est symétrique.

Une condition sensible à laquelle s'associent les sympathies, c'est que les parties similaires soient réunies en un système continu, comme les vaisseaux et les nerfs. Ainsi un changement s'opère dans les capillaires voisins de celui qui a été piqué, de manière à porter le sang vers l'ouverture ; de même le système artériel peut s'affecter d'un grand nombre d'anévrysmes à la fois. Ainsi une hémorrhagie supplémentaire des menstrues a lieu par le nez, le poumon, une plaie, etc. : les nerfs offrent des phénomènes analogues. « Il ne faut jamais perdre de vue, dit le professeur Lordat (1), que, en énonçant les circonstances dans lesquelles les nerfs sympathisent plus particulièrement entre eux, Barthez ne prétend point assigner des causes physiques à ces relations intimes, mais seulement indiquer, d'après l'observation, les conditions sensibles dans lesquelles le principe d'unité est déterminé à produire des phénomènes de consensus. ». *Cette remarque est applicable à la plupart des sympathies.*

Cependant, comme les diverses portions dont un organe est composé sont nécessaires à ses fonctions, si la force vitale inhérente à tout muscle, par exemple, peut à elle seule produire ses contractions ordinaires, cette force s'épuise bientôt quand le nerf surtout, puis l'artère et enfin la veine sont coupés ou fortement comprimés. Cette force vitale, inhérente à une de nos parties, et la fonction remplie par chacune d'elles dans l'économie, forment une double influence par laquelle un organe détermine une action sympathique sur le système vivant. Les sensations vitales que ces der-

(1) Doct. méd., 192.

nières occasionnent, amènent, dans le corps humain, des modifications subites proportionnées au degré d'*attention sensitive* habituelle de ce principe au sein de l'organe supposé. Les parties les plus importantes à la vie, le cœur, l'estomac, le diaphragme, produisent, pendant leur état morbide, les effets sympathiques les plus prononcés.

Pour bien connaître l'homme vivant, il faut non-seulement avoir des idées saines sur les puissances qui le régissent, cause vitale, âme, mécanisme, apprécier la valeur des symptômes et des synergies, etc., mais encore posséder des notions exactes touchant les forces diverses, le tempérament, la constitution de l'être humain, etc. « Le mot *force*, selon M. Lordat, est employé pour exprimer la quantité d'action dont la puissance vitale est capable. » D'après ce grand physiologiste, les forces sont *apparentes* ou *radicales*. Lorsqu'un organe ou un appareil exécutent leurs fonctions, c'est par le pouvoir des forces agissantes, susceptibles d'éprouver des variations d'intensité, de durée, ou même de s'épuiser. Mais ce trouble divers ne saurait être absolu, et ces forces reparaissent après la cessation des circonstances momentanées qui l'ont amené.

Ainsi la fatigue épuise, et le repos répare les forces musculaires. Cet affaissement du système moteur n'est pas complet; car, si l'individu est jeté au milieu d'un danger imminent, il prend une énergie extraordinaire, et exécute des efforts considérables. En ce cas, la puissance agissante des muscles a reçu une nouvelle vigueur dont la source n'était pas anéantie : ce fond essentiel, qui survit aux forces agissantes, mérite le nom de *forces radicales*. L'enfance se fait remarquer par le maximum de rapidité et d'irrégularité des forces; le contraire a lieu pour l'âge avancé.

Les forces de la vie, en chaque individu, prennent une allure et un cachet particuliers; états de l'économie entière

qui ressent ou réagit diversement à la suite des impressions
reçues par la puissance vitale. Le *tempérament* n'est pas
plus constitué par la prédominance de telle ou telle autre
humeur de l'économie, que par tel appareil organique. Tout,
dans l'homme, depuis la simple molécule jusqu'à l'organe
le plus complexe, est disposé selon les lois de l'état général
appelé tempérament : l'individu est sanguin, nerveux, lymphatique, etc., non-seulement par le mode d'être du système circulatoire ou nerveux, mais bien par toutes les parties
du corps disposées de manière à se convenir mutuellement.
Ainsi tout concourt, chez l'individu, à produire des phénomènes normaux ou morbides d'après cet ensemble de l'économie vivante, et non d'après la prédominance d'un appareil
organique. La détermination du tempérament doit être déduite du degré des forces radicales, générales ou particulières
à chaque organe pendant la santé, en ayant égard aux
modifications introduites par l'habitude dans cet état des
forces.

Le tempérament, la diathèse, l'idiosyncrasie, rentrent
dans la *constitution de l'individu* qui résulte du mode congénial ou accidentel de toutes les parties du corps. L'énergie
des forces radicales, a dit Barthez (1), dépend de l'activité
et de la régularité des fonctions, qui se succèdent selon un
ordre naturel, et se combinent sous deux rapports convenables : telles sont aussi les conditions d'une bonne constitution. La constitution est forte quand toutes les parties du
corps jouissent d'une énergie grande, mais égale, ce qui
caractérise encore une bonne constitution; elle est faible
lorsque toutes les fonctions ont une activité peu marquée,
mais uniforme. Enfin, la constitution est mauvaise ou vicieuse quand elle est sous l'influence d'une affection mor-

(1) Élém. sc. de l'homme, I, 287.

bide, quand une fonction est dans une grande faiblesse relative, quand un appareil est dans un état anormal.

Il n'est pas dans notre but de tracer ici les caractères
des tempéraments, ni de discourir sur un pareil sujet : on
peut lire les développements convenables donnés par le
professeur Dumas à cet égard (1).

La mort *naturelle*, qui anéantit la vie de l'organisme,
ne saurait avoir sa raison dans les lois physiques. Selon
Galien, Stahl, Barthez, etc., « les lois primordiales de
la constitution du corps vivant produisent seules les variations de la mortalité aux divers âges. La première cause
de la mort naturelle est la nécessité de ces lois qui règlent
la durée et la fin, comme l'origine et le développement de
la vie. »

ART. IV. — *Utilité générale de l'anatomie.*

Γνῶτι σέαυτὸν, connais-toi toi-même : précepte éminemment profond, inscrit sur le temple de Delphes, et que
l'antiquité nous a transmis comme l'un des plus dignes
sujets de nos méditations. Quoi de plus admirable et de plus
grand, parmi les êtres vivants, que ce corps humain où se
résument toutes les facultés et les propriétés des existences
organisées ! que ce microcosme où, suivant la pensée de
Platon, viennent se concentrer les beautés et les perfections
terrestres ! Aussi est-ce avec une peine bien sentie que le
philosophe voit généralement, de nos jours, accorder à celui
qui fait de l'homme son étude assidue, au médecin enfin,
beaucoup moins de considération qu'au savant pour qui les
animaux inférieurs, les végétaux ou la matière morte sont
les objets de recherches journalières. Comme si la connaissance de l'être le plus compliqué, le plus intelligent,

(1) Princip. physiol.; Montpellier, 1800, tom. I, pag. 394.

le seul moral, était moins belle que celle de l'insecte, de l'herbe rampante ou du minéral ! Comme si la santé de nos semblables était un objet moins important que l'existence des conferves ou des zoophytes !

Non, aux yeux du philosophe, Hippocrate valait un Aristote, Galien un Linnée ; et les Rivière, les Guy-de-Chauliac, les Paré, les Sydenham, les Barthez, les Delpech, des Oken, des Spix, des Carus, des Geoffroy-St-Hilaire et des Cuvier. Loin donc de nous laisser rabaisser par un absurde préjugé de notre temps, soyons fiers de la noble tâche qui nous est dévolue. Étudions l'homme sous toutes ses faces, car tout ce qui appartient à notre constitution mérite notre attention, et est propre à nous inspirer une grande idée de notre espèce, de l'intérêt pour ses actes et de la foi pour ses hautes destinées.

Comme tous les êtres doués de la vie, l'homme est composé de forces et d'instruments, de facultés et d'organes. Si les uns sont au service des autres, ils ne peuvent être entièrement séparés, et leur étude simultanée devient absolument nécessaire. Ne serait-ce donc que pour son importance et son attrait, l'agrégat matériel doit occuper l'esprit du savant. Pénétrer dans les ressorts déliés de notre machine, suivre les distributions de nos parties, rechercher la convenance des instruments délicats de nos fonctions, quelle étude plus propre à nous convaincre de la prééminence de l'homme sur tous les êtres vivants, alors que de grands écrivains, dépourvus de notions assez étendues, voudraient nous réduire presque à la condition des brutes ! Quels motifs plus puissants de dévoiler une intelligence éminente et un immense génie ! C'est en scrutant notre mécanisme que le médecin de Pergame s'écriait, en écrivant ses *livres anatomiques* : « je compose un hymne à celui qui » nous a faits. L'on voit briller sa sagesse en ce qu'il a

» trouvé le moyen d'établir cette belle disposition que nous
» admirons (1). » Et vous savez tous les beaux vers de
Voltaire à ce sujet.

Mais si, sous le rapport de son importance générale,
l'étude de la structure du corps humain commande les recherches les plus soutenues, combien davantage cette étude
est nécessaire à celui qui s'occupe de combattre les maladies! Par elle, une foule de notions sur les actes de l'économie sont rendues plus appréciables, plus compréhensibles;
par elle, l'exploration des tissus altérés devient facile et
avantageuse; par elle, enfin, la thérapeutique est souvent
plus assurée et plus efficace!

Comment donc comprendre qu'à diverses époques, des
médecins, d'ailleurs très-estimables, se soient laissés aller
à un scepticisme complet à cet égard? Comment concevoir
qu'ils aient même rejeté les notions anatomiques? C'est
cependant ce que l'histoire de la science nous apprend.
Frappés seulement des abus que les dogmatiques faisaient
de l'anatomie, les empiriques d'autrefois voulurent chasser
du temple de la médecine la connaissance de l'organisme
humain, et, pour mieux traiter les dérangements de l'économie vivante, ils commencèrent par vouloir en ignorer un
de ses principaux éléments. Étrange aveuglement qui leur
faisait aussi rejeter le raisonnement en médecine, par l'absurde prétexte que plusieurs en avaient abusé! Si des pré-
jugés sur nos dépouilles mortelles, si des études fort incomplètes sur la structure de l'homme peuvent expliquer
en partie comment le mépris pour l'anatomie a pu former,
chez les Grecs, l'une des bases d'une secte médicale fameuse, on ne saurait invoquer ces légères excuses à l'égard
de certaines célébrités des temps modernes. Et, cependant,
l'histoire du dix-huitième siècle nous montre l'un des plus

(1) De l'usage des parties, liv. VI, chap. IV.

beaux génies de l'Allemagne, le grand Stahl, ne balançant pas à s'élever contre les recherches anatomiques, et s'efforçant de prouver que *l'anatomie n'est pas nécessaire au médecin !*

Dans le chapitre consacré à la démonstration de ce paradoxe, le célèbre professeur de Hale écrit dans un des paragraphes les mêmes exagérations à ce sujet : « Je puis à cet égard dire ouvertement combien de peines j'ai éprouvées, non-seulement de ce prodigieux étalage des travaux anatomiques de nos jours, mais surtout pour m'expliquer le motif de ces torts faits à la médecine par tous ces éloges sans franchise et pleins d'ostentation. Qui pourrait y discerner quelque chose de solide, s'il ne découvre, par l'examen de ces objets, la nature et la force qui doit les animer (1) ? » C'est par des raisonnements de ce genre que Stahl conclut à la *vanité de l'anatomie minutieuse et à son peu d'utilité pour le médecin !* »

Une exagération opposée et tout aussi blâmable consiste à accorder à l'anatomie une importance exclusive. A plusieurs époques, les recherches du scalpel ont été considérées, par certains enthousiastes, comme la base de la médecine et la raison suffisante de tous les actes de la vie. Dans la célèbre École d'Alexandrie, Hérophyle prétendait découvrir, par l'inspection de nos tissus, les motifs intimes de leurs fonctions hygides et pathologiques; et c'est sans doute parce que les explorations cadavériques n'avaient pu le satisfaire à cet égard, qu'il poussa son zèle barbare jusqu'à disséquer des esclaves vivants ! De pareilles prétentions ne peuvent justifier de semblables actes; avec un peu de philosophie, l'illustre anatomiste des Ptolémées se serait épargné des investigations infructueuses et des essais condamnables. De nos jours, cependant, le même organicisme exclusif est reproduit.

(1) *Theoria medic. vera;* in-4°, 45, 50, 55.

« Une saine physiologie, dit Bischoff (1), considère toutes
ces actions, toutes ces fonctions comme la conséquence immédiate de leur structure, de leur texture et de leur composition. » De nos jours encore, des médecins recommandables n'ont pas craint d'avancer que l'anatomie était la
base de la médecine. « Les sciences médicales, dit, en effet,
M. Cruveilhier, sont toutes greffées sur l'anatomie comme
sur un sujet (2). »

Constamment éloignée des prétentions hypothétiques de
tous les systèmes, l'École de Montpellier n'a jamais accepté
ni les éloges outrés, ni les dénigrations inquiètes de divers
médecins touchant l'anatomie. Reconnaissant, avec l'École
hippocratique, que la structure matérielle n'est pas la source
des forces vitales, elle est complètement étrangère au scepticisme des empiriques d'autrefois et à l'indifférence du
professeur de Hall. Elle enseigne, au contraire, à ses
élèves, d'accorder une grande attention aux travaux anatomiques les plus étendus et les plus minutieux. Le but et
l'esprit de sa doctrine étant la connaissance parfaite de l'être
humain, elle ne saurait voir comme inutile la notion d'une
partie quelconque de l'économie vivante. Un double motif
dirige ses recherches et ses leçons : il lui importe de démontrer qu'aucune découverte anthropologique ne contrarie
point, mais vient, au contraire, appuyer les dogmes fondamentaux de sa doctrine. Il lui importe de prouver qu'elle
n'ignore aucune partie dynamique ou matérielle de l'organisation humaine. Les travaux histologiques, les investigations les plus laborieuses des instruments grossissants, les
explorations ambitieuses de la chimie moderne, loin de lui
faire craindre, comme certains antagonistes l'ont prétendu,

(1) Du développement de l'homme et des mammifères ; Encyclo-
pédie anatomique, pag. 462; 1842.
(2) Discours sur les dev. du méd. ; Paris, 1843.

4

des faits contraires à son enseignement, l'École de Montpellier est fière de toutes ces acquisitions scientifiques. La
sûreté de ses principes philosophiques, l'expérience et l'ap-
probation de tant de siècles antérieurs, lui ont suffisamment
démontré que toutes les connaissances anthropologiques
rentrent inévitablement dans le large domaine de ses dogmes
médicaux. En vain, à diverses époques, les mécaniciens,
les physiciens, les mathématiciens, ont conçu les plus folles
espérances de leurs découvertes : ce qui, selon eux, devait
nécessairement renverser la doctrine hippocratique, est
venu, au contraire, toujours la sanctionner et y apporter
toujours de nouvelles preuves.

Sans s'émouvoir des prétentions des anatomistes peu
sensés qui, persuadés que l'instrumentation seule fait la
vie, se promettaient de découvrir, dans la structure intime
du corps humain, la raison suffisante de tous les actes
de l'économie, l'École vitaliste a vu en eux des travailleurs
utiles, rassemblant des connaissances importantes, mais
poursuivant un but chimérique, comme autrefois les al-
chimistes recherchant la pierre philosophale, prétendant
fabriquer de l'or et du diamant avec les corps les plus divers, s'imaginant pouvoir nous rajeunir, ou assurant, avec
Paracelse, même à leur lit de mort, avoir découvert un
moyen d'empêcher l'homme de mourir ! « Qui ne sait, dit
» le professeur Estor (1), qu'une altération profonde des
» forces vitales n'entraîne pas toujours un désordre physique
» proportionné, et que des parties, notamment des nerfs,
» d'une contexture identique, remplissent des usages diffé-
» rents ? La vie n'est donc pas explicable par la seule
» organisation. »

Lorsque le scalpel le plus délié poursuit avec une persé-

(1) Cours d'anat. méd.; Montpellier, 1833, tom. Ier, pag. 6.

vérance infatigable la composition élémentaire des divers
tissus du corps humain; loin, en effet, d'y découvrir la
raison matérielle des fonctions de l'économie, il rencontre
partout des instruments de plus en plus fins et délicats;
mais le motif du jeu de ces tissus, mais l'impulsion initiale
donnée à ces organes, lui échappent complètement, et il se
trouve contraint d'admettre l'existence des forces qui animent ces parties. Ainsi, selon la méthode hippocratique et
baconienne, le chimiste et le physicien sont conduits à recourir à des puissances impalpables qui, sous les noms de
calorique, lumière, électricité ou magnétisme, peuvent
seules leur rendre compte des diverses actions exercées par
les corps inorganiques les uns sur les autres. L'arrangement
des molécules des divers éléments chimiques, la considération des atomes, sont des explications propres à faciliter
l'intelligence des phénomènes, mais se trouvent au-dessus
de toute démonstration. Si donc, en scrutant la nature des
corps matériels, nous ne trouvons point une raison palpable
de leurs actions, comment pourrions-nous espérer de la
rencontrer dans les investigations anatomiques les plus minutieuses de l'organisme humain? Si, comme agrégat matériel, l'homme est sujet aux puissances générales de la
matière, comme être vivant, il possède des forces d'un
autre ordre, sources et principes des fonctions et des actes
qui nous sont particuliers. Loin donc de négliger les études
anatomiques les plus minutieuses, l'École de Montpellier
engage vivement tous ses disciples à se livrer avec ardeur
aux travaux du scalpel. C'est, en effet, pour elle, le plus sûr
moyen de se faire des adeptes convaincus, instruits, et capables de propager avec entraînement son antique doctrine.

Après avoir exposé ces idées générales sur l'utilité de
l'anatomie selon l'École de Montpellier, il convient, pour
dissiper toutes les préventions, d'en faire l'application rapide

aux principales branches de la science de l'homme. Dans les fonctions normales, il existe des actes *mécaniques* dont les notions anatomiques servent à nous rendre un compte satisfaisant. Le jeu des membres dans la marche, la course, le saut, si bien étudié par l'illustre professeur Barthez (1), nous est expliqué par la disposition des muscles et des articulations. Je vois, dans la distribution des artères, des veines et des lymphatiques, des moyens du mécanisme de la circulation. La structure générale de l'œil, la densité, la transparence et les rapports de ses divers milieux, me montrent pourquoi et comment les objets lumineux vont se peindre sur la rétine. Si j'étudie la composition du tube digestif, j'y reconnais des instruments fort convenables aux différents changements éprouvés par les matières alimentaires : il en est de même pour la respiration, les fonctions génitales et plusieurs autres.

Mais même dans ces actes *physiques*, comme les appelle le professeur Dumas, en apparence si favorables à l'application exclusive de l'anatomie, mon esprit peut-il se satisfaire entièrement par le scalpel ? Les actions si variées des muscles, le raccourcissement, l'élongation, la situation fixe, la contracture, etc., si bien distingués par Barthez, me sont-elles expliquées par la seule structure musculaire ? Non, certainement ; car, en appelant les états divers de ces faisceaux charnus, spasme, contracture, situation fixe, dilatation, etc., vous admettez nécessairement un mode dynamique particulier et différent dont l'organisation seule ne saurait vous donner raison.

Je vois bien dans les anastomoses, les ramifications capillaires, les communications des veines, des artères et des lymphatiques, pourquoi le sang, la lymphe ou le chyle

(1) Nouvel. mécan. l'hom., etc.; Montpell., 1798, in-4°.

éprouvent leurs distributions habituelles. Mais le scalpel
nous apprendra-t-il le motif du dépôt des matériaux orga-
nisateurs, variés suivant l'organe, la partie, le tissu? Mes
recherches anatomiques me diront-elles pourquoi les éléments du lait se portent seulement aux mamelles, ceux de
l'urine aux reins, ceux de la bile au foie, ceux du sperme
aux testicules? « La digestion, la nutrition, les sécrétions,
» dit le professeur Dumas (1), ne dépendent d'aucune pro-
» priété sensible des corps dans lesquels elles s'opèrent. Les
» effets physiques ou chimiques ne s'y montrent que dans
» les moyens préparatoires qui disposent à ces fonctions et
» ne les établissent point. Les organes qui en sont chargés
» varient dans différentes espèces d'animaux et dans les
» individus de la même espèce, quoique les fonctions elles-
» mêmes n'en soient point altérées, suspendues ou chan-
» gées. Les phénomènes physiques et organiques ne sont
» donc que des circonstances accessoires de ces trois im-
» portantes opérations; mais les actes vitaux en constituent,
» à proprement parler, la véritable source. »
Les investigations histologiques les plus attentives et les
plus minutieuses m'apprendront-elles pourquoi les éléments
nerveux se déposent seulement dans l'encéphale; les éléments cartilagineux aux cartilages à l'état normal ou pathologique; ceux des muscles, des vaisseaux, des os, seulement aux os, aux vaisseaux et aux muscles? En vain je
cherche dans la rétine et le nerf optique les moyens de
m'expliquer l'impression des couleurs, je n'y trouve qu'un
instrument commode, et non un organe nécessairement
sentant. Je compare cette structure nerveuse chez le cadavre et chez les animaux vivants, et je ne puis y découvrir
la moindre différence. Mais, m'objectera-t-on, qui vous dit

(1) Principes physiol.; tom. 1er, pag. 51.

qu'il n'y a pas de différence ? Je pourrais au moins vous demander, avec les vingt siècles déjà écoulés, de me la montrer; mais je ne peux l'admettre même en entrant dans les vues du plus pur matérialisme. Quand j'étudie un corps chimique quelconque, je ne puis lui faire perdre ses propriétés, quelle que soit la position *isolée* dans laquelle je le place. Enfoui dans la terre, conservé dans nos laboratoires, divisé, morcelé, un corps simple, un oxide, un sel, conserveront toujours leurs propriétés et les forces qui les pénètrent. Comment donc le corps humain ne jouit-il pas de la vie dans toutes les circonstances, si les forces vitales dépendent de la structure nerveuse, vasculaire, musculaire, splanchnique ? Que conserve-t-il toujours le corps humain ? Les propriétés générales de la matière. Que perd-il par les maladies, les mutilations, la mort ? Les forces étrangères à la matière. Évidemment la vie et ses attributs ne sont donc pas le résultat obligé de l'organisme, et le scalpel le plus habile ne peut nous les découvrir. Nous devons donc reconnaître, pour les corps vivants, des forces non nécessairement liées à leur structure et d'*un ordre différent de celui de la matière.* « Lorsqu'il s'agit, dit Newton, de fixer » le nombre de forces de la nature, on doit avoir égard à » la différence des phénomènes; et lorsqu'on trouve cette » différence essentielle, il est aussi nécessaire d'admettre » des causes ou forces différentes. »

Je mets sous les yeux du plus adroit dissecteur un foie, un rein, un pancréas, et je lui demande de m'expliquer anatomiquement pourquoi le rein ne sécrète pas la bile, le foie ne produit pas l'urine, et le pancréas ne donne point l'un ou l'autre liquide. Bien plus, en poursuivant l'anatomie comparée, je vois les mêmes parties fournissant des produits bien différents : ainsi la parotide, qui, chez les mammifères, sépare un fluide si innocent, la salive, distille le venin le

plus dangereux chez la vipère et plusieurs crotales. « Des
» observations ont pour résultat singulier, dit le célèbre
» Georges Cuvier (1), que des produits très-différents peu-
» vent être sécrétés par des glandes de structure semblable
» en apparence, ou que des glandes ayant une structure
» très-différente sécrètent des humeurs analogues. » Ce n'est
pas seulement la comparaison de diverses espèces animales
qui nous montre l'importance souvent secondaire de la structure anatomique pour les mêmes actes, mais l'étude de
l'homme seul en ses états vitaux variés nous en donne des
preuves multipliées. Haller reconnaît (2) qu'une sécrétion
spéciale peut s'accomplir dans un autre organe quelconque,
soit lorsque son organe propre est devenu incapable d'agir,
soit quand les matériaux destinés à la produire sont trop
abondants dans le sang. Les menstrues se suppriment-elles?
on les voit souvent fournies par la peau, les muqueuses ou
les glandes.

Le lait a été sécrété par l'ombilic, selon Chomel; par
l'estomac, d'après Puzos; par le scrotum chez un jeune
homme où, selon Ludwig, le liquide contenait du beurre,
de la matière caséeuse, du sucre de lait, des sels, enfin
tous les éléments et rien que les éléments chimiques du
lait (3). Le célèbre Cabrol disséqua le cadavre d'un soldat
ayant présenté tous les attributs de son sexe et ayant eu
des enfants, quoiqu'il manquât de testicules, et chez lequel
il rencontra seulement des vésicules séminales pleines de
sperme (4). Des faits semblables à celui du célèbre professeur
de Montpellier ont été rapportés par divers auteurs (5).

(1) Anat. comp., 2me édit., tom. IV, pag. 416.
(2) Élém. physiol., tom. II, pag. 369.
(3) Burdach, Traité physiol., tom. VIII, pag. 244.
(4) Alphabet anatom.; Montpell., 1624, pag. 84.
(5) Burdach, Ibid.

Au rapport du professeur Ribes (1), un médecin de Nîmes a vu une personne de 14 ans qui manquait d'organes génito-urinaires, et dont toutes les fonctions se faisaient bien, à l'exception de l'excrétion des urines, que remplaçait une évacuation analogue par les mamelles, et de l'écoulement menstruel, qui était remplacé par des vomissements de sang que précédaient des douleurs sourdes dans les entrailles. « Il n'y a pas un appareil d'organes, ajoute ce professeur, dont l'existence soit nécessaire pour constituer la vie. Non-seulement on voit des fœtus acéphales et anencéphales qui vivent, qui se meuvent jusqu'au terme de la gestation, mais encore on en a trouvé manquant de cerveau, de poumon, de cœur, d'estomac, etc. »

L'observation apprend, en effet, que la nature n'est pas rigoureusement sujette aux organes, mais qu'elle peut souvent remplir les mêmes actes avec des instruments insolites. L'attribution ou la suppléance physiologique et pathologique est une loi vitale parfaitement constatée pour les parties *analogues* de l'agrégat humain.

Combien de secrets n'aurions-nous pas déjà dévoilés d'ailleurs, si la fonction résultait de l'organisation ! Empressez-vous donc, anatomistes subtils, de nous faire connaître les usages des corps de Wolf, de l'organe thyroïde, du thymus, des capsules surrénales, du corps pituitaire, de la glande pinéale, des ganglions nerveux, des glandes de Cowper, du *vas-aberrans* de l'épididyme (2), de la rate, etc. Ne craignez pas, disciples enthousiastes de Chaussier, que de *petits Richerands* viennent surprendre vos découvertes pour s'en faire un titre de gloire em-

(1) Anat. pathol.; Montpell., 1828, tom. Ier, pag. 21.
(2) Hyp. Cloquet, anat. descript., tom. II, pag. 658. Henle, anat. génér., tom. II, pag. 514.

pruntée (1) !..... Mais pourquoi demander ce que nous ne
pouvons obtenir? pourquoi vouloir arracher à la structure
des capsules surrénales ou de la rate, des secrets que l'observation des fonctions nous a seule appris pour le foie,
les reins, le cœur et les poumons ?

Nous venons de voir ce que l'anatomie peut nous apprendre touchant les systèmes musculaire, osseux, digestif, etc. ; nous venons de parler surtout des fonctions
dites *physiques* ou *mécaniques !* Il est un ordre d'actions
plus nombreuses, plus importantes à l'économie, où l'anatomie a une influence bien moindre pour l'explication des
phénomènes ; ce sont celles que le professeur Dumas (2)
appelait *hyperorganiques*, où la vie se manifeste dans la
forme et dans le fond, et où parfois même l'instrument nous
est inconnu.

Je suppose qu'ayant démontré les fibrilles nerveuses ou
musculaires les plus déliées, les cellules les plus ténues des
tissus élémentaires, vous me demandiez de vous expliquer,
par cette description complète, le lien général qui unit toutes
ces parties, et la sympathie que nous observons dans les
actes les plus élevés de l'économie humaine. Avec la meilleure
volonté, j'avoue que je me verrais cependant forcé de reconnaître l'impossibilité d'une pareille réponse. Vainement je
rencontrerais les nerfs et les vaisseaux répandus partout,
que je pourrais tout au plus y trouver des instruments

(1) On sait que Chaussier accusait Richerand de lui avoir publié
ses idées dans les *éléments de physiologie* qu'il appelait pour ce
motif *ma petite physiologie de Richerand*. Dans une de ses leçons,
le professeur Chaussier devait faire connaître les usages de la rate
qu'il avait découverts, assurait-il : « je vous avais promis, dit-il,
de vous dévoiler les fonctions encore inconnues de la rate ; mais
comme je vois parmi vous une foule de petits Richerands, je n'en
ferai rien ! »

(2) Principes de physiol. ; Montpellier, 1800, tom. Ier, pag. 48.

secondaires, mais non les moyens obligés et le principe de ce consensus. Vainement Malpighi (1), Bogros (2), de Humboldt (3), me parleront des canaux nerveux où circulent des esprits ou un fluide nerveux prétendu ; je répondrai avec Dulaurens, Bordeu, Vieussens, Cabrol : « les nerfs n'ont pas de cavité sensible (4). » Les conduits des nerfs sont des fruits de l'imagination ou d'expériences fautives, et le fluide nerveux une supposition tout aussi gratuite de la part de Reil, de Lobstein et d'autres auteurs. De semblables hypothèses montrent seulement le désir irrésistible d'admettre une cause autre que les nerfs ; peu importe ensuite le nom donné à cette source hyperorganique.

Si, pour l'explication rationnelle de ce consensus, de cette conspiration, de ce consentement général des actes et des facultés du corps humain, on est obligé de s'élever à une puissance inappréciable au scalpel, pourrait-il en être autrement quand il s'agit des rapports particuliers entre certaines parties éloignées ? En vain on invoque des communications nerveuses ou vasculaires, pour rendre raison des sympathies spéciales de plusieurs de nos organes, l'anatomie ne vient pas même sanctionner ces suppositions impuissantes. J'observe les relations étroites de l'utérus et des mamelles, des testicules ou des ovaires avec le larynx, de la plante des pieds ou de la luette et du diaphragme, du foie et de l'épaule, des testicules et des parotides ; je cherche attentivement des liens sensibles entre ces organes, je ne puis les découvrir nulle part. C'est une manifestation des forces vitales, voilà tout ce que je puis avancer de soute-

(1) Haller, élém. phys., tom. IV, pag. 197.
(2) Mém. struct. nerfs. Répert. d'anat. phys. pathol.; 1827, t. IV, pag. 115.
(3) Mém. de l'Institut, an IV, pag. 97.
(4) Alphabet anat.; Montpellier, 1624, obs. 83.

nable. Pouvons-nous comprendre davantage les tempéraments, les idiosyncrasies, les habitudes, la résistance vitale, par la composition des organes ?

Et cette synergie des fonctions de ces nombreux organes qui contribuent à l'acte d'un grand appareil ; et ce concours harmonique des divers instruments de la digestion et de la nutrition, où puis-je en trouver la clef, la raison ? Je rencontre partout des mobiles, et le moteur échappe toujours à mon scalpel infatigable et déçu.

Parlerai-je de la sensibilité générale ou locale ? les nerfs et leurs masses centrales me montrent des instruments ordinaires de cette haute fonction, mais nullement la raison de cette faculté vitale. Pourquoi le système nerveux n'est-il donc pas sensible sur le cadavre ? Pourquoi la portion périphérique d'un nerf divisé perd-elle cette propriété ? Le neurisme en serait-il la source obligée ou même le siége exclusif, comme Brown le voulait ? Mais il existe dans le cadavre et sur des membres paralysés ; il forme les masses centrales du système nerveux, et précisément ces amas de neurisme qui seraient, d'après Henle (1), la somme des fibrilles des nerfs repliés, ces masses sont à peine sensibles sous les blessures les plus graves. Vous qui connaissez si bien la structure compliquée de l'encéphale, pourriez-vous me dire avec le scalpel pourquoi le cerveau pense, pourquoi les fonctions intellectuelles sont si nombreuses et si variées ? Vous serait-il possible de me montrer la raison et le mécanisme de l'intelligence, des instincts, des passions, du sommeil, de la veille, du somnambulisme, enfin des phénomènes merveilleux de l'être intellectuel et moral ? « C'est bien au cerveau, dit Richerand (2), que s'applique cette comparaison ingénieuse rapportée dans l'éloge de Méry par Fonte-

(1) Anat. génér., tom. II, pag. 195.
(2) Nouv. élém. phys., Xᵐᵉ édit., tom. II, pag. 404.

nelle. Nous autres anatomistes, m'a-t-il dit une fois, nous sommes comme les crocheteurs de Paris, qui en connaissent toutes les rues, jusqu'aux plus petites et aux plus écartées, mais qui ne savent pas ce qui se passe dans les maisons. »

Mais pourquoi tant insister sur l'impuissance de l'anatomie pour expliquer ces problèmes de la vie ? Contentons-nous des connaissances importantes qu'elle nous fournit touchant la disposition et la structure admirables de ces instruments de la pensée et du sentiment; ayons même de la reconnaissance pour ces laborieux explorateurs d'embryons, qui, faisant passer le corps humain par les différents états permanents des divers membres de l'échelle zoologique, viennent appuyer, par une pure spéculation il est vrai, cette supériorité de l'homme que nous ne cessons de proclamer.

Les connaissances anatomiques éclairent souvent la *pathogénie*. S'agit-il de certaines anomalies par défaut de réunion ? les recherches embryologiques nous apprennent la disposition des organes à leurs différentes phases, et nous montrent un arrêt de développement comme l'une des causes *secondaires* de certaines divisions situées principalement sur la ligne médiane du corps. Observe-t-on avec étonnement le passage d'un projectile à travers la poitrine, sans altération des viscères qui y sont contenus ? l'anatomie découvre l'explication de ce singulier phénomène dans la déviation du projectile par les divers plans membraneux dont se compose le thorax. A la faveur des travaux du scalpel, Grima, Saucerotte, Sabouraut et d'autres praticiens, ont rendu compte, d'une manière satisfaisante, des fractures du crâne par contre-coup. En étudiant avec soin les communications du nerf nasal avec l'intérieur de l'œil, Lawrence nous a signalé le mécanisme des blessures du sourcil qui déterminent l'amaurose. En considérant la structure différente du système osseux aux diverses époques de la vie, l'on a compris la fréquence des fractures du col du fémur à un âge avancé, et leur rareté dans l'enfance. Il n'est pas enfin de lésion mécanique dont la production ne reçoive un jour favorable des données anatomiques.

Le développement des altérations organiques retire aussi des travaux solidistes des lumières souvent importantes. Survient-il de l'inflammation dans un point de nos tissus ? de la douleur, de la tension, de la gangrène même peuvent en résulter. L'anatomie vient nous donner la clef de ces formidables accidents. Elle nous indique, dans la structure du derme, le motif de l'étranglement des paquets cellulo-graisseux enflammés, et par suite des symptômes du panaris et de l'anthrax.

Dans l'existence des follicules et des plis inférieurs du rectum, dans la présence d'un tissu cellulaire abondant autour de cet intestin, elle nous montre pourquoi des corps étrangers, des débris de matières intestinales s'arrêtent à la fin du tube digestif, et donnent lieu aux diverses espèces de fistules anales.

La pathogénie des *lésions vitales* reçoit encore d'utiles secours de la part des investigations de l'anatomiste. L'expérience, jointe à la connaissance de la structure des articulations et des régions pourvues abondamment de tissus fibreux et de nerfs, nous permet de mieux comprendre le développement des douleurs tensives, déchirantes, des convulsions, enfin du tétanos et du délire nerveux dont ces sortes de blessures sont parfois accompagnées. Les distributions multipliées de la cinquième paire de nerfs nous rendent plus facile l'intelligence des névralgies tenaces et violentes à la suite de piqûres légères de la face, de la carie des dents, etc.

Mais, dans tous les faits que nous venons de signaler en faveur des connaissances anatomiques appliquées à l'étio-

logie, la partie matérielle de la science de l'homme n'est pas
également utile en tous ces cas, et il serait heureux qu'elle
le fût dans tous. Tantôt, en effet, elle désigne des circonstances purement occasionnelles ou simplement favorables.
« La réaction inflammatoire à la suite des blessures, dit le
» professeur Estor (1), produit des douleurs, des convul-
» sions, le tétanos et le délire traumatique. La cause de ces
» accidents est loin d'être toujours dans la blessure; et ils
» sont si peu dus à l'inflammation, que, suivant la remarque
» d'Hippocrate, cette inflammation elle-même en prévient
» le développement. » La formation des altérations organiques rencontre, dans l'agrégat matériel, des conditions
secondaires ou immédiates, et non point des causes éloignées
ou essentielles. Il est évident, en effet, que l'un des véritables principes du panaris, de l'anthrax, du phlegmon, des
fistules, etc., c'est l'inflammation dont l'étranglement est
lui-même un effet qui devient cause secondairement. S'il
est, d'ailleurs, des circonstances dans lesquelles l'anatomie
sert directement ou indirectement à expliquer la formation
des maladies, il en est un bien plus grand nombre où les
enseignements du scalpel sont de peu de valeur et restent
même impuissants. L'arrêt de développement, invoqué tout
à l'heure comme motif de certaines anomalies, n'est lui-
même qu'un effet de causes hyperorganiques, et le solidisme
reste muet en présence des réunions et de l'absence d'organes. Faut-il dévoiler la raison du développement des tumeurs cancéreuses, scrofuleuses, des désordres du scorbut,
du rhumatisme, de la goutte, des affections dartreuse, calculeuse; des diathèses hémorrhagique, anévrysmale, purulente, etc., etc.? le solidisme reste sans force en présence
de ces états morbides si multipliés et si graves. Combien

(1) Disc. hist. philos. Écol. chir.; Montpellier, 1841, pag. 25.

davantage le *mécanicisme* est impuissant à nous montrer les causes internes des fièvres essentielles, du choléra-morbus, de l'épilepsie, du diabète, de l'aliénation mentale, de l'albuminurie, des névralgies, des spasmes, des convulsions, enfin de presque toutes les lésions qui, par leur fond et leurs caractères, méritent éminemment le nom de vitales! Comment, d'ailleurs, le scalpel nous découvrirait-il les modifications des forces qui nous animent? Comment lui, qui ne peut nous dire pourquoi le cadavre ne vit pas, saurait-il nous signaler les lésions de ce dynamisme qui établit précisément la différence entre l'homme mort et l'homme vivant?

Après avoir examiné quelle est l'utilité générale de l'anatomie pour la compréhension des causes pathologiques, poursuivons le même examen touchant la *connaissance des maladies*. L'appréciation des caractères de plusieurs états morbides est aidée par les investigations du scalpel. Les lésions physiques, surtout, en reçoivent fréquemment de vives lumières. Ainsi, avant les recherches embryologiques de E.-G. St-Hilaire, les diverses monstruosités ou anomalies de la tête restaient dans l'obscurité la plus profonde. Souvent l'extrémité céphalique était considérée comme absente; mais l'auteur (1) de la *Philosophie anatomique* a démontré que, dans la plupart des cas, tous les éléments osseux de la tête existaient dans le moignon informe dont le rachis était surmonté. Ainsi il a déterminé les diverses espèces d'anencéphalie et d'acéphalie, et plusieurs autres anomalies moins considérables de la même région du corps. « Si le spina-bifida, dit le professeur Serre (2), affecte plus communément la région cervicale et la région lombaire que la région dorsale, c'est que les vertèbres de la première et de

(1) Philos. anat.; tom. II, pag. 263.
(2) Recherc. sur la clin.; Montpell., 1833, pag. 101.

la seconde région sont beaucoup plus tardives à s'ossifier. L'ostéogénie peut donc servir aussi à éclairer l'étude des affections morbides. » S'agit-il de fractures profondément situées dans les chairs ? la connaissance des rapports normaux des différents organes environnants, de la longueur de la courbure et des saillies osseuses, forme une des bases principales du diagnostic dans ces cas douteux. Faut-il établir l'existence d'une luxation ? les notions sur la disposition régulière des divers éléments de la jointure et des organes ambiants constituent l'un des moyens les moins sujets à erreur pour ce genre d'exploration. A-t-on affaire à une hémorrhagie ? la détermination de l'espèce de vaisseau, de son volume et par suite de la gravité du cas, est enseignée principalement par les connaissances anatomiques.

Nous aurions encore beaucoup à dire touchant les services que les découvertes du scalpel peuvent rendre dans le diagnostic des lésions physiques ou traumatiques : car c'est surtout pour cette classe de maladies que l'anatomie est du plus grand secours. Si l'influence avantageuse exercée par le solidisme est moins considérable quant aux lésions organiques, l'on ne saurait nier cependant qu'elle ne soit encore très-grande. C'est surtout grâce aux enseignements venus de cette source que l'on ne commet plus maintenant l'erreur assez ordinaire de prendre la paralysie d'une moitié de la face, provenant d'une lésion du nerf facial, pour une hémiplégie dépendant d'une altération de l'encéphale. Aux mêmes leçons l'on dut la cessation de cette méprise des médecins de l'antiquité, qui considéraient l'hémiplégie comme nécessairement liée à une maladie des parties paralysées, et non du cerveau. Faut-il déterminer l'espèce de tumeur de l'aine, un abcès par congestion ; distinguer les suites d'un psoïtis ou d'une carie vertébrale? est-il même nécessaire de désigner le point du rachis altéré alors que la plupart des autres

symptômes et la gibbosité n'existent point encore ? c'est
principalement l'anatomie qui vient donner la clef de la plupart de ces problèmes.

L'étude des lésions vitales reçoit de l'anatomiste des connaissances en général peu importantes à la détermination
du mal. L'amaurose essentielle, la surdité nerveuse, le
tétanos, l'hystérie, l'épilepsie, les névroses et les névralgies, la grande classe des fièvres purement dynamiques,
les diathèses, enfin toutes les lésions dont les caractères ne
peuvent être rattachés rigoureusement à l'altération d'un
organe, ne sauraient, en conséquence, trouver, dans la
structure du corps humain, les motifs indispensables au
praticien.

Ce serait d'ailleurs étrangement se méprendre sur la valeur
de l'anatomie, que de la considérer comme base ordinaire
et obligée de la connaissance du plus grand nombre d'états
morbides. Pour établir le diagnostic des lésions physiques
elles-mêmes, on doit étudier les causes externes et l'état
de tout l'individu vivant. Lorsqu'on a déterminé l'altération
locale, une anomalie, une hémorrhagie, il faut encore
savoir la *nature* de ces désordres matériels. Il est important
de découvrir le principe des difformités dans une lésion
dynamique (1); il convient fréquemment de s'assurer si les
pertes de sang sont de nature sthénique ou asthénique,
c'est-à-dire par force ou par faiblesse de l'économie; si elles
sont dépendantes d'une diathèse hémorrhagique, d'une affection périodique, etc., etc. Observe-t-on des altérations
scrofuleuses, syphilitiques ou autres ? il est bien plus utile
de saisir la nature de ces dégradations organiques, que l'é-
tendue et l'espèce de tissu intéressé. Ainsi les pneumonies,
les pleurésies, comme les ulcères, les tumeurs cancéreuses,

(1) Lordat, de l'insénescence, etc.; Montpellier, 1844, p. 261.

etc., sont bien connus seulement lorsqu'on a dévoilé la nature de l'affection morbide dont l'économie entière est entachée. Malgré les promesses trompeuses du solidisme, les
fièvres simples, intermittentes, putride, typhoïde, pété-
chiales, exanthématiques, synergiques, le typhus, les
morosités, la mélancolie, comme la fièvre jaune, le choléra-morbus, l'asthme, les maladies épidémiques, héréditaires, et une foule d'autres états morbides dont les caractères sont purement fonctionnels, ne reçoivent que de faibles
services des découvertes du scalpel.

On trouverait sans doute étrange si, dans l'application
générale que nous faisons de l'anatomie aux principales
branches de la médecine, nous passions sous silence la *séméiotique* pour laquelle l'École hippocratique a acquis les
plus beaux titres à l'estime des praticiens. Fort éloigné de
dédaigner les connaissances anatomiques, comme nous le
prouvent les *traités des lieux dans l'homme, du cœur, des
glandes*, etc. (1), Hippocrate n'a cependant point découvert
ni reconnu, dans le *mécanisme humain,* les lois ni les signes
des maladies. Sans parler de ses sublimes *aphorismes*, dont
la profondeur et la justesse ne cesseront d'être admirées,
comment l'anatomie nous apprendrait-elle à tirer de l'organisation l'appréciation des forces de l'individu malade ? Ce
ne sera point, certes, sur le volume des organes et de
l'ensemble du corps que nous pourrons déduire ses *forces
apparentes* et ses *forces réelles,* si bien appréciées par le
professeur Barthez (2). Souvent, en effet, un corps frêle
en apparence possède une résistance vitale bien supérieure
à celle de l'athlète ; fréquemment aussi l'adynamie et la
prostration sont en désaccord avec la taille et les dimensions.

(1) OEuv., tom. I, pag. 150, 181, 617. Édit. encyclop.
(2) Nouv. élém. de la science de l'homme, tom. II, chap. VII.
Montpellier, 1806.

des parties du corps. L'expérience montre bien des fois plus de résistance vitale ou de force radicale chez le citadin aux formes grêles, que chez l'habitant de la campagne aux formes colossales. Comment expliquer par la structure de notre corps cette *tolérance vitale* si différente chez divers individus, et qui fait souvent mieux supporter les pertes les plus considérables et les maladies les plus graves aux individus en apparence les plus faibles ? Comment nous rendre compte, par les lois du solidisme, de l'*habitude* contractée par l'économie pour les maladies anciennes et qui intéressent parfois des organes délicats et fort importants à la vie ? Pouvons-nous davantage concevoir, par la seule composition matérielle, les changements si variés, si prompts, si mobiles, que la face éprouve pendant le cours des maladies ? Les modifications multipliées du pouls suivant la cavité ou l'organe splanchnique lésés, suivant l'espèce de maladie, trouveraient-elles leur raison dans la seule disposition du système artériel, et contre les enseignements vitalistes des Galien (1), des Solano (2), des Bordeu (3), des Lamure (4) et des Fouquet (5) ? Quittons à regret cette partie de notre sujet, pour apprécier l'application de l'anatomie à la *thérapeutique*.

C'est ici que notre tâche devient difficile, et que nous sentons péniblement la justesse des réflexions de notre illustre Bordeu, quand il s'écrie : « Quelle obligation n'auraitpas un » médecin qui s'attacherait à déterminer exactement ce qui » concerne l'application de l'anatomie à la pratique médi- » cinale ! Il n'est pas douteux que l'exécution d'un pareil

(1) OEuv. compl., liv. IV, de l'utilité du pouls, etc.
(2) Lapis Lydius Apoll., Mad., 1731.
(3) OEuv. compl., tom. I, pag. 261.
(4) Recherch. puls. art., etc.; Montpell., 1769.
(5) Essai sur le pouls; Montpell., 1768.

» projet n'exigeât bien des connaissances au-dessus du com-
» mun. Que de réformes n'aurait-il pas à faire sur la manière
» dont on étudie ordinairement l'anatomie, et sur le choix
» des questions qui occupent le plus les anatomistes ! Ils ne
» s'attachent souvent qu'à décrire et à chercher scrupu-
» leusement un petit vaisseau ou la direction de quelques
» fibres. On est obligé de les suivre dans mille discussions
» où un pareil objet les conduit, et ils négligent d'observer
» ce qui se passe au sujet des parties les plus communes
» et les plus grossières (1). » Sans nous laisser toutefois
décourager par des avis aussi judicieux, efforçons-nous
d'esquisser ce sujet.

Un premier fait de la plus haute importance pour la thérapeutique, et qui résulte de l'observation des maladies,
c'est la tendance manifeste de la plupart de celles-ci à se
terminer spontanément et d'une manière heureuse. L'on ne
saurait concevoir, cependant, d'après les lois de l'organicisme, pourquoi une partie du corps étant divisée, ulcérée,
engorgée, etc., ces dégradations ne persistent point. Cette
disposition étant générale et se remarquant dans les tissus
les plus variés, ne résulte donc point de la structure matérielle de tel ou tel organe, mais découle nécessairement
d'une puissance générale et indépendante de l'espèce d'élément anatomique altéré. Vous ne serez donc pas étonnés
si les Asclépiade, les Érasistrate, comme les Hérophyle, les
Willis, les Chirac et la plupart des solidistes et des mécaniciens même de nos jours (2), ont rejeté l'autocratie de la
nature, ont renié ses tendances ordinairement favorables,
et ont prétendu s'opposer à tous les actes pathologiques par
les moyens les plus prompts, les plus nombreux et les plus
violents. Lorsqu'on ne voit que des altérations locales, maté-

(1) OEuv. compl., tom. I, pag. 43.
(2) Gazette médic. de Paris, tom. I, pag. 324; 1846.

rielles et toujours nuisibles, comment admettrait-on des fonctions pathologiques qui doivent, comme dans les fièvres exanthématiques, parcourir leurs périodes sans être troublées par des remèdes énergiques ? Comment comprendre et espérer des solutions critiques et favorables ? Il faut lire les livres de ces systématiques pour concevoir leur aveuglement sur les vérités immuables de notre art et leur mépris pour les plus grands praticiens de tous les temps. « Ils ne peuvent » être regardés par les esprits éclairés, disait notre fougueux » Chirac (1), que comme des *maréchaux-ferrants* qui ont » reçu les uns des autres quelques traditions incertaines. Il » faut qu'on me pardonne ce terme qui exprime, au juste, » la valeur des médecins qui ont ignoré la circulation et la » véritable physique, sans laquelle le médecin ne pourra » jamais être qu'une espèce de garde-malade. »

Tel ne sera jamais le langage de l'École de Montpellier envers ses plus ardents antagonistes dont elle estime et met à profit les travaux. Si l'anatomie trouve peu d'applications dans la médecine dite naturelle, et surtout pour les maladies essentiellement vitales et générales, elle a toutefois une grande influence en bien des cas, lorsqu'il faut agir promptement et avec force, principalement dans les maladies réputées externes. C'est surtout pour ces derniers cas que l'on peut dire, avec le professeur Lordat : « les détails » anatomiques ne présentent de l'intérêt qu'en proportion » des conséquences que l'on en tire pour l'explication des » fonctions ou pour l'exercice de l'art de guérir (2). »

Dans le traitement des lésions physiques ou mécaniques, l'anatomie fournit au praticien de précieuses lumières. Les moyens mécaniques d'arrêter les hémorrhagies, et surtout

(1) Trait. des fièv. malig., etc.; 1694, tom. I, pag. 8.
(2) Anat. du singe vert, pag. 4; Montpellier, 1804.

la ligature indirecte, demandent l'intelligence la plus exacte de la disposition des parties. La réduction des luxations, des fractures, des hernies et de la plupart des lésions traumatiques, exige les mêmes connaissances. C'est pour cette classe de maladies qu'offre un véritable intérêt l'anatomie chirurgicale ou topographique, cultivée avec tant de bonheur par Allan Burns (1) et Colles (2) en Angleterre; Carcassonne (3), Dugès (4) et M. Estor (5) à Montpellier; par M. Pétrequin (6) à Lyon; par MM. Blandin (7) et Velpeau (8) à Paris.

L'exécution des opérations les plus simples, comme les plus graves et les plus insolites, exige des notions anatomiques telles, disait Desault, que les parties soient comme transparentes pour la main du chirurgien. Le traitement des lésions organiques retire aussi de grands services de l'anthropotomie.

Le siége de l'altération matérielle, et par suite le lieu où l'on doit placer les topiques, resterait fréquemment ignoré sans l'entente exacte du mécanisme humain. Dès la plus haute antiquité, les grands praticiens, et Galien surtout, ont démontré, par une infinité de raisons, l'utilité et la nécessité des connaissances anatomiques. Dans un de ses livres (9), Galien appuie cette opinion de plusieurs histoires de maladies, parmi lesquelles nous citerons la suivante : « Les médecins de la secte méthodique, dit cet auteur, au

(1) Observ. *On the surg. anat.*, 1811.
(2) *On surgical anat.*; Dublin, 1811.
(3) Thèses ; Montpell., 1821.
(4) Infl. sc. access. méd. ; Montpell., 1827.
(5) Éphém. méd. ; Montpell., tom, VII, pag. 359.
(6) Trait. d'anat. méd. chir., 1844.
(7) Trait. d'anat. topogr., 1826.
(8) Trait. d'anat. chirurg., 1825-26.
(9) Administ. anat., liv. II, chap. II. Édit. de Chartier.

» sujet d'un philosophe atteint d'une lésion du sentiment
» dans les trois derniers doigts de la main, traitaient les
» doigts comme s'ils eussent été le siége du mal, que l'on
» devait plutôt faire remonter à l'endroit où le nerf qui se
» distribue à ses parties sort de la moelle épinière. Comme
» le malade ne tirait pas le moindre soulagement du traite-
» ment qu'on lui faisait subir, il vint me consulter. Je lui
» demandai s'il n'avait pas reçu de coups dans le dos : il me
» répondit qu'il était tombé d'une voiture, et s'était senti
» vivement froissé dans le dos. Considérant qu'il restait
» quelques traces de l'inflammation survenue à l'origine du
» nerf qui se distribue aux doigts affectés, je fis appliquer,
» au lieu même de la contusion, les remèdes que l'on met-
» tait sur les doigts, et je parvins à guérir la maladie. »

De pareils exemples se rencontrent fréquemment, et, de
nos jours, le docteur Bourjot-St-Hilaire a montré comment,
par la connaissance de la distribution des nerfs rachidiens,
on pouvait remonter au vertèbres cariées, reconnaître la
source des abcès par congestion, et enfin le lieu où les
exutoires devaient être posés.

Mais remarquons que, dans tous les cas dont nous venons
de parler, il s'agit surtout de l'application du remède, et
non généralement de l'indication qui doit en déterminer
l'emploi. L'indication même des moyens manuels se retire
communément plutôt de la considération des forces du malade que de l'état anatomique des parties. C'est donc seulement touchant l'emploi des opérations que le professeur
Dugès a pu dire : « Vous voyez combien sont injustes les
» déclamations de quelques esprits paresseux contre l'ana-
» tomie de détails; vous voyez combien il est nécessaire de
» l'étudier à fond pour devenir un chirurgien habile (1). »

(1) Infl. scienc. méd. sur la chir. mod., pag. 16.

S'agit-il, par exemple, d'une grave blessure ? la nécessité
de l'amputation ou de telle autre opération majeure ressortira davantage de la considération des forces du sujet que
des dimensions de la plaie, ou de l'espèce de tissu intéressé.
A plus forte raison, la convenance des moyens internes se
retirera de l'étude de l'état morbide, de l'analyse des affections élémentaires, de la faiblesse ou de la force du sujet,
et d'une foule d'autres considérations étrangères aux notions
anatomiques. Ce n'est point de celles-ci que relève l'intelligence des *médications* ou des changements curateurs
éprouvés par l'économie après l'administration des médicaments. « Sous tous les rapports, dit l'illustre professeur
» Gouan (1), on peut avancer que l'action des remèdes dé-
» pend de la réaction qu'ils éprouvent de la part du sujet,
» et de la vitalité de la partie sur laquelle ils exercent leur
» action. » La plupart des médicaments n'agissent, en effet,
que d'une manière dynamique, et modifient les forces vitales.
C'est démontrer évidemment que, dans la plupart des maladies internes, et dans la classe des maladies appelées spécialement *vitales*, les explications mécaniques n'ont aucune
valeur.

Et ne croyez pas que nos principes contre les applications
inopportunes de l'anatomie à la science de l'homme, proviennent de ce que leurs prôneurs sont nos antagonistes.
Nous n'imitons pas l'austère Caton, lorsqu'il ne voulait pas
de la médecine dogmatique à Rome, parce qu'elle venait des
Grecs; ni ce médecin anglais, qui refusait d'employer le quinquina parce qu'il était apporté par des mains ennemies (2).

Éminemment cosmopolite, l'École de Montpellier accueille
avec reconnaissance les découvertes sages et utiles de tous

(1) Trait. de bot. et de mat. méd., 2me part., p. 12; Montp., 1804.
(2) Bordeu, œuv., tom. II, p. 607.

les pays et de tous les hommes. C'est dans son sanctuaire, c'est dans cet *atrium*, conçu et érigé par l'une de nos plus grandes célébrités, que vous voyez réunies les plus solides comme les plus belles illustrations médicales, représentant les *nombreuses partitions* de la science de l'homme, où l'anatomie n'est point oubliée. L'École de Montpellier attache donc une grande importance aux connaissances anatomiques: « Je n'ai pas voulu, dit le professeur Lordat (1), que nos » antagonistes eussent le droit de nous adresser le reproche » que Haller faisait à Stahl et à son École : celui de ne point » étudier l'anatomie subtile. Quoique le résultat de nos re- » recherches ne nous ait pas beaucoup avancés dans la mé- » decine pratique, ni dans la solution des problèmes que la » société nous propose, nous avons néanmoins un avantage » sur les Stahliens : c'est que nous pouvons soutenir, par » la démonstration, ce qu'ils avançaient par prévention. » Nous connaissons aussi bien qu'eux l'agrégat matériel, et » nous le considérons tour à tour comme un navire muni de » ses agrès, comme un cabinet de machines aisées à dé- » monter et remonter, méthodiquement disposées, etc. *Mais* » *nous pouvons les défier de nous présenter une circonstance* » *anatomique d'où découlent infailliblement la vie et l'intel-* » *ligence.* »

La vie, ses forces et ses attributs, ne sauraient, en effet, résulter des instruments de ses manifestations; car la vie s'éteint et le cadavre reste le même qu'avant la mort. C'est pour les convaincre de cette haute vérité que l'École de Montpellier exige de ses disciples des connaissances approfondies de la structure humaine. Elle dirige leur étude dans l'homme lui-même et non dans les livres; car elle ne veut

(1) Ébauche d'un plan d'un trait. compl. de phys. hum. ; Montp., 1841, pag. 12.

point que ses élèves puissent mériter le reproche adressé
par le poète Delile à Buffon, d'avoir, « *par ses ambassa-
deurs, courtisé la nature* (1). » Elle leur enseigne, avec le
professeur Frédéric Bérard (2), que « les notions anato-
» miques ne peuvent rendre raison que de la partie méca-
» nique des fonctions et des maladies ; qu'il serait impos-
» sible, en considérant avec la plus grande attention la
» structure des organes, de deviner, *à priori,* les fonctions
» qu'ils doivent remplir et les affections vitales auxquelles
» ils doivent être sujets ; et, cependant, cela devrait être si
» tout était organique et matériel dans l'homme. »

Tout en accordant une valeur méritée aux notions fournies
par le scalpel, dans la pathologie, la moderne Cos prétend
étudier les maladies par l'observation clinique, par celle
de l'homme en tant que vivant ; car elle trouve là les véritables sources de la pratique et de l'expérience. Elle reproche, avec Bordeu (3), à la plupart des anatomistes, de
ne s'occuper qu'à étudier le cadavre, de perdre de vue le
corps vivant, et de ne chercher qu'à s'orienter sur l'état de
maladie des parties sur lesquelles ils travaillent. Aussi l'habile professeur Dubrueil a-t-il le soin de publier que : « sans
» l'observation clinique, les seules descriptions anatomiques
» restent parfois stériles (4). »

Selon l'École de Montpellier, la structure matérielle du
corps humain ne saurait nous faire comprendre l'existence
et l'action admirable de la nature médicatrice. Si le corps
humain, dit-elle, peut être comparé à un vaisseau, le pilote
a encore plus besoin de la boussole qui le dirige que de con-

(1) L'homme des champs, ou géorgiques franç. Strasb., 1800,
chant IIIme, pag. 85.
(2) Doct. méd. de l'École de Montp.; 1819, pag. 409.
(3) Bordeu, œuv., tom. I, pag. 47.
(4) Observ. anévr. aort. Montp., 1841, pag. 5.

naître les diverses pièces du navire et leur arrangement. Il est donc indispensable d'étudier la vie et ses manifestations en elles-mêmes, car la vie seule révèle la vie, et le cadavre n'expliquera jamais que la mort. C'est sans doute pour cette raison majeure que les Houlier, les Sydenham, les Baillou, les Stahl et la plupart des grands praticiens, ont attaché souvent peu d'importance aux connaissances anatomiques. C'est sans doute pour le même motif qu'un grand nombre des plus célèbres anthropotomistes, Ruysch, Malpighi, Hunaud, Winslow, étaient de faibles praticiens. « Le cé-
» lèbre et malheureux Duverney (1) se crut un jour frappé
» à mort pour une légère indisposition. Comment, lui dit
» gaîment Dumoulin en l'abordant, vous perdez la tête, et
» vous vous effrayez pour si peu de chose, pour une pareille
» bagatelle... ! Hélas ! répliqua Duverney, c'est que ce que
» je sais d'anatomie me fait trembler.... Eh bien ! rassurez-
» vous, dit le vieux praticien ; vous connaissez certainement
» votre corps mieux que moi, mais ; à coup sûr, je le gué-
» rirai mieux que vous...... »

ARTICLE V. — *Indépendance de la médecine d'avec les autres sciences : de la maladie, de sa nature, de ses caractères, etc.*

La pathologie, dit le professeur Sauvages (2), apprend à connaître et à distinguer les maladies dont la thérapeutique recherche le traitement ; et la pathologie générale, selon le professeur d'Amador, se forme et se constitue de toutes les conditions communes des maladies, même les plus diffé-rentes : à l'inverse des systèmes, elle s'occupe plus des prin-cipes que d'un seul principe (3).

(1) M. Aubert, trait. de philos. méd., pag. 60.
(2) Pathol., XI, pag. 3 ; Montpell., 1771.
(3) De la pathol. génér., pag. 46 ; Montpell., 1838.

La pathologie et la physiologie paraissent à l'École de Montpellier indépendantes des lois physiques et chimiques ; elle proclame que, pour connaître l'homme sain ou l'homme malade, il faut l'étudier en lui-même, et abstraction faite des autres sciences. Selon elle, l'observation directe et intime du corps vivant est la véritable source de la science médicale, qui est si bien indépendante de toutes les autres connaissances humaines, qu'elle existerait lors même que la chimie et la physique nous seraient inconnues : les besoins des hommes, en effet, et l'observation, l'ont fait naître et se maintenir avant que ces dernières fussent trouvées.

Selon les organiciens et les physiciens de nos jours, toutes les dénominations (des diverses forces) ont eu le fâcheux effet de tenir pendant long-temps la physiologie dans un sanctuaire de ténèbres, d'en faire une science complètement à part, étrangère à toutes les autres, à leurs découvertes et à leurs progrès. L'École de Montpellier considère de pareilles assertions comme des paradoxes déduits d'une mauvaise direction d'esprit et d'études, comme le fruit des connaissances accessoires à la science médicale. Jamais les grands praticiens n'ont soutenu de telles hérésies, car l'expérience et une saine réflexion leur ont toujours montré que la science de l'homme sain ou malade avait des principes et des lois propres ; qu'elle est aussi bien autocthone que la théologie, la stratégie, la législation et toutes les sciences du domaine principalement de l'abstraction et de la méditation. Les grandes autorités cliniques, Baillou, Fernel, Hippocrate, Sydenham, Barbeyrac, Stoll, Baglivi, Sauvages, Barthez, Fouquet, etc., etc., ont toujours reconnu que l'art de guérir s'apprenait essentiellement au lit des malades, et non dans les laboratoires de physique et de chimie, qui fournissent ordinairement au médecin des connaissances dont il pourrait se passer à la rigueur.

« Les éléments de la médecine ancienne, dit notre Bordeu (1), s'apprennent et s'éclaircissent auprès des malades, dans les hôpitaux et dans le commerce des hommes valétudinaires, dans la méditation, dans l'étude des phénomènes particuliers aux divers âges, aux divers tempéraments, aux passions, aux talents, aux positions particulières où se trouvent les hommes, à leurs habitudes. Enfin, la médecine s'apprend dans les vieux auteurs, ennuyeux pour les physiciens, qu'il faut étudier pour les entendre, et auxquels on ne peut appliquer, ni le calcul, ni le compas, ni les expériences amusantes qui arrêtent les passants. ».

L'École de Montpellier ne repousse point cependant l'étude des sciences naturelles, mais elle la considère comme accessoire et nullement indispensable à la véritable médecine. « Pour bien diriger les applications de la chimie, par exemple, au corps humain, écrit l'illustre professeur Chaptal (2), il faut réunir des vues saines sur l'économie animale, à des idées exactes de chimie; il faut subordonner nos résultats du laboratoire aux observations physiologiques. C'est pour s'être écarté de ces principes qu'on a regardé le corps humain comme un corps mort et passif, et qu'on y a appliqué les principes rigoureux qui s'observent dans les opérations du laboratoire. »

Selon l'illustre maître de notre École, quelques chimistes, regardant le corps humain comme un corps mort et passif, ont supposé dans les humeurs les mêmes altérations et les mêmes changements qu'elles éprouvent hors du corps. D'autres, d'après une connaissance très-superficielle de la constitution de ces humeurs, ont prétendu expliquer tous les phénomènes de l'économie animale. Tous ont méconnu ce

(1) OEuv. comp., tom. II, pag. 800.
(1) Éléments de chimie, 3me édit., tom. I, pag. 82 et 315; Montpellier, 1796.

principe de vie qui agit sans cesse sur les corps solides et
les fluides, modifie sans relâche l'impression des agents
externes, empêche les dégradations dépendantes de la constitution elle-même, et nous présente des phénomènes que
la chimie n'a pu ni connaître ni prédire d'après les lois invariables qu'elle observe dans les corps morts. En faisant
ces judicieuses remarques, ne semble-t-il pas que le célèbre
professeur avait en vue les folles prétentions des chimistes
de nos jours? Disons plutôt que ces reproches fondés leur
sont applicables, parce qu'il est dans la destinée des sciences
physiques de commettre les mêmes erreurs lorsqu'elles veulent entrer dans le domaine d'une science qui leur est étrangère par son génie, sa méthode et son but. Peut-on lire
sans une sorte de pitié la physiologie, la pathologie et la
thérapeutique imaginées par un grand chimiste de nos jours!

La médecine se distingue des autres sciences, surtout
par la nature de sa forme scientifique. Les mathématiques,
l'astronomie, la chimie, etc., composent chacune un système entier, bien lié, et reposant sur un petit nombre de
lois d'où découle l'explication rigoureuse de tous les phénomènes. Tous les rapports, toutes les qualités de ce système
sont connus, déterminés, calculés; il n'y a point de lacunes
dans cette chaîne dont on peut toucher tous les anneaux.
La médecine, au contraire, n'a point de principe unique,
point de principes fondamentaux qui vous permettent d'en
deviner les détails que l'observation seule peut vous faire
découvrir : aucune liaison nécessaire entre les divers degrés
de cette science, mais des lacunes nombreuses et indispensables. On a voulu, il est vrai, arranger les lois de la
médecine d'après les exigences de beaucoup de systèmes;
mais leur nombre infini et leur durée éphémère montrent
combien un système est éloigné de la vérité et de l'esprit
de la science.

Dans son livre des *préceptes*, Hippocrate établit que, pour donner une forme scientifique à la médecine, il faut, de l'observation, déduire des lois applicables à un nombre plus ou moins limité de cas : « au lieu de ne reconnaître qu'une seule théorie, ajoute le profond Bérard, la science médicale n'est qu'un ensemble de théories particulières qui n'ont d'autres véritables liens communs que l'observation directe qui les fournit toutes également, que la vie et ses lois qui en sont le sujet. » Le *physiologisme* nous a montré récemment combien un seul principe conduit à des résultats erronés. Considérant l'état pathologique comme un degré de l'état physiologique , ce système admit que la maladie n'était qu'une modification des *propriétés vitales lésées en plus , en moins , ou viciées.*

Les facultés vitales sont, sans doute, atteintes dans l'état morbide, mais ce n'est point par exagération ou diminution : leur affection est spéciale et propre à la maladie, de sorte que cette dernière est un état particulier et différent de l'état physiologique. S'il n'en était ainsi, il faudrait que le physiologiste, sans expérience clinique, pût décrire *à priori* toutes les maladies, établir leur forme, leur nature, comme il peut le faire pour les altérations mécaniques. Cependant, en étudiant les lois de la vie, pouvez-vous dire le mode de développement et la nature du cancer, de la variole, du rhumatisme, de la goutte ? non, sans doute, ou vous êtes conduit à admettre ces affections comme des irritations !.... Soutenir qu'il n'y a que deux maladies dépendant de l'exagération ou de l'affaiblissement du principe de la vie, ainsi que l'ont voulu plusieurs systèmes déjà loin de nous, c'est méconnaître les enseignements de l'expérience. Les causes n'étant point identiques, leur mode d'agir ne peut donc être le même ; les effets des médicaments ne se bornent pas non plus à l'excitation et à la sédation , et les médications narcotique et émolliente ne sauraient être confondues avec celle des toniques ou des spécifiques : *il y a donc des maladies essentiellement différentes, et il y en a plus de deux.*

En nous élevant contre les *hypothèses*, nous ne méconnaissons pas les services qu'elles ont parfois rendus à la médecine : les objets d'étude sont tellement vastes, tellement difficiles à bien voir, à voir complètement, que l'esprit humain ne peut souvent se défendre contre le besoin d'hypothèses pour soulager sa propre faiblesse. Mais celles-ci voient seulement un côté de la vérité, et en oublient les autres faces ; elles ne peuvent embrasser toutes les parties de la science sans jeter le médecin dans une voie trompeuse. « L'hypothèse, écrit Bérard, ne doit pas être le partage de celui qui ne veut pas s'élancer dans les régions inconnues de la science en aventurier téméraire, et qui se borne à cultiver, à féconder les pays à mesure qu'ils sont connus. »

Les principes physiologiques exposés plus haut doivent montrer la différence tranchée qui existe entre les écoles organiciennes et celle de Montpellier. L'importance presque exclusive attachée par nous à l'ensemble de l'être vivant, et à la prédominance essentielle de l'unité vitale, indique suffisamment combien notre doctrine accorde de la valeur aux modes généraux de l'économie, dans toutes les lésions où les autres écoles ne voient qu'un effet local. Plus que jamais, la moderne Cos développe et défend les dogmes de son illustre mère, et répète sans cesse avec elle : *tout concourt, tout consent, tout conspire dans le corps vivant.* De là, aussi, le langage qui lui est en quelque sorte propre, et qui désigne des *états morbides* alors que la plupart des ouvrages dogmatiques indiquent des altérations circonscrites à un organe.

Prenons le choléra asiatique pour exemple de la justesse de ces aperçus : on est forcé, avec les plus opiniâtres orga-

niciens, de reconnaître que, dans la production de cette
maladie, il y a d'abord un *état morbide général* qui englobe
le *système entier*, et que, si tel organe est lésé, ce n'est que
d'une manière consécutive. « Je n'examine pas, observe
avec raison le professeur Lordat (1), si l'estomac s'enflamme
réellement; mais je remarque que, dans le premier moment
de l'invasion, *le système entier est pris ;* que, par conséquent,
la puissance d'où dépend la sympathie générale est la première affectée; que les symptômes qui se montrent dans
tel ou tel organe sont l'effet et la manifestation d'une cause
inconnue. Il est donc clair que la cause qui donne au système son unité peut être intéressée la première, et montrer
ensuite sa manière d'être dans les organes. » En admettant
toutefois une cause de la vie et de ses phénomènes divers,
notre doctrine ne prétend nullement lui donner une existence
isolée des organes, ni en faire un être à part; elle ne veut
rien savoir touchant sa nature. Si, parfois, elle paraît la
personnifier, c'est une sorte de licence dont elle n'a pas
besoin, et qu'elle prend, pour ainsi dire, en faveur de ceux
qui veulent s'initier à ses idées.

D'après ces principes, on ne doit point s'étonner de nous
entendre défendre *l'unité de la pathologie*, parce qu'elle
repose sur le dogme de l'unité de l'homme vivant, parce
que tout découle de cette source, tout s'accorde avec cette
loi fondamentale. Comment pourrait-elle reconnaître deux
sortes de pathologies, plusieurs spécialités médicales, la
doctrine qui enseigne que, dans le corps humain, tout
est sous la dépendance de l'unité vitale en qui réside la
puissance physiologique et pathologique ? Elle doit repousser
la distinction des maladies en *internes* et *externes*, en *médicales* et *chirurgicales*, parce que tout état morbide est régi
par les mêmes forces vitales, et qu'elles obtiennent leur

(1) Perpét. méd., pag. 50.

curation de la même puissance vivante. Aussi Barthez re-
produisit-il le dogme de l'unité de l'art de guérir à une
époque où régnaient encore des dissensions entre les médecins et les chirurgiens : « Les rapports qu'a le traitement
des maladies tant internes qu'externes, a-t-il dit (1), dé-
montrent la nécessité d'une liaison intime entre la médecine
et la chirurgie. » La médecine rappelle à cette dernière que,
pendant long-temps, elle n'a point fait une science à part,
mais qu'elle n'était qu'une des parties ministrantes, qu'une
des trois sections de la thérapeutique, et, qu'au fond, le
véritable chirurgien n'est qu'un médecin opérant.

« La distinction, vulgairement reçue de pathologie interne et pathologie externe, dit le professeur Prunelle (2),
est tout-à-fait vide de sens dans sa *réalité objective* ; elle ne
peut servir qu'à soulager la faiblesse de notre esprit qui
n'est pas capable d'envisager à la fois tous les rapports d'un
objet. » Circonscrite dans les bornes de ses procédés opératoires, dit encore le professeur Dumas, la chirurgie était
bien éloignée de sentir tout le prix des connaissances médicales; il fallait qu'elle atteignît le degré de perfection où elle
est parvenue dans ces derniers temps, pour apercevoir que
les faits de la médecine lui appartiennent, et que la doctrine
de cette dernière lui est commune.

Si vous vous rappelez les principes du système physiologique et organicien; si vous considérez qu'il n'admet que
des lésions locales et le cri des organes souffrants, vous
sentirez aisément que notre doctrine est tout-à-fait l'opposée.
Toutefois on ne pourrait la taxer d'exclusivisme; elle reconnaît des lésions principalement locales, et elle fait, et
dans son langage et dans ses actes, une distinction tranchée
entre l'état local et l'état général, entre les caractères et le

(1) Disc. sur le génie d'Hipp., pag. 23; Montp., 1801.
(2) Des étud. méd. méthodol.; Montp., pag. 72.

fond des états morbides. On n'établit ordinairement aucune différence entre l'*affection et la maladie*, qui sont cependant des modes morbides bien séparés. « Dans l'affection, écrit le professeur Lordat (1), on reconnaît une viciation directe de la nature humaine..... Dans cet état morbide, le système vivant est imbu d'un mode vital pathologique qui se montre par des symptômes dont l'ensemble lui est propre. Ce mode est ce que Galien a nommé *affection*, et il recommande de bien distinguer cet état vital d'avec les phénomènes qui en sont la manifestation ou la *maladie*. »

Ainsi, tout état général morbide est une affection qu'il n'est pas permis de confondre avec la maladie qui en est un mode d'être ou local ou phénoménal. Un individu a-t-il la syphilis avec ulcères à la gorge, pustules, etc.? on doit considérer deux choses bien distinctes chez lui. La première et la plus importante, c'est l'état général, ou l'affection dont la constitution est entachée; la seconde, c'est l'état local ou symptomatique, les chancres, les pustules, etc. Il en est de même des affections cancéreuse, rhumatismale, dartreuse, typhoïde, etc., où le système vivant se trouve atteint primitivement, et où cette lésion vitale constitue le fond de l'état pathologique. Nous avons dit, en outre, que l'École de Montpellier voit des *affections* où beaucoup de systèmes admettent des altérations primitivement et fondamentalement locales : la fièvre typhoïde, par exemple, est caractérisée, dit-on, par la lésion primitive et nécessaire des follicules intestinaux qui donne lieu à tous les phénomènes de cette maladie. Notre École y distingue d'abord un état général, une affection morbide nullement dépendante de l'altération intestinale qui en est, au contraire, *le résultat non nécessaire*.

(1) Perpét. méd., pag. 185.

Ces *abstractions*, ces distinctions expérimentales ont toutes pour but d'éclairer les méthodes de traitement. Ainsi, quand je dis que, dans les scrofules, le cancer, la syphilis, il n'y a pas seulement état local, mais d'abord et essentiellement un mode morbide général, une affection, je signale la méthode thérapeutique indiquée par la nature même de l'état maladif. Attaquer l'altération matérielle, les ulcères, les tumeurs, les abcès, est pour nous une indication accessoire à celle de l'affection que l'on doit remplir d'abord. Détruire le mode pathologique de l'ensemble de l'économie, est l'objet de notre plus grande sollicitude, parce que, l'affection détruite, l'altération anatomique, la maladie, disparaît aisément, et qu'elle ne cède pas ordinairement sans ce traitement préalable. Si donc l'École de Montpellier attache de l'importance à ces sortes d'abstractions, c'est qu'elles entraînent des conséquences pratiques d'une utilité absolue.

Cette manière rigoureuse et nullement imaginaire répugne aux organiciens et aux systématiques de tous les temps; il paraît plus simple et plus commode à un esprit peu capable de saisir le génie des sciences, de se borner à ce que les sens manifestent directement. Mais la véritable médecine de tous les siècles ne saurait se troubler de ces prétentions naïves; elle se contente, comme naguère les membres d'une savante assemblée, de jeter un cri de surprise et de pitié en entendant des anatomistes rejeter publiquement l'affection et les maladies scrofuleuses (1) !

Si la *nature des maladies* est pour nous un sujet d'investigation journalière, nous sommes loin de nous abandonner, à cet égard, au vague des hypothèses, contre lequel notre méthode philosophique nous prémunit. La nature d'une maladie, ou son fond, son essence, donne à celle-ci son

(1) Velpeau, séance de l'Acad. de méd. de Paris; 16 Juill. 1844.

existence propre et isolée des autres. « Quand nous disons la nature intime et essentielle d'une maladie, écrit le professeur Golfin (1), nous limitons notre pensée à la détermination de la connaissance des lésions qui sont l'effet des agents modificateurs qui ont introduit dans les forces vitales et organiques une modification spéciale qui est la cause efficiente de la maladie. » La nature d'une maladie ne peut pas changer sans que celle-ci ne disparaisse : la nature de la syphilis c'est la virulence; détruisez la lésion du système vivant, produite par le virus de cette affection, et la syphilis n'existera plus.

Les conséquences de telles distinctions sont de la plus haute importance, puisqu'elles conduisent au véritable but de la médecine, la guérison des maladies. C'est, en effet, au fond de ces dernières qu'il faut s'attaquer si l'on veut obtenir des succès suivis et raisonnés. Qu'on ne se méprenne pas, toutefois, sur l'esprit de notre doctrine : nous ne prétendons point connaître l'essence même des choses; cela n'est pas donné à l'intelligence humaine. Notre langage *tout expérimental* s'attache seulement aux résultats de l'expérience et aux distinctions pratiques nécessaires à une doctrine sévère. « Nous ne connaissons pas d'une manière directe, dit Bérard (2), les modifications vitales qui constituent les maladies; elles ne tombent pas sous nos sens; elles s'expriment à nous par leurs symptômes ou par les effets et les phénomènes qui en dérivent, par les dérangements des fonctions. Nous sommes donc obligés d'admettre autant d'états morbides différents et de modifications vitales simples ou composées correspondantes, qu'il y a de groupes tranchants de phénomènes. »

Lorsque je considère deux maladies dont les caractères

(1) Disc. sur l'homm., pag. 7; Montp., 1836.
(2) Méd. prat., mal. chron.; Dumas, II, 361.

fondamentaux sont complètement différents, je suis obligé de leur reconnaître pour cause une modification de l'économie différente, parce qu'il est impossible que d'un même principe partent des effets opposés; et je dis que leur nature n'est pas la même. Ainsi, l'observation me montrant que les caractères de la variole sont autres que ceux de l'inflammation, du scorbut, du rhumatisme, etc.; que cette affection a un mode de transmission, d'expression et de curation particulier, je dis que ce qui la constitue, ou sa nature, est autre, sans prétendre pour cela connaître cette nature en elle-même.

Ce que nous exposons touchant la nature des maladies, doit montrer combien sont peu réfléchies les notions vulgaires qui l'assimilent aux *caractères des maladies*, etc. L'École de Montpellier ne saurait tolérer une philosophie aussi peu rigoureuse : la considération de la nature et du caractère d'une affection entraîne des indications souvent si différentes, qu'il n'est pas permis, soit dans le langage, soit dans la pratique, de commettre une méprise quelconque à cet égard. Le caractère d'une lésion est un mode d'être local ou général qui distingue les uns des autres des états morbides de même nature. Les caractères ne sont pas inhérents à l'affection; ils peuvent manquer, se présenter d'abord, et disparaître ensuite sans que l'affection change de fond, et soit tout autre. Le caractère d'une maladie est donc contingent et accessoire, tandis que la nature en est essentielle et fondamentale. La syphilis se manifeste tantôt par des chancres ou des ulcères, d'autres fois par des pustules ou des excroissances; elle peut être légère ou fort grave, etc. Ces manières d'être de cette affection constituent ses caractères. Ces derniers apportent, sans doute, des modifications parfois très-importantes au traitement; ils peuvent indiquer certains moyens curateurs particuliers, mais généralement

ils ne déterminent pas le fond même de la méthode thérapeutique.

Il est très-important de remarquer que la *certitude de la
médecine* est bien différente de celle des autres sciences : il
s'agit pour elle d'une probabilité, et non d'une évidence
mathématique. La médecine repose sur des *calculs de probabilités* tirées de données expérimentales nombreuses, variées, susceptibles de s'enchaîner entre elles dans tous les
rapports, dans tous les degrés, dans toutes les nuances
possibles. La solution des problèmes qu'elle présente, écrit
le professeur Bérard, n'a jamais la précision qui est exigée
dans les sciences physiques ou mathématiques qui s'ap-
puient sur des données simples et constantes, toujours les
mêmes et dans le même état. Elle ne peut se soumettre à la
rigueur du calcul. C'est n'avoir aucune idée des divers
genres de certitude, et se montrer étranger à la logique des
sciences, que de croire que la médecine est complètement
incertaine par cela seul qu'elle n'a pas la certitude physique :
chaque science a la sienne qui dérive de la nature même de
son objet.

Ce qui contribue surtout à faire regarder la médecine
comme une science conjecturale, c'est la multiplicité et la
vanité des systèmes, c'est le nombre des discussions sans
cesse reproduites. On peut adresser ce reproche tout aussi
peu fondé à la géologie, la théologie, la législation, l'histoire,
etc., etc. Mais il faut distinguer dans toutes les sciences,
principalement morales ou intellectuelles, des principes
essentiels, tirés du fond même des choses, inébranlables
comme la vérité, et des propositions douteuses, des explications variables suivant le temps et le langage de l'époque,
quoique fréquemment les mêmes au fond. « Dans toute
science pratique inductive, dit le professeur Lordat (1), il

(1) Perpét. de la méd., etc.; Montpell., 1837, pag. 61.

me semble qu'on peut distinguer cinq parties : 1º une partie qui se compose des faits et des propositions qui en ont été déduites exactement : on pourrait l'appeler la partie *substantielle* ; 2º une seconde qu'on peut nommer *conjecturale*, qui se compose de tous les essais auxquels on s'est livré pour aller à la recherche des causes autrement qu'au moyen de l'induction : ces tentatives seraient, par exemple, l'analogie éloignée, l'hypothèse, l'inspiration et autres suggestions indirectes; 3º une troisième partie qui se compose des règles déduites concurremment et de la partie substantielle et de l'expérience, que nous pouvons appeler *partie canonique expérimentale* ; 4º une quatrième qui est déduite *à priori* des opinions renfermées dans la seconde partie : nous appellerons cette quatrième *canonique conjecturale* ; enfin, une cinquième qui consiste dans l'exercice de l'art, dans le faire; elle embrasse tout ce qui se rapporte à l'exécution des règles et à la conduite de l'artiste : c'est ce que nous appellerons la *partie technique*. »

ARTICLE VI. — *Nécessité de l'étude des systèmes et de l'érudition.*

Un système est une théorie enfantée *à priori* par l'imagination, et non déduite de l'ensemble des faits dont une science se compose. Les systématiques s'attaquant surtout à ce qui est toujours soustrait à l'intelligence humaine, la nature des choses, prétendent découvrir cette essence elle-même ; et ne pouvant y parvenir à la faveur de l'observation pure, ils y suppléent en faisant des suppositions plus ou moins ingénieuses. S'engageant toujours davantage dans les vues erronées du vulgaire, les novateurs s'efforcent d'apporter dans la médecine une simplicité commode et agréable à la faiblesse de notre esprit et à l'ignorance prétentieuse du grand nombre : de là, le peu de principes sur lesquels la plupart des théories hypothétiques sont basées; de là, les systèmes dichotomiques reproduits sous diverses formes à toutes les époques de la science. Quoi de plus attrayant pour la multitude que l'admission d'un seul principe pour la santé et la maladie ! que l'excès, le défaut ou le trouble de ce même principe pour classer toutes les maladies ! que deux classes de remèdes, les excitants et les débilitants ! Au lieu de ces difficultés multipliées que présentent les enseignements de l'antique Cos, à la place de cet axiome aussi vrai que désespérant offert en tête des aphorismes du Père de la médecine : *l'art est long, la vie est courte, le jugement difficile et l'expérience pleine d'incertitudes,* les systématiques vous disent que la science est simple, réduite à quelques propositions élémentaires : comment ne pas entraîner ainsi les esprits ignorants, faibles ou paresseux ?

Tel n'est pas le génie d'une doctrine : acceptant l'ensemble des faits propres à chaque science, et ne voulant d'avance en retirer tel ou tel nombre de principes, mais autant qu'il en découle rigoureusement de l'observation et d'une logique sévère, elle cherche en celles-ci seules les bases de ces dogmes. Voyant les faits complexes et multiples dans leurs causes, leur fond, leurs curations, la doctrine accepte ce résultat clinique, et déclare *à posteriori* la science composée de beaucoup de propositions expérimentales liées entre elles par la nature et les forces de l'état humain. Le système veut pénétrer l'essence des choses, la doctrine s'arrête au point où l'observation ne lui sert plus de guide. Celui-là veut forcément plier les faits à un ou à deux principes ; celle-ci reconnaît tous ceux que l'observation lui découvre. Le système vise surtout à rendre l'art simple et accessible aux intelligences les plus bornées ; la doctrine a la seule prétention d'exprimer la vérité sans chercher à faire fortune auprès de la multitude. Le premier veut rendre la pratique presque mécanique et routinière ; la seconde se voit forcée, par l'ex-

périence de tous les temps, à déclarer l'art de guérir mal
aisé et propre à un petit nombre d'hommes instruits et sagaces. Ce que nous disons du système et de la doctrine en
médecine est applicable à toutes les sciences ; comme la
botanique en présente une preuve frappante dans l'étude des
systèmes et les méthodes de classification des plantes.

Ajoutons encore le passage suivant, sorti de la plume de
l'un de ces bons esprits qui montrent que les principes de
la grande École antique germent dans les esprits d'élite de
tous les temps et de tous les lieux : « Il est une chose,
dit judicieusement le docteur Réveillé-Parise, qui séduit,
par-dessus tout, les inexpérimentés dans une théorie tissue
avec art : c'est que le systématique se sert toujours de
faits, ne reconnaît que les faits. Mais remarquez ici une
distinction des plus importantes : le vrai praticien remonte
de ces faits à la règle, tandis que le systématique va de
son principe générateur à ces faits ; le praticien déduit
donc sa théorie de ce qu'il voit et observe ; le systématique,
au contraire, explique les faits par son principe. C'est bien
à lui que s'applique l'axiome de Platon et de Spinosa, que
les faits reçoivent leur loi de la pensée. La différence dont
j'ai parlé est décisive et capitale, et rien n'influe davantage
sur la médication : l'un observe, combine ; l'autre applique,
exécute sur-le-champ ; son idée est arrêtée d'avance, il n'y
a que le plus ou le moins qui limite ses prescriptions. Ainsi,
quand Chirac disait : petite vérole, tu as beau faire, je
t'accoutumerai à la saignée....., sa règle pratique était préconçue, et il saignait toujours. Sydenham vantait aussi la
saignée dans cette maladie ; mais remontant des faits aux
principes qui n'en sont que l'expression synthétique, il
s'abstenait de saigner selon certaines conditions du malade
et de la maladie. »

On l'a dit de tous les temps, et Cabanis l'a répété naguère :

il n'y a presque pas de folie qui ne soit basée sur une idée juste prise d'une manière absolue. Tous les systèmes sont de véritables extravagances scientifiques dont le point de départ est une idée exacte, mais poussée au-delà des bornes de la raison et de l'expérience. Or, comme le nombre de principes et de vérités pratiques ou théoriques est fort grand, celui des systèmes doit aussi être fort multiplié : ce fait, nécessairement lié à la nature des choses et de la vie humaine, se trouve confirmé par l'histoire de la médecine. Nous sommes loin de vouloir ici examiner toutes les théories hypothétiques enfantées par la turbulence humaine; ce serait nous engager dans un champ trop vaste et, du reste, inutile à parcourir sur tous les points.

Frappés de cette multiplicité de systèmes, les auteurs ont senti la nécessité de les rapprocher suivant leurs analogies, et d'en former un petit nombre de groupes, afin de pouvoir en apprécier l'influence générale sur les progrès et l'exercice de notre art. Ainsi Bordeu les range en huit classes : les empiriques, les dogmatiques, les observateurs, les praticiens ou éclectiques, les philosophes, etc. Le professeur Lordat concentre encore davantage ces classes, et les réduit à trois : les simples, les poétiques, les doubles. Mais si la classification des hypothèses médicales paraît indispensable à celui qui veut en signaler l'importance et l'influence en médecine, elle ne saurait être autre chose qu'un exercice purement théorique et commode, qu'il devient au moins inutile de transporter dans la médecine pratique. Cet artifice, servant simplement à l'histoire de l'art, prouve, non un ensemble de théories importantes à conserver toutes intactes dans la saine doctrine médicale, mais bien la succession d'un grand nombre de suppositions scientifiques progressivement abandonnées.

Cette multiplicité des systèmes et leur extinction successive démontrent que, s'ils renferment certaines vérités, ils sont faux dans leur ensemble. Ce fait ressort encore de la fusion opérée bien des fois entre plusieurs de ces hypothèses médicales qui, ébranlées par l'antagonisme menaçant d'une théorie nouvelle, tâchaient de survivre à l'orage en abandonnant au nouveau-venu une partie de leurs prétentions : telles sont les hypothèses *doubles*, l'*éclectisme*, la *vie universelle*, etc. A en croire cependant leurs fauteurs, chacun de ces systèmes renferme la vérité tout entière; tout rentre forcément sous les lois arbitraires qu'ils ont pour fondement.

Ils en sont tellement convaincus, et cherchent si chaudement à le persuader aux autres, qu'ils ne manquent pas d'attaquer vivement la doctrine de l'antiquité, de jeter même sur elle du ridicule, et de prédire son oubli définitif; en même temps, ils promettent à leur hypothèse favorite une immortalité assurée. Tels furent le langage et la conduite de tous les novateurs anciens, et d'Asclépiade entre autres. Vous savez déjà tout ce que se promettait notre fougueux Chirac, qui, tout en gardant l'anonyme dans son traité des *fièvres malignes*, ne craignit pas cependant d'en orner le frontispice par cette épigraphe, critiquée depuis bien des siècles dans l'auteur des métamorphoses : *exegi monumentum œre perennius…. !* etc. Vous n'ignorez pas non plus la judicieuse réflexion de Sauvages à cet égard.

Mais que peut le jugement contraire d'un médecin de génie contre l'esprit de système ! La nature de l'homme n'a jamais changé; et ce qui s'est manifesté dans l'antiquité, ce qui s'est reproduit il y a deux siècles, s'est renouvelé presque de nos jours, car le *broussaisisme* s'était aussi promis un règne impérissable. Écoutons ses prophéties : « le système français n'aura point le sort du brownisme, quoi qu'en disent ses débiles adversaires. Ses progrès ne peuvent plus être arrêtés. Actuellement que la base de la médecine est invariablement fixée, il faut se garder d'en rester là : la science recule dès qu'elle n'avance plus. Anathème à tout obstacle qui voudrait en arrêter la marche ! Il s'agit de la vie des hommes et de la cause de la vérité : que chacun combatte, et son triomphe est assuré contre les basses menées de l'ambition, les lâches calomnies d'hommes profondément pervers, et malgré les exigences ridicules de l'amour-propre (1). » Asclépiade, Thessalus, Paracelse, Chirac, etc., ne parlaient pas autrement; et l'on revient cependant maintenant à la doctrine hippocratique dont l'École de Montpellier a toujours gardé le dépôt sacré.

Les principes qui ont dirigé les systématiques de tous les temps ne sont donc pas la vérité entière, chacun des siècles l'atteste, et leur retour aux dogmes de Cos prouve la solidité de ceux-ci. Une des causes qui ont fait enfanter un si grand nombre d'hypothèses et plusieurs fois les mêmes sous des noms différents, sont non-seulement l'inquiétude et la curiosité native de l'homme pour découvrir ce qu'il ne lui est pas donné de connaître, mais encore souvent l'oubli ou le mépris facile de la science des siècles passés. Ce n'est pas que toujours les novateurs aient ignoré les travaux antérieurs; souvent ils en ont beaucoup profité, se sont même bornés à les défigurer quant à la forme et au langage, tout en parodiant le fond; et ces novateurs n'ont pas été les moins empressés à baffouer leurs prédécesseurs, à les offrir aux nouveaux adeptes comme des hommes ignorants et indignes de la moindre attention : cette tactique frauduleuse en vaut bien une autre.

Toutefois certains systématiques n'ont pas connu d'abord les idées des temps passés; et comme ils avaient tiré leurs hypothèses de leur propre imagination et de leur seule expérience, ils n'ont pas manqué d'inculquer à leurs disciples

(1) Dict. abrégé des sciences médicales ; art. syst.

que cette sorte d'étude était suffisante pour connaître la science médicale, et les ont conduits à un oubli commode de tous les travaux les plus profonds et les plus sévères des divers siècles antérieurs. Ce défaut d'*érudition* a de la sorte un double inconvénient : celui de donner de nouveau naissance à un système médical déjà prôné, combattu et rejeté par l'expérience des temps écoulés, et celui de soumettre aux mêmes discussions, aux mêmes erreurs, la même hypothèse qui, avec un peu de notion historique de la science médicale, n'aurait pas surgi.

Croyez-vous, en effet, que, si l'on eût bien connu les opinions d'Érasistrate et d'Hérophyle, et l'importance exclusive attachée aux organes par ces célèbres médecins d'Alexandrie, le *solidisme* aurait été vanté de nos jours comme une théorie nouvelle et inattaquable ? Pensez-vous que, si l'on eût bien étudié, dans le Père de la médecine, les maladies humorales, ainsi que Stahl, Hoffmann, etc., l'ont fait, on aurait tant décrié l'*humorisme* pour y revenir maintenant comme à une vérité nouvelle ? Non, sans doute, on aurait senti la valeur des idées hippocratiques à cet égard, et l'on aurait fait progresser la science suivant cette direction, sans se lancer dans un oubli ou un mépris rétrograde et condamnable.

Combien Haller se fût épargné de peine et d'erreur pour démontrer son système, pour perfectionner sa doctrine de l'*irritabilité,* s'il eût étudié les opinions de l'ancien fondateur de la fameuse *dichotomie* des maladies ! Avec de l'érudition et du jugement, on n'aurait pas agité l'art médical par les hypothèses de l'*incitabilité,* du *stimulus* et du *contro-stimulus,* de l'*irritation* ; tout autant de formes seulement de la même supposition. L'École de Montpellier s'est toujours élevée contre cet oubli ou ce dédain des travaux de l'antiquité ou des siècles antérieurs. Quoique ne professant pas

une admiration aveugle ou égale pour tous les grands praticiens qui, à diverses époques, ont bien mérité de la science,
elle a toujours cherché à recueillir de judicieux préceptes
dans les travaux de ces maîtres dont elle a constamment
prescrit la lecture à tous ses disciples. Elle pense, comme
le célèbre auteur du *traité de l'expérience*, Zimmermann,
que l'ensemble des préceptes déjà trouvés doit être connu
avant d'en arriver à l'expérience individuelle.

Aussi l'École de Montpellier présente-t-elle comme ses représentants et ses membres les plus illustres cliniciens de
tous les temps dont elle offre les ouvrages à la méditation de
ses disciples. Quels que soient le lieu et l'époque de leur
existence, elle les recherche, les étudie avec ardeur, les
loue avec justice. Loin de s'offrir elle-même comme le seul
foyer des véritables progrès médicaux, notre École, éminemment cosmopolite, signale en cent endroits divers les
modèles du vitalisme hippocratique. Cherchant à donner
l'emblème de sa doctrine, Montpellier convie à cette haute
assemblée les grands praticiens des époques et des nations
les plus variées. Inspirée par cet esprit, *la caractéristique
de l'École de Montpellier* a reçu, de la méditation et des conseils du célèbre professeur Lordat, une expression énergique
et profonde, sous le crayon savant de l'un de nos compa-
triotes, M. Bezard, dont nous nous sommes efforcé de reproduire l'œuvre en tête de cet ouvrage. Insérons-en ici
l'explication donnée par le professeur de cette École.

La scène se passe sur le parvis d'un temple d'Esculape.
Vésale, assis au-devant d'un cadavre humain, est assisté
d'un jeune chimiste et d'un physicien, vêtus à la moderne.
Vésale a disséqué et démontré les viscères du cadavre, et
les ministres ont analysé et décrit les pièces que le démons-
trateur les avait chargés de faire connaître. Ces objets, et
le caractère des personnes qui s'en servent, ne permettent

pas de douter du sujet de l'assemblée : il s'agit de comparer *l'homme mort* à *l'homme vivant*.

Sur les gradins de l'amphithéâtre sont disposés cinq personnages : Hippocrate préside cette réunion, Galien à sa droite et Fernel à sa gauche. A côté de ce dernier, on voit Barthez, et Stahl près de Galien. Enfin, on remarque Platon décrivant un célèbre bas-relief antique, et, au-dessus de lui, Michel-Ange qui indique un médaillon à Barthez. Plusieurs autres individus assistent à cette assemblée sans y prendre une part active.

Hippocrate doit dire à Vésale : « je crains que vous n'ignoriez le vrai sens de ce que je demandais, lorsque je sollicitais mes successeurs d'étudier la nature humaine. Connaissez-vous bien l'étendue, le nombre, la variété des phénomènes qu'il fallait expliquer? J'ai fait connaître dans le dynamisme humain une force vitale qui établit une unité d'action dans un agrégat où vous n'avez montré que la *continuité des tissus* ; un *consensus* qui n'a pas son origine dans le système organique, puisqu'il n'existe pas dans le cadavre ; un *fluxus unus* dont vous n'avez pas montré le principe ; une *conspiratio una*, une synergie ou coopération d'organes fort éloignés dont vous n'avez pas découvert le mécanisme. »

« Vous avez bien fait, dit Galien à Vésale, de signaler mes erreurs anatomiques, et d'y substituer vos découvertes. Mais vous avez perdu de vue la grande question médicale qui est la détermination de la nature humaine. Si vous ne vous étiez pas tant borné dans vos études, vous eussiez trouvé dans mes recherches sur les *facultés naturelles*, dans mes écrits si nombreux sur la médecine, notamment dans ma distinction de l'*affection* d'avec la *maladie*, quelques compensations de mes imperfections, et vous n'auriez pas été forcé d'écrire sur la chirurgie des choses que l'on savait avant vous. »

« Ne vous attendez pas, dit Fernel aux imitateurs de
Vésale, à jouir de l'inspection de la puissance qui nous conserve, qui nous réchauffe, qui possède et exerce tant de
facultés naturelles : elle n'est pas à la portée des sens.
L'intelligence seule vous en aurait fait connaître les modes
d'action, les caractères et les causes d'affection, les sus-
ceptibilités et les allures. Ces connaissances, jointes à celles
de l'anatomie, constituent la vraie et seule base de la médecine. Mais, pour les acquérir, il fallait de la philosophie, et vous vous opiniâtrez à l'ignorer. N'avez-vous pas
un de vos héros qui a employé sa vie à *extirper*, dit-il, l'*ontologie* de la médecine ? S'il sait la valeur du mot, quelle
folie ! S'il ne la sait pas, quelle ignorance et dans le *grand
homme* et dans les admirateurs ! »

« Je m'aperçois, dit Stahl à l'anatomiste de Bruxelles,
que l'histoire de la science médicale vous est à peu près
inconnue, puisque vous n'apportez pas un mot capable
d'affaiblir les raisons par lesquelles j'ai écrasé vos prédécesseurs. Vous et les vôtres êtes assez novices pour ne voir
dans ma doctrine que l'attribution des fonctions naturelles
à l'âme, et la simplification du dynamisme humain qu'Hippocrate, Galien, Fernel, ici présents, avaient reconnu
double. C'est sans doute une faute grave qui a eu des conséquences dans la pratique médicale, puisqu'elle a nui à
ma pathologie et à ma thérapeutique.

» Si j'ai dispensé mes disciples de se livrer à l'anatomie
minutieuse, vous auriez dû, vous et Haller, voir le point
de vue sous lequel je leur ai donné cette dispense. Celui
qui pâlit sur les cadavres, en épie chaque fibrille, chaque
vaisseau, chaque molécule, pour y trouver la cause du dynamisme animal; celui-là perd son temps, car ni les formes,
ni les tissus, ni les éléments chimiques des parties, ne possèdent ni ne produisent *aucun principe d'action vitale*. Je

sais bien qu'un de vos grands chimistes, Berthollet, a dit que ce qui maintient la constitution sans corruption est le résultat de la nutrition. Il n'a pas fait attention, d'abord, que la nutrition elle-même est inconcevable en chimie. »

« Nous ne connaissons d'autre médecine, dit Barthez, que celle qui a été faite : 1º au moyen de tous les phénomènes vus chez l'homme ; 2º au moyen de la décomposition de ce cadavre que j'ai étudiée autant que vous; 3º au moyen de l'examen des deux puissances qui animent l'homme, à l'étude desquelles vous êtes complètement étranger ; 4.º au moyen de la perception d'un rapport entre les besoins de l'homme et toutes les choses qui peuvent agir sur lui.

» Vous voulez absolument laisser sous silence la *force vitale*, tant pis pour vous : sans cette étude, la médecine est impossible. D'ailleurs, comment ignorez-vous un fait que les philosophes dignes de ce nom ont tous reconnu ? Voyez le médaillon, réputé antique, que Michel-Ange vous montre, et dans lequel se trouve le portrait d'Aristote, accompagné du mot *Entelechia*, nom, chez lui, de cette force. Vous trouvez plus commode de créer une médecine plus courte. A votre aise ; mais souvenez-vous du sort de celle que vous avez essayée naguère. »

« Vésale, a dit un amateur de la philosophie et des beaux-arts, est le représentant de l'anatomisme dans cette assemblée ; il me semble qu'il s'intéresse trop peu aux attaques dirigées contre cette tendance. Il aurait dû, par ses gestes, ou défendre les organiciens, ou du moins montrer qu'il est sensible aux arguments qui lui sont adressés. »

« Platon fait l'iconologie de ce bas-relief antique qui a été gravé par *Pietro* Sante Bartoli. Un homme vient de mourir. Vous voyez son cadavre. Son bon génie le regrette et le pleure..... Vous connaissez les autres éléments. La force vitale n'existe plus, il est vrai ; mais nous voyons le flam-

beau qui la figurait avant d'être éteint. Le papillon subsiste
et survit. Cette allégorie n'est pas seulement l'expression
pittoresque de la dualité du dynamisme humain, mais encore
un germe de la véritable anthropopée, partie importante de
la physiologie, où sont placées les lois de l'alliance des deux
puissances : *Doctrina fœderis*, suivant l'expression de Bacon.
C'est à l'idée de cette alliance que se rapportent les théories
du sommeil, des songes, du somnambulisme, des passions,
des maladies appelées *morosités*, des folies, et des caractères
moraux excentriques. »

Tels sont les principes généraux proclamés dans cette au-
guste assemblée, et qui forment les fondements de notre
doctrine : exposé tronqué ici à regret, par la nécessité que
les limites de cet ouvrage nous imposent. « Il me semble,
dit avec raison le professeur Lordat, que ce signe pittoresque
pourrait servir de bannière pour *notre École*, en être le
point de ralliement ; il apprendrait au public qui nous
sommes, et nous rappellerait sans cesse à nous-mêmes qui
nous devons être. La constance n'est pas de l'immobilité,
l'attachement à des vérités anciennes n'est pas de la répugnance pour les vérités futures. Ne soyons ni sourds ni
aveugles : écoutons les conseils, regardons les nouveautés ;
mais n'acceptons ni les uns ni les autres qu'à bonnes en-
seignes. Examinons soigneusement les propositions, et sa-
chons toujours d'où elles émanent. »

L'étude des hypothèses déjà jugées par nos devanciers, a
non-seulement l'avantage de retarder ou d'arrêter la production de nouveaux systèmes semblables ou différents,
mais encore elle met dans tout son jour et dans toute sa
valeur des vérités sur lesquelles ces théories hypothétiques
se fondent. « Le systématique borne la médecine à l'examen
d'une seule face de l'objet, dit le professeur Bérard (1) ; et,

(1) Génie méd., pag. 87.

par cela seul, cette face est mieux vue, mieux connue par lui que par le savant le plus sage. L'hypothèse voit plus que la vérité, si l'on veut, mais, par cela même, elle voit toute la vérité; seulement elle n'en voit qu'une; et il faut bien se garder de l'oublier, comme elle le fait trop souvent elle-même : c'est un microscope qui grossit et dénature les objets, mais qui est nécessaire pour les mieux voir, tant ces objets sont délicats et échapperaient à la vue ordinaire ! »

Ainsi le *solidisme* exclusif a plus souvent attiré notre attention sur les altérations organiques; il a diminué le nombre des maladies purement essentielles en découvrant les dégradations matérielles dont elles provenaient. Ce système a mieux signalé les fièvres symptomatiques, quoique non ignorées des grands observateurs, et montré la liaison de certains symptômes avec les lésions anatomiques, éclairé l'administration de certains remèdes, assuré enfin, en plusieurs cas, le diagnostic et le pronostic auparavant chancelants. Les exagérations de Stahl et des *animistes* ont ramené l'attention des praticiens à l'influence des états de l'âme sur la production, la connaissance et le traitement de certaines maladies, et nous a donné de nouvelles preuves pratiques des influences du moral sur le physique et de celui-ci sur le premier.

L'examen du *chimisme*, dont Willis, Fs de Le Boë, Boërhaave, Fc Hoffmann, etc., se sont montrés partisans, ne me dévoile pas sans doute, par les affinités moléculaires, la véritable nature de l'activité humaine; mais il m'apprend qu'il s'opère, dans l'économie vivante, des changements parfois analogues à ceux des laboratoires, mais certainement fort différents pour la plupart, et indépendants des lois invoquées pour les réactifs. L'*helmontisme* me rappelle les *départements* et les vies particulières dont Bordeu a si spirituellement démontré l'importance clinique. Il me donne des exemples de la vitalité relative de chaque partie du corps humain, me permet de comprendre et d'admettre plus aisément les faits de réunion de parties du corps d'abord séparées, et m'engage à imiter cette thérapeutique restauratrice; mais il ne peut me faire oublier l'importance de l'unité du système vivant et toutes ses conséquences pratiques. Nous aurions à tenir le même langage pour le *pneumatisme*, le *mécanicisme*, etc.

« Dans chacune de ces théories hypothétiques, selon le professeur Lordat (1), l'auteur a entrevu une vérité qu'il a convertie promptement en une erreur, soit en l'exagérant, soit en la noyant dans des fictions. Si l'on peut soupçonner ce rudiment de vrai et le dégager de l'entourage qui l'étouffe, il convient de lui donner sa forme naturelle, et de la rendre reconnaissable à tout le monde. En faisant la même opération à chaque théorie hypothétique, on finit par avoir dans son esprit une réunion de propositions vraies qui font partie des fondements de la science de l'homme. »

Pour vous montrer comment l'École de Montpellier étudie les œuvres des grands médecins de tous les temps; combien elle se prémunit à leur égard autant d'un enthousiasme irréfléchi que d'un mépris ou d'une négligence blâmables, enfin combien elle attache d'importance à l'érudition médicale comme moyen de perfectionner sa doctrine, je ne puis mieux faire que de rapporter ici une partie de cet intéressant entretien où notre Bordeu fait parler son illustre père (2).

« ..:... Ce paquet de feuilles volantes que vous voyez sont des lambeaux des Arabes, Rhazez, Avicenne et quelques autres; j'ai déchiré le reste de ces ouvrages comme inutile...; j'ai conservé et élagué de la même manière quelques livres

(1) Perpét. méd. , pag. 95.
(2) OEuv. compl. , pag. 691.

de Galien et de ces autres, qu'un libraire a décorés du nom
de princes de la médecine. Rivière de Montpellier est chez
moi tout entier. C'était un des grands hommes du métier
que ce Rivière; qu'il eût pillé ou non le gros Sennert, il
était bon.... Son prédécesseur, Rondelet, était excellent
aussi...., de même que Ranchin et Dulaurens dont je préfère
l'anatomie à celle de Riolan.... Voilà les aphorismes d'Hippocrate et quelques autres livres de ce prince de la médecine...
J'ai aussi Fernel entier, et il est usé à force que nous l'avons
lu; car il parle bien élégamment.... Ce Baillou veut trop
imiter Hippocrate; ses petites histoires sur les bourgeois de
Paris m'ennuient; elles sont la plupart trop étranglées pour
être utiles.... Je ne sais point comment la Faculté moderne
de Paris n'a pas fait brûler les ouvrages de Duret et de
Houlier : ils condamnent ses dogmes, sa théorie et surtout
sa pratique. Vous connaissez sans doute la médecine de
Chauliac....., et celle d'Oribaze.....; et celle de Paracelse,
le plus médecin de tous les fous, et le plus fou de tous
les médecins..... Voilà le bon Amb. Paré.....; c'est une des
meilleures têtes d'homme qui aient vécu du temps de
Henri II, de François II, de Charles IX et de Henri III....
Ce Van-Helmont, qui est le vainqueur de l'ancienne École,
fait mes délices ; je le prends souvent le soir pour m'endormir
gaîment.... Je ne hais pas de Le Boë.... Je lis aussi mon
Rabelais...... »

CHAPITRE TROISIÈME.

DE L'ÉTIOLOGIE OU DES CAUSES DES MALADIES.

ARTICLE Ier. — *Classification et manière d'agir des causes ; des
diathèses, des prédispositions, etc.*

« La connaissance philosophique des maladies, d'après

Sauvages (1), est ce qu'on appelle *étiologie*, ou la science de la connexion mutuelle qui est entre les symptômes, leurs principes et leurs causes. » Dans les sciences physiques, le rapport des causes avec les effets est nécessaire et constant; si je veux produire des phénomènes lumineux, je puis en contraindre la cause à des actes que je désire observer. En mettant en jeu la machine électrique, il m'est permis de calculer d'avance la quantité d'électricité développée par la quantité de frottement. Il en est tout autrement en médecine : de l'existence de telle condition que vous appelez cause, vous ne pouvez en conclure rigoureusement à un effet déterminé, parce que l'agrégat vivant étant partie active dans la production du phénomène, peut résister à l'influence de cette condition, de manière à empêcher les modifications qu'elle a coutume d'amener. Les causes méritent donc d'être envisagées, en pathologie, bien autrement qu'on le fait en physique; car l'étiologie a ses lois propres et analogues, à quelques égards, à celles des sciences morales. Faute de sentir assez cette vérité, on élève fréquemment une infinité de discussions inutiles sur l'origine des maladies; ne faisant pas assez la part de l'activité particulière au corps vivant, on accepte ou l'on rejette tour à tour les sources morbifiques les mieux avérées; on s'efforce, par exemple, de nier ou d'admettre la contagion.

Les conditions qui donnent lieu à des maladies, peuvent se trouver en dehors de nous ou en nous-mêmes. C'est une erreur capitale dont sont entachés les systèmes de Haller, de Brown, de Bichat, de Rasori, de Broussais, etc., de croire que la vie et ses effets résultent nécessairement des stimulations externes. La vie est, au contraire, l'expression de puissances particulières renfermant en elles le principe de

---

(1) OEuvres, tom. XI, pag. 26.

leurs divers actes physiologiques ou pathologiques, qui sont seulement provoqués, souvent par les agents extérieurs. Il existe, en effet, en nous des *virtualités* capables d'engendrer des maladies, indépendamment du concours des circonstances au milieu desquelles nous sommes placés.

En ne tenant pas compte de la puissance vitale, on attribue sans raison la formation d'une lésion morbide à telle circonstance, à celle surtout qui agit manifestement la dernière ; et la même condition extérieure est regardée, à tort, comme cause de presque toutes les maladies, même des plus opposées. « La cause externe sensible, *proégumène*, dit avec raison le professeur Bérard (1), n'est jamais la cause prochaine, à proprement parler, ou la cause réelle ; mais entre elle et l'effet il y a toujours une modification de l'organisme vivant, qui seule est la véritable cause des effets morbides. » En tous les temps aussi, les vrais médecins ont admis, dans le corps humain, des états particuliers qui constituent la cause essentielle de la plupart des maladies : les diathèses, les prédispositions, les dispositions, les idiosyncrasies, etc., sont, en effet, des objets qu'une étiologie philosophique ne saurait passer sous silence.

Si nous considérons le *mode d'agir des conditions morbifiques,* nous pouvons, avec Bérard (2), admettre des causes *prédisposantes, déterminantes* et *occasionnelles ;* et pour en bien saisir la valeur, nous devons nous rappeler que l'étiologie a son génie propre et complètement différent de celui des sciences dites exactes. Celles-ci ne reconnaissent pas d'ailleurs de circonstances qui enfantent des effets par elles-mêmes, mais qui sollicitent seulement la cause des phénomènes naturels à produire ces derniers. Même en physique,

(1) Génie méd., pag. 27.
(2) Génie de la méd., *ibid.*

la véritable cause et son mode d'action nous sont donc
cachés, et nous connaissons seulement les circonstances
capables de mettre cette puissance en mouvement. Quelque
chose d'analogue a lieu pour la pathogénie, où les conditions
morbifiques exercent sur le système vivant une influence
propre à le déterminer à certaines manifestations morbides.
Mais le rapport de ces conditions avec la puissance vivante
n'est point nécessaire; elles n'ont pas en elles le pouvoir de
forcer l'économie à un acte invariablement fixé.

Les *causes prédisposantes* ou *procatartiques* consistent en
des modifications variées de la puissance vivante qui la
portent ou la décident à manifester de préférence une espèce
ou un genre de maladie : ces états divers du système hmain
se trouvent, soit dans sa structure, soit dans son mode vital.
Ils amènent des changements ou des prédispositions qui
résultent parfois de l'action lente des agents extérieurs, ou
influences prédisposantes, tels que les climats, les localités,
la nourriture; mais fort souvent elles sont la suite de modifications spontanées ou congéniales : l'hérédité, par exemple,
est fréquemment la source d'affections profondes et de prédispositions diverses. Les causes prédisposantes diffèrent
des déterminantes en ce que celles-ci ont une influence
prompte, tandis que les premières agissent avec lenteur, en
quelque sorte, dans le silence de la vie, et qu'elles demandent souvent la coopération d'une condition de peu d'importance.

En physique, la condition appelée cause possède la propriété d'obliger le principe des phénomènes à les produire :
quand je place une boule de sureau électrisée près d'une
autre à l'état naturel, je suis certain que celle-ci sera électrisée par influence : les conditions des effets physiques
méritent donc rigoureusement le nom de *déterminantes*. Il
n'en est pas ainsi en pathogénie, même pour les causes qui

semblent le plus capables d'engendrer des effets constants
(les agents violents exceptés). Ainsi, les virus, les poisons,
les venins, paraissent posséder la propriété absolue d'introduire au sein de l'économie des désordres spéciaux : cependant la nature humaine leur résiste parfois, et rend leur
action nulle, ou bien inférieure à son intensité apparente.
Cette variabilité, cette incertitude des effets à la suite des
mêmes conditions morbifiques, montrent évidemment, dans
l'agrégat humain, une activité propre qu'il faut toujours avoir
présente à l'esprit si l'on veut raisonner en pathologiste,
et non en physicien. En considérant donc telle circonstance
comme cause déterminante, nous sommes loin de lui accorder la vertu de produire dans l'économie des modifications inévitables et selon une proportion rigoureuse : nous
reconnaissons seulement que cette condition est propre à
amener ordinairement ces effets, sans oublier la participation
nécessaire de l'activité vitale. Ainsi s'expliquent les anomalies nombreuses observées chez des personnes soumises en
même temps à l'influence miasmatique des marais, des
pestiférés, des constitutions médicales, etc., causes effi-
cientes d'états morbides spéciaux.

Il faut bien distinguer les *causes essentielles* des *prédis-*
positions : les premières constituent le fond même de l'état
maladif, sa nature et son germe; les secondes forment de
simples modifications anormales de l'ordre vital ou de l'ordre matériel qui rendent le corps humain enclin à concevoir tel genre ou telle espèce de maladie d'une manière
spontanée ou sous les impressions externes. Les miasmes,
les effluves, les virus absorbés, amènent au sein de l'économie des troubles particuliers qui constituent le mode
pathologique spécial et essentiel des diverses lésions infectieuses ou contagieuses. La conformation apoplectique,
l'existence antécédente d'une fièvre typhoïde, intermittente,

etc., sont des prédispositions à ces mêmes maladies sous l'influence de conditions morbifiques nouvelles. Il est tout aussi rigoureux de ne pas confondre les causes occasionnelles avec les essentielles : « ces dernières seules, dit le professeur F. Bérard (1), peuvent servir à distinguer les maladies, comme seules elles déterminent leur nature. Les premières provoquent indifféremment des maladies variées, et elles n'ont que des rapports superficiels et accidentels avec l'affection qu'elles excitent. »

Ici viennent se ranger les *diathèses*, véritables affections du système vivant, causes essentielles et déterminantes d'un grand nombre de maladies. Les diathèses sont, en effet, de véritables *affections morbides latentes* qui attendent seulement une occasion favorable pour se manifester ; ce sont elles surtout qui se forment spontanément et sans l'influence de causes saisissables, ou résultent de l'hérédité. Ainsi l'enfant reçoit de ses parents des impressions malfaisantes qui constituent les diathèses scrofuleuse, cancéreuse, goutteuse, rhumatique, syphilitique, dartreuse, hémorrhagique, etc. Ces affections diathésiques forment des causes tellement puissantes, qu'elles engendrent souvent par elles-mêmes, et sans aucune espèce de provocation sensible, des maladies dont elles constituent le fond ou la nature : elles méritent donc le nom de prédisposantes et déterminantes que leur donne le professeur Dumas.

Avec Hippocrate et Galien, la doctrine de Montpellier ne peut approuver la confusion faite, par d'autres Écoles, des diathèses avec les *dispositions* et les *prédispositions* aux maladies : *la diathèse est un véritable état morbide* de l'économie vivante, tandis que la *disposition est un mode physiologique* qui entre dans la composition normale de la consti-

(1) Applic. anal. prat., pag. 371.

tution, et qui donne au système humain une simple aptitude à contracter certaines maladies sans qu'aucune maladie n'existe déjà. L'âge, le sexe, le tempérament, les habitudes, la structure individuelle, la composition diverse des tissus et des organes, sont des dispositions ou opportunités à certains états pathologiques, sans que pour cela l'individu soit malade. Ainsi l'habitude apoplectique est une disposition, et non une diathèse; l'étroitesse du thorax une aptitude à la phthisie pulmonaire; la structure de la glande mammaire une condition favorable au cancer, qui pourtant ne se développera point si l'économie n'est pas entachée de l'affection latente ou de la diathèse cancéreuse. Les tempéraments eux-mêmes forment de simples dispositions à un genre de maladie, et ne donnent lieu à des diathèses correspondantes que lorsque l'exagération de leurs conditions physiologiques entraîne un véritable état morbide : alors seulement il y a diathèse sanguine ou pléthorique, nerveuse, bilieuse, lymphatique, etc.

Ne pouvant accorder de diathèse à une partie du corps, mais à l'ensemble de l'être humain, l'École de Montpellier considère les affections et les diathèses comme les sources ordinaires de la plupart des maladies. Elle repousse de tout son pouvoir la doctrine qui attribue l'origine des masses cancéreuses, par exemple, à une modification ou disposition locale, car elle voit, en ces tumeurs squirrheuses, des effets d'une diathèse ou affection générale qui se manifeste dans tel organe par suite de circonstances purement occasionnelles, et qui d'ailleurs peut en exciter le développement en toute autre partie et en plusieurs en même temps.

Les causes externes ou internes déterminantes et les prédispositions atteignent d'abord, dans leur mode d'agir, les forces vitales dont les organes sont animés. L'action des causes physiques même, n'est suivie de symptômes ou de lésions morbides que par l'intermédiaire des puissances qui animent le corps humain et lui permettent les manifestations multiples de la vie. « Une cause morbide, dit le professeur R. d'Amador (1), est toujours et partout le produit d'une force; et la substance à travers laquelle elle nous apparaît, n'est que l'enveloppe grossière qui la cache; les forces extérieures n'ont d'action sur nos organes qu'à condition de trouver en nous des forces sur lesquelles elles agissent : de là l'invisibilité, l'instantanéité, la célérité des actions pathogénétiques, soit dans les contagions, soit dans les épidémies, soit dans l'inoculation artificielle ou naturelle des maladies; car ce sont partout des forces qui se heurtent, se combattent, se combinent, se séparent, se neutralisent ou se dominent réciproquement entre elles. C'est de leur résultat que dérivent notre état sain ou morbide, notre mort, notre existence et notre vie. »

C'est seulement en fixant son attention sur l'action des forces dont l'économie est pourvue que l'on peut bien concevoir l'influence réciproque du sens intime sur la puissance morale. Tous les jours l'observation nous montre les effets divers et pathologiques que les affections morales engendrent dans le corps humain. Il n'est pas de fonction volontaire ou involontaire qui ne puisse être troublée par les révolutions de notre âme : ici c'est le marasme, l'adynamie, le délire, des altérations de l'encéphale enfantées par la nostalgie; là c'est l'épilepsie, l'hystérie, le collapsus, l'aliénation mentale déterminés par la terreur. Ainsi, au rapport du professeur Rondelet, une femme était prise de catalepsie toutes les fois qu'elle voyait son mari qu'elle avait épousé par force. La crainte, la jalousie, ont amené plusieurs fois l'avortement (Dugès); l'hydrophobie, suivant l'observation

(1) Des agents imperceptibles, etc.; Montpell., 1846, pag. 41.

du professeur Haguenot. Bien des cas de suppression brusque des lochies, des hémorrhoïdes, des menstrues, etc., sont dus à des passions tristes qui favorisent journellement l'invasion du scorbut et de plusieurs autres états morbides. L'influence réciproque des deux puissances du dynamisme nous montre pourquoi les affections des forces vitales et des fonctions involontaires en amènent assez souvent dans les actes de notre être moral. Ainsi l'on comprend comment certains philosophes anciens avaient placé le siége du courage dans le cœur, celui de la joie dans la rate, de la colère dans le foie, de l'amour dans les organes génitaux. Le trouble de l'être moral produit immédiatement un retentissement vital dans les organes principalement chargés d'exprimer la passion actuelle ; comme la lésion de l'un de ces organes et des forces qui les animent se réfléchissent sur la puissance morale, et peuvent provoquer un trouble passionnel correspondant.

Il nous semble, en ce moment, entendre les partisans de l'organicisme traiter ces déductions cliniques d'abstractions au moins inutiles. Mais reprocher à notre École de se livrer à l'*abstraction*, c'est l'accuser de faire de la médecine; et ceux qui lui adressent une pareille accusation se jugent eux-mêmes. Les médecins d'aujourd'hui seraient-ils unanimes à rejeter toute abstraction pour ne rien admettre hors du monde matériel et sensible des maladies, que ces écarts d'une philosophie toute phénoménale ne sauraient ébranler nos principes. Nous sommes accoutumés à voir surgir et s'éteindre promptement de semblables erreurs, qui passent et reviennent sans porter atteinte à l'existence de l'École hippocratique.

Les *causes occasionnelles* n'ont point le pouvoir de modifier l'agrégat humain d'une façon spéciale et déterminée; leur action n'est pas antérieure à l'apparition des symptômes;

leur influence est, au contraire, actuelle, fort limitée quant à l'intensité et à la nécessité : aussi le corps vivant reste fort souvent indifférent à leur action, ou bien la scène pathologique qui la suit est très-variable par sa nature et son caractère ; et c'est en cela qu'elles constituent une simple occasion du développement d'un état morbide. Les variations atmosphériques, je suppose, amènent la manifestation tantôt d'une fièvre catarrhale, tantôt d'une pleurésie, parfois d'une péritonite ; souvent enfin elles restent sans effet. Ces différences dans les résultats ne sauraient s'expliquer par la condition causale qui demeure la même, mais bien par les divers modes d'être de l'économie qui répond à l'impulsion reçue selon son état vital. Ainsi l'on distingue cliniquement ces causes banales, infinies, agglomérées sans réflexion, et que l'on voit reparaître dans la recherche de toutes les maladies dont elles n'expliquent nullement l'origine : voilà comment l'on doit apprécier l'apparition d'un cancer, de dartres, de tubercules à la suite de blessures légères, de la malpropreté ou d'une affection catarrhale. Il est déjà loin de nous le système d'après lequel une contusion, une irritation du sein ou de l'utérus, formaient la raison de la transformation squirrheuse de ces organes : de pareilles erreurs ne tiennent point contre l'observation, et leurs partisans eux-mêmes ne croient plus guérir le cancer par les sangsues.

Les causes occasionnelles ne sont pas toujours hors de nous : fréquemment elles résident en nous-mêmes, et deviennent des conditions plus ou moins opiniâtres de la permanence des états morbides. Lorsque, en certaine partie du corps, des dégradations sensibles ont été engendrées par une affection, elles entretiennent parfois cette dernière, et occasionnent la réapparition des symptômes : les altérations de l'utérus, par exemple, peuvent jouer ce rôle dans l'hystérie, et les lésions de la moelle dans le tétanos ou la chorée.

De ce que ces changements matériels se trouvent au sein
des parties qui influencent plus spécialement les organes
par lesquels se traduisent les symptômes, ce n'est pas à
dire pour cela que la maladie ne puisse être provoquée ou
entretenue par une lésion physique située autre part ; car,
à la suite de l'hystérie, on trouve dégradés, tantôt les
ovaires, tantôt la matrice, d'autres fois le vagin, ici la
moelle épinière, là le cerveau.

Vouloir que ces changements anatomiques soient la cause
suffisante et indispensable des états morbides; c'est oublier,
avec le professeur Chirac (1), les résultats de l'expérience
journalière qui constate maintes fois l'intégrité complète des
organes, et qui montre aussi ces mêmes altérations chez
plusieurs personnes qui n'ont jamais offert de maladies, ou
du moins de maladies semblables à celles dont on voudrait
les rendre l'origine. Ces lésions matérielles ne sauraient donc
être considérées comme nécessaires, mais comme contin-
gentes et parfois purement occasionnelles. « La cause qui
fomente le mal, dit le professeur Lordat (2), se trouve souvent dans un phénomène insolite renfermé dans le système
vivant : c'est un corps étranger, une altération dans la disposition des organes, une corruption de la constitution d'une
partie, etc., qui inquiètent continuellement la force vitale et
la provoquent à manifester les symptômes de l'affection à
laquelle elle est disposée. » Les lésions locales, ou les *causes
continentes* des maladies, ne doivent pas néanmoins être négligées, car elles peuvent former le principal chef d'indication
thérapeutique : ainsi l'expulsion des vers de l'intestin fait
disparaître parfois une épilepsie; l'avulsion d'une esquille
enfoncée dans la substance cérébrale fait cesser le coma.
Mais ces conditions morbides ne sont qu'occasionnelles d'une

(1) Traité des fièv. malig., tom. I, pag. 21.
(2) Perpét. méd., pag. 226.

affection de la puissance vivante qui, sous l'influence des mêmes circonstances, peut manifester la catalepsie, le tétanos, ou rester impassible.

ARTICLE II. — *Des constitutions médicales et des épidémies, etc.*

Lorsque l'on considère l'homme comme entièrement soumis à l'influence du monde extérieur; qu'on regarde l'action des objets environnants comme devant nécessairement produire sur lui un effet déterminé par leur nature même, on entre dans un dédale étiologique d'où l'on ne saurait sortir. A entendre les disciples d'une école qui admet en nous un assemblage de parties presque étrangères les unes aux autres, il semble que le corps humain ne puisse jamais éviter les conditions morbifiques situées autour de lui. Aussi rien ne paraît plus contraire à leurs idées que les données de l'expérience des plus grands médecins. Voyant telle constitution médicale amener parfois certaines épidémies, et rester sans effets à d'autres époques, ces organiciens refusent de reconnaître les constitutions hippocratiques, et sont très-portés à nier les plus beaux résultats de l'expérience clinique.

Pour nous, élevé dans les principes de l'École de Cos, nous regardons la vie comme une puissance existant par elle-même, et ne résultant pas des excitants extérieurs; nous observons, dans l'homme, une activité propre, cause de tous les actes du système vivant, ayant ses aptitudes, ses affections; capable, enfin, suivant son mode vital actuel, de tolérer ou de subir l'action des causes morbifiques qui l'environnent. Pour nous, l'influence des états atmosphériques est tout aussi peu indifférente à connaître que celle des miasmes les plus puissants auxquels la nature humaine résiste cependant quelquefois. Pour nous, enfin, les constitutions médicales ne sauraient pas plus être mises en doute que les virus et les poisons, bien que certaines personnes s'y montrent réfractaires.

L'expérience prouve que les corps ambiants agissent sur nous d'une manière manifeste, et que les divers états atmosphériques qui forment les jours, les saisons et les années ne sont pas les circonstances les moins actives. Hippocrate partage l'année en quatre parties ne correspondant pas à nos divisions ordinaires, mais aux caractères particuliers et à l'influence des principaux modes atmosphériques sur le corps humain. L'une des saisons médicales, celle de l'hiver, est marquée par le froid et le sec; la seconde, l'été, est indiquée par la réunion du chaud et du sec; enfin, les deux autres sont remarquables par la variabilité des conditions aériennes, et donnent lieu aux saisons vernale et automnale. On ne peut oublier que ces constitutions saisonnières amènent des maladies relatives à leur nature : des affections inflammatoires en automne, bilieuses ou exanthématiques en été; enfin, des hémorrhagies, des angines, des fluxions de poitrine au printemps. A moins d'être aveuglé par des préventions systématiques, on ne saurait non plus méconnaître le cachet spécial imprimé par les saisons aux maladies actuellement formées.

A quoi donc rattacher ces résultats, si ce n'est aux grands changements atmosphériques correspondants qui provoquent, dans l'homme en santé, des modifications si profondes? L'hiver ne refoule-t-il pas l'activité vitale sur les muqueuses et les organes splanchniques? L'été ne pousse-t-il pas les mouvements à la peau, ne produit-il pas une faiblesse générale, tandis que l'activité fonctionnelle est le partage de l'hiver? Si ces phénomènes sont déterminés par les saisons, on ne peut leur refuser une grande puissance sur le système vivant. Toutefois elles n'engendrent pas ordinairement des perturbations morbides, parce que le printemps et l'automne, saisons intermédiaires aux deux principales, font passer graduellement l'homme d'un état à son opposé : cependant ces diverses modifications de l'agrégat humain n'en existent pas moins et se manifestent lorsque des causes différentes produisent des maladies qui sont alors inflammatoires, bilieuses, muqueuses, etc., suivant la constitution dominante.

Les divers états de l'air dont nous venons de parler doivent être distingués des constitutions médicales. Sous le nom de *constitutions atmosphériques*, nous avons compris l'ensemble des conditions régulières de la couche gazeuse où nous sommes plongés, et nous avons montré qu'elles avaient sur l'homme vivant une influence évidente, bien qu'elle ne trouble pas ordinairement la santé, à cause de la manière ménagée dont se fait le passage d'une saison à une autre. Ces mêmes états de l'air deviennent, au contraire, des *constitutions médicales* lorsqu'ils acquièrent certains caractères insolites. Une constitution médicale, selon le professeur d'Amador (1), n'est qu'une saison dont les caractères physiques ne sont pas ceux qui lui appartiennent : en conséquence, elles peuvent engendrer des maladies par l'*intensité* des conditions normales d'une saison, par l'*échange* de ces mêmes conditions avec celles d'une autre; enfin, par le *passage brusque* d'un état asmosphérique à un autre opposé. Ainsi, tandis qu'avec ses qualités ordinaires l'hiver n'enfante pas de maladies, du moins en grand nombre, qu'il se borne à donner une forme particulière à celles que d'autres causes ont déterminées; cette même saison amènera des affections si le froid sec ou humide acquiert une intensité extraordinaire. L'été n'est pas moins capable de former une constitution médicale, lorsque

(1) Mém. cour.; const. épid.

le chaud sec ou humide prend une énergie inaccoutumée : telle fut la constitution dont Hippocrate parle dans son septième livre des épidémies.

L'intensité des saisons cause des affections morbides moins fréquemment que les *passages brusques* d'un état atmosphérique à un autre ; aussi est-ce pendant le printemps et l'automne que l'on observe le plus grand nombre de maladies catastatiques : en outre, cette intempérie communique à ces dernières un aspect assez uniforme. « Plusieurs alternatives soudaines qui se succèdent dans la température de l'air, écrit Barthez (1), donnent aux parties qu'elles affectent une disposition inflammatoire et gangréneuse qui s'étend à mesure que les alternatives sont plus répétées. L'*interversion* dans les saisons établit parfois une constitution médicale ; le système vivant doit être péniblement affecté d'un changement auquel il n'était pas disposé et qui dérange ses sensations habituelles. Le printemps peut être chaud et sec, l'été chaud et humide, l'automne et les autres saisons peuvent devenir froides et humides ; de sorte que ces intempéries seront beaucoup plus sensibles pour l'homme, que si elles se présentaient seulement dans la saison ordinaire. Cette prédominance d'une constitution atmosphérique donne à toutes les maladies de l'année les caractères propres à cette intempérie : de là, la forme constante dans la constitution médicale *stationnaire* d'une année ou de plusieurs années.

Ces intempéries doivent être prolongées pour déterminer des maladies ; car, sans cela, elles n'ont aucun effet : ainsi le professeur Fouquet fait remarquer que l'hiver de l'an V (2) ne produisit pas de maladies et ne changea pas la forme des affections régnantes, bien qu'il se manifestât des vents in-

(1) Obs. const. épid. Cotent., pag, 91.
(2) Constit. de l'an V, pag. 104 ; Montpell.

usités et des pluies copieuses, parce que ces phénomènes furent progressifs et doux. « S'il est vrai, dit le professeur Broussonnet (1), que le mode stationnaire ne puisse s'établir sans l'action continuée des intempéries de l'air, il s'ensuit de là qu'une épidémie ne peut exister en même temps que la cause qui l'a produite : cette cause doit être placée à une distance telle, qu'on la distingue de son effet, et l'espace doit être assez long pour qu'il y ait constance dans l'action de la cause. Ce n'est donc pas dans la constitution actuelle de l'air qu'il faut rechercher le principe des épidémies, mais bien dans celle des saisons précédentes. »

Souvent même on est obligé de rétrograder de plusieurs années pour trouver la raison de certaines épidémies, comme le chancelier Bacon et Zimmermann l'ont constaté. C'est en remarquant le caractère décidément automnal de 1691 que Ramazzini eût trouvé l'origine de la fièvre pourprée qui ravagea l'Italie pendant les trois années suivantes. Aussi Hippocrate ne manque-t-il jamais de donner les caractères météorologiques des années précédentes, et surtout de l'automne, qui explique presque toujours les autres saisons et la plupart des maladies régnantes. Du reste, en invoquant un τὸ θεῖον pour désigner la cause des épidémies, le Vieillard de Cos n'a point prétendu admettre dans l'air une circonstance occulte, mais une altération sensible qui résulte d'une suite d'intempéries dans les saisons. Cette continuité dans les modifications insolites de l'atmosphère, produit la *constitution épidémique vraie* ou des grandes épidémies, caractérisée par un mode stationnaire persistant pendant des saisons ou des années entières, et marquant de son cachet propre les maladies intercurrentes.

Il faut bien distinguer les constitutions épidémiques vraies,

_____
(1) Séméiot., pag. 31.

ou grandes épidémiques, qui sont des états extraordinaires, d'avec les *constitutions annuelles*, qui reviennent tous les ans, sont reproduites par les conditions actuelles et passagères de l'air et des saisons. Sous l'influence de ces dernières, on voit paraître, au printemps, des fièvres inflammatoires; en été, des bilieuses ou des putrides; en hiver, les muqueuses et catarrhales, et se former ce que l'on appelle les *petites épidémies*. En outre, pendant le règne d'une constitution épidémique, l'atmosphère peut acquérir des qualités inusitées, mais passagères, qui déterminent des affections corrélatives appelées *intercurrentes* par rapport à l'épidémie durant laquelle elles surviennent, et dont elles éprouvent l'action particulière.

Ne confondons pas non plus avec ces dernières les maladies *sporadiques*, ni les *pandémiques* : quoique recevant souvent l'influence de la constitution saisonnière ou de l'épidémique, celles-ci proviennent spécialement du tempérament, des passions ou d'une cause propre à l'individu, et produisent des affections isolées; elles forment des maladies pandémiques ou populaires si elles résultent du régime commun à une localité. D'après Sénac, les aliments, plutôt que l'air et le sol, sont fréquemment la principale cause des maladies populaires : cet illustre professeur de cette École rapporte l'histoire d'une épidémie qui, dans une ville de guerre, se borna presque à la garnison, nourrie d'un pain particulier et de légumes secs. Les maladies épidémiques diffèrent encore des pandémiques, en ce que la cause de celles-ci est palpable et étrangère au fluide que nous respirons, tandis que les premières résultent de modifications insolites de l'air, que nous ne saurions saisir ni prévenir. Enfin, les affections *endémiques* proviennent de l'influence exercée sur les personnes d'une localité par la nature du terrain, les habitations, les eaux, etc., tout autant de circonstances propres à faire reconnaître au médecin observateur l'origine des maladies ordinaires à un pays.

En attribuant aux constitutions médicales la vertu de faire naître les affections morbides, nous ne devons pas oublier ce que nous avons dit d'abord touchant la participation nécessaire de la puissance vivante pour la production des maladies catastatiques. Les diverses manières d'être de l'agrégat humain déterminent des modifications spéciales dans l'influence ordinaire des constitutions médicales. Les changements profonds que les révolutions des âges impriment au système vivant, le mode physiologique qui caractérise chaque sexe, forment des conditions souvent fort actives dans le développement, l'expression et la marche des affections catastatiques. Ainsi telle constitution médicale frappe particulièrement les hommes adultes, comme nous le voyons dans les descriptions données par Sydenham des coliques bilieuses, apparues en grand nombre pendant les années 1670, 71, 72. Tantôt l'état atmosphérique donne lieu à des fièvres putrides chez les enfants, les femmes, les vieillards et les personnes faibles, comme Huxham l'observa à Plymouth, en 1729; tandis que les jeunes gens furent seuls atteints de la fièvre catarrhale survenue à Lyon en 1801. Cependant la constitution catarrhale attaque, en général, d'abord les enfants, puis les femmes délicates, et ensuite les vieillards; la constitution catarrhale muqueuse sévit ordinairement sur les enfants et les vieillards; l'inflammatoire sur les jeunes gens robustes et les adultes doués d'un tempérament sanguin; la constitution bilieuse sur les adultes d'un tempérament correspondant; enfin, les constitutions médicales, en déterminant fréquemment des affections élémentaires, s'expriment le plus souvent par les maladies habituelles aux âges et aux sexes spécialement atteints.

L'état particulier des sujets peut influer sur le mode de

développement des épidémies et des maladies catastatiques : ainsi Lepec-de-la-Clôture fait mention d'une constitution médicale qui fut mortelle pour toutes les femmes en couches. Il en est de même pour l'état passionnel des individus soumis aux intempéries atmosphériques qui frappent souvent ceux dont l'économie est en proie à la crainte, à la terreur et aux tristes affections de l'âme. « Les causes politiques seules, dit le célèbre Barthez (1), peuvent produire des changements prodigieux dans les mœurs, comme on l'observe dans les pays où la nature du terrain n'a point subi d'altération considérable. » C'est qu'en effet, l'état moral dispose souvent aux constitutions médicales, et rend compte des ravages exercés par les épidémies sur les personnes pusillanimes. Enfin, le régime des individus peut aussi favoriser l'action ordinaire des intempéries de l'air : l'on a eu maintes occasions d'observer une sorte de prédilection de la constitution médicale pour les personnes mal nourries ou adonnées à des excès de tous genres.

La considération des constitutions médicales régnantes guide souvent le praticien dans les indications majeures du traitement des maladies dont le caractère particulier ou la nature seraient loin de les fournir. Tantôt l'intempérie atmosphérique imprime un cachet propre aux maladies actuelles, et demande l'usage préalable des moyens convenables à cette forme : telles étaient, au rapport de Pringle et d'Huxham, les fièvres intermittentes simples, tenues sous la dépendance d'un état inflammatoire, que les émissions sanguines devaient combattre avant l'usage du quinquina ; d'autres fois elle découvre la nature des affections régnantes, et par suite la médication appropriée. Ainsi Sydenham montra des constitutions médicales stationnaires qui impriment à la plu-

(1) Élém. scienc. homme, II, 274.

part des autres maladies un cachet *essentiel* exigeant un traitement commun. Les conséquences curatrices fournies par l'état anormal que l'été, par exemple, pourra prendre, seront relatives à l'intensité de la chaleur, à sa réunion avec l'humidité. En cette conjoncture, les émissions sanguines devront être employées avec beaucoup de parcimonie, à cause de la tendance adynamique et putride des affections ordinaires pendant cette saison. Les forces devront être, au contraire, soutenues ou respectées, et l'adynamie doit être prévenue par les toniques, les cordiaux. Cette constitution donne souvent lieu à la forme intermittente et périodique, et l'on sait quelle importance cette considération acquiert dans la curation des maladies les plus graves. Enfin, il est certaines constitutions épidémiques où, d'après Stahl, la nature a la plus grande tendance à terminer les maladies par des crises spontanées dont le praticien doit favoriser l'évolution.

ARTICLE III. — *Des miasmes et des virus; de la contagion et de l'infection.*

Dominé par des idées préconçues sur la nature des maladies, ne voulant voir, avec Érasistrate, que des altérations des solides; avec Hérophyle, que des causes mécaniques; avec ceux-ci, que le défaut d'excitabilité; avec ceux-là, que l'excès de stimulus ou d'irritation; l'on s'est efforcé, à plusieurs époques, de nier l'existence des causes différentes de celles-ci, malgré les enseignements de l'observation hippocratique. En notre École même, on fut témoin de pareilles erreurs soutenues, il y a près de deux siècles, par le savant professeur Deidier et le fougueux Chirac (1). « On bannit, on se flatta de bannir pour toujours, dit l'illustre Bordeu,

(1) Traité des fièvres malignes, I, 105 *et passim.*

à propos de la colique métallique (1), toutes sortes d'idées de miasmes, de poison, de semence particulière de maladies. Tout ce que les anciens avaient mis dans l'esprit du peuple sur les qualités putrides, hétérogènes, délétères, tout cela fut proscrit; mais la colique des métaux avait son miasme, sa cause matérielle inhérente dans le corps, indépendante des engorgements des vaisseaux; et tout cela était si apparent, il était si clair aux yeux des médecins, comme à ceux des malades et des personnes qui les entouraient, que des parcelles de métaux avalées, respirées, infusées dans le sang, nichées dans les entrailles, y faisaient des ravages, qu'il ne fut pas possible de se refuser à l'idée d'un remède propre à le combattre et à le chasser. »

Depuis l'époque où notre Bordeu écrivait ces réflexions judicieuses, bien des fois encore l'esprit de système est venu remettre en question les résultats de l'expérience; bien des fois l'on a voulu, comme le professeur Chirac (2), trouver la raison suffisante des affections typhoïdes et des contagieuses dans la présence d'inflammations locales du tube digestif ou de toute autre partie de l'organisme; bien des fois, enfin, on a prétendu y découvrir de simples effets de l'irritabilité ou de l'irritation. L'aveuglement contre les virus a été porté au point de pousser à des essais meurtriers des adeptes trop confiants dans la parole du maître : témoin ces trois élèves, naguère tristes victimes d'une croyance irréfléchie. L'École de Montpellier, toujours ferme dans ses dogmes déduits d'une sévère observation, ne s'est point laissé émouvoir par ces erreurs systématiques qu'un lendemain voit disparaître. « Je n'ignore pas, a-t-elle toujours dit avec l'une de ses plus belles illustrations, Sauvages (3), que notre

(1) OEuv. compl., II, 489.
(2) Ouv. cité, 76, 94, etc.
(3) Nosol. mét., X, 97.

doctrine est tournée en ridicule par Chirac, par Deidier et d'autres, qui regardent toute espèce d'acrimonie et de virus comme autant de chimères, prétendent que l'engorgement des vaisseaux du cerveau doit servir à expliquer tous les phénomènes qu'on observe dans les maladies malignes : *je me suis élevé un monument,* dit Chirac avec ses partisans, mais il est fort douteux si ce monument triomphera du temps. » Notre nosologiste n'a pas trop préjugé de la haute raison des grands praticiens qui, à toutes les époques, ont fait justice de ces prétentions mensongères.

L'École de Montpellier n'ignore point que les recherches physiques et chimiques n'ont pas encore pu démontrer rigoureusement l'existence des miasmes répandus dans l'atmosphère; que l'eudiomètre et les divers réactifs chimiques n'ont presque rien appris sur la réalité de ces causes morbifères. Mais, fidèle à la voie hippocratique, elle préfère toujours les enseignements de l'expérience, et n'abandonne jamais les résultats de l'observation clinique, alors même que les travaux des sciences physiques paraissent en opposition avec les principes de l'École de Cos; elle trouve même dans cette conduite les bases de la véritable philosophie médicale qui a instruit et dirigé les plus célèbres médecins de tous les temps.

L'air atmosphérique, avec ses qualités normales, n'est-il pas, en effet, un *aliment* indispensable à l'homme ? N'amène-t-il pas chez lui des modifications profondes et essentielles ? Il n'est donc pas possible de douter que, si ce gaz respirable subit des changements dans sa composition par son mélange avec des substances sorties de matières en putréfaction ou des individus malades, il ne détermine chez l'homme des effets fâcheux suivant le caractère de la viciation atmosphérique. A défaut d'autres organes, le sens de l'odorat nous avertit souvent, par une impression pénible, de cette adultération aérienne. Et lors même que les instruments du physicien ou le laboratoire du chimiste nient la présence dans l'atmosphère de toute substance malfaisante, nos sensations, bien plus efficaces, nous permettent-elles d'adopter les résultats de cette impuissance expérimentale ? Les viciations de l'air et leurs effets sur nous ne sauraient donc être niés. « On appelle *miasmatiques*, écrit le professeur Sauvages (1), les maladies qui, accompagnées le plus souvent d'une fièvre ou d'une pyrexie aiguë, passent d'un pays dans un autre par le moyen des miasmes d'une qualité délétère, qui s'exhalent des cloaques, des hôpitaux, des prisons, des camps, des cimetières : telles sont les maladies qu'on nomme *pestilentielles, putrides, malignes*. »

Ce que nous venons d'exposer touchant les miasmes et les effluves, peut encore se dire au sujet des virus. Quand on songe que ces causes morbifères s'éloignent si fortement de toute théorie dichotomique; qu'elles forment une des preuves les plus puissantes contre les divers systèmes qui, à différentes époques, ont tourmenté la science, on comprend facilement tous les efforts tentés par les partisans de ces théories pour détruire une opposition aussi manifeste. Rien n'a été épargné afin d'arriver à la négation des virus et de leur mode particulier d'action, et contre les résultats de l'expérience de l'École hippocratique, dont les défenseurs se bornaient à répondre, comme le professeur Anglada (2) : « contre une telle déraison, on ne discute point, on se contente d'imiter le philosophe cherchant à prouver à un Pyrrhonien l'existence du mouvement. » L'École de Montpellier a, en effet, continué de marcher, avec une constante fermeté, dans le chemin de l'observation, s'inquiétant peu, en son

(1) Ouv. cité, 76, 90.
(2) Cours de toxicol., 1ʳᵉ leçon; Montpell., 1828.

silence contempteur, des paradoxes lancés contre sa doctrine. En vain la chimie, avec ses pompeuses promesses, avec ses orgueilleuses prétentions, a-t-elle voulu soumettre l'existence des virus, comme celle des miasmes, à ses recherches et à ses décisions : l'École de Cos ne s'est point émue sur l'avenir de vingt siècles d'expérience. Elle a vu sans étonnement le pus inflammatoire, scrofuleux, et la matière tuberculeuse confondus, par l'examen chimique, avec les virus et les liquides les plus délétères ; elle a laissé à ses détracteurs cette consolante déception ; et elle a dit, avec le professeur Astruc, à propos de la syphilis (1) : « comme chacun de ses différents levains est d'une nature différente, et tels qu'il faut pour les rendre capables de produire chacun des maladies particulières, le virus vérolique doit avoir sa qualité propre et d'autant plus pernicieuse, par rapport à celle des autres, que la maladie qu'il produit est plus grave. Ce serait en vain qu'on chercherait à s'instruire de sa nature par l'analyse chimique ou en le mêlant avec d'autres liquides connus : ces sortes d'expériences sont absolument impossibles ; et quand elles pourraient se faire, elles ne seraient pas sûres et exemptes d'erreur. L'unique moyen infaillible qui reste pour juger de la nature particulière et des qualités du virus vénérien, c'est de faire attention à ses effets connus. »

Nous pouvons ajouter à ces judicieuses remarques d'une de nos plus grandes célébrités, les résultats obtenus par le professeur Serre au moyen de l'inoculation du virus syphilitique. Ce mode d'étude n'est sans doute pas nécessaire après tant de preuves cliniques touchant l'existence et la transmission de ce virus, mais il fournit une preuve nouvelle et sans réplique de la nature particulière et virulente

(1) Traité des malad. vénér., II, 23.

de la cause syphilitique. Ce mode de démonstration, qui a été souvent mis en usage comme moyen thérapeutique de plusieurs états morbides différents, est, du reste, parfaitement applicable à tous les autres germes analogues, car il force les plus opiniâtres antagonistes à reconnaître la présence des principes virulents de la variole, de la vaccine, de la rage, de la pustule maligne, de la pourriture d'hôpital, enfin de ceux de toutes les affections dont la simple observation avait prouvé la communication par le contact. A la faveur de l'inoculation, l'on distingue encore rigoureusement de ces dernières les affections que l'expérience clinique a déjà rangées parmi les maladies miasmatiques; on établit enfin une séparation entre la *contagion* et l'*infection*.

Ces deux modes de propagation des maladies ont été fort souvent confondus entre eux, ce qui a donné lieu à une infinité de discussions sans cesse renaissantes. C'est pour n'avoir pas senti la différence de ces deux modes de transmission morbide, que le professeur Chicoyneau (1) rejeta toute importation de la peste, et que le professeur Deidier lui-même fit une vicieuse application de ses expériences sur l'inoculation infructueuse des divers liquides empruntés à des pestiférés (2). « L'infection, dit le professeur Ranchin (3), est une qualité maligne inhérente à l'air, laquelle se communique aux corps, aux vêtements, maisons, meubles, étoffes et telles autres choses semblables. » L'infection, en effet, tire son origine de l'action que des substances animales ou végétales en putréfaction, ou des individus malades, exercent sur l'air ambiant, et agit seulement dans la sphère du foyer d'où s'échappent les miasmes

(1) Relat. touch. la peste, etc.; 1720.
(2) Consul. méd., tom. III.
(3) Traité de la peste de 1629, pag. 307.

morbifiques. L'infection propage bien l'état pathologique d'un individu malade à un individu sain, comme la contagion; mais ce n'est pas par le contact : c'est en altérant l'air environnant qu'un sujet en proie à une affection miasmatique la communique à un autre en santé; de sorte que toute maladie infectieuse suppose toujours une viciation atmosphérique, sans laquelle la transmission ne saurait avoir lieu ; enfin, l'inoculation ne peut communiquer les affections miasmatiques.

La contagion, au contraire, est le mode de transmission des maladies qui ont seules la propriété de se communiquer par le contact, au moyen d'un principe matériel et liquide appelé *virus*. Prenez, en effet, un individu atteint de fièvre rémittente pernicieuse des marais; mettez-le en rapport immédiat avec un sujet sain, loin de tout foyer miasmatique, et il n'y aura point de transmission morbide. Une fois produite par une cause locale quelconque, une maladie vraiment contagieuse n'a plus besoin, pour se propager, de l'intervention des causes qui lui ont donné naissance; elle s'engendre en quelque sorte d'elle-même, elle se transmet d'individu à individu, presque indépendamment des conditions atmosphériques, tandis que celles-ci influent beaucoup sur la formation et la transmission des affections infectieuses. Enfin, les conditions dont nous avons signalé l'absence dans l'infection sont propres à la contagion. Ce n'est pas à dire pour cela que les affections contagieuses ne puissent aussi se transmettre parfois au moyen de l'air pénétré des particules virulentes : la variole, la pourriture d'hôpital, nous en offrent assez d'exemples ; mais ce mode de transmission n'est pas nécessaire ; il n'est pas propre aux maladies de ce genre, et la communication par contact ou par inoculation devient ensuite le *criterium* qui montre que la propagation par l'atmosphère est une circonstance accessoire et particulière à quelques maladies virulentes seulement. Nous voyons, au reste, que cette distinction des maladies infectieuses et contagieuses vient d'être proclamée par l'Académie de médecine dans son rapport sur la peste, du mois de Mars 1846.

La *spontanéité* forme encore un caractère propre aux maladies contagieuses : quelle que soit la divergence des médecins touchant l'époque à laquelle la syphilis, la variole et la plupart des affections virulentes ont paru, il n'est pas possible de douter de leur commencement à une époque indéterminée. Les virus variolique, syphilitique, rabiéique, etc., se reproduisent sous nos yeux, puisque nous voyons plusieurs centaines de pustules ou de chancres suivre l'inoculation d'une très-petite quantité de virus. Ces virus peuvent donc s'engendrer dans le corps humain sans qu'il soit nécessaire de recourir constamment à une source étrangère au cas actuel. Nous voyons se reproduire spontanément, et presque indépendamment des constitutions atmosphériques, la variole, la pourriture d'hôpital ; et en remontant la chaîne des temps, nous sommes conduits à un premier individu chez lequel les autres affections virulentes se sont développées de la même manière. Telle n'est pas l'origine des maladies miasmatiques ou infectieuses : « la spécialité de ces fièvres, dit le professeur F^c Bérard (1), existe d'abord dans la cause essentielle de la maladie qui est un poison ou un miasme résultat d'une maladie antérieure et d'un travail particulier de la vitalité. Ces maladies ne se forment pas spontanément, surtout la fièvre jaune et la peste ; le typhus lui-même n'est pas produit spontanément sur les individus isolés : il s'établit, dans sa première origine, au milieu d'un concours multiplié de causes congénères qui, par elles-mêmes, ont toutes quelque chose de particulier. » Un

_____

(1) Anal. méd. prat. cit., tom. II, pag. 574.

pareil ensemble de circonstances favorables à la transmission par infection peut se rencontrer pour la plupart des maladies. Ainsi l'entassement des individus en des lieux resserrés, l'élévation de la température, la disette, la faiblesse des sujets, etc., forment des conditions favorables à la viciation de l'air par les miasmes exhalés des malades, et à la transmission de la dysenterie, du croup, du choléra-morbus et de beaucoup d'autres états morbides. Enfin, l'infection, qui forme le mode ordinaire de communication de certaines affections miasmatiques, peut se développer parfois durant le cours d'un grand nombre de maladies.

Le miasme, selon l'illustre professeur que nous venons de citer, agit d'abord sur la peau, sur la surface pulmonaire ou sur la muqueuse gastrique, et il est possible que, lorsqu'il produit des effets très-promptement délétères, il se borne à impressionner directement ces parties, et secondairement tout l'agrégat vivant par sympathie; mais il est plus probable que, même en ces cas, il pénètre dans le sang, comme on l'observe en des circonstances où la mort est moins rapide. C'est donc contre les principes d'une saine physiologie que l'on a localisé les effets des miasmes ou des virus. Ainsi les uns ont prétendu qu'ils n'étaient pas absorbés et n'agissaient que sur la peau (Hildenbrand); d'autres, qu'ils n'agissaient que sur la surface de l'estomac ou des poumons, et qu'ils ne pénétraient pas plus avant (Broussais); ou, du moins, ceux-ci oubliant l'effet général, voulant ne voir qu'un effet local, et notamment une gastro-entérite, ont arrangé les faits comme il leur a plu. Le plus grand nombre ont soutenu qu'ils portaient leur action exclusivement sur le système nerveux et isolément sur certaines portions de l'encéphale. Ces idées hypothétiques ne sauraient être admises par l'École qui proclame que l'affection de l'économie entière constitue le fond de la plupart des maladies regardées comme locales par les écrivains systématiques. Elle n'ignore pas l'existence fréquente d'inflammations de diverses parties du corps des personnes en proie aux maladies miasmatiques ou virulentes; mais la variabilité de ces lésions locales, les changements profonds qu'elles éprouvent, dans les maladies infectieuses spécialement, de l'influence des constitutions atmosphériques (1), leur absence fréquente, surtout dans les cas promptement mortels, leur défaut de rapport avec la gravité de l'état morbide, lui font regarder avec raison ces altérations matérielles comme des effets accidentels de la cause prochaine ou de l'affection générale du système vivant.

Ajoutons, en terminant ce sujet, que non-seulement les circonstances extérieures influent sur la propagation et le développement dont nous parlons, mais encore la manière d'être des sujets soumis à leurs causes morbifères, et qu'ici, comme en tous les points de l'étiologie, il faut reconnaître une disposition nécessaire de l'agrégat humain qui tient parfois à son âge, à sa faiblesse ou à son état moral. « Les excès de fatigue, dit encore le professeur Delpech (2), les privations, le chagrin, un état de maladie dans ces conditions défavorables, surtout le typhus nosocomial, la dysenterie, le sphacèle, paraissent très-propres à donner aux émanations animales cette funeste propriété. » D'autres fois cette aptitude du sujet tient à des conditions aussi impénétrables que la vie elle-même dont personne cependant n'est tenté de nier l'existence. C'est ce qui a fait dire au professeur Dumas (3) : « toutes les observations confirment qu'il y a des individus susceptibles de la contagion, que

(1) Voir le traité de la fièvre jaune, 1800, par le professeur Berthe.
(2) Mém. pourrit. d'hôp., pag. 45.
(3) Mal. chron., II, 140.

d'autres le sont fort peu, que plusieurs même ne le sont pas
du tout. »

ARTICLE IV. — *De l'hérédité des maladies.*

Considérant le monde extérieur comme la source des excitations nécessaires à la vie et au développement des maladies, certains systématiques n'ont pu observer sans répugnance l'existence de virtualités internes capables d'engendrer
par elles seules des états morbides. Aussi les prédispositions
générales et les diathèses ont soulevé leur susceptibilité; et
l'hérédité n'a pas moins provoqué d'opposition, car elle
constitue une cause vitale de beaucoup d'affections pathologiques. « Tout porte à croire, a dit une École déjà passée,
qu'il n'y a pas, à proprement parler, de prédisposition
nécessaire et inévitable à telle maladie, la phthisie pulmonaire, par exemple, mais que l'on naît avec un poumon disposé aux inflammations, et que, suivant les circonstances,
le résultat morbide des *conditions extérieures* est une bronchite, une pneumonie aiguë ou chronique, avec suites
plus ou moins fâcheuses, selon la conduite du sujet ou du
médecin. » L'École de Montpellier ne saurait adopter de
pareilles subtilités théoriques en présence des enseignements
journaliers de la pratique médicale. Elle voit la nature humaine transmettre fort souvent, des parents aux enfants,
non-seulement la constitution, le tempérament, les idiosyncrasies, enfin les diverses conditions physiologiques, mais
encore les prédispositions, les diathèses et les différentes
lésions morbides.

Ces diverses circonstances hygides ou pathologiques ne
consistent pas en des modifications ou aptitudes locales et
organiques, toujours plus ou moins accessoires, mais ordinairement en des affections de l'ensemble de l'agrégat vivant. C'est s'abuser étrangement que regarder la phthisie

pulmonaire, par exemple, comme le résultat d'une simple disposition organique des poumons aux phlegmasies, et ne pas remarquer combien d'individus, à thorax d'ailleurs très-bien conformé, sont atteints de cette affection morbide puisée chez leurs parents. Si des idées hypothétiques n'aveuglaient point le médecin jaloux de la vérité, il ne pourrait oublier que, fréquemment, ces mêmes sujets sont en proie simultanément à des tumeurs blanches, à la consomption dorsale, aux abcès froids, au carreau et à une foule d'autres lésions de même nature, qui par conséquent démontrent l'existence d'une affection interne de tout le système vivant, et non une simple modification organique et localisée. Le praticien serait, du reste, trop heureux s'il avait à combattre une simple irritation locale, et si d'avance la considération de l'hérédité ne venait jeter dans son pronostic de tristes pressentiments touchant l'impuissance ordinaire de la thérapeutique.

« L'hérédité, dit le professeur Lordat (1), est l'acte par lequel le produit de la génération reçoit, à l'instant de sa formation, quelques qualités variables dont ses parents sont eux-mêmes pourvus par une disposition innée ou par accident. » Que n'a-t-on pas fait pour s'expliquer le mécanisme d'après lequel cette transmission a lieu ! Les uns ont prétendu que c'était par un mode organique ; les autres ont voulu que les humeurs fussent le véhicule de la cause morbifique : ceux-ci, avec Bonnet, admettant la préexistence des germes, soutiennent que les défauts de conformation des organes ne peuvent point se communiquer au fœtus s'ils n'ont pas attaqué les parties sexuelles du mâle, ou s'ils ne sont pas de nature à influer sur les humeurs ; ceux-là, enfin, reconnaissent, pour toutes les maladies, l'existence d'un

(1) Leçons orales, 1842 ; journ. Sociét. méd. prat., pag. 330.

virus à la faveur duquel les parents insinueraient à leurs enfants le germe des maladies développées plus tard.

L'École de Montpellier ne peut approuver de pareilles suppositions qui tendent vainement à pénétrer ce qui est soustrait à notre intelligence : le secret de la vie. Dans la nature humaine, en effet, réside une modification vitale qui se communique au nouvel être avec l'existence elle-même. Les virus, comme les diverses autres causes, n'engendrent pas de maladies seulement par leur présence au sein du corps de l'homme, mais en déterminant des *changements vitaux* dans l'ensemble de l'économie. Dominée ainsi par une affection morbide, la nature humaine est susceptible de transmettre ses états divers. C'est donc en modifiant le système entier qu'un virus devient capable, non d'être transmis en nature, mais de séjourner en apparence plus ou moins long-temps chez un individu, sans qu'il se manifeste par aucun symptôme, et de passer à ses descendants lorsque sa santé actuelle semble éloigner de lui tout germe pathologique. L'observation des membres de certaines familles réfractaires à la variole, à la vaccine, aux fièvres exanthématiques, etc., prouve évidemment que ces dispositions, ou plutôt ces diathèses, dépendent d'un état vital de l'homme en entier, et non d'un organe ou d'un appareil.

Il est difficile de se refuser à ces déductions de la simple observation, quand on voit les enfants hériter de leurs parents du tempérament, de la constitution, du caractère, etc. « Les générations dans l'espèce humaine, dit le professeur Lordat, héritent naturellement des formes corporelles, des traits physionomiques, du teint, de la constitution chimique, de la crasse vitale, des diathèses, des dispositions à des maladies futures, des parties du caractère qui tiennent aux modes saillants de l'instinct..... ; mais elles n'héritent pas des modes radicaux du sens intime, du génie, de la supériorité. » Ces conséquences découlent, du reste, de la distinction, admise par notre doctrine, de deux puissances humaines, dont l'une préside aux divers actes de la vie intellectuelle et morale, et dont l'autre dirige l'existence physiologique, et peut en transmettre les affections variées à la faveur de la génération.

L'influence des parents se fait sentir même après la fécondation et durant toute la grossesse, car alors le fœtus est souvent saisi des affections morbides dont sa mère est atteinte. Les lésions pathologiques qui laissent dans l'organisme des traces durables de leur passage ne sont pas les seules que la femme enceinte puisse transmettre à son fruit; les névroses et toutes les affections morbides où la vitalité joue un rôle presque exclusif, sont aussi capables de se communiquer au nouvel être, soit avec les mêmes formes, soit avec des caractères particuliers dépendant, du reste, d'une lésion de même nature. Tous les jours nous voyons des enfants naître avec des marques nombreuses de syphilis, de scorbut, de variole, de fièvres intermittentes, de convulsions et de la plupart d'états morbides généraux dont leur mère est saisie. D'où vient que ces mêmes affections pathologiques ne seraient pas susceptibles de passer à l'embryon en même temps que l'influence qui développe la vie au sein de ses premiers linéaments? N'est-ce pas une empreinte purement vitale que le germe humain reçoit dans la fécondation, et qui développe en lui l'existence physiologique? Qu'y a-t-il donc d'étrange dans la transmission d'une affection morbide par la même puissance vivante? « Si les pères pituiteux, dit Hippocrate (1), font des enfants chargés de pituite; les bilieux des enfants chargés de bile; ceux qui meurent de la consomption, des enfants qui en portent

_____

(1) Traité de l'épilepsie, chap. III.

le germe ; pourquoi, lorsque le père ou la mère sont épileptiques, les enfants ne seraient pas plus particulièrement
exposés à le devenir ? »

La moderne Cos ne saurait oublier ces enseignements de
la plus haute antiquité ; toutefois elle ne reconnaît pas comme
héréditaires toutes les maladies que l'on a parfois confondues sous ce titre. Elle distingue soigneusement les affections pathologiques transmises pendant la gestation au
moment de la naissance, de celles que les parents communiquent à leurs enfants avec la vie : à celles-là, seulement,
elle accorde le caractère héréditaire et toutes les propriétés
corrélatives. Les autres méritent la dénomination de *connées*
ou de *natives*, selon qu'elles se forment pendant la gestation
ou au moment de la naissance. Il faut encore distinguer,
parmi les *connées*, les maladies qui sont transmises des
parents aux enfants, de celles dont le fœtus est seul atteint
sans la participation directe de sa mère. On sent que l'on
ne saurait appeler connées ni héréditaires, l'hydrorachis,
l'hydrocéphale, par exemple, puisque les enfants qui les
présentent meurent presque toujours en peu de temps : ne
pouvant ainsi transmettre ces maladies, ils ne sauraient,
par conséquent, les avoir reçues. Il est même des cas où les
membres d'une même famille sont affectés de dartres, de
scrofules ou d'autres affections morbides, dont le père ni la
mère n'ont jamais été atteints. Ces *maladies de famille*
paraissent tenir à l'influence des parents ou de l'un d'eux ;
et quoique la force génératrice puisse y être pour beaucoup,
néanmoins ces lésions ne sauraient rigoureusement être
appelées héréditaires.

Il ne faut pas confondre, toutefois, ces sortes de faits
avec ceux où l'hérédité ne suit pas une marche ininterrompue, et où les affections se transmettent à des rejetons
séparés par une génération. L'observation clinique prouve,

en effet, que parfois des lésions morbides ne se montrent point chez les enfants directs, mais chez les petits-fils ou les descendants de personnes autrefois atteintes de ces mêmes maladies. On a tenté d'expliquer de bien des manières cette hérédité *par sauts ;* mais l'École qui dédaigne toute supposition s'en tient aux résultats de l'observation clinique, laissant aux uns leur incrédulité systématique, et aux autres leurs hypothèses mensongères. Avec les bons praticiens de tous les temps, elle reconnaît ce mode de l'hérédité que le professeur R. d'Amador appelle *loi de saut ou d'immunité pour certaines générations.* Elle constate même, avec le professeur Dumas (1), « que, dans une famille nombreuse, souvent les maladies héréditaires n'affectent qu'un seul des rejetons et épargnent tous les autres. » Ce mode d'hérédité a été nommé par M. R. d'Amador : *loi de répulsion* (2).

Rappelons-nous en ce moment la différence importante déjà établie entre les diathèses et les prédispositions, et nous y trouverons la raison du non développement, chez quelques enfants, de certaines maladies dont leurs parents avaient été frappés. Les prédispositions n'entraînent pas avec elles l'existence d'une véritable maladie, mais seulement d'une aptitude à en contracter une de tel genre ou de telle espèce, sans que cette formation pathologique soit nécessaire ou inévitable. S'alliant parfaitement avec la santé, les dispositions permettent souvent aux membres d'une famille de poursuivre une fort longue carrière sans être saisis des maladies dont les parents se trouvaient affectés. Ainsi, l'on se rend un compte rigoureux, eu égard à certains états morbides, de l'absence apparente d'hérédité dont quelques écrivains se sont prévalus afin de nier la doctrine que nous exposons. Les prédispositions pléthorique, bilieuse, apoplec-

(1) Malad. chron., II, 295.
(2) Leçons orales; Montpell., 1842.

tique,.etc., sont, en effet, susceptibles de rester sans résultats manifestes chez les descendants de parents dominés par
ces affections vitales. Il peut en être de même pour les *diathèses*, qui resteront parfois latentes chez les rejetons d'une
famille déjà décimée par ces lésions morbides ; mais ces
cas sont infiniment rares, et les enfants n'en portent pas
moins en eux le germe d'un mal capable de se développer
sous l'influence de circonstances favorables : aussi l'hérédité
imprime ensuite aux maladies une profonde ténacité. « Les
maladies chroniques les plus opiniâtres, écrit le professeur
Dumas (1), ont leur source dans quelque disposition héréditaire. On voit tous les jours que les enfants des goutteux
deviennent sujets à la goutte ; que les scrofuleux ont eu des
pères affectés de scrofules, etc. »

Le caractère héréditaire ajoute à la gravité des maladies,
et suffit quelquefois pour les rendre incurables. Ainsi, le
cancer, la manie, l'épilepsie, etc., transmis par génération, ne laissent presque aucun espoir de guérison. Les
lésions héréditaires n'ont cependant pas toutes un pronostic également fâcheux ; toutes ne sont pas inévitables.
Celles dont le principe morbide se transmet avec la vie,
ne peuvent ordinairement être suspendues ni arrêtées, puisqu'elles passent, avec toutes leurs causes productrices et
déterminantes, des pères aux enfants. Mais les simples dispositions héréditaires sont susceptibles d'être modifiées ou
prévenues par des soins hygiéniques et médicinaux employés surtout à l'époque de leur évolution probable.

Bien que nous ayons paru jusqu'ici assimiler complètement les maladies héréditaires aux accidentelles ; cependant
l'observation clinique donne aux premières des caractères
propres à les distinguer des autres. Ces affections morbides

(1) Ouv. cit., *ibid.*, pag. 291.

s'annoncent rarement par des phénomènes précurseurs dont les mêmes maladies purement adventives sont précédées ordinairement. Elles se montrent souvent, à la même époque, chez tous les membres d'une famille. Ainsi, le professeur Rivière rapporte qu'un organiste dont le père avait été tourmenté d'un rhumatisme grave, fut à son tour saisi de la même affection le jour où son père en avait éprouvé les premiers accès. Une circonstance non moins particulière aux maladies provenant de l'hérédité, est la rapidité de leur marche et de leur évolution, qui les rend parfaitement caractérisées peu de temps après leur début. « Enfin, les affections héréditaires, dit le célèbre Dumas (1), modifient à leur manière toute la constitution dans laquelle leur germe est naturellement imprimé ; car le tempérament des individus qui portent les semences cachées d'une affection héréditaire offre des modifications relatives à la nature ou à l'espèce de cette affection, modifications qui déterminent des constitutions rachitiques, nerveuses, phthisiques, etc. »

Les antagonistes de la moderne Cos ne se sont pas bornés à une opposition générale contre l'hérédité pathologique. Après avoir nié l'hérédité des maladies, ils n'ont pas manqué d'en disséquer la doctrine ; et, par une analyse mesquine de ces différents dogmes, ils ont cru avoir renversé les enseignements de vingt siècles d'expérience. Ils n'ont voulu d'abord reconnaître qu'une simple disposition organique et locale pour les affections innées les plus évidemment générales, et ensuite ils ont rapporté ces aptitudes au développement progressif du corps humain. C'est ainsi que l'on a prétendu se rendre compte de l'apparition des maladies héréditaires, sans l'influence de la génération, aux époques où elles se forment ordinairement. Il est si vrai, ont

_____

(1) Ouv. cité, *ibid.*, pag. 297.

avancé les *physiologistes* et les *organiciens*, que l'hérédité ne peut être conçue dans le sens absolu qu'on lui accorde, que certaines maladies se manifestent spécialement dans l'enfance, d'autres dans la jeunesse ou l'âge adulte, et d'autres enfin pendant la vieillesse seulement. Qu'est-ce donc, ont-ils ajouté, que ce prétendu germe dont l'existence est si précaire, et qu'importe son existence si sa manifestation dépend d'une foule de circonstances qui seules font éclore le mal ?

Si notre dessein était de nous livrer à la discussion des opinions contradictoires, il nous serait facile de répondre à celles que nous venons d'énoncer : nous dirions que, pour l'évolution des affections héréditaires, comme pour celle de toutes les maladies, et en tous les cas, il est des moments et des circonstances favorables. Un examen peu réfléchi a pu seul, en effet, confondre ces circonstances purement *occasionnelles* avec la cause *déterminante*, ou la véritable cause, qui ne se trouve pas plus dans l'accroissement naturel du corps que dans les excitations du monde extérieur, mais dans une modification spéciale du système vivant constituant l'affection morbide souvent transmise par la génération. En ces circonstances simplement *prédisposantes* ou *occasionnelles* d'âge, de sexe, de tempérament, de nourriture, etc., nous rencontrerions les motifs de l'apparition plus ou moins tardive des diathèses ou affections morbides restées latentes jusqu'à l'occurrence de ces conditions favorables. Mais l'École de Montpellier préfère, à tous ces raisonnements, les déductions directes et sévères de la pratique médicale ; elle se contente d'enseigner, comme son illustre Barbeyrac, dont Sydenham se glorifiait d'avoir été l'élève, que « ceux qui viennent de parents phthisiques, etc., et qui héritent de leurs incommodités, quoiqu'ils meurent phthisiques, etc., les uns tombent plutôt dans ces incommodités, les autres plus tard (1). »

La manifestation des maladies héréditaires, plus hâtive chez les enfants que chez les parents, a été signalée par le professeur R. d'Amador, sous la dénomination de *loi d'anticipation*. Le même auteur a appelé *loi d'hérédité directe* le mode de transmission congéniale des maladies directement aux enfants par le père et la mère. Sous le nom de *loi d'hérédité indirecte*, on comprend la transmission d'une maladie, de l'oncle, par exemple, aux enfants dont le père ou la mère ne l'ont pas manifestée sur eux-mêmes. La *loi d'hérédité latente ou d'incubation* désigne l'apparition très-tardive des affections héréditaires. Enfin, la *loi d'affinité pour les sexes* exprime le passage des maladies du père au fils ou de la mère à la fille. On remarque même, pour ce dernier mode pathogénique, que la ressemblance entre les individus influe souvent sur cette prédilection de l'hérédité. « On sait, dit Grimaud (2), que les maladies héréditaires suivent très-généralement les ressemblances, c'est-à-dire qu'un enfant hérite des dispositions maladives de celui de ses parents auxquels il ressemble le plus. »

Dans l'étude que nous venons de faire de l'hérédité, nous avons à peine signalé les maladies *réputées chirurgicales*, parce que, comme nous l'avons déjà indiqué, l'École n'admet pas en principe la distinction vulgaire de la pathologie en externe et en interne. Les dogmes que nous avons établis sur la science des maladies sont applicables en général aux états morbides divers, quels que soient d'ailleurs leurs formes et leurs caractères. Il importe, en effet, secondairement à la véritable indication thérapeutique que l'affection syphili-

(1) Dissert. sur les malad., etc., 1731, pag. 175.
(2) Second mém. sur la nutr., IIme partie, note 51, pag. 75.

tique, scrofuleuse, rachitique, etc., se manifeste par des
ulcères ou des caries, le carreau ou une tumeur blanche,
les viciations du bassin ou les gibbosités, etc. Ces différentes manières dont la diathèse héréditaire peut se présenter chez les enfants ne changent rien à l'origine morbide,
ni à la méthode essentielle du traitement qui doit tendre à
guérir surtout l'affection interne, si l'on veut obtenir facilement la cessation de ses effets locaux par des topiques ou
des moyens mécaniques.

Certaines autres maladies réputées chirurgicales, la cataracte, l'amaurose, les hernies, les difformités, etc., qui
se lient à une prédisposition, de même que les calculs urinaires, les hémorrhagies, les anévrysmes qui parfois dépendent d'une diathèse, peuvent se transmettre hérédi-
tairement. Ainsi Delpech invoque l'hérédité pour toutes les
altérations cancéreuses, quels que soient les organes où elles
viennent se manifester : « tout cancer, dès son origine, dit
le professeur de Montpellier (1), est le symptôme d'une diathèse particulière dont on ne connaît ni le principe, ni le
siège primitif. L'observation démontre que cette maladie
est souvent héréditaire, ce qui suppose évidemment des
modifications dans l'organisation ou dans la crasse des humeurs correspondantes à la condition morbifique. » Au mois
d'Octobre 1845, j'ai vu opérer, par M. le professeur Delmas,
une femme de 45 ans, pour un cancer au sein : tous les
parents de cette femme sont atteints de cancer depuis neuf
générations !

ARTICLE V. — *De l'humorisme et du solidisme.*

Quand on examine l'ensemble du corps humain et chacun
de ses organes, on n'est point porté à y supposer la présence

(1) Malad. réput. chirurg., III, 516.

d'une partie privée de vie : tout, dans l'homme, montre une activité manifeste, quoique chaque organe n'en soit pas également doué. En voyant les actes de la respiration, de la circulation, nous sommes nécessairement amenés à reconnaître l'action et la vie des diverses portions de l'appareil de ces grandes fonctions. La sensibilité dont jouissent les muscles, les nerfs, la peau, etc., au moindre contact, ne permet pas de nier la vitalité de ces parties. Toutefois, lorsque l'on arrive à l'examen des os et de leurs dépendances, l'esprit serait conduit à leur refuser la vie, parce que la pression, l'action même des instruments ne fait point éprouver de sensations prononcées, et que leur résistance semble les rapprocher des corps inorganiques.

Mais, à ce titre, les masses centrales du système nerveux pourraient bien être dépouillées de leur grande animation, car les pressions, les sections même du cerveau ne donnent lieu à aucune vive souffrance; plusieurs nerfs eux-mêmes, surtout ceux destinés aux sens et aux viscères, n'éprouvent point d'impression ni de sentiment sous l'action des violences externes. Et cependant, qui refuserait de la vitalité aux centres des sensations et des volitions? Ce que nous disons des os, nous pouvons l'appliquer aux cartilages, aux tissus fibreux, car l'excision ou la division de ces organes ne produit pas davantage de sensation prononcée : néanmoins, les physiologistes sont loin de nier la vie dans ces sortes de tissus.

D'ailleurs, quelle raison y a-t-il pour admettre la sensibilité et la vitalité dans les masses encéphaliques, alors que leur section directe ne donne lieu à aucune sensation? La structure pourrait-elle nous en rendre compte? Non, sans doute, pas plus que celle des os ne pourrait nous expliquer les forces qui les animent. Ce n'est donc pas l'organisation de nos parties en elle-même qui est capable de nous manifester leurs propriétés et leurs facultés, mais bien l'observation directe de l'homme. Y a-t-il donc plus de raison pour croire à la non vitalité des humeurs du corps? Leur fluidité ne saurait en être le motif, car l'embryon commence par une gangue demi-consistante, et les liquides eux-mêmes forment la première base de notre organisation.

Que saisit-on à l'inspection du développement embryonnaire? Un amas de liquides environnés d'une membrane au sein de laquelle se manifeste bientôt un point blanc; une auréole vasculaire se dessine, et les premiers globules sanguins semblent sortir d'eux-mêmes, se multiplier progressivement, et pénétrer, par une puissance dont ils sont animés, la gangue pulpeuse qui forme le champ du nouvel être. En examinant cette progression, cette agitation des molécules autour de la tache centrale, qui serait tenté de nier qu'elles sont douées d'une force transmise avec l'acte fécondateur? Ainsi, c'est dans les fluides que se manifestent les premiers phénomènes de la vie; c'est par les liquides que se montrent les linéaments primitifs de l'être vivant.

Pendant l'existence extra-utérine, le sang offre, en bien des cas, des preuves nombreuses du dynamisme qui l'anime: vainement il est soumis à l'influence des agents extérieurs; vainement le froid, le repos, la chaleur, tendent à détruire ses qualités vitales: même hors de ces canaux, le sang résiste à ces influences, et sa coagulation n'en est pas hâtée, retardée ou empêchée. C'est l'observation des phénomènes de ce genre qui portait Lamure, et surtout Jonh Hunter, à dire: « Si nous n'admettions pas un *principe vital* du sang, nous aurions agi, dans nos investigations, comme si nous eussions disséqué un cadavre sans établir aucun rapport entre lui et le corps vivant, ou même sans savoir qu'il ait été doué de vie (1). »

(1) OEuvres, tom. III, pag. 126, trad. nouvelle.

Tous les grands observateurs ont été frappés de ces actes qui démontrent le dynamisme des liquides. Haller même, en voulant tout soumettre à l'irritabilité des parties, n'a pu méconnaître les actes admirables par lesquels le sang tend lui-même à terminer les hémorrhagies. Non-seulement, en effet, l'artère blessée se rétracte et se resserre, le caillot se forme, la lymphe plastique s'épanche avec une synergie vraiment médicatrice; mais encore le sang s'efforce spontanément de s'éloigner de l'ouverture traumatique, et à se dévier vers les vaisseaux voisins. Cette *dérivation du sang*, que Galien et le célèbre physiologiste de Bâle ont érigée en loi de la vie, contribue beaucoup aux succès obtenus, par des médecins habiles, de la simple compression des vaisseaux divisés, sans autre moyen hémostatique.

Ainsi donc, comme on l'a pensé dès la plus haute antiquité, les humeurs du corps humain vivent, et, sous ce point de vue, il est encore vrai de dire, avec Bordeu, que le sang est de la *chair coulante*. Si l'examen du sang ou du chyle a pu nous le manifester, alors que ces liquides se trouvent à l'extérieur, leur étude nous le prouvera bien mieux encore en les considérant pendant qu'ils se trouvent renfermés dans leurs conduits naturels. On a prétendu que cette coagulation du sang, qui constitue le caillot hémostatique, provenait de l'arrêt de ce fluide au milieu des tissus divisés, où il formait une espèce de bouchon dont les lois physiques semblent donner entièrement raison. Cette opinion ne peut être conservée, dès que l'on remarque les effets de la syncope, du priapisme et de quelques autres états morbides où la circulation se trouve suspendue dans tout le corps ou dans l'une de ses régions.

Si, en effet, le repos et le manque de mouvement sont la cause mécanique de sa coagulation, comment, dans la syncope et le priapisme, dans les diverses espèces de *mort apparente,* etc., le sang, la lymphe ou le chyle ne se figent-ils pas ? Voyez cette lymphe plastique épanchée entre les fragments d'un tendon ou d'un muscle divisés, d'une séreuse lésée ou de tout autre organe où se passent des actes médicateurs ? D'abord visqueuse et liquide, cette matière se coagule, se pourvoit de sang, puis de vaisseaux indépendants de la circulation voisine ; enfin, elle s'organise d'elle-même, comme nous avons vu l'embryon sortir du champ blastodermique. Ne devons-nous pas répéter encore que cette membrane embryonnaire, que les globules sanguins primitifs, la lymphe plastique, le sang, le chyle, enfin toutes les humeurs animales sont imprégnées d'une force dont le cadavre ne nous offre aucun exemple ?

Mais comment admettre quelque partie morte au milieu de l'économie humaine, elle qui nous manifeste à tout instant une tendance constante à expulser les matières devenues étrangères par le fait même de la cessation du dynamisme en celles-ci ! Ne voyons-nous pas les séquestres, les esquilles, les escarres, les produits inorganiques, provoquer une série de changements dont le but manifeste est leur élimination ? Considérez aussi les liquides excrémentitiels dont le séjour détermine bientôt des désordres graves qui cessent ou diminuent seulement après leur expulsion de l'économie. Ainsi donc, la vitalité des humeurs animales ne peut être niée de bonne foi. Mais la vie étant démontrée au sein des fluides, les maladies y sont, par cela même, implicitement comprises ; car, non-seulement la maladie n'est qu'une face des manifestations de la vie, mais encore c'est une condition de tout ce qui est doué de cette puissance. Après avoir démontré la possibilité et la nécessité des altérations des fluides animalisés, voyons comment les plus anciens médecins concevaient ces maladies, ou, en d'autres termes, ce qu'était l'humorisme pour l'École hippocratique.

Accordant une prédominance à l'une des principales humeurs du corps humain, suivant l'époque de l'année, Hippocrate admet que, dans le principe, le *sang* prend de l'accroissement, et que, par suite, les hommes sont plus rouges, plus chauds, atteints plus souvent d'épistaxis et de dysenterie. Durant l'été, la surcharge de *bile* engendre des évacuations bilieuses et des ictères. « La *pituite*, dit-il (1), augmente pendant l'hiver : cela paraît manifestement en ce que l'on en crache et l'on en mouche en grande quantité dans cette saison. C'est aussi pendant l'hiver que surviennent principalement les œdèmes, les tumeurs blanches et toutes les maladies pituiteuses. » Enfin, il ajoute que l'*atrabile* prédomine en automne.

Suivant Hippocrate, cette *bile verte* produit des déchirements d'entrailles et de poitrine, qui cessent seulement après que cette espèce de bile est purgée, affaiblie et mêlée avec les autres humeurs. Si la *bile jaune* se répand au sein de l'économie, il survient des inquiétudes, de la chaleur, de l'abattement, de la fièvre, des douleurs, tant que cette humeur reste crue, exaltée et nullement mêlée, ou qu'une évacuation naturelle, un remède donné à propos, ne viennent point en délivrer le malade. Il ne veut point admettre la supposition du froid et du chaud, du sec ni de l'humide, par lesquels certains systématiques prétendaient expliquer les affections morbides; et, après avoir réfuté leur opinion, il ajoute : « En voilà assez, je crois, pour ceux qui font consister la médecine dans les hypothèses du froid et du chaud, du sec et de l'humide (2). »

Rejetant donc cette dernière supposition, le divin Vieillard conseille, en observant les malades, de savoir ce que cha-

(1) Livre sur la nature de l'homme, § 7.
(2) De l'ancienne médecine, § 20.

cune des humeurs peut opérer sur l'homme; leur affinité
réciproque; si l'humeur douce se change en une autre espèce,
non par aucun mélange, mais par elle-même, en dégénérant
de sa nature primitive; la première altération qu'elle subit;
si elle devient d'abord amère, salée, acerbe ou acide. L'acide
lui paraît le plus nuisible de tous les états par où elle peut
passer, lorsque son état doux serait le plus utile. Ainsi, le
Père de la médecine s'occupe fort peu des qualités de température ou de sécheresse des humeurs, mais bien de leurs
changements morbides, suivant les effets plus ou moins
irritants qu'ils produisent dans l'économie. S'agissait-il des
déjections, il examinait si elles étaient crues ou cuites, c'est-
à-dire si elles avaient subi les modifications complètes qu'elles
présentent chez l'individu qui marche vers la guérison ou
qui jouit de la santé; si elles avaient une horrible puanteur.
Considérait-il les sueurs, les larmes, le mucus nasal, etc.,
il s'informait de leur saveur salée. Observait-il les sécrétions
utérines, il se demandait si elles étaient claires, homogènes,
non mêlées, chargées d'écume, mordicantes, vertes, de
diverses couleurs, striées de filaments ou de grains de sang,
crues, cuites, brûlées, suivies de diminution ou d'accroissement du mal (1).

D'après ce passage des œuvres authentiques du Père de
la médecine, il est facile de voir que ce grand observateur
n'admettait pas des principes purement tirés de son imagination; sa doctrine n'est point le fruit d'une théorie favorite
et créée hors du lit des malades. Il rejette ces qualités hypothétiques qui, chez Galien et ses disciples, tiennent la
place des faits et obscurcissent la vérité par un amas de
suppositions systématiques. Tout en repoussant, le plus
souvent, les diverses combinaisons du froid ou du chaud,

(1) Traité des humeurs, § 9, 12.

de l'humidité ou de la sécheresse, Hippocrate constate les changements éprouvés par les différentes humeurs de l'économie, suivant ce que l'expérience clinique apprend. Ainsi, ayant observé que, pour marcher vers une guérison assurée, les liquides excrétés offrent une série de modifications, il est amené à juger, par ces changements eux-mêmes, de la tendance des maladies et des phases qui restent à parcourir.

Ne voit-on pas tous les jours les caractères progressivement variés du mucus bronchique dans le catarrhe pulmonaire? L'expérience n'a-t-elle pas démontré que, tant que la fluxion pulmonaire est aiguë et conserve son intensité première, le mucus est rare et strié de sang, rouillé, etc.; que, s'il devient épais, jaunâtre, opaque, vous pouvez annoncer la diminution du mal et la tendance vers une solution prochaine? Une observation analogue, faite par l'École hippocratique, à propos de chaque liquide animalisé, montre combien elle s'attachait à l'observation, et comment elle rapportait toujours ses vues de détail sur les humeurs à l'état morbide de l'économie entière.

Le divin Vieillard admettait encore la fièvre humorale en beaucoup de maladies par la prédominance ou la viciation du sang, de la bile, de la lymphe ou de l'atrabile. Il est difficile, comme nous le prouverons plus loin, de nier cette vérité; et quoique, en certains cas, la viciation des humeurs ne soit pas primitive, il n'en est pas moins vrai que, fréquemment, elles sont modifiées dès le début. Si la pléthore, l'anémie, la chlorose, le scorbut et bien d'autres modifications ne laissent aucun doute à cet égard pour le sang, les scrofules, la diathèse séreuse, l'ictère, la dysenterie bilieuse, etc., nous le montrent pour la lymphe et la bile. Reconnaissons aussi qu'Hippocrate ne rapportait pas tous les états pathologiques aux humeurs altérées; car des névroses et plusieurs autres affections étaient dues, selon lui, à une cause inconnue, répandue dans l'air, ou à un τὸ θεῖον.

Ainsi, l'École antique, dès son principe, défendait l'humorisme d'après les résultats simples de l'observation clinique; elle n'en faisait pas la base de sa doctrine, puisqu'elle reconnaissait des maladies provenant d'autres sources, puisqu'elle considérait la science médicale, non comme dominée par une seule loi, mais par une série de lois que l'observation seule pouvait apprendre. « Il faut reconnaître, dit le professeur Bérard (1), que Cos ne professait pas un humorisme exclusif. On y tenait compte des solides; on n'employait pas seulement les évacuants, mais on traitait encore les affections des facultés ou des propriétés vitales de ces solides, qu'on examinait à la manière du temps. »

Les descendants du Père de la médecine ne surent point comprendre ou respecter sa philosophie; ils ne surent pas faire la part des altérations dont les solides ou les liquides peuvent être le siége premier, sans idées préconçues. Galien surtout montra combien, avec un génie supérieur, on est susceptible de s'égarer dans le vague des suppositions gratuites. Dès son début, le médecin de Pergame fait de la médecine *à priori*, et reconnaît pour chef Aristote, qui était presque étranger à la médecine : de là naquirent les éléments du corps humain, communs avec ceux de tout l'univers; de là ces qualités générales des éléments considérés comme causes actives. Ainsi les humeurs de l'économie, composées de ces mêmes éléments (feu, terre, eau, et air), sont pourvues des mêmes qualités (humide, sec, froid, et chaud) dont les combinaisons diverses et imaginaires constituent les différences des humeurs animales : ainsi la prédominance de ces qualités entraîne des maladies correspondantes. Galien rejette avec dédain les théories des anatomistes, sans s'apercevoir qu'il admet le principe fondamental de leur doctrine,

(1) Doct. méd., pag. 288.

savoir, que la maladie dépend d'une altération physique du mélange.

Si l'humorisme trouva dans l'antiquité des partisans célèbres, le solidisme ne fut pas moins vanté d'une manière tout aussi partiale. Le fameux Asclépiade professait partout cette dernière doctrine, prétendant que les humeurs n'étaient pour rien dans les maladies. Il est facile de sentir, en effet, qu'un mécanicien ne pouvait guère s'accommoder de la vitalité des liquides, et que les organes se prêtaient beaucoup mieux à ses idées favorites. Si, pressé par les médecins de l'École antique, il reconnaissait des maladies dont les humeurs étaient la source, il les regardait comme en étant des causes éloignées, coïncidentes, et revenait bien vite à l'altération des solides dès que les humeurs avaient été évacuées. Enfin, pour lui, les altérations des liquides formaient un accident, et non le fond de la maladie elle-même. Telle fut aussi l'hypothèse du fameux Érasistrate, qui, comme ses prédécesseurs, était amené à rejeter la saignée et les purgatifs, à traiter les hémorrhagies par la compression des membres, ne voyant partout que des solides à modifier dans leurs divers changements pathologiques.

Long-temps ce système prévalut dans la médecine : plusieurs fois repris, plusieurs fois abandonnés, le solidisme et l'humorisme se sont renouvelés encore de nos jours; et, au milieu de discussions récentes et animées, l'Académie royale de médecine vient d'avouer que, depuis Hippocrate, la médecine n'avait pas fait de progrès, c'est-à-dire trouvé de meilleurs principes que ceux des anciens, auxquels il fallait revenir. C'est là un résultat des plus remarquables que nous ne saurions trop rappeler; car il donne une preuve patente de la justesse des fondements de la médecine ancienne, puisque, à mesure que les théories systématiques perdent de leur vogue, les mêmes principes de l'antiquité reparaissent

avec une nouvelle puissance. Nous avons déjà démontré la
vie dans les liquides, ce qui, avons-nous dit, suppose nécessairement la possibilité des maladies; mais ici nous avons
recours à l'expérience clinique et à l'étude variée des humeurs animales pour mettre cette vérité hors de toute contestation. Passant en revue les principales modifications,
plusieurs fois constatées au sein des fluides du corps vivant,
les médecins organiciens, revenus un peu de leur opinion
première, reconnaissent que les liquides peuvent éprouver
des changements dans leur couleur, leur densité, leur vis-
cosité, etc. : d'après leur aveu, ces humeurs peuvent passer
de l'état fluide à l'état solide; les différentes proportions entre
les éléments constitutifs des liquides seraient une des causes
les plus puissantes de ces altérations. « Qui oserait, dit
M. Bouillaud (1), nier que la composition des humeurs ne soit
altérée chez les individus en proie à des maladies désignées
sous le nom de *cachexies*, scorbut, cancer, etc. ? Dans les
fièvres dites *essentielles*, les altérations du sang jouent un
rôle important; n'en est-il pas de même dans le typhus ? »

Étudiant avec soin les modifications morbides éprouvées
par les humeurs animales, Ollivier ne peut révoquer en
doute plusieurs altérations de la lymphe à laquelle viennent
se mêler d'autres liquides divers. Ainsi, du pus a été rencontré jusque dans le canal thoracique, à la suite d'une
inflammation utérine ou d'une gangrène sénile (Lauth) ;
Peyer, Assalini, etc., ont vu de la bile dans les lymphatiques du foie; Sœmmering reconnut du lait dans les lymphatiques d'une femme en couches; Fodéré et Mascagni y
ont découvert du sang. Ce dernier liquide, dont l'importance
et les nombreuses altérations ont mérité l'attention spéciale
des médecins, a été trouvé pâle et séreux chez les individus

(1) Dict. en 15 vol.

décolorés et délicats, foncé chez les personnes atteintes
d'hémorrhoïdes, de maladies du cœur, de gêne dans la circulation (Meckel); dans le scorbut et le choléra-morbus, il
est parfois aussi noir que l'encre (Huxham), et d'un rouge
clair en d'autres fois (Hoffmann); enfin, on l'a trouvé jaune
après la morsure de certains ophidiens. Le sang offre une
grande fluidité dans le scorbut, la maladie tachetée hémorrhagique de Werlhoff, le typhus, la variole, certaines fièvres malignes où sa coagulabilité est anéantie : cette lésion
a été observée à la suite de la foudre ou des décharges élec-
triques.

Depuis la plus haute antiquité, on savait que le sang est
plus riche dans la pléthore, la fièvre inflammatoire; qu'il
est, au contraire, pauvre et séreux dans la chlorose, l'a-
némie, etc. : ces observations ont été confirmées et développées par les progrès des sciences. Ainsi l'on a trouvé une
augmentation de fibrine et de plasticité du sang durant l'état
inflammatoire; un accroissement des globules dans les py-
rexies ou fièvres, les congestions, les hémorrhagies cérébrales, etc.; la diminution des globules dans les cachexies,
la chlorose, etc.; une perte sensible d'albumine lors de
l'albuminurie. MM. Andral, Gavarret, Forget, etc., ont
constaté que, dans les fièvres typhoïdes, le sang n'a aucun
rapport avec celui des inflammations, mais avec celui des
fièvres. Selon ces expérimentateurs, la quantité de fibrine
augmente avec les douleurs et la fièvre; dans l'état inflammatoire, la fibrine diminue dès que la fièvre cesse; comme
dans la tuberculisation pulmonaire elle augmente dès que la
fièvre se manifeste et se soutient.

Si toute inflammation aiguë introduit dans l'économie une
disposition particulière en vertu de laquelle une grande
quantité de fibrine se forme spontanément au sein de la
masse sanguine, d'un autre côté, la fibrine diminue ordi-

nairement à mesure que les fièvres typhoïdes prennent une intensité croissante. On peut, du reste, lire à cet égard l'intéressant travail du professeur Forget, dont nous indiquons la source plus bas.

Nous venons de signaler plusieurs changements physiques opérés dans ce liquide : il est d'autres modifications encore où sa vitalité est mieux mise au jour. Ainsi, dans les phlogoses, portées au point qu'il ne se forme pas de couenne, le sang se coagule lentement ; il acquiert des qualités putrides ou vénéneuses dans les inflammations gangréneuses ; qu'il n'a pas dans les phlegmasies de bonne nature, comme le professeur Deidier le démontra lors de la peste de Rochefort (1). Nous avons signalé plus haut l'influence des affections malignes, de la foudre, sur la coagulabilité du sang. De pareils faits avaient conduit le professeur Forget à dire : « instinctivement professé par les anciens, l'humorisme se trouve expérimentalement démontré par les modernes (2). »

Sans nous étendre davantage sur les preuves nombreuses de l'altération des liquides, nous croyons celles-ci tout aussi bien démontrées que celles des solides, sur lesquelles nous devons beaucoup moins insister, à raison de la facilité de leur constatation. Il suffit, en effet, de considérer le rachitis, la carie, le cancer, les tuberculisations, les indurations diverses, les ramollissements des différents organes, etc., pour ne pas mettre en doute l'altération directe des parties résistantes du corps humain. Voyons maintenant si les modifications morbides des premiers peuvent se former isolément et sans la participation des liquides, au début de l'affection.

(1) Lettre sur la maladie de Marseille, en 1721. Expériences sur la bile des cadavres des pestiférés, en 1722.
(2) Journ. hebd., 1834, tom. I.

S'il est difficile ou même impossible de surprendre les actes de la nature humaine dès leur principe, les expériences sont parfois susceptibles de donner, non une démonstration absolue, mais du moins utile à la solution de ce problème. L'infusion de diverses matières dans le sang, faite par Paul Scheel, Lamure, Dumas, etc., a promptement déterminé des accidents. Ainsi des substances toxiques n'ont pas tardé à altérer la constitution du sang, sa vitalité, et enfin la vie de tout l'individu. Le passage du pus dans le sang y produit un changement très-prononcé, et, par suite, des symptômes et une lésion morbide dont nous parlerons plus loin.

Si l'organe digestif est impuissant pour repousser certaines substances nuisibles, il sert de voie d'introduction à une foule de causes morbifiques, comme l'ivresse et plusieurs espèces d'empoisonnements nous en présentent des exemples. Quand ce même tube digestif est incapable de séparer les sucs nutritifs, où s'épuise vainement sur des matières dépourvues d'éléments alibiles, il se forme un chyme et un chyle pauvres, viciés, et par suite le scorbut, l'anémie, les scrofules. Les altérations des humeurs par la voie cutanée ne sont pas peut-être moins nombreuses ni moins manifestes : ainsi une foule de maladies graves sont déterminées par les venins, les virus, les matières septiques, l'inoculation : on se rappelle les expériences de Bichat sur l'absorption des émanations d'amphithéâtre par la voie cutanée.

L'introduction des causes morbides et la viciation des humeurs sont tout aussi énergiques par le tube aérien ; les modifications de l'atmosphère ne tardent pas à se faire sentir dans le corps humain par la communication des principes de l'air avec ceux du sang. L'infection miasmatique des fièvres paludéennes, des affections putrides, de la fièvre jaune,

du typhus, et de presque toutes les maladies analogues,
s'opère à la faveur du même mélange des éléments de l'air
avec le sang. Quand on a respiré pendant quelques heures
l'atmosphère des salles de dissection, des buanderies, des
établissements d'équarrissage, des fabriques de térében-
thine, d'huiles essentielles, etc., on ne tarde pas à exhaler
une odeur semblable à celle des lieux où l'on se trouvait
naguère, et les urines, la sueur, les excrétions alvines,
enfin toutes les matières expulsées répandent de pareilles
exhalaisons. Bien plus, les recherches de MM. Prévost,
Dumas, Barbier, Bérard, et des plus habiles médecins-chi-
mistes, ont démontré dans le sang, les urines, la bile et
dans la plupart des humeurs animales, les substances toxiques ou médicamenteuses ingérées depuis fort peu d'heures
dans l'estomac.

Plusieurs autres voies sont ouvertes à l'entrée d'une foule
de causes morbifiques, dont les liquides du corps humain
reçoivent les premières atteintes. Ainsi l'urètre, la vessie,
le tissu cellulaire de la superficie comme de l'épaisseur des
organes, sont le siége d'absorptions multipliées, auxquelles
les solides n'opposent qu'une faible résistance, et qui im-
portent des conditions d'altérations primordiales au sein de
la lymphe, ou du sang.

Les modifications morbides dont nous venons de parler
donnent lieu au développement de perturbations générales
trop rapprochées du moment de l'introduction des matières,
pour ne pas les rapporter directement à l'altération des humeurs viciées. Le passage rapide du pus dans le sang, l'injection de substances toxiques dans les vaisseaux, l'infusion
de médicaments au sein des veines, amènent bientôt des
états morbides ou des actes pathologiques dont la source ne
saurait être méconnue. Il nous semble donc avoir démontré
les altérations fréquentes des liquides, dont plusieurs, di-

rectes et primitives, déterminent des maladies graves. Nous avons signalé aussi les maladies où les solides éprouvent les premiers changements pathologiques. Examinons maintenant si les viciations des humeurs se communiquent ensuite aux parties résistantes de l'économie.

Nous avons vu plus haut le chyme et le chyle viciés par une alimentation pauvre et de mauvaise nature : on le rencontre encore trop riche par suite d'un régime succulent et tonique. Le sang ne tarde pas à recevoir l'influence de cette fâcheuse composition des liquides élémentaires, et de là résulte une humeur trop séreuse, peu fournie de fibrine, peu plastique, ou bien un sang épais, couenneux. Par l'action de semblables matériaux, la nutrition ne peut être favorable et saine ; la réparation des organes ne saurait s'opérer selon l'ordre habituel. Les solides sont mal constitués, et *la chair coulante*, en étant transformée en muscles, en nerfs, en os, etc., doit nécessairement communiquer à ceux-ci les vices dont elle est elle-même entachée.

Lorsque du pus, des venins, des virus pénètrent directement dans le sang, la lymphe, etc., un ensemble de symptômes ne tarde pas à se développer. Le pouls est troublé, la chaleur augmentée ou irrégulière, la respiration embarrassée, les forces nerveuses dans une perturbation manifeste; le cœur précipite et affaiblit son action; dans le trajet des vaisseaux par lesquels le venin ou le pus s'est introduit, on observe des gonflements, des phlyctènes, des abcès, de la gangrène; bientôt les sécrétions et les excrétions fournissent des produits morbides par des organes altérés dans leur texture, et ces désordres nombreux des tissus ont leur source évidente dans l'altération première des liquides animaux.

Il existe une coïncidence remarquable entre l'épaississement du sang et le resserrement des solides; ce liquide est plus coagulable et plus dense, selon la remarque de Spigel, chez les sujets dont la peau est ferme. Cette tendance des humeurs à s'épaissir entraîne nécessairement une gêne dans le développement des forces et dans l'action des organes ; elle embarrasse la circulation, produit des obstructions diverses, et un sentiment d'anxiété et de pesanteur dont les congestions habituelles du cerveau nous donnent de fréquents exemples. La disposition inverse des fluides amène l'abattement et la faiblesse des sujets. « Elle fait languir la circulation, dit le professeur Dumas (1), et prive les organes du principe stimulant qui les excite le mieux. Elle cause les infiltrations, les épanchements, les effusions de sang et d'humeurs qui ont lieu dans plusieurs espèces de maladies. Les sécrétions, le développement et la nutrition s'exécutent mal avec des fluides qui n'ont pas assez de consistance : les humeurs et les organes manquent également d'une réparation suffisante. »

Si la viciation des fluides est la cause prochaine de bien des dégradations organiques, fréquemment aussi ces dernières deviennent le principe de modifications morbides des humeurs. La physiologie nous apprend le rôle des lymphatiques et des veines chargées de reprendre aux tissus les particules désormais impropres à les constituer, ou qui doivent être vivifiées de nouveau ou éliminées par les diverses voies naturelles. Si donc ces tissus sont malades, dégradés, profondément altérés dans leurs éléments ; leurs molécules, reprises par le mouvement de décomposition, importeront au sein des fluides des causes de troubles et de maladies. Ainsi l'expérience de tous les temps démontre combien la persistance de la gangrène humide est propre à infecter l'économie ; combien le croupissement du pus est capable de

(1) Maladies chroniques, tom. II.

vicier la masse de nos humeurs; combien le cancer ramolli, les ulcères divers, etc., sont susceptibles de produire des effets semblables.

A ces exemples remarquables de l'influence des solides sur la viciation des liquides, nous pourrions ajouter les modifications que les fluides éprouvent par l'altération des organes qui les sécrètent. Ainsi les ulcères tuberculeux des poumons donnent lieu à des produits morbides; le cancer ou le ramollissement des mamelles sont accompagnés d'une sécrétion pathologique de ces glandes; l'engorgement, les dégénérescences des parois intestinales, entraînent un mucus profondément vicié; le squirrhe, le putrilage de l'utérus, sont suivis de flueurs blanches, d'ichor fétide et dangereux; le foie gras sécrète une bile fortement altérée.

Mais si la structure des organes est favorable et ordinairement nécessaire aux sécrétions normales, et si leur dégradation amène des changements dans les produits sécrétés, on ne saurait rattacher exclusivement à cette organisation les modifications dont nous parlons. Il faut surtout tenir compte des forces qui animent ces appareils, car chacun de ces viscères sans changement appréciable de tissu, offre fréquemment des modifications nombreuses dans ses sécrétions, suivant l'état de l'individu. Qui ne sait les changements de l'urine pendant les affections nerveuses, les modifications du mucus bronchique lors du catarrhe pulmonaire, les viciations du lait par les émotions passionnelles ou les affections morbides de la femme, etc.? De même, les membranes de nouvelle formation ou pathologiques fournissent des produits diversement constitués d'un instant à l'autre, suivant l'état du sujet et une foule de conditions internes étrangères à la membrane sécrétante.

Ces déductions cliniques nous conduisent à remarquer la liaison habituelle des altérations que nous venons d'examiner isolément. S'il est nécessaire et rationnel de savoir si les vices des liquides sont primitifs, secondaires ou accessoires, il n'en est pas moins vrai que ces modifications morbides ne tardent pas à se communiquer, à être communes à toutes les parties du corps humain. « Les altérations des fluides sont le plus souvent l'effet des maladies des solides, dit le professeur Golfin (1); mais souvent aussi elles sont sponta-nées, primitives, et causes directes des maladies des so-lides, bien que la spontanéité de ces altérations soit con-testée par quelques physiologistes de ce siècle. » Comment concevoir, en effet, la présence d'un sang ou d'une lymphe viciés, sans la lésion prompte des autres parties de l'éco-nomie ? Le transport et le mélange de ces liquides dans toutes les régions du corps y introduisent forcément une altération. Les vices du chyle ne tardent pas à appauvrir le sang, et la débilité de celui-ci apporte, avec des éléments de réparation, des éléments de faiblesse et de maladies.

Si les liquides sont doués des forces générales qui animent toute l'économie, ces forces peuvent être lésées, ainsi que la fluidité du sang et son changement de couleur nous le dé-montrent : de sorte qu'il est capable de produire bien d'autres maladies que celles dont les altérations matérielles semblent nous donner la raison. La participation des liquides aux lésions rapides de l'être humain prouve le consensus de toutes les parties solides et liquides, et la nécessité de com-prendre d'une manière plus large et plus rationnelle les états morbides dont les humeurs ou les tissus ont été le premier siége de manifestation.

Cette manière de voir le solidisme et l'humorisme a été celle de l'antiquité et celle des plus grands médecins, celle enfin que l'École de Montpellier a constamment défendue.

(1) Discours sur l'homme, pag. 41.

« L'École de Montpellier, marchant sur les traces de celle de Cos (1), s'est appliquée à réunir les deux opinions plus étroitement que les autres Écoles de l'Europe, et à les faire même reposer sur des bases plus fermes que celles de la théorie de Cos. Elle admet les altérations des humeurs, mais elle les admet comme des effets de l'action de la force vitale. Ces altérations constituent un classe particulière de faits ; elle cherche à déterminer les liens qui les rattachent à la lésion des solides ; elle n'a pas voulu se hasarder, sur ce point, dans les divisions absolues auxquelles se sont livrées la plupart des autres Écoles. » Dans le scorbut lui-même, si l'alimentation porte des viciations, principalement sur le chyle et le sang, les solides sont tout aussi promptement lésés, car le régime n'est pas la seule cause du scorbut ; et plusieurs autres causes, qui n'influencent pas directement le sang, concourent à produire cette affection morbide.

A plus forte raison ces remarques sont-elles applicables aux scrofules, au cancer, aux dartres, et à la plupart des affections morbides qui se développent spontanément et sans l'introduction directe d'un principe morbifique dans les liquides. Quelle est, en effet, la partie primitivement altérée dans la fièvre jaune, la peste, le choléra-morbus, les fièvres paludéennes, les fièvres continues essentielles, les névroses, la chlorose, la suette, les fluxions et la plupart des affections morbides où l'action des agents extérieurs est si variable, si incertaine, et où il faut en appeler à une lésion interne et générale pour en concevoir la véritable source ? Cette viciation complète de l'économie humaine est surtout incontestable dans ces états pathologiques appelés *cachexies* et *cacochymies* par les praticiens de tous les temps.

Le corps humain est composé de molécules diverses dont

(1) F. Bérard, doct. méd., pag. 288.

la réunion et l'association naturelle ne sauraient s'expliquer sans l'intervention d'une force qui conserve et rétablit nécessairement cette harmonie. Cependant, par suite de l'action d'une cause morbifique venant de l'extérieur ou s'élevant du corps humain lui-même, cette constitution normale des fluides et des solides est altérée lentement et profondément. Alors il y a, suivant le langage de l'ancienne pratique, de l'amer, du salé, du doux, de l'aigre, de l'insipide, expressions le plus souvent métaphoriques, déduites de l'observation des effets morbides plutôt que d'une théorie physique. « Cette disposition vicieuse de la constitution chimique du corps, dit le professeur Lordat (1), quand elle est stationnaire et qu'elle est assez évidente pour qu'elle puisse être aperçue par les formes et par la couleur de la surface, prend les noms de *cachexie*, de *cacochymie*, de *pléthore*, suivant diverses circonstances. Mais comme la conservation de la constitution est dans les attributs de l'*impetum faciens*, le désordre manifeste dans ce pouvoir, soit une impuissance, soit une opération vicieuse. »

Ces idées, qui semblaient expulsées de la science par les efforts de l'école organicienne, reviennent maintenant avec plus de puissance que jamais. Nous avons signalé, en commençant, les discussions qui ont eu lieu à l'Académie de médecine. Dans son éloge de Dupuytren (2), le docteur Pariset reconnaît l'*existence*, la *multiplicité*, la *complexité* et l'*obscurité* des *cachexies*. Ainsi va la science, sans cesse ballottée par le défaut de méthode et de philosophie médicale de certains systématiques, toujours antagonistes des principes de l'antiquité, auxquels ils sont obligés de revenir par la force de la vérité.

(1) Pérpét. méd., pag. 277.
(2) Acad. roy. de méd., 1836.

Quoique, dans le langage ordinaire, on comprenne, sous le nom de *pléthore*, la surcharge de sang riche en parties fibrineuses, cependant il existe bien d'autres espèces de dispositions humoraies de ce genre : certains sujets présentent une prédominance de sucs lymphatiques, séreux, biliaires, etc., c'est-à-dire tout autant de pléthores particulières. Tant que cette prédominance n'entraîne pas de troubles dans la santé, et permet à l'individu de poursuivre la carrière ordinaire de la vie, elle constitue une disposition physiologique plus ou moins favorable à certaines affections. Mais dès que la surcharge de ces liquides dépasse les forces et la résistance de l'homme vivant, alors il y a maladie, appelée *diathèse* séreuse, sanguine, graisseuse, etc., comme Bordeu nous l'apprend (1).

Nous avons déjà parlé de pléthore sanguine. Celle qui résulte du surcroît de la *bile* donne lieu à une excitation des organes digestifs, dont le trouble ne tarde pas à entraîner des maladies, et annonce l'état bilieux. Cette affection se manifeste par un pouls dur et fréquent, la chaleur âcre et forte, le sommeil inquiet, la peau chaude et sèche, le teint jaune, et toute l'habitude du corps resserrée. Bientôt surviennent des vomissements, des diarrhées bilieuses, de la fièvre, des flux hémorrhoïdaux, qui en forment souvent la solution heureuse, suivant Sydenham, Selle, Sarcone et les plus grands praticiens. Nous bornons là ces remarques sur les pléthores, quoique celle de la lymphe ou de la sérosité pût nous fournir des réflexions cliniques dont le professeur Dumas a démontré toute l'importance pratique (2).

Toutefois nous ne pouvons passer sous silence la *diathèse purulente*, parce qu'elle forme un problème des plus inté-

(1) OEuvres, tom. II, pag. 948.
(2) Ouvrage cité, pag. 95.

ressants de la médecine, et que, de nos jours, on s'en occupe avec une prédilection remarquable. Quand on observe
quelque temps dans les hôpitaux, on ne tarde pas à rencontrer des sujets atteints d'un si grand nombre d'abcès
froids, d'une disposition si prononcée à la production du
pus, et cela aux moindres causes ou sans aucune circonstance capable de déterminer cet effet, que l'on ne peut se
défendre d'une idée généralement reçue par les praticiens,
et exprimée par le mot de *diathèse purulente*. Tantôt c'est
pendant l'existence d'une affection fébrile dont la production
du pus ou la tendance manifeste à en produire en beaucoup
d'endroits différents, lui a valu le nom de *fièvre purulente ;*
tantôt ce sont des phlegmasies plus ou moins énergiques,
mais dont le résultat est la production inévitable du pus ;
d'autres fois, enfin, ce liquide pathologique se montre sans
fièvre et sans inflammation.

Frappés de cette tendance remarquable, les anciens
l'avaient rapportée à la transformation du sang en pus.
« Lorsqu'un petit vaisseau a été rompu, dit Hippocrate,
le sang se putréfie et devient pus ; si les chairs ont été blessées, elles altèrent le sang des veines voisines qui s'y putréfie
et devient pus. » Telle est aussi la doctrine défendue par
de Haën, dans sa *Médecine clinique*, propagée par le professeur Baumes (1), et que beaucoup d'autres praticiens
célèbres semblent avoir démontrée. Il est difficile de ne pas
admettre cette diathèse ou disposition morbide à la production du pus, quand on voit des faits aussi concluants que
celui rapporté par le docteur Duplay (2). Il est question
d'une femme qui fut atteinte de nombreux abcès froids.
Après la mort, le cadavre de cette femme offrit, dans pres-

(1) Traité du vice scrofuleux.
(2) Archiv. gén. méd., VI, 2ᵐᵉ série.

que toute l'étendue du système circulatoire, un liquide grisâtre, mêlé de flocons et de véritable pus : « Dans aucun point, on ne rencontra de traces d'inflammation, ni dans les artères, ni dans les veines. »

La *cachexie* est un état morbide consécutif à l'apparition des caractères d'une affection pathologique, et dans lequel la constitution entière, profondément viciée dans toutes ses parties, présente tous les symptômes d'une détérioration radicale et d'une dissolution ordinairement prochaine. Telle est la position des personnes chez lesquelles l'affection cancéreuse a non-seulement produit des tumeurs, des ulcères et des dégradations étendues, mais encore chez lesquelles l'émaciation, l'appauvrissement du système, la teinte jaunâtre de la peau, le trouble dans les fonctions, tout enfin indique un abattement presque irréparable des forces de l'économie. Tel est encore l'état des scorbutiques, des rhumatisants, des scrofuleux, des dartreux, de tous ceux dont la constitution, longuement et fortement travaillée par le mal, renferme, et dans les fluides et dans les liquides, des traces opiniâtres de l'affection morbide. Que ces états fâcheux proviennent de la mauvaise composition première des humeurs, d'une *cacochymie*, ou d'une altération antécédente des tissus, il n'en est pas moins incontestable que ces lésions pathologiques ne sauraient être méconnues par l'observation clinique, qui montre combien la thérapeutique est alors impuissante contre des affections curables parfois dès les premiers temps de leur durée.

Nous venons d'esquisser rapidement les idées généralement avouées par les grands praticiens de tous les temps, sur l'humorisme et le solidisme; nous avons montré l'exagération dont chacune de ces théories, prise isolément, a été l'objet. C'est à cet humorisme que l'on doit les avantages obtenus tous les jours à la faveur des purgatifs et des vomitifs, des sudorifiques et des diurétiques, des bains et des potions; enfin, de tous ces remèdes où les liquides entrent comme moyens topiques; et l'on revient plus que jamais à cette administration savante des médicaments dont la médecine de tous les siècles a conservé la connaissance. Sans doute les termes dont se servaient les grands praticiens ne sont plus en rapport avec notre langage actuel, et voilà pourquoi il ne faut pas les prendre dans la valeur que nous leur accordons de nos jours. Combien d'expressions figurées encore dans notre langue médicale qui auront plus tard une toute autre acception! Alors on n'aura pas pour cela raison de blâmer ou de rejeter les progrès modernes de la médecine : il conviendra, comme il convient, de saisir les idées philosophiques et cliniques renfermées sous l'écorce du langage repoussé par la mode.

Ainsi compris, l'humorisme se présente à nous comme une vérité immuable de la médecine, dont les progrès de la science montrent de plus en plus la valeur pratique. On doit donc répéter aujourd'hui ce que disait, il y a quelques années, d'après l'observation de tous les temps, un professeur célèbre dont nous avons souvent invoqué l'autorité : « Il convient de revenir aux idées plus saines et plus complètes qu'avait entrevues Hippocrate, puisque ces idées sont la conséquence de tous les faits. Dans la suite des temps, il devra résulter de leur ensemble une connaissance entière de la liaison des affections des solides et des liquides. On se convaincra que les unes comme les autres sont des phénomènes distinctifs des êtres vivants ; qu'elles doivent être étudiées dans les faits qui leur sont propres, dans les lois qui leur sont particulières; qu'il y a une chimie médicale bien différente de la chimie ordinaire; que ces phénomènes représentent des forces spéciales; que les forces qui vivifient les fluides sont du même ordre que celles qui animent les solides; enfin, qu'elles se correspondent entre elles et se confondent dans l'unité du système vivant (1). »

CHAPITRE QUATRIÈME.

DES ÉTATS MORBIDES.

—

ARTICLE Ier. — *Du siége des maladies , et de l'anatomie pathologique.*

Les médecins qui voient dans la vie un résultat de l'arrangement des tissus, et qui tiennent seulement compte de la partie matérielle de l'économie, prétendent que toute maladie consiste en une altération organique : à les en croire, celle-ci est toujours le principe, la cause et la nature de la maladie elle-même. Quand ils se persuadent avoir découvert les premiers ressorts de la vie, ils ne doivent pas, il est vrai, être embarrassés pour établir tout aussi solidement les causes des maladies et de la mort ! Mais il suffit d'une observation attentive pour sentir combien leur idée est fausse dans sa base et dangereuse dans ses conséquences : aussi l'École de Montpellier repousse-t-elle ce principe de *l'organicisme* que tout état morbide a pour point de départ et pour fond une altération organique locale. Elle reconnaît, sans doute, plusieurs lésions d'abord locales, comme les blessures ; mais, même en ces cas, elle voit le système entier bientôt affecté, et ne tardant pas à manifester, par des symptômes plus ou moins sensibles, la participation de l'unité vitale : pour elle, *le siége des maladies est la source pathologique des symptômes.*

En admettant des états pathologiques primitivement localisés, notre doctrine soutient que le plus grand nombre

(1) Bérard, doct. méd., etc., pag. 289.

de maladies sont d'abord et essentiellement des lésions de l'économie entière, ou des affections. Ainsi, par exemple , la fièvre typhoïde a paru, aux disciples d'une autre École, avoir son siége et sa condition fondamentale dans l'altération des follicules intestinaux. Eh bien ! non-seulement l'École de Montpellier ne considère pas ces lésions organiques comme le *siége* et la *cause* matérielle des symptômes , mais encore elle ne les croit pas nécessaires à la fièvre typhoïde , car l'anatomie pathologique a démontré qu'elles pouvaient manquer ou n'être nullement en rapport rationnel avec les phénomènes morbides. La considération des fièvres essentielles est propre à nous montrer les conséquences d'une telle manière de penser : fort de l'apparence de quelques recherches cadavériques, vous admettez, je suppose, que ces fièvres sont des expressions phénoménales d'une irritation ou d'une inflammation de la muqueuse intestinale. Mais peu de temps après cette détermination précipitée, on vous montre que ces mêmes fièvres essentielles ont existé chez des individus dont la muqueuse intestinale est décolorée , relâchée, dans une atonie évidente et d'ailleurs en rapport avec l'état général du sujet pendant sa vie. Si vous ne tenez pas alors à votre opinion jusqu'à tordre les faits, vous vous jetterez avec tout aussi peu de fondement dans le système opposé , celui de Brown , ou enfin vous reconnaîtrez les enseignements de la saine observation qui vous apprend que ces systèmes ne sont pas la vérité.

Égarés par des espérances trompeuses, on a cru, à diverses époques, avoir trouvé la cause et le siége de ces sortes de fièvres dans l'altération , tantôt du tube digestif, tantôt du système nerveux, d'autres fois de l'un des viscères du corps humain. Toujours inaccessible à ces erreurs passagères, l'École de Montpellier a reconnu tous ces changements anatomo-pathologiques comme des effets variables et non nécessaires d'un état morbide général qui fait le fond et la cause prochaine de la fièvre essentielle. L'*essentialité des maladies* ne consiste pas cependant dans une lésion de pure imagination; elle est une déduction logique de l'observation qui fait voir un bon nombre d'états morbides dont le scalpel le plus habile n'a pu trouver la raison dans une altération appréciable de tissu. La scène pathologique n'en a pas moins existé, et ses caractères généraux nous ont forcé d'y voir une lésion de l'économie entière ou de l'unité vitale : voilà ce que l'on appelle maladie essentielle, et les diverses affections ne sont pas autre chose.

Méconnaître ces enseignements de l'expérience, c'est s'engager dans une fausse voie pour accorder à un genre d'investigation une importance qui ne lui appartient pas, et que l'observation ultérieure détruira bientôt. Toutes les analogies étrangères à la véritable science de l'homme, dépendant de vues superficielles et précipitées, ont été nuisibles aux applications de l'*anatomie pathologique* ; soit en l'exagérant au-delà de ses limites naturelles, soit en la faisant repousser de la médecine à laquelle elle rend d'importants services. « Ce n'est plus le moment, dit l'illustre professeur Lordat (1), de faire l'éloge de l'anatomie pathologique, et de proclamer ses avantages : personne ne les conteste. Aujourd'hui, le meilleur moyen de se rendre utile serait d'indiquer la philosophie qu'on doit apporter dans son étude. » Un pareil conseil, d'un de nos maîtres les plus célèbres, ne pouvait rester sans réponse dans une École où la philosophie médicale trouve de si zélés défenseurs. Le professeur Ribes s'est chargé de cette tâche aussi difficile que dignement remplie, dans son ouvrage sur l'*anatomie pathologique considérée dans ses vrais rapports avec la science des maladies.*

(1) Partition de méd., leç. oral.

Il suffit de lire ce livre pour se convaincre de l'exagération des partisans du siége anatomique et local des lésions
morbides, dont le système aurait la plus funeste influence
sur l'étude et la pratique de notre art. Si le siége et non le
fond formait la seule distinction des maladies, l'erreur de
diagnostic serait peu fâcheuse ; elle ne porterait que sur le
choix du lieu d'application, sur l'intensité ou la promptitude
des moyens, du reste toujours les mêmes. Mais il est incontestable qu'il y a plusieurs maladies différentes par leur nature, et qui exigent des méthodes thérapeutiques essentiellement opposées par leur action.

L'examen minutieux des tissus lésés conduit d'ailleurs à
des subtilités anatomiques qui ne peuvent arriver à constater
la partie, la fibre, l'élément organique qui aurait été le siége
primitif de la maladie. Dans les cas les mieux localisés en
apparence, il est même impossible que le système vivant
ne ressente pas d'impression d'une lésion, quelque limitée
que vous la supposiez d'abord. « En bonne logique, dit le
professeur Ribes (1), il faut s'exprimer ainsi : c'est le système entier qui est affecté à l'occasion de la lésion d'une de
ses parties, et, par conséquent, l'idée du siége ne doit
point s'arrêter à ces parties. »

On doit avouer, sans peine, que les organiciens ont attaché beaucoup trop d'importance au siége des maladies.
Lorsque Bichat s'est écrié : *Qu'est-ce qu'une maladie si l'on
n'en connaît pas le siége*, il a été égaré par la considération
exclusive des lésions chirurgicales. Il existe, en effet, grand
nombre d'états morbides que l'on combat en ayant égard
à la nature même de l'affection, et non à l'organe lésé : tels
sont le périodisme, les douleurs, le scorbut, la syphilis,
etc. ; aussi le professeur Lordat a-t-il avancé, avec raison,

(1) Ouv. cité, tom. I, pag. 243.

que, « dans un grand nombre de cas, un médecin peut
dire : qu'est-ce que le siége d'une maladie, si l'on ne connaît pas l'affection qui la cause (1) ? »

Toutefois, bien qu'elle regarde la plupart des altérations
organiques, faussement appelées cause et siége des maladies, comme des effets d'une lésion générale ou d'une affection, notre doctrine ne repousse nullement les connaissances
tirées de l'*anatomie pathologique*. Ce nouveau genre d'investigation lui paraît, en effet, souvent servir à déterminer
l'organe malade et la nature de la maladie, en montrant que
l'affection soumise au praticien est cancéreuse et non scrofuleuse, goutteuse et non rhumatismale, en découvrant plusieurs altérations matérielles méconnues pendant la vie; en
dirigeant souvent le médecin relativement aux rapports des
lésions organiques avec les symptômes, et à la part que ces
relations doivent avoir dans le traitement. En démontrant,
enfin, que les changements morbides ne sont pas identiques,
l'anatomie pathologique établit des distinctions incontestables entre ses divers états morbides généraux, et signale
surtout ceux qui ne sont pas sous la dépendance d'une lésion
matérielle, ou les maladies essentielles.

Ne confondons pas le siége des maladies avec leur nature,
ainsi qu'on le fait trop souvent. On soutient tous les jours
que telle affection est de nature humorale, pour indiquer
que la lésion primitive de l'agrégat vivant a été dans les
humeurs. Pouvons-nous dire pourtant que le siége de telle
affection est dans les liquides plutôt que dans les solides ?
Ne revenons pas en ce moment sur les discussions exclusives
de deux systèmes qui ont si long-temps agité la science : la
doctrine de la moderne Cos ne saurait favoriser l'un aux dépens de l'autre. Pour elle, la même force vitale anime toutes

---

(1) Perpét. méd., pag. 45.

les parties du corps, et jamais elle n'a pu rien voir d'inerte et de passif dans l'économie vivante : les liquides vivent, les solides vivent, et tout concourt, dans le corps humain, soit à l'état physiologique, soit à l'état pathologique. Que la cause morbide atteigne d'abord telle ou telle autre portion du système, celui-ci ne saurait rester impassible en aucune de ses parties ; de sorte que de pareils problèmes ont une importance bien inférieure à celle qu'on veut leur accorder.

En résumé, l'étude des lésions organiques, comme celle des causes, des symptômes, etc., a ses bornes que l'expérience précise tous les jours davantage. Souvent on constate, seulement après la mort, une modification matérielle, et l'on ne peut pas toujours assurer quelle est l'époque de sa formation durant le cours de la maladie, ni son influence sur la marche des symptômes. On ne sait pas fréquemment si elle tient à la nature même de l'état morbide, ou si elle en est un effet indirect ou purement concomitant. L'inflammation, par exemple, se rencontre avec toutes les lésions organiques ; dira-t-on pour cela qu'elle a engendré le cancer, la syphilis, le scorbut, etc. ? Pour apprécier sainement la part des altérations matérielles dans l'histoire des maladies, il faut, selon le professeur Bérard, « considérer l'intensité, la durée, la nature et les divers caractères des lésions cadavériques d'une part ; et, de l'autre, s'assurer, par l'histoire de la maladie, c'est-à-dire par l'examen des causes, du traitement et de tout l'ensemble de l'état morbide, s'il existe un rapport exact entre l'un et l'autre, sans oublier cependant que, parfois, des lésions très-considérables peuvent ne s'exprimer que par des symptômes peu fortement dessinés, et *vice versâ*. »

ARTICLE II. — *De l'incubation morbide.*

Si l'on parcourt l'histoire de notre art, on voit bientôt les

recherches médicales osciller entre deux points différents.
Avant Hippocrate, on colligeait les faits, et le Vieillard de
Cos les rassemble, les lie, les féconde, et en forme la science;
Galien consacre la première moitié de sa vie à la pratique,
et la seconde à la théorie; l'École d'Alexandrie revient à
l'analyse, décompose l'homme sous tous les rapports, et
prétend ranger la médecine à côté de la physique; les Arabes,
au contraire, commentent Galien seulement dans le champ
des suppositions gratuites. A la renaissance, les recherches
se dirigent spécialement vers l'expérience; on recueille des
matériaux de toutes parts, les bases de l'art sont reprises
en sous-œuvre; mais arrivent Van-Helmont, Stahl, Sauvages, Barthez, et la médecine éprouve une nouvelle forme;
ces matériaux sont travaillés, et la science reprend ses principes les plus élevés

Il est donc dans la nature de l'espèce humaine, aussi bien
que dans celle des choses, d'étudier les faits en eux-mêmes
et de leur donner une signification; l'une et l'autre de ces
deux parties des recherches sont donc importantes. Toutefois on a beaucoup abusé de la philosophie : cet excès porta
le Père de la médecine à vouloir séparer cette dernière d'avec
la première, parce que, dans l'antiquité, les philosophes
s'étaient trop lancés dans la recherche des causes premières
dont l'explication, purement imaginaire, apportait dans la
médecine les principes les plus étrangers à son génie particulier et les plus dangereux pour la pratique. Néanmoins le
Vieillard de Cos a montré toute l'importance qu'il fallait
accorder à l'étude approfondie des observations, et les dogmes qu'il nous a légués montrent le caractère de la science
médicale et sa véritable philosophie, dont la nécessité ne
saurait être contestée.

« L'étude des détails, dit l'illustre professeur Chaptal (1),

(1) Disc. solen.; Montp., an V, pag. 6.

dessèche les facultés morales, éteint l'imagination, fatigue
la mémoire, suffoque le génie : tandis que l'étude des grands
principes agrandit l'âme, repose l'esprit, donne de l'aliment
au génie, et fait avaler, pour ainsi dire, la science d'un seul
trait. L'homme incapable de cet élan sublime peut s'éloigner
du sanctuaire : trop faible pour maîtriser son art, il en deviendrait le jouet ; trop borné pour comparer des faits nombreux, il roulerait péniblement le rocher de Sisyphe, et sa
vie, tracée sur une ligne étroite, ne lui présenterait la nature
que par lambeaux. » L'étude de la médecine doit donc commencer pour l'élève, comme elle a commencé elle-même : l'observation clinique, l'observation des faits doivent former la
base des connaissances du praticien. Mais après avoir satis-
fait à cette étude première, il faut réfléchir à la liaison des
choses, à leur causalité, enfin aux principes élevés dont se
compose la science de l'homme : c'est ce que nous allons
démontrer en poursuivant l'exposé de la doctrine de cette
École.

Il est, dans le cours de la plupart des maladies, beaucoup
de phénomènes qui dépassent l'intelligence humaine et la
prévision de toutes les hypothèses médicales. L'action variable des causes n'a pas peu contrarié les calculs rigoureux
des mécaniciens : les suites incertaines des altérations organiques les plus profondes n'ont pas moins déconcerté les
solidistes ; enfin, la contagion, l'infection et plusieurs autres
actes pathologiques, n'ont pas laissé les divers systèmes
sans regret et sans déception. L'*incubation* des maladies nous
semble susceptible d'ébranler tout aussi fortement les principes éloignés de ceux de la véritable médecine. Quoi, en
effet, de plus étrange que le séjour prolongé, au sein de
l'économie, d'une cause morbifique, sans aucune manifestation sensible ? Quel sujet plus digne d'attirer la méditation
du praticien, que l'existence d'une affection morbide restant

latente pendant des semaines, des mois, des années entières?

Ce fait, il faut l'avouer, est bien propre à démontrer la différence du monde vivant d'avec le monde physique; à prouver la différence d'action des causes en pathologie et en physique. On ne doit donc pas être surpris des efforts des partisans du matérialisme, pour combattre et renverser ces résultats de l'observation clinique, ou pour les faire regarder comme inutiles et dangereux. « Cet usage des mots qui n'ont aucun rapport avec les choses dont il s'agit, prétendent les disciples de l'école dite physiologique (1), a plongé la physiologie pathologique dans le chaos d'où l'on essaie *aujourd'hui* de la retirer. Il est temps qu'on réduise à une juste valeur ce qu'on a dit de l'*incubation* de la variole, de la vaccine, de la rage, de la peste et de la syphilis. »

Ce n'est pas aujourd'hui seulement que les tentatives de ce genre ont été faites : à toutes les époques de l'art, on a voulu rejeter tous les problèmes pathologiques dont les systèmes ne pouvaient rendre compte; et la contagion, l'infection, les diathèses, enfin tout ce qui spécialise la science médicale, ont été l'objet des récriminations les plus diverses. Ces discussions nombreuses prouvent elles-mêmes la valeur d'un sujet; car on n'y attache pas, à toutes les époques, une vive importance sans qu'il ne la mérite sous plusieurs rapports. La connaissance de l'*état latent* des maladies est, en effet, non-seulement capable de manifester l'esprit de la science de l'homme, mais encore elle enseigne au praticien à profiter du temps qui semble accordé par la nature pour prévenir les phénomènes morbides.

Si l'art pouvait déjouer l'action des causes morbifiques introduites dans l'économie, ne serait-il pas plus avantageux et plus estimé ? C'est de la dernière évidence pour la variole,

(1) Dict. abrégé des scienc. méd., tom. IX, pag. 522.

par exemple, dont la vaccine est susceptible de détruire l'existence latente et innée, ou d'en rendre la manifestation fort peu meurtrière. Supposez que la thérapeutique présentât des ressources analogues pour l'hydrophobie, la peste, le choléra-morbus, enfin pour la plupart des maladies trop souvent mortelles, et vous serez convaincus de l'importance majeure de connaître si l'incubation morbide existe. Mais, de cela seul que nous possédons un petit nombre de substances prophylactiques, s'ensuit-il que l'étude de ce temps du cours des maladies soit moins digne de l'attention du praticien ? Bien au contraire, ce but est plus propre à exciter son émulation, et à lui faire rechercher d'autres moyens analogues à ceux que nous connaissons déjà.

Si les maladies traumatiques n'ont pas d'incubation, la plupart des affections morbides présentent ce temps pendant lequel la cause morbifique modifie le corps humain et prépare la source des symptômes ultérieurs. Cette époque de l'état pathologique a lieu ordinairement au début des maladies. En certains cas, elle existe après une première manifestation morbide. L'incubation s'offre, en effet, non-seulement au commencement des maladies miasmatiques, virulentes ou autres ; mais encore lorsque, les phénomènes de celle-ci ayant disparu, la lésion fondamentale reste au sein de l'économie, qu'elle maintient sous le coup d'une récrudescence imminente. Enfin, les maladies héréditaires nous présentent une période prolongée pendant laquelle le mal persiste en germe dans le système vivant sans aucune manifestation sensible. Chacune de ces questions du problème que nous agitons mérite de fixer notre attention.

Et d'abord, les causes nombreuses ne donnent pas habituellement lieu à des effets pathologiques d'une manière immédiate ; le plus souvent, au contraire, il s'écoule un certain temps avant l'invasion des accidents sensibles ; cependant l'on ne peut nier que l'effet morbifique n'ait été produit. Il est impossible de rejeter l'incubation pour les fièvres des marais, pour la rage, la variole, les affections exanthématiques. Combien de fois le praticien n'a-t-il pas trouvé des personnes atteintes de fièvres intermittentes plusieurs jours seulement après avoir séjourné aux environs des endroits marécageux? S'il n'y avait pas lésion interne et générale peu de temps après la morsure d'un animal enragé, on obtiendrait des succès habituels en détruisant la partie contaminée pendant l'intervalle souvent considérable qui se passe jusqu'à l'apparition des accidents de l'hydrophobie. Enfin, n'avons-nous pas vu beaucoup d'individus frappés du choléra-morbus plusieurs jours après s'être transportés, d'une ville où ce fléau régnait, dans une autre parfaitement saine?

Il y a donc, pour les affections miasmatiques et virulentes, un temps pendant lequel la cause morbide séjourne au sein de l'économie vivante sans manifester son action par aucun phénomène insolite. Beaucoup d'autres états pathologiques différents présentent une période semblable. L'action des variations atmosphériques, des constitutions médicales et de beaucoup d'autres causes ne se manifeste pas immédiatement. Les phénomènes pathologiques devraient cependant se produire aussitôt après l'action morbifique, si les agents externes étaient, comme on l'a prétendu, la raison suffisante des accidents morbides. Il faut, au contraire, le plus souvent, un intervalle variable pendant lequel les symptômes se préparent, de sorte qu'on ne saurait dire constamment, par la connaissance des mêmes circonstance externes, quelle sera la conséquence morbide.

Durant la période incubatrice que nous signalons, où se trouve la lésion matérielle dont les solidistes prétendent former l'origine constante des maladies? En quel lieu existe-

t-il une altération organique et localisée, susceptible de noùs
rendre compte de l'état où se trouve l'individu que le virus
de la rage modifie? On ne saurait, sans doute, assigner un
siége limité à cette lésion interne, pas plus qu'on ne pourrait le faire pour l'incubation des diverses affections virulentes, miasmatiques, épidémiques, etc. : nous tenons d'autant plus à constater cette absence d'altération organique
pendant la période incubatrice des maladies, qu'elle donne
un point d'appui irrécusable à l'établissement des affections
essentielles.

   L'*essentialité* des maladies a fréquemment soulevé la susceptibilité des systématiques et surtout des mécaniciens ;
depuis les temps les plus reculés jusqu'à nos jours, ce
principe de l'école hippocratique a été rejeté par les nombreux novateurs dont la science médicale a reçu l'influence
malfaisante. Asclépiade, Thémison, Thessalus, dans l'antiquité ; Chirac, Sylva, Screta, et une foule d'autres, dans
les siècles modernes, se sont efforcés de renverser le dogme
de l'essentialité morbide. Il faut avouer, en effet, que, pour
ceux qui prétendaient réduire toutes les affections pathologiques à la dilatation ou au resserrement des pores, à
l'obstruction des capillaires sanguins, aux lois de l'hydraulique ou à toute autre supposition analogue, l'admission des
affections essentielles devait paraître incompatible avec leurs
idées favorites. Croire que des états morbides peuvent se
former et exister sans aucune *altération sensible* des organes, ne saurait, en effet, s'accorder avec un principe de
physique.

   Cependant on peut remarquer que les hypothèses du
strictum et du *laxum*, de l'*erreur de lieu*, de l'*irritation*, etc.,
sont des opinions purement imaginaires, aussi peu basées
sur l'état réel des tissus vivants, que le principe de l'essentialité a pu le paraître d'abord. Il y a, en effet, une sup-

12

position, au premier coup d'œil, aussi grande, aussi peu satisfaisante pour un esprit difficile, dans l'un que dans l'autre cas ; de sorte que le reproche d'*ontologisme* serait aussi bien applicable aux divers systèmes. Quand vous avancez que les maladies dépendent d'un excès ou d'un défaut d'irritabilité, de stimulus, d'incitabilité, etc., vous créez dans votre esprit un être dont l'examen du corps vivant ne saurait vous démontrer l'existence. On voit bien par là que toutes les opinions médicales ont eu besoin de recourir à des principes hyper-organiques, parce que les divers actes de la vie normale ou pathologique ne peuvent être expliqués par la pure composition des organes ; mais cette nécessité, manifestée par les systématiques eux-mêmes, prouve évidemment le besoin de reconnaître autre chose que la partie purement mécanique de l'organisme.

Vous posez donc un *principe* semblable à celui de l'*essentialité*, quand vous douez les tissus de *propriétés vitales*, d'*irritabilité*, d'*excitabilité* ou de toute autre *force* que la composition matérielle des parties ne saurait vous montrer. C'est qu'il est impossible de supposer un objet inactif sans y voir deux choses : l'objet lui-même en repos, et la puissance propre à lui faire exécuter les actes dont tous les autres corps, les corps bruts surtout, ne sont pas doués. Ces deux parties des êtres vivants sont, sans doute, liées intimement ; mais vous n'en êtes pas moins conduits à en constater l'existence. Si donc la vie normale a un *substractum essentiel*, la maladie en possède aussi un, quelle que soit, du reste, la liaison que vous établissiez entre les deux états du corps vivant.

L'*incubation* morbide vient manifester un mode particulier où l'économie est sous le coup d'un trouble général dont le siége ne peut être placé dans aucun lieu sensible. Nous ne dirons pas qu'il y a alors lésion de l'irritabilité, du stimulus ou de tout autre principe imaginaire, car l'École de Cos repousse toute hypothèse ; mais nous ne pouvons reculer devant le fait immédiat de l'observation, et nous disons, en conséquence, que, dans l'incubation, il existe, au sein du corps vivant, une lésion physiquement inappréciable. C'est là ne faire aucune supposition ; c'est là exprimer un fait observé sans invoquer aucune hypothèse : en se servant alors de l'expression de *maladies essentielles*, on ne dit pas autre chose.

Il ne faut pas croire, en effet, que, lorsque les médecins anciens et ceux qui, parmi les modernes, suivent la même doctrine, ont parlé des affections essentielles, ils les aient communément considérées comme constituées par la lésion d'un principe en dehors des organes, et que l'on pouvait séparer du corps vivant. Sous le nom de *nature humaine*, Hippocrate comprenait non-seulement la cause capable de mettre en jeu les organes, mais encore toutes les conditions de l'agrégat vivant : de sorte que les maladies essentielles frappent l'ensemble des conditions vitales ; ce sont des lésions de toute l'économie, *totius substantiæ*, comme Stoll le répétait (1).

Mais est-ce ainsi réaliser des abstractions, comme les solidistes l'ont prétendu ? Nullement ; car nous ne créons rien : nous exprimons, en termes connus, le résultat immédiat de l'observation clinique et des recherches de tous genres. Nous serions lancés dans les hypothèses ; et par conséquent dans une fausse voie, si, ne voyant aucune altération matérielle, nous en supposions une en rapport avec des principes systématiques ; si, malgré le témoignage négatif des sens, nous inventions des dégradations organiques qu'il est impossible de démontrer pendant la pé-

(1) Médecine pratique, aph. 9.

riode incubatrice, aussi bien que pendant toute la durée des affections appelées essentielles par l'expérience de tous les temps.

Les antagonistes des principes que nous défendons ont avancé qu'il existait toujours une lésion d'un organe, parce que les causes morbifiques n'agissent pas immédiatement sur tout le corps, mais sur l'une de ses parties seulement. Cette proposition montre bien peu de réflexion et l'ignorance des principes de la véritable médecine. On n'a jamais prétendu que la plupart des causes externes des maladies pussent agir sur tout le corps immédiatement ; mais on constate que, peu de temps après, l'économie entière se trouve affectée par l'influence de la plupart des circonstances physiques. Ainsi, l'on n'a pu méconnaître l'application des virus syphilitique, varioleux, rabique, etc., sur un point fort circonscrit de l'organisme ; mais on n'a pu méconnaître davantage les caractères évidents de la lésion de toute l'économie bientôt après l'introduction de la matière virulente. En conséquence, on a toujours admis la généralisation de l'action morbide, et, de là, l'admission obligée des affections générales ou essentielles, *totius substantiæ.*

Les maladies épidémiques, miasmatiques, constitutionnelles, etc., ne sont pas différentes, et elles produisent des phénomènes que l'on ne saurait rattacher à l'altération primitive d'aucun organe : tout est vicié en ces cas, et les forces vivantes et les tissus auxquels elles se trouvent unies. L'incubation nous montre que la matière n'a pas subi d'altération sensible, puisque rien n'a pu nous le découvrir, et que la vitalité éprouve une modification latente inconnue dans sa nature, mais qui, tôt ou tard, se manifestera par des désordres légers, graves ou mortels.

Afin de repousser les principes de l'*incubation* dépouillée de toute idée systématique, comme nous l'exposons, on a

dit que la lésion morbide dont l'incubation est constituée est
si peu générale, qu'on ne voit jamais survenir d'altérations
de tous les organes, mais bien de l'un d'entre eux ou de plusieurs, mais à des degrés différents. Cette objection ne nous
semblerait pas digne d'une réfutation sérieuse, si elle n'avait
pas été reproduite par beaucoup de novateurs honorables. Il
est facile, en effet, de sentir que la variabilité même des accidents morbides, sous l'influence de circonstances souvent
semblables, démontre une spontanéité particulière à la vitalité, et nullement en rapport avec les organes sur lesquels
la cause morbifique a porté son influence. Ce fait démontre
aussi la mobilité des forces suivant les individus, et celle
des organes pris isolément. Personne n'a jamais ignoré la susceptibilité diverse des sujets, pas plus que celle des différentes parties du corps vivant : il serait donc surprenant de
voir de l'uniformité dans la lésion de toutes ces parties. Ainsi,
quand l'état pléthorique existe, ses suites ne sont pas les
mêmes ; et, suivant la disposition dynamique et organique
de l'individu, ce sera le cerveau chez l'un et le poumon
chez l'autre qui offriront des traces de l'influence de la surcharge sanguine. Et de ce que toutes les parties de l'organisme ne présentent pas de dégradations égales, nierez-vous
l'existence de la pléthore ?

Si vous admettez l'action immédiate d'une commotion
morale ou nerveuse, vous ne pourrez placer le siége de
cette affection en aucun point circonscrit : une région du
système nerveux peut bien, dans certains cas, avoir été
primitivement atteinte ; mais, tout aussitôt, l'impression a
été générale, et tout en a ressenti les effets ; de sorte que
la lésion est devenue générale d'une manière aussi rapide
que l'action morbifique elle-même. Vous ne sauriez cependant prétendre que toutes les parties de l'organisme ont
également éprouvé l'influence fâcheuse ; que les os, les

muqueuses et les nerfs ont été uniformément atteints. Mais la généralité des phénomènes, l'impossibilité de désigner une altération primitive et localisée dans l'épilepsie, l'hystérie, la chorée et dans toutes les névroses, vous forcent à reconnaître une perturbation totale et dynamique du corps vivant.

Quand je considère la manière dont se développent la rage, la syphilis, les fièvres paludéennes, je ne puis y voir les caractères d'une dégradation locale en rapport surtout avec l'altération circonscrite par où la matière morbifique s'est introduite au sein de l'économie. J'observe des perturbations générales, des altérations diversement engendrées sur toutes les régions du corps ; j'en cherche la source dans un point de départ limité, et ne la trouve nulle part. J'en conclus rigoureusement, et sans supposition aucune, que l'action morbifique agit partout, et qu'elle ne se manifeste à mes sens par aucune altération primitive, mais par ses effets seulement. Où se trouve, je vous prie, la dégradation matérielle capable de me rendre raison du frisson, de la céphalalgie, de l'abattement, de la chaleur, de la soif, de la sécheresse cutanée, de l'inappétence, enfin des symptômes qui marquent l'invasion des affections bilieuses, muqueuses ou typhoïdes ?

Tout indique ici une perturbation générale manifeste dans les fonctions de l'encéphale, de la peau, du tube digestif, des muscles ; de sorte qu'on ne peut attribuer à l'un plutôt qu'à l'autre de ces appareils la source des phénomènes morbides. De là, les opinions tout aussi peu fondées les unes que les autres, qui faisaient *siéger* l'origine de ces états pathologiques, tantôt dans le cerveau, tantôt dans l'estomac ou dans le foie ; là, dans le cœur, etc. C'est ce qui porta Bordeu à s'élever contre toutes ces hypothèses ; et il s'exprime, au sujet des fièvres malignes, comme tous les mé-

decins se sont exprimés sur les affections essentielles. Après
avoir réfuté les opinions que nous venons de mentionner, il
ajoute : « C'est donc avec raison que la fièvre maligne doit
être regardée comme le fond de plusieurs maladies jointes
ensemble. Un malade attaqué de cette fièvre bien caractérisée, a tout à la fois le cerveau embarrassé, les nerfs pris,
les humeurs altérées ; il a toutes les espèces d'embarras qui
peuvent être les causes de plusieurs maladies du ventre, de
la poitrine, de la tête et des autres parties ; il est, pour ainsi
dire, dans l'état qui pourrait constituer un scorbut aigu. »
Ces affections sont, en effet, partout, et leurs symptômes
ne sauraient être en rapport avec l'altération primitive de
l'une des parties du corps. Il y a lésion manifeste de la vitalité de toutes, et l'on ne dit pas autre chose que ce que l'observation clinique apprend, en appelant ces maladies *essentielles*, ou consistant dans une lésion des forces de la vie.
Combien ces inductions cliniques seraient du goût des physiciens, si j'ajoutais que cette essentialité consiste dans une
lésion électrique des organes ! Il n'y a donc de différence,
entre ces auteurs et nous, que dans l'admission d'une supposition par les modernes organiciens, et dans le rejet de
toute hypothèse de notre part, comme nous l'avons exposé
ailleurs. L'électricité n'étant pas la véritable cause de la vie,
les fonctions essentielles ou sans lésion matérielle locale et
sensible, sont donc des lésions de la vitalité de l'organisme.
Ces différents états morbides, soit pendant leur cours,
soit durant leur période d'incubation, forment donc autant
d'exemples incontestables de l'essentialité pathologique. Le
plus souvent cette essentialité morbide ne se traduit par
aucun phénomène pendant l'incubation ; en plusieurs cas,
cependant, elle se manifeste d'une manière vague, variable,
et par cela même bien propre à prouver encore l'absence de
toute altération matérielle et localisée. Plusieurs praticiens

rapportent l'histoire de personnes qui présageaient une maladie grave ou un danger de mort par un pressentiment, un trouble indéfinissable, qu'une apoplexie, une manie ou toute autre affection morbide venaient confirmer un ou plusieurs jours après.

Combien de médecins n'ont-ils pas observé des cas où des sujets accusaient un malaise général, une inquiétude extraordinaire, des craintes les moins fondées en apparence, et dont une hémorrhagie foudroyante, une syncope prolongée, des convulsions violentes, venaient rendre compte deux ou trois jours après? On remarque parfois, pendant l'incubation de diverses affections morbides, un sommeil agité, l'inappétence, le trouble dans les excrétions, qui sont tantôt presque suspendues, et tantôt augmentées. L'individu est plongé dans un état moral insolite; les rêves effrayants viennent interrompre son repos; les forces physiques et morales sont tour à tour exaltées, affaissées; il éprouve des accroissements brusques de chaleur, alternant avec des frissons irréguliers.

Ces phénomènes insolites ne sont pas constants, mais au contraire fort variables, vagues et obscurs; mais certains d'entre eux ayant une sorte d'aspect inaccoutumé, permettent au praticien de prédire parfois, d'une manière assez plausible, l'apparition prochaine d'une maladie, surtout durant le règne des épidémies et des constitutions médicales. On a pu faire de semblables remarques à l'occasion de la fièvre jaune, de la peste, du typhus, de la variole et de la plupart des affections morbides, miasmatiques ou virulentes. Il est même certains cas où ces phénomènes insolites semblent se lier plus particulièrement à quelques affections : ainsi, pendant l'incubation de la variole ou de la vaccine, le sommeil est agité, l'appétit suspendu, l'inquiétude physique très-prononcée; la période latente de l'hydrophobie est fréquemment marquée par des rêves bizarres, de la mélancolie, de l'insomnie, de l'éréthisme nerveux. Après l'introduction de substances infectieuses, on remarque souvent de l'affaissement, de la prostration; enfin, avant l'invasion des affections mentales, plusieurs sujets offrent du trouble dans les idées, de l'irascibilité, des désirs bizarres et capricieux, des craintes puériles, etc.

Nous ne demanderons pas où se trouvent le siége et l'altération locale susceptibles de nous expliquer ces manifestations insolites : ce serait supposer ce qui n'existe pas, vérité, du reste, trop évidente. Une conséquence pratique ressort de la discussion à laquelle nous venons de nous livrer; elle nous apprend que, pendant leur période d'incubation, les maladies consistent dans une affection des forces générales de l'économie, et, par suite, que tel est le but vers lequel les moyens curateurs doivent être dirigés. L'influence de la vaccine est venue nous montrer combien la découverte de remèdes généraux serait précieuse pour combattre l'incubation pathologique ; car, après l'action de ce virus prophylactique, l'action variolique, *encore latente*, se trouve annihilée, au moins pendant un grand nombre d'années, après lesquelles même elle paraît rarement avec son intensité et son énergie si souvent funestes.

Le praticien ne doit donc pas rechercher, pour la variole, pas plus que pour la rage, la peste, les fièvres pernicieuses, le typhus, etc., une altération localisée pendant l'incubation, ni tenter de combattre, dans ces affections morbides, une prétendue lésion organique circonscrite. Ses efforts thérapeutiques doivent être dirigés contre la modification de l'économie entière, et non point contre la morsure rabique, la muqueuse qui a été immédiatement en rapport avec la cause du typhus, etc. Que de tentatives, en effet, n'a-t-on pas faites contre les plaies provenant d'animaux venimeux ou enragés, contre la contagion syphilitique, contre l'action des miasmes sur la peau ou les muqueuses? Et cependant ordinairement ces essais n'ont procuré aucun succès. Ce n'est pas que l'on ne puisse, en certains cas, et lorsque la matière contagieuse a été appliquée depuis fort peu de temps, arrêter la viciation générale de l'organisme, à la faveur de caustiques propres à détruire aussi bien les tissus contaminés que le virus lui-même; mais la rareté de semblables succès, la promptitude voulue pour y réussir quelquefois, après l'influence morbifique, montrent suffisamment la rapidité avec laquelle la viciation de l'économie entière a lieu, et combien il faut, en général, peu compter sur les topiques.

Tout, en médecine, comme dans la vie, se tient et se lie; ses principes ont de nombreux points de contact dont la pratique médicale forme le lien nécessaire. La considération de l'incubation des maladies dont les causes viennent d'agir depuis un temps peu long, conduit à l'étude des simples prédispositions aux affections dont les causes sont éloignées ou souvent ignorées; les prédispositions nous amènent aux diathèses, et celles-ci se joignent, parfois même semblent se confondre avec les divers états pathologiques latents, appelés *intermissions*, *apyrexies*, etc.

Les causes des maladies ne sont pas toutes *déterminantes*, c'est-à-dire capables de produire une espèce de maladie chez la majorité des individus, comme celles dont nous venons de parler précédemment. Ces causes sont souvent purement *prédisposantes*, et alors elles influencent lentement l'économie où elles provoquent des modifications progressives dont l'occasion favorable vient ensuite démontrer la nature.

L'atmosphère humide et froide, particulière aux localités situées aux environs des grandes masses d'eau, agit lentement sur la constitution des habitants, qu'elle prédispose aux maladies catarrhales chroniques : c'est là un fait d'expérience journalière et par conséquent irrécusable. Cependant, où se trouve l'altération locale et matérielle qui constitue cette modification ? Où réside la source des accidents morbides qui se développeront ultérieurement? Partout; car toutes les parties de l'organisme sont susceptibles d'en montrer successivement ou simultanément les caractères pathologiques. L'affection muqueuse atteint, en effet, une partie du corps où elle produit des dégradations profondes ; mais en même temps l'économie entière présente le cachet de la prédisposition demeurée latente pendant un temps variable.

Tous les jours, on rencontre des personnes prédisposées aux hémorrhoïdes, aux fluxions diverses, à l'apoplexie, etc., et quoique certaines conformations organiques favorisent parfois le développement des maladies correspondantes, néanmoins il n'est pas rare d'observer tout le contraire. Dans l'un et l'autre cas, d'ailleurs, la structure matérielle ne suffit pas, car beaucoup de sujets la possèdent aussi sans manifester aucune de ces prédispositions qui, du reste, s'expriment souvent par des phénomènes généraux, et nullement sur un organe exclusivement. Telles sont les prédispositions fluxionnaire, nerveuse, etc., qui se montrent sous des points fort variables de l'organisme, et sur plusieurs en même temps. Ainsi, lorsque la fonction menstruelle ne s'exécute pas régulièrement ou se trouve suspendue, on remarque ordinairement des perturbations nullement apparentes, au moins d'une manière exclusive, sur l'utérus, mais sur la face, le poumon, l'estomac, le cerveau, enfin sur toutes les régions de l'économie.

Où siége donc alors, je vous prie, l'altération locale et physique d'où partent les symptômes ? Vous ne pouvez la rapporter à la matrice, où le plus souvent on ne rencontre aucune dégradation, surtout lorsque vous observez plusieurs femmes dont les règles sont suspendues sans en éprouver la moindre perturbation. Pour nous, qui nous bornons aux enseignements immédiats de l'observation clinique, nous remarquons une modification générale de l'économie dont nous ne trouvons la raison en aucun organe pris isolément, et nous exprimons simplement ce fait incontestable, qu'il existe alors une lésion de l'économie entière ou des forces en vertu desquelles les fonctions s'exécutent.

Les prédispositions sont donc des modes particuliers du corps vivant dont aucune disposition locale et matérielle ne saurait rendre compte, et qui tiennent l'individu dans une aptitude prolongée pour certaines maladies. Notez bien aussi que ces modes d'être de l'agrégat humain persistent pendant des mois, des années, enfin durant toute la vie de l'individu. Il est des personnes qui, par leur tempérament, leur âge, leur idiosyncrasie, enfin par tout ce qui *constitue* leur individualité, sont, durant un long temps, disposées aux fluxions séreuses, sanguines ou muqueuses ; d'autres sont portées aux affections chroniques, sans que leur faiblesse matérielle soit susceptible de l'expliquer, puisque souvent on remarque les effets de cette aptitude vicieuse chez des sujets forts, robustes, athlétiques, et que des individus grêles, maigres, en apparence chétifs, loin d'offrir une disposition pareille, sont, au contraire, très-portés aux affections aiguës.

Voilà donc un mode de l'économie entière dont ni la structure des organes ni de leur ensemble ne peut nous fournir la raison ; voilà donc un *état essentiel* de l'organisme vivant. Mais si nous examinons plusieurs autres conditions qui constituent l'individualité, le tempérament, l'idiosyncrasie, etc., nous verrons encore là autant de manières d'être de l'économie entière et autant d'états *essentiels*, et non point le résultat d'une influence de structure particulière de l'une de ses parties. Ce n'est pas le lieu de montrer ici les caractères des tempéraments, ni de dire qu'ils consistent dans un mode spécial de l'agrégat vivant, marqué surtout par la suractivité d'une fonction principale. Nous devons nous borner à signaler les idiosyncrasies comme propres à démontrer l'essentialité des différents états de la vie normale ou pathologique.

Pourrez-vous m'expliquer, en effet, par la structure du système nerveux, les idées bizarres, originales, dépravées de certaines personnes ? La connaissance de la contexture intime de la langue et du tube digestif vous conduira-t-elle à l'explication des goûts extraordinaires, des appétits singuliers, des répugnances insolites pour certaines substances ? Que d'exemples ne pourrions-nous pas trouver dans les appétits vénériens, dans la susceptibilité morale, intellectuelle ou physique de quelques personnes, touchant des modes de la vie dont l'anatomie saine ou pathologique ne saurait nous livrer la clef ! Mais à l'état purement morbide, nous ne voyons pas pourquoi les saignées du bras jettent immédiatement dans les convulsions des personnes très-robustes, et chez lesquelles leur maladie actuelle indique cependant de larges émissions sanguines (1).

« La manifestation d'accidents nerveux prolongés voisins des convulsions, ajoute le professeur Dubrueil, nous donna la preuve que l'individualité était, en quelque sorte, réfractaire aux évacuations sanguines générales, et qu'il convenait de s'en abstenir. »

Tout praticien a observé des sujets incapables de supporter le musc, l'opium ou l'émétique, lorsque, d'ailleurs, leur maladie et leur constitution semblaient se prêter très-bien à l'action de ces remèdes. Sans vouloir accumuler les exemples analogues tirés de la tolérance de l'économie pour

(1) Voir le mémoire du professeur Dubrueil sur les anévrysmes de l'aorte ascendante; Montpellier, 1841, pag. 100.

les causes ou pour les actes morbides , nous nous contenterons de·signaler ces faits comme des preuves des modes
dynamiques ou *essentiels* de l'agrégat humain , que l'anatomie ne pourrait nous expliquer. Ces manières d'être de
l'économie entière, ces prédispositions, sont ordinairement
fort difficiles à saisir, ou même ne peuvent être connues
qu'avec la manifestation insolite. Cependant ces modes dynamiques restent un long temps sans s'exprimer , sans être
sensibles, et cet *état latent* est une sorte *d'incubation* qui
attend pour se montrer une occasion plus ou moins puissante.

Tout donc, dans l'incubation des affections non encore
manifestées au dehors, dans les prédispositions , dans les
aptitudes individuelles , concourt à démontrer l'existence
de l'essentialité des maladies, et nous conduit à l'admission
des *diathèses*. On s'est beaucoup récrié contre le dogme
des maladies générales existant au sein du corps vivant
sans être appréciables au vulgaire ou même aux yeux du
médecin : prétendre qu'un individu est malade, sans qu'il
le sente, et sans pouvoir le démontrer par des preuves immédiates , a paru, aux organiciens surtout, le comble des
subtilités médicales. Nous venons de voir cependant qu'un
sujet porte parfois en lui une affection fort grave sans aucune
traduction sensible : il n'y a pas autre chose, en effet,
pendant ces quelques jours d'incubation de la variole, du
typhus , ou durant les mois qui précèdent l'explosion de
la rage.

Ce sont là des exemples d'*affections restées latentes*, et les
diathèses ne sont pas autre chose. Toutefois, à s'en tenir à
l'observation clinique, on reconnaît bientôt que la syphilis
souvent reparaît plusieurs fois à des époques variables et
fréquemment très-éloignées les unes des autres. Pendant les
intervalles de ces réapparitions morbides, l'individu n'offre
rien de particulier, rien qui puisse lui faire soupçonner à

lui-même le mal dont il est atteint, rien enfin que le vulgaire ni le médecin puissent physiquement indiquer. Nierez-vous cependant l'existence en ce cas d'une lésion interne qui menace à tout instant le sujet de désordres pathologiques? L'expérience journalière ne vous le permet pas; et en appelant *diathèse* cet état du corps vivant, on n'exprime que l'enseignement direct et rigoureux de l'observation clinique. Ce que nous disons de la diathèse syphilitique est applicable aux affections scrofuleuses, cancéreuses, dartreuses, enfin à toutes les lésions générales susceptibles de rester *latentes et essentielles.*

Une incubation répétée ou un état *latent* et *essentiel* se présentent dans les affections morbides, dont l'ensemble des symptômes se reproduit à certaines époques rapprochées, mais séparées par des intervalles libres de toute perturbation morbide. Ainsi, les fièvres intermittentes, les névroses, les névralgies, le rhumatisme, la goutte, enfin beaucoup d'affections générales ou essentielles, sont susceptibles de rester sans manifestation pathologique durant les intervalles des accès. Or, dites-moi où réside alors l'altération matérielle et localisée propre à m'annoncer cette intermission et cette réapparition des accidents morbides? Ce n'est pas plus possible que de m'indiquer une dégradation quelconque et première qui soit la cause évidente des altérations cancéreuses, scorbutiques, scrofuleuses, syphilitiques, dartreuses, etc. Pendant les intervalles des accès de l'épilepsie, de l'hystérie, des fièvres paludéennes, comme pendant la suspension ou l'évidence des symptômes de la syphilis, du cancer, etc., il y a un mode particulier de la constitution entière, état purement dynamique, latent, essentiel, enfin une diathèse.

Cet état de l'économie vivante est la source des indications thérapeutiques, aussi bien que des symptômes et des accidents morbides; c'est lui que le praticien doit s'efforcer de détruire pour arriver à une curation parfaite. Ce n'est pas, en effet, en cherchant à modifier le volume de la tête, le peu d'étendue du cou, que vous obtiendrez la cessation de la prédisposition apoplectique; ce n'est pas en ralentissant les battements, ou en diminuant le volume du système circulatoire, que vous ferez cesser la disposition pléthorique; ce n'est pas en vous attaquant à la forme, à la compression du thorax, que vous dissiperez la diathèse tuberculeuse; ce n'est pas enfin en dirigeant vos moyens sur la matrice, que vous anéantirez la diathèse cancéreuse sur le point de se manifester dans cet organe ou ailleurs. Ce sera, au contraire, en dirigeant tous vos remèdes contre l'état général et dynamique de l'agrégat humain, en amenant une modification profonde de l'économie entière, que vous arriverez à une guérison rationnelle et complète.

L'étude de l'incubation ou de l'état latent des modes morbides de l'organisme vivant, nous conduit à l'*hérédité*. Cette transmission pathologique a lieu aussi par les forces de la vie, et non par l'action physique d'un ou de plusieurs organes lésés chez les parents. Si les affections héréditaires ne peuvent être mises en doute, elles nous offrent de nouveaux exemples de lésions morbides restant *cachées* pendant bien des années. Les affections tuberculeuse, cancéreuse, calculeuse, goutteuse, rhumatismale, etc., se montrent souvent pendant la jeunesse, l'âge adulte ou même la vieillesse. Néanmoins la connaissance de la parenté d'un sujet, en apparence parfaitement sain, a permis au praticien d'annoncer, avec les plus grandes probabilités, les accidents pathologiques ultérieurs. Lorsqu'une altération débute, indécise encore, sur un organe où la diathèse héréditaire se montre habituellement, le praticien annonce le développement d'une tumeur cancéreuse, bien que les symptômes soient en faveur d'une

simple fluxion , d'une hémorrhagie , d'une inflammation
pure ou de toute autre lésion étrangère à la diathèse.

Des résultats pareils, basés sur l'observation clinique et
en dehors de toute hypothèse, ne permettent point de méconnaître les principes de la médecine antique. Que dit ,
en effet , cette science de tous les siècles ? Elle remarque
des maladies qui passent des parents aux enfants , ou à
plusieurs générations, et elle signale ce fait en les appelant
héréditaires ; elle constate que les modifications morbides
innées ne se manifestent qu'un certain temps après la naissance des enfants, et elle exprime ce fait en disant que ces
impressions pathologiques ne se montrent pas immédiatement et demeurent long-temps cachées à nos yeux; elle ne
trouve enfin aucune condition organique constante , capable
de lui rendre compte de cette modification pathologique, et
elle signale une lésion des forces de la vie , parce qu'on ne
peut rencontrer autre chose. Ce n'est là , certes , faire aucune hypothèse , inventer aucune explication : c'est exprimer des faits sans idées systématiques.

En se bornant à cette philosophie médicale, qui est celle
du Vieillard de Cos, et qui est seule susceptible de mettre la
pratique à l'abri du caprice des systèmes, on ne saurait
admettre que cette incubation prolongée soit capable de
changer la *nature* des maladies, comme certaines hérésies
médicales l'ont prétendu à diverses époques. La doctrine
hippocratique repousse, de toute la force de ses principes,
les prétentions intéressées de certains écrivains , d'après
lesquels les affections morbides pourraient changer de nature par l'hérédité, de manière à produire la transformation du cancer en syphilis, etc. Les maladies chroniques,
selon le chef du système *homœopathique* (1), sont toujours

(1) *Organon* , pag. 184.

le résultat d'un des trois miasmes chroniques : *syphilis*, *sycose*, ou *gale*. *Ce dernier*, le plus important, *en passant à travers des millions d'organismes humains pendant quelques centaines de générations*, se modifie de manière à offrir toutes les formes morbides qui, sous les noms d'hystérie, démence, épilepsie, rachitisme, carie, cancer, goutte, phthisie, asthme, impuissance, stérilité, cataracte, gravelle, amaurose, paralysie, etc., figurent dans les traités de pathologie comme des affections distinctes.

Le Vieillard de Cos n'a jamais fait de subtilité pareille : il a distingué les affections morbides par leur *nature*, et non point par leur *forme* variable. C'est même sur l'étude de la nature humaine, à l'état normal ou à l'état pathologique, qu'est basée la médecine antique. Prétendre hypothétiquement qu'à travers des milliers de générations la nature des maladies peut changer, c'est renverser le dogme fondamental de la doctrine hippocratique. Le divin Vieillard enseigne que les parents transmettent aux enfants leurs maladies, et les énonce suivant leur nature diverse (1) ; mais il ne pouvait avancer que la gale fût susceptible de se transformer en cancer, en carie, en hystérie, en goutte, ni en aucune des affections différentes par leur nature. Hippocrate nous apprend, il est vrai, que les *affections morbides* se manifestent sous des *formes* très-variées ; mais il n'a point confondu, comme Hahnemann et les *homœopathes*, *la forme* avec *le fond*.

Lorsque, dans sa *Theoria vera*, Stahl dit « qu'il nous est permis d'observer que les maladies des enfants ne sont pas toujours de la *même espèce* que celles des parents qui les leur ont transmises », il ne dit pas autre chose que le Père de la médecine ; mais il ne confond pas la nature avec

(1) Traité de l'épilepsie, chap. III, etc.

l'apparence des maladies. Les scrofules peuvent, en effet,
constituer des tumeurs blanches, le mal de Pott, la phthisie,
le carreau et plusieurs autres espèces de maladies dont la
nature est la même, et qui diffèrent par la forme seulement ; et ces formes morbides, *qui constituent les espèces
morbides pour beaucoup d'auteurs, et pour d'autres des formes
morbides seulement,* peuvent sans doute être modifiées pendant l'acte de l'*incubation héréditaire ;* mais leur *nature* ne
saurait changer sans que l'affection morbide ne disparût.
Telle est aussi l'opinion de Zimmermann, quand il assure
que les maladies *se transforment* du père aux enfants, *quoique le germe reste le même.*

C'est pour n'avoir pas étudié assez attentivement les auteurs dont on s'appuie, que l'on fausse parfois leurs idées,
comme on pourrait le faire pour le passage suivant : « Les
maladies héréditaires, écrit le professeur Dumas (1), dans
leur transmission des pères aux enfants, prennent quelquefois un *caractère* bien différent de celui qui leur appartient avant ce passage. Un père goutteux a transmis des
dartres au lieu de la goutte ; la vérole se reproduit *sous la
forme* de rachitis et d'écrouelles ; *mais le fond de la maladie héréditaire reste le même : il n'y a vraiment que la
forme qui soit changée.* »

L'altération des os dans le rachitisme, celle des systèmes
lymphatique, osseux, etc., et qui donnent lieu à la *forme*
scrofuleuse, syphilitique ou autres, sont, en effet, des
formes morbides que d'autres caractères font distinguer, et
que le fond ou la nature morbide ne permet pas de confondre. « Telles furent toujours les vues des médecins observateurs, et telle fut leur pratique, dit Bordeu (2) : fa-

(1) Malad. chron., tom. II, pag. 294.
(2) OEuvres, tom. II, pag. 605.

ciliter la maturation d'une maladie, et amener les évacuations qui doivent la terminer, la simplifier le plus qu'il est possible sans prétendre en changer l'espèce, qui est immuable comme les divers poisons et comme les plantes et leurs semences. Comment, en effet, changer, par exemple, ajoute Bordeu, la gale en maladie vénérienne, les écrouelles en goutte, la goutte en rougeole, la fièvre tierce en pleurésie, ainsi du reste des maladies qui sont bien caractérisées ? Ce sont, pour ainsi dire, des espèces d'êtres élémentaires indestructibles. » Que pourrions-nous dire de mieux que cette réponse tracée par un des médecins hippocratiques les plus remarquables ? N'est-elle pas suffisante contre ceux qui prétendent que les principes de l'homœopathie sont ceux de l'École de Cos ?

Si donc les affections pathologiques ne changent point de nature pendant l'*incubation héréditaire*, c'est à cette nature, à ce fond morbide que devra s'attaquer la méthode thérapeutique ; c'est elle qui formera la source des véritables indications. Ainsi, les antisyphilitiques seront indiqués contre l'affection syphilitique, latente ou transmise des parents aux enfants ; et l'on serait trop heureux si l'on possédait des spécifiques analogues contre les affections scrofuleuse, goutteuse, cancéreuse, enfin contre ces lésions morbides dont la mort est la conséquence lorsqu'elles cessent de rester cachées ou en incubation. Combien, en effet, le pronostic si triste de ces affections rebelles serait changé, si le cancer, les scrofules, la goutte, les névroses, se confondant, par la génération, avec la syphilis, on pouvait leur appliquer aussi efficacement le mercure ! Malheureusement, nous sommes obligés de chercher encore des spécifiques de ce genre pour chacune de ces affections différentes ; ce qui prouve, mieux que tous les raisonnements, la per-

sistance de la nature des maladies, même à travers les
générations. « Dans l'état actuel de nos connaissances pathologiques, dit enfin Rouzet (1), on sait à quoi s'en tenir sur
cette absorption des insectes cancéreux, sur ces dégénérations
de la vérole, des dartres, du rhumatisme en cancer : comme
si des affections constitutionnelles pouvaient se transmuer
les unes dans les autres ; comme si les vices dartreux, rhu-
matiques , pouvaient dégénérer en maladie vénérienne, scrofuleuse, et *vice versâ*.....! »

Aʀᴛ. III. — *De l'analyse clinique , et des éléments des maladies.*

La distinction absolue des maladies ne saurait être fondée
sur la différence des lésions organiques , puisque la plupart
manquent d'altérations caractéristiques, et que le plus grand
nombre sont des états morbides de l'ensemble de l'individu.
Basées soit sur ces dégradations matérielles ou sur les
changements fonctionnels, les classifications déjà connues
s'occupent plutôt des symptômes que du fond des maladies ;
elles examinent chacun des phénomènes morbides avec une
minutie analogue à celle du naturaliste qui cherche à grouper
les objets d'histoire naturelle, et cette espèce d'analyse n'a
point pour but fondamental les indications thérapeutiques.
L'École de Montpellier ne pense point qu'il y ait, en pathologie, des espèces fixes ; elle ne voit point la maladie une
et identique dans tout son cours ; elle ne considère point la
pneumonie, par exemple, comme une espèce nosographique
invariablement déterminée, mais pouvant offrir des états
variés, de manière que, pendant sa durée, elle peut être

(1) Dissert. sur le cancer. Montpell., 1818, pag. 288.

nerveuse, puis fluxionnaire, puis inflammatoire, etc. : ces
divers états, par lesquels la maladie peut passer, servent
à la constituer dans son ensemble.

Aussi, envisageant surtout l'objet définitif de l'art de
guérir, l'École de Montpellier étudie dans les maladies *ces
états morbides distincts* et capables de fournir des indications
curatrices. « En soumettant les classifications à un nouveau
travail analytique, écrit Bérard, on arrive bientôt à d'autres états morbides qui répondent à des indications majeures,
et qui doivent être la base de la distinction réelle des maladies. »

Il serait facile de retrouver les principes fondamentaux
de l'analyse clinique dans les œuvres de l'École de Cos,
puisqu'elles ne se bornent pas à la forme symptomatique,
comme l'École de Gnide, mais étudient surtout ce qui fournit
l'indication majeure de traitement. Spécialement adonné à
l'étude des méthodes d'observation, de théorie et de traitement des maladies, Galien signale l'analyse clinique quand
il écrit : « Il faut d'abord dire ce que nous appelons maladie; en second lieu, quelles sont les maladies générales,
simples et premières, et en quelque sorte les *éléments* des
autres; enfin, en troisième lieu, quelles sont celles qui
proviennent de leur *composition* (1). » On peut ajouter que
cette méthode de diagnostic et de traitement a été entrevue
et instinctivement appliquée par les plus habiles praticiens,
parce qu'elle est le véritable mécanisme clinique. Toutefois,
depuis Sauvages, qui admit autant de principes de maladie
qu'il y a d'états essentiels qui les produisent, l'École de
Montpellier n'a cessé de travailler sur ce plan. Mais c'est
vraiment Barthez qui, s'emparant de ce sujet avec la force
de sa pensée, en forma une méthode d'observation et de

(1) *De diff. morb.*, lib. I, ch. I.

traitement, qui consiste à décomposer la maladie en ses *éléments*, et à leur appliquer la médication convenable.

« Barthez et M. Lordat, selon le professeur Golfin (1), ont défini l'*élément* une affection simple, donnant lieu à des symptômes constants et bien dessinés, et ils considèrent l'affection simple comme une altération, une lésion, une modification vicieuse de la force vitale ou de la cause de la vie. » Ne s'élevant pas jusqu'à cette puissance vitale, mais se bornant aux forces qui en sont les attributs et dont les organes sont imprégnés, Bérard, Rouzet, Miquel, etc., ont défini l'élément d'une manière moins abstraite et moins générale. « Nous entendons par une affection essentielle et élémentaire la maladie elle-même, dit le professeur F. Bérard (2), car les formes symptomatiques ne constituent pas la maladie. » Ces auteurs s'attachent donc à découvrir la *modification organique vitale* (3), ou vitale et organique, comme le dit encore le professeur Golfin, qui constitue le fond de l'état morbide, et la source de l'*indication majeure*, selon le langage de Bérard (4).

Barthez, Dumas, Lordat, Golfin, etc., poussant plus loin l'analyse clinique, décomposent davantage les états morbides considérés par Bérard comme simples, surtout au point de vue thérapeutique. Ils reconnaissent, par exemple, dans l'inflammation, ou élément inflammatoire de Dupeau, Rouzet, Double, Bérard, etc., trois affections élémentaires : l'éréthisme nerveux, la fluxion et l'inflammation. « D'autres médecins de notre École, selon le professeur Golfin, veulent qu'on donne le nom d'*élément* à toutes les causes morbi-

(1) De la pharmacodynamie, pag. 82, Montpel., 1845.
(2) Applic. analy. clin., pag. 410.
(3) *Ibid.*, pag. 381, 457, etc.
(4) Doct. méd.; Montpellier, 1819, pag. 122.

gènes et à tous les états de l'agrégat vivant qui indiquent quelque chose. » D'après ces praticiens, toutes les lésions pathologiques, affectives ou localisées, qui réclament un remède puissant, sont des éléments cliniques ou des motifs importants de traitement. Cette manière de voir rentre à peu près dans celle de Bérard, qui l'a adoptée en établissant les éléments des maladies chirurgicales (1).

Faisant l'*application de l'analyse clinique à l'inflammation*, le docteur Bousquet y expose la distinction de la douleur, la fluxion, l'engorgement, la phlogose ou irritation. La *douleur* ne reste pas toujours comme élément, et, dans ce cas, l'inflammation ne se compose que de trois affections simples. Ainsi la douleur qui accompagne la fluxion ou la phlogose n'est le plus ordinairement que symptomatique; mais lorsqu'elle paraît la première, ou qu'après l'établissement des autres symptômes, elle persiste avec une intensité exagérée, elle doit être regardée et traitée comme affection essentielle. La *fluxion* est le mouvement des vaisseaux sanguins qui détermine l'afflux du sang dans une partie; elle est locale ou générale. L'*engorgement* varie suivant la texture de l'organe enflammé; inséparable de la fluxion, il n'en est d'abord qu'un symptôme; mais il survit souvent à sa cause, et constitue alors une affection particulière, un élément qui, à son tour, peut devenir le principe d'une nouvelle inflammation.

« L'irritation ou la phlogose, dit ce disciple de notre École, est une réaction spécifique dont la nature nous est connue seulement par les effets, et qu'on aurait tort de regarder comme un simple accroissement de l'action vitale des parties. » L'irritation inflammatoire a son siége principal dans les capillaires sanguins : elle est le principe essentiel

(1) Grand dictionn. des sciences médic., art. *élément*.

de l'inflammation, et détermine ordinairement la fluxion que l'engorgement suit bientôt. Telle est la manière d'analyser des praticiens dont nous parlons.

« Quant à l'*engorgement* ou *induration*, dit Bousquet, ce n'est point une terminaison de l'inflammation, car, tant qu'il subsiste, la maladie n'est pas terminée : c'est donc un des *éléments* de l'inflammation, demeuré seul après la disparition successive de la fluxion, de la douleur et de la phlogose. »

On doit le remarquer, l'analyse clinique est admise, par tous les membres de notre École, comme notre patrimoine et l'un de nos plus beaux titres à la considération des médecins. Son application n'est pas uniforme pour tous ses partisans, ou plutôt elle n'est pas poussée à un degré toujours le même. L'on doit avouer qu'il devait en être ainsi, vu que les uns recherchent surtout l'indication principale, et les autres les motifs multiples des médications réclamées successivement par les états pathologiques. Sans repousser la partie fondamentale de la méthode analytique, l'on peut donc reconnaître la possibilité, et l'utilité même en bien des cas, de porter la décomposition clinique jusqu'à ses derniers points, à l'exemple de Barthez, tout en constatant que la réserve de Bérard en rend l'emploi plus facile à la plupart des cas morbides.

On peut comparer l'analyse clinique à la décomposition que les chimistes font éprouver à la plupart des corps où ils veulent constamment retrouver l'oxygène, l'azote, le carbone ; enfin les corps simples qui entrent dans les matières formées de ces éléments combinés. Plus une substance se rapproche des matériaux des êtres vivants, plus le nombre des éléments est considérable, et plus aussi il est nécessaire d'une analyse sévère pour bien connaître le nombre des corps simples et la prédominance relative de certains d'entre eux. De même, les états morbides se composent souvent de plusieurs affections simples qui indiquent une médication particulière. Cette comparaison nous permet de faire bien saisir la divergence des maîtres de Montpellier sur l'application de l'analyse à la médecine pratique. Quand on veut dévoiler la différence chimique du muscle et de la peau, des nerfs et des os, on peut se borner à établir les proportions de fibrine, albumine, gélatine, sels, etc., qui entrent dans la composition de chacun de ces organes, ou bien on peut agir ensuite sur ces principes immédiats pour savoir la quantité d'oxigène, d'azote, d'hydrogène, etc., qui les forme. Voilà une différence d'analyse chimique analogue à celle de Barthez et de Bérard pour l'analyse clinique.

Sans doute le dernier mode d'application de la méthode analytique conduit aux résultats en apparence plus satisfaisants de la théorie atomistique des éléments chimiques. Mais, en bien des cas, cette application est trompeuse ou même impuissante. La décomposition dernière des parties organisées surtout amène à ce résultat singulier que la gélatine, l'albumine et la fibrine, par exemple, ont la même composition élémentaire et dans les mêmes proportions des éléments (1)! Ne pourrait-il en être de même pour l'analyse clinique poussée à ses dernières limites possibles? La fluxion comme l'inflammation ne se composeraient-elles pas au moins quelquefois de douleur, fluxion, et même de l'éréthisme sanguin et de la formation de certains produits? Ne pourrait-on pas confondre ainsi beaucoup d'états morbides, si, voulant s'attacher à toutes les phases du mal, on ne préférait pas baser le diagnostic et les indications thérapeutiques sur l'élément fondamental et le génie de l'affection morbide; si,

(1) Liebig, chim. org., trad. de Ghérardt; Montpell., 1843, p. 46.

enfin, on ne se contentait pas de reconnaître dans la fluxion et dans l'inflammation deux états ou éléments simples, ayant un fond particulier, des causes et des tendances différentes, et une indication majeure différente aussi? Tout en reconnaissant la possibilité, l'utilité même, en bien des cas, de pousser l'analyse clinique jusqu'à ses degrés extrêmes, nous croyons que son application ordinaire demande qu'on s'arrête à ces derniers états morbides, capables de former des maladies compliquées; avec bien plus de raison que n'en ont eu certains chimistes, en voulant aussi considérer les principes immédiats comme les éléments des corps organisés.

Prétendre que notre École considère chaque symptôme comme élément, c'est n'avoir aucune notion de sa doctrine : *il faut un groupe de symptômes particuliers et corrélatifs pour déterminer l'existence d'un élément morbide.* On a pu être en désaccord sur le nombre des éléments, mais la doctrine de Montpellier n'a point varié touchant l'esprit avec lequel on doit les apprécier. Une application étendue de la *méthode analytique* y a fait comprendre les affections spécifiques, telles que la variole, la rougeole, le cancer, etc. *Caractérisé par un groupe de symptômes propres, l'élément morbide est un état ou affection pathologique simple qui peut se rencontrer dans le plus grand nombre des maladies, ou les constituer dans leurs phases diverses.* Ainsi les éléments *douleur* et *spasme* existent, en bien des cas, d'une manière primitive, secondaire ou intermittente; ils peuvent donc contribuer à établir une maladie, en être un élément. De même, les états *fluxionnaire, inflammatoire, fébrile, adynamique, périodique, bilieux, muqueux, cachectique,* pouvant se présenter durant la plupart des affections, sont aussi des éléments morbides. Les affections cancéreuse, variolique, goutteuse, rhumatismale, scrofuleuse, dartreuse, etc., sont des affections toujours complètes par elles-mêmes, n'ayant pas besoin d'autres états morbides pour les constituer, *et ne pouvant recevoir dans leur composition d'autres maladies comme élément, mais comme accessoires.* Dans les maladies dites médicales, les éléments sont des manières d'être de l'agrégat vivant, modifié par la cause morbifique, et nullement sous la dépendance d'une lésion organique locale qui, lorsqu'elle survient, est un effet de l'état de l'économie primitivement lésée ; enfin, *ils peuvent se manifester d'une manière principalement locale ou principalement générale.*

Le nombre des éléments a été plus ou moins considérable suivant le degré d'analyse clinique auquel chacun des maîtres s'est arrêté. « Ces analyses, suivant Barthez et Lordat (1), doivent aider à concevoir que les maladies, quelque longue qu'en soit l'énumération, se résolvent de même en un nombre circonscrit de phénomènes élémentaires que présente la puissance vitale vicieusement modifiée : ce sont des *altérations de la sensibilité, un exercice insolite des mouvements, une aberration des actes qui règlent la constitution chimique des humeurs, etc.* C'est là ce que Barthez nomme les *éléments* des maladies. Il y joint *l'excès et le défaut d'intensité de l'action vitale,* et *la viciation de la constitution des solides et des fluides,* en tant qu'elles s'opposent à l'exercice régulier des facultés, ou qu'elles affectent péniblement la sensibilité ou troublent l'harmonie des fonctions. »

S'efforçant de distinguer soigneusement l'élément du symptôme, le professeur Dumas insiste principalement sur les éléments suivants : *excès de force* ou énergie excessive de la constitution, *spasme tonique* ou accroissement excessif de la contractilité, *douleur* et *hyperesthésie* ou accroissement excessif de l'irritabilité, *faiblesse générale ou locale*

(1) Doct. méd. de Barthez ; Montpel., 1818, p. 290.

On doit remarquer une grande ressemblance entre ces deux manières de voir. Le professeur Bérard énumère les éléments *douleur*, *spasme*, *pléthore*, *fluxion*, *inflammation*, *éréthisme nerveux*, *fièvre*, *faiblesse*, *malignité*; états *bilieux*, *putride*, *muqueux*, *rhumatismal*, *goutteux*, *scrofuleux*, *cancéreux*; la *périodicité*, *l'infection virulente* et *l'empoisonnement*. Parmi les éléments des maladies réputées chirurgicales, le même auteur reconnaît la *présence de corps étrangers*, *la continuité vicieuse*, *la solution de continuité*, *la solution de contiguité*.

Accordant à l'analyse clinique toute son étendue possible, le professeur Golfin décompose les états morbides à la manière de Barthez et du professeur Lordat; mais il admet encore, parmi les éléments, l'intermittence et toutes les affections exanthématiques : éléments variolique, rubéolique, etc. Comme nous l'avons déjà fait observer, ces variétés dans l'extension donnée à l'application de l'analyse clinique, ne changent rien au fond ni à la liberté d'application de la méthode. L'élasticité de cet instrument de diagnostic et de traitement se lie au génie de la nature humaine, de ses forces et de ses actes incessamment mobiles comme la vie. Elle dirige la conduite du médecin dans l'appréciation essentiellement pratique de notre science, et fait disparaître, dans l'application de la doctrine des éléments, les divergences théoriques de ses défenseurs.

Après cela, il serait superflu de vouloir prouver que toute la pathologie ne se résout pas dans l'inflammation ou même dans la gastro-entérite, comme l'a soutenu un système déjà loin de nous. L'observation de tous les temps démontre qu'à la suite d'une modification de l'économie par une cause morale, je suppose, l'estomac, par exemple, est parfois affecté d'une douleur vive, opiniâtre, rapidement établie, sans symptômes propres à l'inflammation, comme cela a encore lieu pour la migraine, l'odontalgie, l'hytéralgie, la névralgie iléo-scrotale, etc., tout autant d'états morbides constitués par la douleur. Ce défaut des caractères locaux ou généraux de la phlogose montre que ce sont là deux affections différentes : je les désigne du nom d'élément *douleur* et d'élément *inflammation*, qui me fournissent deux indications majeures et différentes de traitement.

En me servant du mot douleur pour désigner cet élément morbide, je suis loin de n'y comprendre que la douleur seule et isolée. Ce nom est tiré du caractère le plus saillant et le plus constant de l'*affection douloureuse* qui s'exprime aussi par plusieurs autres phénomènes. Ainsi la douleur donne parfois la sensation d'un trait de feu, d'une constriction, d'une dilacération des parties ; elle suit ordinairement le trajet des nerfs, quoique pour les viscères on ne puisse pas admettre ce parcours; elle diminue par la pression, se déplace facilement, cesse et reparaît avec une variété en quelque sorte capricieuse, obéissant parfois aux causes les plus légères et les plus diverses, suivant surtout le degré d'attention que l'individu porte sur le lieu lésé. En même temps les sécrétions, ordinairement suspendues, se montrent parfois abondantes, mais très-aqueuses ; l'urine est aqueuse, limpide, incolore et sans dépôts. On observe aussi des spasmes ou convulsions des parties douloureuses ou voisines. Tantôt naturel, le pouls est souvent petit, concentré, mais jamais fébrile; la face est ordinairement pâle et la chaleur diminuée. Les papavéracées et les solanées ont une action directe sur cet élément morbide, que les éthers, les eaux distillées aromatiques, etc., combattent aussi avec avantage en certains cas.

Si le malade vient à succomber, l'autopsie ne montre ordinairement aucune altération des nerfs ni des autres tissus où la douleur se manifestait. Les nerfs ne sont pas, en effet, les seuls organes de la sensibilité; car, comme nous l'avons établi, toutes les parties du corps vivant sont sensibles et par conséquent susceptibles d'éprouver une souffrance manifeste et essentielle.

En certains cas, l'estomac est dans une faiblesse prolongée; les fonctions sont lentes, enrayées; la langue est pâle, blanche : il y a désir d'aliments, de remèdes échauffants et toniques; difficulté de digérer les substances douces et fades, etc.; enfin, après la mort du sujet, l'examen du viscère montre la muqueuse décolorée. Peut-on nommer cet état inflammatoire ou douloureux? Cependant ce mode morbide ne se lie pas à une lésion organique, et se trouve caractérisé par un groupe de symptômes frappants : il mérite donc une distinction de notre part, et nous l'appelons aussi *élément faiblesse*. Souvent cet état pathologique s'offre principalement dans toute la constitution; il y a alors diminution des fonctions, peu d'énergie des muscles, pouls lent et parfois intermittent, voix éteinte, respiration rare, intelligence paresseuse et incapable de contention prolongée, flaccidité des chairs, fluidité extrême des humeurs, ayant une odeur et une tendance putrides, excès d'humeur muqueuse et séreuse, abaissement de la température. Il ne faut pas toutefois confondre la *faiblesse radicale* avec celle qui est purement *apparente* : la première, dont nous venons de tracer les caractères, est constituée par la *résolution des forces* qui sont seulement *oppressées* ou dissimulées dans la seconde. « Si la faiblesse, dit Barthez, succède à l'exaltation des forces, et s'établit graduellement pour ne plus changer, la faiblesse est réelle. Si elle paraît tout à coup et au moment où l'on ne devait pas s'y attendre, si elle éclate au milieu des symptômes d'irritation, elle est fausse le plus souvent. » Cette distinction a trop d'importance en thérapeutique, pour ne pas mériter de nous occuper plus tard.

L'état adynamique essentiel reconnaît parmi les causes ordinaires une constitution faible, le tempérament lymphatique, le sexe féminin, l'enfance et la vieillesse, l'habitation de lieux humides et peu éclairés, l'usage d'aliments aqueux et peu réparateurs, les excès de tous genres, les pertes abondantes diverses, etc. L'influence de ces causes doit être prolongée pour amener une résolution réelle des forces : les toniques, les analeptiques, et parfois les excitants, conviennent au traitement de la faiblesse.

Quelquefois l'estomac est affecté d'un mouvement excessif et anormal qui trouble ses fonctions particulières; il y a vomissements opiniâtres de toutes les substances ou de certaines seulement, des appétits dépravés, sans que l'organe présente aucune altération appréciable, ou autre chose qu'une congestion variable. Cet état est encore tout autre que ceux dont nous avons déjà parlé, et constitue aussi un mode d'être qui nécessite une médication spéciale : cet élément *spasme* s'offre dans l'épilepsie, l'hystérie, l'asthme, le tétanos, etc.

D'après Barthez et Bérard, on entend par *spasme* tout mouvement excessif et contre-nature d'un organe contractile. En certains cas, le spasme est permanent et fixe, comme dans le tétanos et la catalepsie; en d'autres, il est intermittent et irrégulier, ainsi qu'on l'observe dans les maladies convulsives. Parmi les symptômes de cet état morbide, on remarque une invasion ordinairement brusque et sans prodrômes, des convulsions partielles surtout pendant le sommeil, des urines pâles, blanchâtres et écumeuses; anxiétés, tristesse, craintes non motivées, rêves pénibles; absence de fièvre, de pléthore, d'état saburral. Cet élément pathologique constitue le fond de l'épilepsie, hystérie, tétanos, catalepsie, chorée, éclampsie, asthme, coqueluche, palpitations, hypochondrie, etc. Il reconnaît pour condi-

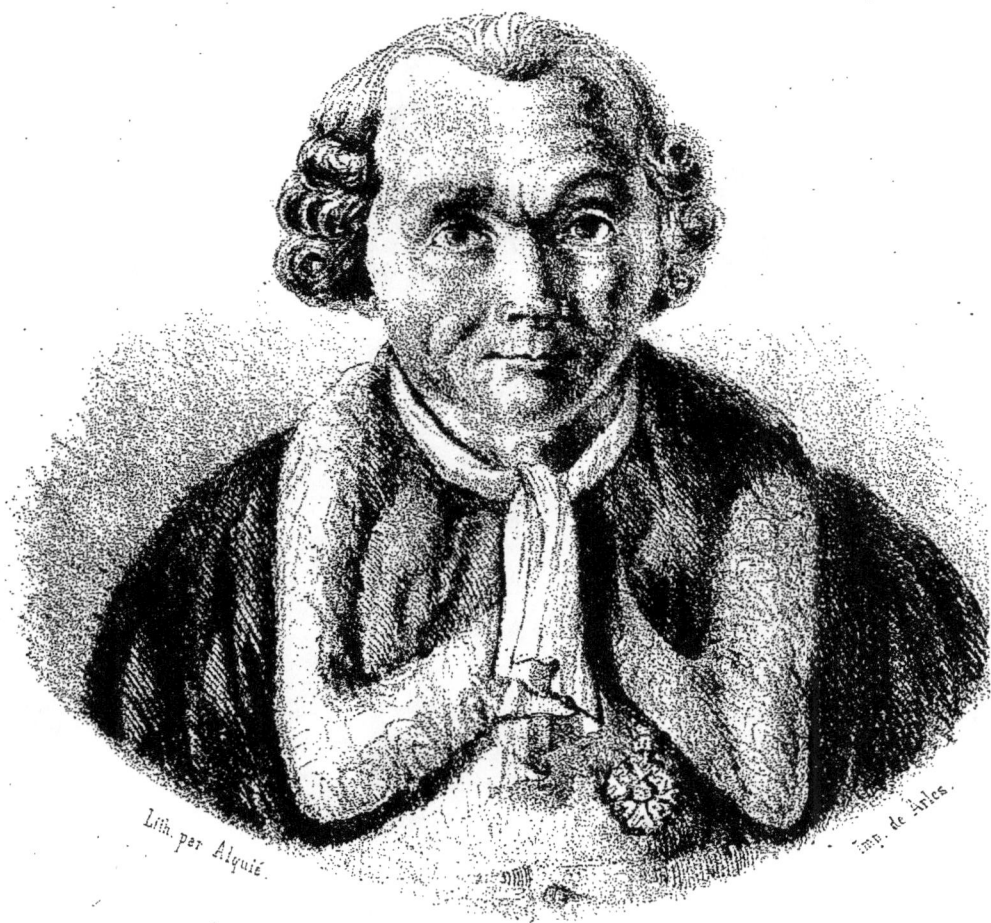

Lith. per Alquié.   Imp. de Arles.

J. BARTHEZ.

tions prédisposantes le sexe féminin, le tempérament nerveux, l'enfance, la vie efféminée et sédentaire, les émotions brusques et fréquentes, enfin l'hérédité. Contre cet état pathologique, on emploie directement les antispasmodiques, parfois les narcotiques ; les relâchants sont aussi utiles, et les toniques conviennent dans la convalescence, afin de prévenir des rechutes. Ajoutons que si le malade vient à succomber à cette affection élémentaire, on ne découvre souvent aucune altération dans le cadavre, qui conserve parfois la position où le spasme a placé les parties, et quelquefois présente des congestions ou des infiltrations variables dans les centres nerveux.

En beaucoup de circonstances, on observe du prurit, de la tension, une douleur gravative dans un organe dont le volume est augmenté, les fonctions gênées, et qui présente, en certains cas, un écoulement sanguin, séreux ou purulent. Cet état, qui n'est pas l'inflammation, forme un mode morbide, ou élément, auquel on donne le nom de *fluxion*, qui peut être principalement locale, comme nous venons de l'avancer, ou principalement générale. « J'appelle *fluxion*, dit Barthez (1), tout mouvement qui porte le sang ou une autre humeur sur un organe particulier, avec plus de force, suivant un autre ordre que dans l'état naturel. » Selon le professeur Lordat, la fluxion générale est indiquée par le refroidissement, le resserrement et la pâleur de la peau ; lassitude générale, pouls fébrile avec les caractères propres au siége de la fluxion, et indiqués par Bordeu et Fouquet. D'après Barthez, la fluxion peut d'abord être locale, et devenir générale ensuite, et *vice versá*, ou même osciller entre ces deux états. Elle peut partir d'un organe, et dépendre de l'influence d'une sympathie. La partie qui dé-

(1) Mém. trait. fluxions ; Montpellier, 1816, pag. 3.

14

termine la fluxion sur un lieu plus ou moins éloigné, comme lorsqu'une lésion du foie entraîne un épistaxis, cette partie est appelée le *pars mandans,* et celle sur laquelle s'opère la fluxion est nommée le *pars recipiens.* Ainsi, quand, par suite de la gestation, il se fait un travail fluxionnaire sur les seins qui deviennent turgescents et fournissent beaucoup de lait, il y a fluxion ; quand, à l'époque menstruelle ou par l'effet d'une maladie de l'utérus, un phénomène analogue a lieu, la matrice est le *pars mandans,* et la mamelle le *pars recipiens.* La fluxion n'est pas seulement sanguine (hémorrhoïdes, menstrues); elle peut être séreuse, purulente, comme on l'observe sur les membranes séreuses, intestinales, etc. Enfin, la fluxion est tantôt imminente ou formée, tantôt fixe ou mobile, d'autres fois rémittente ou périodique.

« *La fièvre,* dit l'illustre professeur Fizes (1), tend directement à la destruction du principe vital. » C'est qu'en effet la fièvre *essentielle* est une affection de l'ensemble de l'agrégat vivant, et non l'effet d'une lésion appréciable et locale des tissus. Pouvant se présenter comme état constituant d'une maladie, *la fièvre est* donc *un élément morbide, caractérisé surtout par le trouble prolongé de la chaleur et du pouls,* et non point par l'accroissement de la circulation et de la chaleur, car elle peut offrir des modifications opposées dans le pouls : le stade de froid de la fièvre algide seulement, la chaleur de la fièvre ardente, ou la sueur seule de la fièvre élode (suette). Nous renvoyons à un autre endroit de ce travail l'étude détaillée de cet important sujet.

Un élément distinct de ceux déjà signalés a été appelé *malignité.* Ses caractères sont : invasion brusque et in-

(1) Traité des fièvres; Montp., 1750.

attendue d'une affection le plus souvent bénigne en apparence ; nul rapport entre la gravité de la maladie et l'énergie des causes, ni entre les symptômes simultanés et successifs, entre le physique et le moral ; mélange incohérent des signes les plus tristes et les plus heureux ; tout porte à croire faussement à l'existence d'une apoplexie, du choléra ou de la fièvre continue ; altération profonde de la physionomie ; résolution des forces radicales, d'après Barthez, lors même que les forces agissantes paraissent en assez bon état ; réaction nulle, crises trompeuses, mort prompte et inattendue. Une telle affection élémentaire s'offre souvent par accès obscurs, désordonnés, rémittents ou intermittents ; elle constitue la fièvre continue maligne, lente nerveuse, rémittente ou intermittente maligne et larvée, le typhus, la peste, etc. Enfin, la malignité est une forme essentielle que peuvent prendre les fièvres de toute espèce.

Sous le nom de *pléthore*, on comprend un autre élément caractérisé par les symptômes suivants : coloris vif de la face et de tout le corps, parfois intumescent ; chaleur accrue, douce, halitueuse et par bouffées ; tête lourde, intelligence engourdie, sens émoussés ; respiration et mouvements gênés ; pouls plein, fort et résistant pour l'ordinaire ; sang abondant et riche, promptement coagulé et surmonté d'une couenne phlogistique. Dépendant d'une modification de toute l'économie, la pléthore détermine fréquemment, dans une partie du corps, des engorgements divers.

L'analyse clinique signale l'*état périodique* comme un élément essentiel des maladies. Souvent, en effet, sans l'existence de cette affection élémentaire, des lésions morbides, telles que des névroses, des névralgies, des ophthalmies, des hémorrhagies, des rhumatismes, etc., seraient incurables, et se trouvent pourtant dissipées par la médication propre à l'élément qui les tient sous sa dépendance.

Parmi les autres éléments que nous aurions encore à exposer, nous nous bornerons à signaler l'éréthisme nerveux et l'état putride, renvoyant aux articles fièvres, inflammation, et à notre traité de pathologie médicale, la description sur laquelle les limites de cet ouvrage ne nous permettent pas de revenir ici. L'*éréthisme nerveux* est une susceptibilité insolite de l'économie, que les moindres circonstances provoquent, et qui se manifeste ordinairement par une exaltation des facultés intellectuelles et morales, une variation et une irrégularité dans les phénomènes, dans leur invasion inattendue, leur marche, leur durée. On remarque un appareil effrayant de symptômes sans danger réel; reproduction et cessation des symptômes sans causes appréciables; action incertaine ou même insolite des remèdes qui excitent alors tandis qu'ils calment dans les autres maladies, affaiblissent ici quand ils tonifient en tous les autres cas.

« Le plus souvent chronique, il est quelquefois aigu, dit Dupau (1); ordinairement il est aigu par les paroxysmes, et chronique par la disposition essentielle qui le produit et le constitue. Considérée comme paroxystique, cette affection n'offre que des indications temporaires et simplement palliatives, par lesquelles on dissipe l'accès ou l'on supprime quelques symptômes alarmants; mais, arrivé à ce point, on n'a encore rien fait contre la maladie essentielle, et l'on n'a pas détruit cette tendance vicieuse qui ramène les attaques, souvent même sans qu'aucune cause les ait déterminées occasionnellement. » On combat cet élément morbide par les bains tièdes, l'eau de poulet, les mucilagineux; on met en usage les antispasmodiques, mais avec beaucoup

_____

(1) De l'éréthisme nerveux, thèse; Montpell., 1819.

de prudence, et seulement pour calmer les accidents présents; car leur action est loin d'être constante et toujours sédative. Le régime doux, analeptique, et l'éloignement de toutes les circonstances excitantes, forment les ressources les moins infidèles, quoiqu'elles soient rarement curatives.

L'*état putride* est un élément morbide qui se traduit par les symptômes dont nous faisons ici l'énumération, d'après le professeur Bérard (1) : sueurs nocturnes et nidoreuses ; déjections et excrétions exhalant une odeur forte, appétence de boissons froides et acides, bien-être et soulagement causé par l'air frais et la défécation. On voit survenir ensuite une chaleur âcre et mordicante, yeux pulvérulents et verdâtres, peau terreuse et offrant des pétéchies brunâtres, face grisâtre et sale; dégoût et nausées, langue desséchée et recouverte d'un enduit noirâtre, dents fuligineuses, évacuations fétides, sang liquide et brunâtre. Si le mal fait des progrès, on observe une plus grande fétidité des excrétions, des évacuations et de l'haleine; la tuméfaction livide des gencives, des pertes passives d'un sang peu coagulable et grisâtre, fétide et promptement putréfié; les traits sont concentrés, les yeux enfoncés, à demi couverts par les paupières et par une couche muqueuse. Bientôt les selles sont puantes, colliquatives et involontaires, et les urines, très-fétides, laissent un dépôt foncé, et donnent rapidement une odeur de putréfaction. La gangrène s'établit promptement sur les points comprimés et sur les exutoires ou les plaies; il survient du météorisme; une odeur cadavérique générale s'exhale, et les mouches sont attirées opiniâtrement vers l'individu. Quand la mort arrive, la putréfaction s'empare promptement du sujet, dont les parties sont ramollies, puantes, et se déchirent sous le moindre

(1) Grand dict. méd., art. *éléments*, pag. 357.

effort. « Le mot *putridité*, ajoute Bérard, n'est pour nous que l'expression abrégée de tous les symptômes que nous avons décrits. Au reste, la putridité n'est pas la putréfaction : odeur, phénomène, causes, etc., tout est différent. »

Cet élément détermine plusieurs cas de *gangrène spontanée*; il s'associe à la fièvre, et donne lieu à la *fièvre putride*; il entre dans la constitution du *scorbut*, etc. Cet état morbide se développe sous l'influence des émanations végétales ou animales, d'une température chaude et humide, d'aliments avariés ou de mauvaise qualité, d'un régime trop échauffant, d'une longue privation de nourriture, d'émotions morales vives et prolongées, enfin de toutes les causes énervantes. L'état putride réclame l'emploi des acides végétaux et minéraux délayés, de fruits acidules, diète végétale, boissons froides ou même frappées de glace, etc.

Telle est l'analyse clinique; tel est l'exposé succinct de la doctrine des éléments morbides : on peut juger des avantages et de la haute portée de cette philosophie médicale en parcourant les ouvrages sortis de cette École. Elle avait dirigé un de nos illustres maîtres, cette philosophie, lorsque, chargé d'un service médical à l'Hôtel-Dieu de Lyon, en 1792, il distingua le premier et traita avec succès une fièvre rémittente qui enrayait la guérison des blessures. Ainsi, la découverte et le traitement de la fièvre rémittente qui survient aux grandes plaies, dus à la méthode analytique, place Dumas à côté des Torti et des Werlhoff. Aussi le professeur de Montpellier n'a-t-il pas hésité à défendre plus tard, touchant les affections lentes, une méthode qui lui avait procuré un si beau résultat pour les lésions aiguës. « Le fondement de nos connaissances sur les maladies chroniques, dit-il (1), est celle des affections simples qui cou-

(1) Maladies chroniques, tom. I, pag. 21.

stituent leurs éléments, qui se réunissent dans leur formation, et qui se succèdent pendant toute leur durée. »

Ces divers modes pathologiques peuvent s'offrir d'une
manière successive, isolée ou concomitante, dans la plupart
des maladies qui se composent de la réunion d'états morbides différents, et non d'un état toujours le même depuis
leur début jusqu'à la fin, ainsi que le veulent les systèmes.
Selon l'hypothèse de l'irritation, la pleurésie, par exemple,
est une maladie de la plèvre constamment inflammatoire;
la doctrine de Montpellier trouve, au contraire, dans la
pleurésie, une forme que revêtent plusieurs éléments morbides dont elle n'est que l'expression symptomatique. Cette
maladie, en effet, peut être sous la dépendance des éléments nerveux, bilieux, catarrhal ou inflammatoire : de
sorte que chacun de ces modes d'être demande une médication appropriée, et que le plus souvent le mal serait ag-
gravé ou rendu mortel par les émissions sanguines, quand
l'élément exige la médication narcotique ou l'évacuante.

Si maintenant nous sommes parvenu à faire comprendre
les principes généraux de notre doctrine, on doit concevoir
que, pour nous, la maladie n'est pas un dérangement des
organes ou des liquides, ni une affection de l'âme : ces
idées des solidistes, des humoristes ou des stahliens, ne
sauraient être adoptées par une École qui repousse tout
système. Prenant la maladie dans son acception la plus
compréhensive, la moderne Cos répond, avec le divin
Vieillard : « l'homme est malade quand il ne peut pas
exercer normalement toutes ses fonctions naturelles et animales, et quand il n'éprouve pas le bien-être naturel. La
maladie est l'état de l'incommodé ou l'incommodité. » Si on
lui demande en quoi consistent l'essence, la nature des maladies, elle renvoie ces questions aux systématiques. Elle
reconnaît aussi que l'état normal du corps humain ne se

traduit pas toujours à l'extérieur par des phénomènes sensibles, et qu'il peut parfois exister chez un individu qui paraît dans une santé plus ou moins florisssante : tel est le cas des goutteux pendant les intervalles des accès dont la cause affective persiste encore ; des sujets à qui l'on a extirpé une tumeur cancéreuse, etc. « En s'élevant à des aperçus généraux, dit le professeur Grimaud (1), il ne serait pas bien difficile de voir que la maladie n'étant qu'une modification de la vie, et devant être conçue d'une manière aussi abstraite et rapportée au même principe, il est possible que les maladies existent en puissance long-temps avant de se manifester. »

Ces faits ne sauraient plus être niés, à présent que la philosophie médicale commence à se répandre partout ; et nous devons être fiers de ce progrès, car nous pouvons en revendiquer une bonne part pour notre École : hors de son influence, en effet, et surtout jusqu'à Barthez, la science médicale était basée sur des idées restreintes, sur des principes arbitraires d'où l'on déduisait des données thérapeutiques peu rigoureuses ; les praticiens étaient ou humoristes, ou solidistes, ou matérialistes, ou métaphysiciens, etc. L'illustre professeur de Montpellier rendit à notre art son véritable esprit ; il le débarrassa des erreurs qui l'encombraient, et démontra que, considérée comme art de traiter les maladies, *la médecine est la science dogmatique des indications.*

ART. IV. — *De la maladie et de la réaction.*

La fièvre, avons-nous dit, consiste dans un mouvement de l'économie ayant généralement pour but, soit l'ex-

(1) Traité des fièvres, tom. I, pag. 70.

pulsion d'une cause morbide, soit l'établissement d'une fonction pathologique. Quoique dépendant d'une altération locale, les fièvres symptomatiques n'en sont pas moins l'expression de l'affection éprouvée par le système entier : ainsi, même alors, la fièvre est la manifestation du mode morbide de l'unité vitale. Cette manière de penser de l'École hippocratique n'a pas été du goût des systématiques et des organiciens surtout. Considérant la lésion matérielle comme la cause et la raison complète du trouble général de l'individu, ces écrivains n'ont pas su s'élever à des notions plus sévères, et ce défaut de philosophie les a portés à ranger toutes les fièvres sous le même chef et dans les mêmes principes. Cependant, en remarquant plusieurs cas de fièvres où aucune lésion anatomique ne saurait être invoquée, on est rigoureusement conduit à reconnaître que ces sortes d'états morbides ne peuvent être confondus, ni rapportés à une seule origine, et que beaucoup d'entre eux proviennent du mode vital de l'économie entière. Il faut donc distinguer les cas où la fièvre a sa cause déterminante dans une dégradation anatomique, de ceux où cette cause se trouve autre part. L'un et l'autre trouble général ont été appelés *réaction* : nous nous proposons en ce moment de fixer la valeur que l'on doit y attacher.

La réaction est un mouvement, un acte opposé à une action morbifique. La raison en est tantôt dans une lésion traumatique, tantôt dans une matière nuisible déjà introduite au sein du corps vivant, d'autres fois enfin dans un mode vicieux de la nature humaine. La première sorte de réaction mérite le nom de *traumatique*, et les autres la dénomination de *spontanée*. Nous allons indiquer comment on a fréquemment méconnu ces deux modes de l'activité

vitale qui méritent d'être distingués dans la pratique de
la médecine.

Et, d'abord, on a souvent confondu les actes pathologiques appartenant à l'affection morbide, avec ceux propres
à la réaction. Ainsi, la pneumonie, par exemple, est une
maladie caractérisée par l'oppression, la difficulté de respirer, une douleur gravative de poitrine, une toux incommode; le crachement de sang et la mollesse du pouls. Cet
état morbide pourrait persister indéfiniment, et l'on ne
voit pas pourquoi il n'en serait pas ainsi s'il n'y avait pas
en nous une tendance générale au rétablissement de la
santé. Cette disposition ou loi vitale emploie, pour parvenir à cet important résultat, différents moyens qui constituent les divers modes de terminaison des affections
pathologiques. « Le principe morbifique de la péripneumonie, écrit l'illustre Sauvages (1), est l'engorgement des
vaisseaux sanguins du poumon, que la nature s'efforce
de lever ou de conduire à solution par le moyen de la
toux, de la fièvre, de la dyspnée, y étant portée par le
sentiment confus qu'elle a de l'obstacle qui s'oppose à la
circulation et à la respiration. »

Ces derniers phénomènes constituent donc des actes autres
que la pneumonie elle-même : ce sont les caractères des
efforts de la force vitale pour la terminaison du mal. Ainsi,
l'accroissement de la température du corps, le développement du pouls, la moiteur de la peau, etc., sont des phénomènes de la réaction ou de la tendance vitale vers la
solution heureuse de la pneumonie; ce qui a lieu parfois
à la faveur de sueurs abondantes. Les diverses modifications des crachats, les changements variés survenus dans
le parenchyme pulmonaire, les perturbations fonctionnelles

(1) Nosol. méth., tom. III, pag. 450.

apportées au sein d'organes ou d'appareils plus ou moins éloignés, sont encore des effets de cet effort curateur de la nature vivante. Il suffit, en effet, de remarquer que la pneumonie peut se terminer par résolution, délitescence, ou incomplètement par induration, gangrène, etc., pour sentir que ces actes pathologiques ne font pas partie de la maladie elle-même, mais bien de ce qui en amène la guérison : ce sont tout autant de mécanismes de terminaison morbide que l'on observe pour la majorité des maladies, et qu'il faut nécessairement rapporter à une tendance de l'économie entière vers le rétablissement de l'état normal. L'École de Montpellier a donc raison de distinguer les caractères de la maladie ou de l'affection d'avec ceux de la réaction. « Hippocrate, d'après Double (1), s'est appliqué à distinguer dans les maladies les *symptômes propres*, et il entend par là les symptômes qui appartiennent au siége de la maladie, et les *symptômes communs*, c'est-à-dire ceux qui résultent de la réaction vitale ; à la différence des médecins de Gnide, dit Hippocrate, lesquels, s'attachant aux caractères extérieurs, ne connaissent ni les symptômes propres, ni les symptômes communs. » Faute d'avoir compris ces déductions cliniques, plusieurs sectes médicales ont conseillé de combattre, comme dangereux, certains actes réactionnels nécessaires à la solution heureuse de plusieurs lésions : ainsi l'on a voulu arrêter le développement et la marche des pustules varioliques et de la plupart des exanthèmes, pratique aveugle et irréfléchie qui méconnaît les lois de l'économie vivante et de l'observation journalière.

D'autres médecins ont considéré l'état affectif comme constitué par les divers symptômes-pathologiques, le plus

(1) Lettre à l'Acad. roy. de méd.; Décembre 1841.

souvent appartenant à la réaction. D'après ce que nous venons d'exposer, on comprend combien il est important, dans la pratique, de distinguer de l'affection morbide ces phénomènes et les changements qu'ils amènent dans la lésion pathologique. « Ce changement, selon le professeur Lordat (1), se fait quelquefois d'une manière lente, inaperçue et presque clandestine : c'est cette opération salutaire qui est célèbre dans les anciens livres de médecine pratique, et qui porte le nom de *lysis*. C'est là ce que les praticiens cherchent à provoquer par l'usage des remèdes qu'ils appellent *altérants* ; mais assez souvent la nature vivante entreprend la *récorporation* (des cacochymies) avec un appareil de symptômes graves, pénibles, impétueux, quelquefois redoutables, et sous la forme d'une maladie aiguë. »

S'il faut parfois combattre directement ces actes morbides, il n'est pas moins constant que la bonne méthode thérapeutique consiste à surveiller ces phénomènes, à suivre et à diriger leur évolution naturelle plutôt qu'à la troubler, enfin à les maintenir en des bornes convenables. D'ailleurs, le praticien aurait souvent bien peu de succès, s'il s'attachait seulement à triompher des symptômes d'une affection : il laisserait subsister la partie fondamentale de l'état pathologique, et verrait ordinairement reparaître le cortége de phénomènes qu'il croyait avoir fait cesser. C'est, au contraire, à dompter le véritable mal ou l'affection morbide que le médecin doit consacrer toute sa sollicitude. Ainsi, dans une fièvre intermittente simple ou pernicieuse, il ne reste pas inactif pendant l'intervalle des accès, persuadé que la suspension des symptômes n'est pas la cessation du mal qui persiste, et dont il se hâte de triompher par des

(1) Perpét. de la méd., pag. 180.

agents dirigés, non contre les phénomènes fébriles, mais contre l'infection miasmatique à laquelle l'économie est en proie.

Dominés par des idées d'un autre genre, on a tenté de rapporter les effets réactionnels dont nous parlons à de prétendues propriétés vitales localisées dans chaque tissu, dans chaque organe. L'on a voulu trouver la raison des changements par lesquels les désordres morbides sont guéris, dans la sensibilité, la contractilité, la tonicité des différents tissus du corps humain. Nous ferons remarquer d'abord que l'admirable accord de toutes ces propriétés nécessaires à l'accomplissement des actes réparateurs que nous signalons, annonce l'existence d'une loi primordiale capable de diriger ces différentes forces, et de produire ces résultats curateurs. Il suffirait, en effet, que l'une de ces propriétés ne fût pas ainsi en corrélation avec les autres, pour que les opérations médicatrices n'eussent jamais lieu. Dans l'un des effets de la pneumonie, par exemple, je vois se former une induration, une hépatisation rouge, grise, etc. : ces lésions, propres à la réaction, pourraient bien rester stationnaires, comme on l'observe chez plusieurs individus; cependant, ordinairement, la réaction poursuit ses efforts, l'absorption des matériaux morbides s'opère, et la résolution survient à la faveur d'un mécanisme plus ou moins facile à saisir, mais qui ne m'empêche pas d'en remarquer le but et le résultat bienfaisant. Si je borne mon observation à l'exercice des propriétés vitales des artères, des veines, des lymphatiques, etc., je ne vois pas pourquoi ces vaisseaux suspendent ordinairement leur activité dès que l'altération morbide a disparu, et pourquoi ils respectent le parenchyme pulmonaire lui-même. Qui dit alors à ces bouches absorbantes : vous prendrez ceci, parce que c'est pathologique, et vous respecterez cela, parce que c'est normal? En admettant donc l'influence de ces prétendues propriétés vitales, il faudrait encore les harmoniser entre elles : haute direction qui ne peut être rapportée qu'au principe qui maintient l'état physiologique, et tend à le rétablir dès que la maladie vient le troubler.

Dans les lésions traumatiques elles-mêmes, on a eu tort d'attribuer à ces mêmes propriétés locales les divers actes réparateurs qui constituent la réaction. Ces propriétés étant différentes suivant les tissus eux-mêmes et les parties dont chacun d'eux forme la plus grande portion, le mécanisme des restaurations vulnéraires devrait varier en conséquence. Il n'en est pas cependant ainsi, et les changements multipliés à la faveur desquels la curation est effectuée sont les mêmes partout. Ainsi, la division de nos organes a-t-elle lieu à l'abri de l'atmosphère ? il s'épanche une matière organisable qui réunit les parties séparées, supplée même au vide qui en sépare les bords en s'interposant en abondance dans l'intervalle, et en reproduisant un tissu analogue à celui dont elle rétablit la continuité. S'agit-il, au contraire, d'une plaie avec perte de substance et livrée au contact de l'air et à la phlogose ? alors des bourgeons charnus se forment, une membrane nouvelle, pyogénique, s'organise, prend la texture fibreuse, et constitue le tissu inodulaire dont le professeur Delpech a, le premier, découvert la formation, les caractères et l'importance clinique.

Puisque ces actes réparateurs sont les mêmes au sein de toutes les régions, de tous les organes et de tous les tissus, on ne peut les rapporter aux propriétés particulières à l'une de ces parties du corps, mais à une puissance qui domine dans tout le système. On sent forcément naître en soi une pareille idée, surtout quand on observe les remarquables effets de cette réaction traumatique autour des corps étrangers ; lorsqu'on voit ces derniers environnés d'une membrane progressivement plus résistante et destinée à les isoler de l'organisme, de manière à en établir la tolérance; quand enfin on examine le travail à la faveur duquel la nature humaine élimine les matières nuisibles ou étrangères : cette étude a mérité l'attention des plus grands médecins. « Ce qu'on a nommé dans ces derniers temps *physiologie patho-logique*, dit le professeur Ribes (1), doit avoir pour objet de dévoiler l'origine et l'enchaînement des actes que le sys-tème vivant déploie pour arriver à ses fins, et les motifs qui rendent avantageux ou nuisibles les mouvements auto-matiques qu'excite un pouvoir instinctif et non réfléchi. »

Les partisans de la doctrine de l'irritabilité, incitabilité, stimulus, ou irritation, ont considéré la réaction comme la réflexion sympathique de l'irritation d'un organe sur un autre. Cette erreur provient surtout de la confusion des phénomènes *sympathiques* avec les *synergiques*. Les premiers de ces actes fonctionnels, dépendant de liaisons vitales in-explicables par l'anatomie, ne sont nullement nécessaires dans le cours d'une maladie; ils constituent des symptômes accessoires, et ne caractérisent point l'état morbide : les vomissements dont les lésions cérébrales sont parfois ac-compagnées forment des phénomènes contingents, inutiles au tableau clinique de ces lésions elles-mêmes. Les change-ments synergiques provoqués par une altération plus ou moins matérialisée, sont, au contraire, liés au cours et à l'histoire de cette dernière ; non pas chacun d'eux pris isolément, mais bien considérés dans leur ensemble et sur-tout dans leur but manifeste. Lors d'une inflammation de la vessie, par exemple, quand les muscles abdominaux et tous ceux du corps entrent en contraction avec les parois de l'organe lésé, ce n'est point par l'irritation sympathique réfléchie sur ces puissances musculaires que cet acte a lieu,

(1) Anat. pathol., tom. I, pag. 398.

mais par suite d'une impulsion vitale dont le but évident est l'émission du mucus, des urines, etc., accumulés dans la vessie. Les maladies qui affectent le poumon ou tout autre organe présentent aussi des phénomènes de réaction , soit localisée, soit généralisée, qu'on ne saurait attribuer à une irritation sympathique. Ainsi le *consensus* qui met en mouvement les forces propres à expulser les crachats du tube aérien, ne doit pas être rapporté à la réflexion irritative du poumon sur les divers muscles du tronc. A plus forte raison ne peut-on pas attribuer à la sympathie les actes divers à la faveur desquels la pneumonie est amenée à la guérison. Les différents changements qui conduisent à la délitescence, à la résolution, aux adhérences, à l'induration, ne sont point les caractères de la pneumonie elle-même, mais bien des efforts par lesquels la nature humaine a ramené l'équilibre normal.

Il est d'ailleurs une infinité d'états morbides où la sympathie ne saurait être invoquée pour expliquer les actes véritablement réactionnels, quand on n'observe point de lieux du corps où le mal ait déjà produit des ravages sensibles. La fièvre dont sont précédés les exanthèmes cutanés est la manifestation de la lésion déterminée par le virus dans le système vivant qui se livre à un travail propre à éliminer la matière morbifique à la surface du corps. Cette fièvre n'a pu cependant être l'effet sympathique de l'altération cutanée qui n'existe pas encore ; et ses caractères n'étant localisés nulle part, il faut bien les reconnaître comme l'expression d'une action générale de l'économie, ou d'une réaction. Ce que nous disons des fièvres exanthématiques s'applique aux affections appelées malignes, typhoïdes, etc. « Dans une maladie maligne, écrit le professeur Lordat (1),

(1) Doct. méd., etc. , pag. 223.

tout le système des forces, tant agissantes que radicales, est affaibli par une véritable résolution, c'est-à-dire par une presque abolition. » De cette oppression des forces vitales résulte l'altération des rapports sympathiques et synergiques entre les diverses parties de l'organisme, et cette ataxie des différents phénomènes morbides. C'est alors qu'une réaction harmonique et parfaite serait de la plus haute importance; malheureusement elle se montre faible, incomplète, irrégulière : alors aussi les dégradations organiques les plus légères acquièrent une haute gravité par cette impuissance des efforts curateurs. « Ces altérations, selon l'illustre Barthez (1), ne peuvent déterminer, dans un système énervé, le concours puissant d'un grand nombre d'organes qui est nécessaire pour opérer les solutions naturelles de ces lésions. » Certainement, en ces cas, le praticien n'a pas l'intention de s'adresser aux sympathies pour réveiller cette réaction, mais à cette puissance curatrice dont il ne peut suppléer les actes bienfaisants. Du reste, le médecin s'attache le plus souvent à prévenir ou à combattre les effets sympathiques; tandis qu'il désire toujours et dirige avec soin les actes réactionnels d'où il espère seulement la solution heureuse des maladies.

Si, dans les circonstances dont nous parlons, la réaction générale ou la fièvre est à désirer, il est une foule d'autres cas analogues, quel que soit, du reste, le genre de l'affection morbide. En tous les temps, les grands praticiens ont considéré fréquemment la fièvre comme un effort salutaire de l'économie vivante dont ils devaient diriger la tendance favorable, et nullement comme l'effet d'une irritation sympathique provenant d'une lésion locale souvent n'existant pas. Le célèbre Dumas a surtout montré combien

(1) Élém. sc. de l'hom., II, 198.

ces principes cliniques trouvent d'heureuses applications
dans les maladies chroniques. « Les révolutions naturelles
et les mouvements spontanés, dit-il (1), qui tendent à procurer la guérison des maladies chroniques, méritent une
considération particulière dans leur traitement. Il y a des
méthodes qui ont pour objet de préparer ces révolutions,
d'en faciliter le développement, d'en assurer le succès, et
d'en compléter le résultat. Si c'est un mouvement fébrile
qui tende à résoudre la maladie, comme il arrive dans les
obstructions des viscères et des glandes, dans les affections
spasmodiques, etc., on donne des excitants modérés pour
entretenir un degré convenable de fièvre. » Combien ces idées
élevées s'éloignent de cette pratique rétrécie qui méconnaît
complètement la spontanéité de la nature humaine !

*La réaction étant un travail réparateur par lequel l'économie
vivante s'efforce de remédier aux désordres constitutifs de la
maladie,* il est inutile de faire observer qu'un pareil acte ne
peut être attribué à une irritation directe ou sympathique.
L'irritation localisée, si elle existe, doit en être considérée
plus souvent comme cause provocatrice. Agissant dans le
lieu même de l'altération anatomique, ou retentissant sur
des organes plus ou moins éloignés, elle ne saurait rendre
compte du *consensus* des nombreux phénomènes dont le
mouvement spontané de l'économie est composé ; elle ne
saurait produire cet ensemble d'efforts et ce résultat ordinairement bienfaisant, sans lesquels la thérapeutique serait
impuissante et les maladies incurables.

ART. V. — *Des fièvres.*

La connaissance des fièvres forme une partie tellement
fondamentale pour la pathologie, que tous les systématiques

(1) Mal. chron., II, 247.

s'en sont emparés à l'envi. Mais une hypothèse qui reconnaît un seul principe, et par conséquent exclusive, ne peut point se plier aux exigences de ce genre d'affections morbides : les fièvres forment, en effet, des sujets si particuliers, si bien en dehors de toutes les idées *à priori*, qu'elles ont toujours constitué l'opposition la plus frappante à toutes les hérésies médicales. Aussi que n'a-t-on pas fait pour les ramener dans les limites d'une conception favorite ? Que d'efforts pour jeter de l'obscurité et même de la déconsidération dans leur étude! En cette École, un fougueux novateur, au 17ᵉ siècle, soutint les principes organiciens dont des écrivains récents se sont donné pour inventeurs. Le professeur Chirac admit que la cause des fièvres en général, et des fièvres malignes en particulier, est l'épaississement du sang qui va *engorger les vaisseaux du cerveau, du foie et de l'intestin, et y produire des altérations qui sont cause du mouvement fébrile* (1). Selon l'ancien chancelier de notre Université, ces altérations organiques sont *des inflammations* dues à l'engorgement des vaisseaux par le sang et la lymphe épaissis (2). Enfin, le fameux professeur de Montpellier ne laisse pas même à nos contemporains l'honneur des émissions sanguines, car il préconise les *saignées abondantes et répétées* (3). Ces idées matérialistes sont loin d'être nouvelles; de tous les temps, des médecins, prenant l'effet pour la cause, ont prétendu être en droit de rapporter les fièvres à des dégradations organiques ; mais, à toutes les époques aussi, les grands praticiens ont protesté contre de semblables erreurs. Les disciples de Cos, nos maîtres en médecine, n'avaient pas manqué de reconnaître ces deux manières de considérer les fièvres; toutefois, guidés par leur

(1) Traité des fièvres malignes, tom. I, p. 74.
(2) *Ibid.*, 79, 94, 100, etc.
(3) *Ibid.*, tom. II, etc.

haute philosophie, ils avaient apprécié sagement la valeur des altérations organiques, et regardé les fièvres comme des affections de l'économie entière. Selon Galien, en effet, les anciens donnaient le nom de fièvre à toute maladie générale dénuée de toute lésion locale.

L'affection morbide qui constitue le fond de la fièvre peut se traduire par des symptômes si variés, si multiples, qu'il est difficile d'en donner une définition phénoménale. Cependant, en considérant de la manière la plus générale les différentes formes dont elle est susceptible, on peut dire, avec Sauvages, que *la fièvre est une affection morbide caractérisée principalement par un trouble prolongé dans la chaleur et dans le pouls.* Nous avons expliqué ailleurs pourquoi le mot *trouble* convenait bien mieux que celui d'augmentation de la chaleur, vu que, tantôt, ce phénomène est loin d'être accru, et que, parfois, le pouls est loin d'avoir éprouvé de l'ampliation.

Par cela seul que le mot fièvre signifie *feu*, les modernes ont pensé qu'Hippocrate s'était borné à la désignation d'un symptôme, l'augmentation de la chaleur. Mais c'est bien mal comprendre son langage que de s'arrêter ainsi à l'apparence des choses. L'École de Cos n'entendait pas, en effet, par là, la chaleur extérieure, sensible et physique, mais surtout, comme le professeur Grimaud l'a très-bien compris et savamment démontré, une affection de la vie elle-même dont la chaleur est un des effets les plus immédiats et des expressions les plus naturelles et les plus fortes. Presque tous les peuples semblent aussi avoir adopté cette expression figurée ; car ordinairement *flamme* et *vie* sont énoncées par le même terme dans leurs langues. Ainsi Celse a parfaitement senti que la fièvre ne pouvait être rigoureusement définie, ni par l'état de la circulation, ni par l'augmentation de la chaleur, preuve évidente que, pour les anciens , l'accroissement symptomatique de la chaleur n'était pas le seul caractère compris dans l'appellation de ces maladies. D'après les idées du Père de la médecine, les fièvres étaient donc des lésions morbides de ce qui constitue la vie ; la moderne Cos n'a jamais enseigné autre chose : « La fièvre , écrit le professeur Bérard (1) , est une affection de l'organisme tout entier ; une modification de l'ensemble des forces vitales réunies en système par les liens sympathiques qui les enchaînent ; une application particulière de la loi de la correspondance et de l'unité vitale. »

Ce que nous venons d'exposer n'a point pour but de nier que jamais la fièvre ne puisse être la conséquence d'une altération organique. Le Père de la médecine a signalé la fièvre qui suit les blessures, l'établissement de la suppuration, etc. , et Galién sépare les fièvres essentielles des symptomatiques, non pas pour diminuer déjà le nombre des premières, comme on l'a dit, mais pour présenter les choses telles qu'elles sont. Aussi distingue-t-il positivement la fièvre maladie (*morbus*) de la fièvre symptôme (*symptoma*). Mais , de ce que la fièvre est parfois l'expression d'une altération matérielle, il ne faut pas méconnaître qu'elle existe souvent sans aucune lésion organique , ce que n'ont pas voulu comprendre ceux qui se sont bornés à considérer et à généraliser une seule face de ce vaste problème. Fidèle aux enseignements de l'observation sévère, l'École de Montpellier a toujours enseigné les dogmes de la médecine antique.

« Notre École, écrit le professeur Caizergues (2) , admet une division éminemment clinique des fièvres, en fièvres symptomatiques, fièvres exanthématiques, fièvres synergiques , et fièvres essentielles. » Cette distinction des fièvres

(1) Anal. méd. prat. cit. , tom. II , p. 513.
(2) Mém. sur la grippe ; Montpell. , 1841 , p. 49.

repose sur l'examen rigoureux de la nature vivante pendant l'état maladif. Quand on étudie les divers phénomènes dont les blessures sont suivies, on ne tarde pas à observer un état de perturbation générale que les médecins sont convenus d'appeler *fièvre traumatique*; il en est de même lorsqu'un phlegmon se développe, ou lorsqu'un abcès par congestion, des cavernes pulmonaires, une tumeur blanche ou toute autre altération profonde de l'organisme, provoquent une fièvre *hectique, consomptive*, etc. En tous ces cas, le trouble de l'économie entière constitue un état fébrile évidemment dépendant de la lésion locale, et, par conséquent, *symptomatique*. Remarquez aussi le rapport manifeste de la dégradation organique primitive avec la perturbation fonctionnelle et générale; considérez leur relation d'intensité habituellement proportionnelle, et vous serez forcé de reconnaître entre elles une liaison de cause à effet.

Pouvez-vous raisonner de la même manière sur ces états fébriles suivis d'une éruption cutanée? Vous est-il donné de découvrir une lésion matérielle capable de rendre compte du trouble phénoménal appelé fièvre d'incubation? A moins d'être décidé à tordre la vérité sur un nouveau lit de Procuste; à moins d'adopter, *à priori* et sans réflexion, les hypothèses favorites des organiciens, vous ne sauriez rencontrer, pendant cette sorte de fièvre, une altération quelconque dans le corps humain propre à vous expliquer les symptômes généraux dont vous êtes témoin. Évidemment il s'opère alors, au sein de l'économie vivante, un travail pathologique dont les résultats matériels peuvent être plus ou moins retardés, mais qui sont le but manifeste de l'état morbide primitif. Ce but caractérise donc cette espèce d'œuvre morbide à laquelle le nom de *fièvre d'incubation* est réservé. Ce travail pathologique prélude à l'éruption de la variole, de la rougeole, de la scarlatine, enfin de toutes les affections appelées *fièvres exanthématiques*.

« Dans un grand nombre de maladies dites récorporatives, écrit le professeur Lordat (1), on voit la fièvre figurer parmi les phénomènes qui amènent le résultat. Ainsi une attaque de goutte régulière, le rhumatisme aigu, l'établissement de la lactopoièse chez la nouvelle accouchée, la courbature, les efforts médicateurs aigus qui préparent les évacuations par le tube digestif, par la peau ou par d'autres voies naturelles, s'accompagnent ordinairement d'une fièvre plus ou moins intense qui paraît contribuer beaucoup à l'amélioration de cette fonction pathologique. Ces fièvres sont, par leur destination, analogues aux exanthématiques : aussi les appelons-nous ordinairement *synergiques*. » En ce cas, le trouble général des fonctions se lie à un mouvement spontané de l'économie, dont l'effet est l'établissement d'un travail critique, et dont le but manifeste est la terminaison prompte de l'affection morbide. L'union évidente du trouble général et de l'effort critique montre que cette fièvre n'est point sous la dépendance d'une altération organique, puisque l'on ne saurait leur trouver une relation directe et rationnelle, et que souvent celle-ci n'existe nulle part. On ne peut donc méconnaître ici une véritable tendance du système vivant vers la solution rapide de la maladie, et l'on ne saurait se refuser à considérer ces sortes d'états médicateurs comme des fièvres particulières dignes du nom de *synergiques*.

Nous venons d'exposer jusqu'à présent des affections morbides déterminées par une lésion matérielle, ou ayant un but manifeste, l'établissement d'un exanthème cutané ou

(1) Perpét. méd., pag. 200.

d'un travail critique. Ces conditions de leur existence n'empêchent point, pour ces dernières au moins, que le fond de l'état pathologique ne soit une modification de l'unité vitale, et partant une affection essentielle ; toutefois cette dernière qualification est réservée à un ordre de fièvres dont le développement n'est point dû à une altération des organes, et qui n'ont point le but ou le résultat que nous venons de signaler dans les cas précédents. On ne voit ici qu'une *affection morbide spontanée*, n'ayant point sa raison dans une dégradation de nos tissus, mais seulement dans une lésion purement et primitivement dynamique.

Les écrivains systématiques se sont beaucoup roidis contre de pareils principes, et ont crié à l'ontologie, à la métaphysique, etc.! Ce reproche ne doit-il pas s'adresser précisément à ceux dont l'imagination crée des altérations intestinales pour satisfaire forcément leur hypothèse favorite? Aussi ces mêmes auteurs, d'abord partisans de la doctrine hippocratique des fièvres, ont cru plus tard pouvoir rejeter l'*essentialité*, en invoquant des nécropsies qu'ils ont reniées bientôt après pour revenir aux dogmes de la médecine antique. Cette palinodie médicale, dont les diverses éditions de la *Clinique* de M. Andral nous offrent des exemples, est la plus éloquente apologie du silence contempteur par lequel l'École de Cos a accueilli ces sortes d'hérésies. Jamais, en effet, les grands praticiens n'ont considéré autrement que comme *essentielles*, la fièvre aiguë de Selle, la lente nerveuse d'Huxham, l'adynamique de Pinel, les intermittentes, la synoque, l'éphémère simple, etc. « Les fièvres éphémères, dit le professeur Grimaud (1), sont des fièvres simples, et qui sont dépouillées de toute altération, soit dans les humeurs, soit dans la substance

(1) Traité des fièvres, II, pag. 1; Montpell.

des organes. On n'y saisit aucun acte de la faculté digestive différent de ceux qui s'exercent dans l'état ordinaire de santé. » Après ces enseignements de la médecine pratique, qui se serait douté que la doctrine de la gastro-entérite aurait tant de fauteurs à une époque si près de nous !

Les fièvres essentielles diffèrent entre elles, non-seulement par leur nature, mais encore par leurs formes et leurs caractères. Leur marche est, en effet, tantôt *continue* comme celle des fièvres inflammatoire, bilieuse, nerveuse, muqueuse, maligne, etc. ; tantôt *rémittente*, d'autres fois *intermittente*, ainsi que les fièvres simples ou pernicieuses des marais nous en offrent des exemples. Chacune de ces affections morbides peut affecter certains caractères particuliers et variables, suivant qu'elle détermine une lésion de la plèvre, du poumon, de l'estomac, etc., tout autant d'effets contingents et qu'il ne faut pas prendre pour le fond de l'état morbide. Nous devrions maintenant exposer l'histoire des fièvres que nous venons de mentionner; mais une telle tâche nous entraînerait trop loin : nous nous bornerons à décrire sommairement celles que l'on rencontre le plus fréquemment dans les hôpitaux, afin de donner à cet égard un aperçu de la doctrine de notre École.

Les fièvres essentielles, dont nous venons de signaler les caractères tirés de leur nature, de leur marche, de leur type, peuvent revêtir diverses formes ou complications qui entrent dans leurs éléments, et deviennent tout autant de sujets d'indication que l'on doit remplir d'après les lois de la méthode analytique. La fièvre est, en effet, tantôt *inflammatoire*, tantôt *bilieuse*, d'autres fois *muqueuse* ou *catarrhale*, enfin *typhoïde* ou *maligne*. Chacune de ces formes ou de ces complications est constituée par un état particulier de l'ensemble de l'organisme qui vient s'ajouter à l'état général fébrile : de sorte que, pour traiter convenablement chacune de ces sortes de fièvres, il faut décomposer la maladie, et voir les deux affections simultanées du système vivant. « Nous disons que la fièvre inflammatoire, écrit le professeur Bérard (1), se compose de deux éléments ou de deux modifications qui se réunissent ou se confondent dans la réalité, mais qu'il faut séparer, dans le traitement, de la pléthore et de l'éréthisme fébrile. Chacune de ces modifications peut prédominer, et modifier le traitement d'une manière particulière. » Ce que nous venons d'exposer touchant la fièvre inflammatoire s'applique parfaitement aux autres formes qu'elle peut offrir : donnons rapidement les caractères symptomatiques de chacune de ces sortes d'affections.

La *fièvre inflammatoire* a été faussement attribuée à une lésion organique locale, comme cause des phénomènes les plus variés qui la constituent. Vainement Allard l'a rattachée à l'irritation des sécréteurs et des exhalants cutanés; Frank à l'inflammation locale des gros vaisseaux; Broussais à la phlogose de la muqueuse gastro-intestinale ou pulmonaire; d'autres, enfin, à la même lésion des différents organes du corps humain : la fièvre inflammatoire ne saurait y trouver la raison de son développement et de son existence. « Nous établissons, dit Bérard (2), d'après un grand nombre de faits, qu'il peut exister un éréthisme inflammatoire général, sans affection locale qui en soit le point de départ. » L'ouvrage de Forestus en renferme beaucoup d'exemples, et la *médecine clinique* de Pinel contient des cas de fièvre inflammatoire éphémère, que l'on ne saurait rattacher à une cause matérielle localisée. Le peu de durée de la maladie, son apparition, et sa disparition tout aussi

(1) *Loc. cit.* pag. 545.
(2) *Loc. cit.*, pag. 538.

prompte, ne permettent pas d'admettre une altération organique locale comme sa cause.

Le sang a subi une modification dans sa richesse, sa consistance ; toutefois il ne faut pas juger de ce changement par la couche jaunâtre dont le caillot se recouvre. « L'inspection de la couenne, selon le professeur Lamure (1), ne peut fournir aucun signe de la consistance plus ou moins épaisse du sang ; on n'en peut non plus tirer aucun signe certain diagnostique ni pronostique dans les maladies inflammatoires. »

Si les malades atteints de cet état fébrile éprouvent de la soif, de la sécheresse à la bouche, des nausées, et même si les boissons sont rejetées par le vomissement, ce n'est pas une raison pour admettre l'existence d'une gastroentérite. Il n'est pas étonnant que le tube digestif participe à l'excitation dont tout le système vivant est affecté ; et il n'y a pas plus de raison de trouver la cause de cette fièvre dans l'état de l'estomac ou des intestins, que dans celui de la peau chaude et brûlante, ou du cerveau surexcité. Les causes de la fièvre inflammatoire sont générales comme les effets produits sur l'organisme ; l'état pléthorique du sujet contribue à son développement, et l'on ne saurait voir la pléthore dans l'action isolée du cœur ou du poumon, mais bien dans la totalité des organes modifiés selon les lois de ce tempérament. L'âge adulte prédispose encore à la fièvre inflammatoire, à cause de l'activité propre à cette période de la vie que l'influence seule du cœur ne produit point. Nous devons signaler en même temps les excès d'alimentation qui, en portant sur la masse du sang, modifient tout l'organisme, et ne sauraient être considérés comme une cause locale.

(1) Rech. sur les art. cerv., sang, etc., pag. 311 ; Montpel., 1769.

Les symptômes de la fièvre inflammatoire sont d'abord généraux et n'annoncent nullement l'existence d'une lésion locale, soit qu'il y ait ou non des prodrômes, et la fièvre est le premier symptôme observé. Il y a irritation vive de tous les organes, bien que certains d'entre eux puissent l'être plus que d'autres, sans que l'irritation de ces derniers soit la cause de celle de l'ensemble. « Dans le cours des fièvres inflammatoires, selon le professeur Leroy (1), les forces vitales paraissent augmentées loin d'être affaiblies. Le pouls est habituellement étendu, développé. La chaleur de l'habitude du corps, la soif, le mal de tête, le délire, la difficulté de respirer, en un mot tous les accidents qui peuvent s'y développer, répondent à peu près à la violence de la fièvre. » Si toutes les parties sont surexcitées ou irritées, elles n'offrent aucune trace d'inflammation réelle que l'autopsie n'a jamais démontrée en ceux même qui, durant la vie, présentaient tous les caractères de la sur-excitation la plus intense : toute irritation d'un viscère ne suppose pas son inflammation. Lorsque cet état fébrile a une grande énergie, ou qu'il se montre sous la forme appelée *putride*, il y a soif vive, sécheresse de la langue, stupeur, délire, symptômes nerveux, etc.; et les anciens avaient désigné cet état sous le nom de *fièvre ardente*, signalant le plus souvent ainsi l'intensité même de la fièvre, et non une fièvre particulière. L'irritation générale qui produit la fièvre inflammatoire agit plus fortement, tantôt sur certains organes, tantôt sur certains autres, et peut déterminer des inflammations locales du cerveau, des méninges, du poumon, du tube digestif, etc. Le traitement de la fièvre inflammatoire doit agir sur l'ensemble de l'organisme, soit par des saignées générales, la diète, les rafraîchissants, etc.

(1) Pronost. mal. aig., pag. 170.

La *fièvre bilieuse* est un état morbide différent de l'atonie des voies digestives qui se remarque dans certaines dyspepsies, et de l'inflammation dont les caractères tranchés ne sauraient être confondus par les praticiens non prévenus. « Cette fièvre, dit Bérard, est une fièvre essentielle associée à l'état bilieux, ou qui prend la forme particulière à cet état morbide. » Le plus souvent on observe un embarras gastrique, des nausées, des vomissements de matières bilieuses; la langue est sale et jaunâtre, le goût amer, les conjonctives un peu jaunes; la peau a une teinte sale; les selles sont plus ou moins fréquentes et biliformes; le pouls est mou et fréquent. Les causes prédisposantes de cette fièvre bilieuse sont le tempérament bilieux caractérisé non pas seulement par la prédominance de l'appareil biliaire, mais bien par le mode d'être particulier au système entier. La constitution médicale bilieuse devient aussi une cause prédisposante; l'influence des climats chauds n'est pas moins manifeste. Toutes les maladies qui surviennent alors, telles que des pleurésies, revêtent la forme propre à l'affection bilieuse avec laquelle elles sont associées, et sont combattues avec le plus grand avantage par le traitement des maladies bilieuses. « Les fièvres bilieuses, dit le professeur Baumes (1), sont essentiellement rémittentes, et ce type leur est si fort attaché, qu'on n'a pas besoin d'autre indice pour distinguer la pleurésie inflammatoire de la bilieuse; le *causus* bilieux du *causus* inflammatoire. » Selon Hippocrate, il faut distinguer l'embarras gastrique sans fièvre et avec fièvre, et ce dernier cas est une contre-indication de l'émétique. Ce précepte du Père de la médecine n'est pas généralement adopté, et l'on se trouve ordinairement bien de suivre un avis contraire. Toutefois, tant que la langue est rouge et

(1) Traité des fièvres rémittentes, I, p. 198.

sèche, la soif vive, etc., le vomitif n'est point indiqué. Ces symptômes annoncent souvent une irritation vive des voies digestives qui s'aggrave sous l'influence des évacuants, et détermine des gastro-entérites fatales, comme les œuvres de Stoll et de Sydenham en offrent des exemples.

Portée à un très-haut degré, la fièvre bilieuse s'accompagne d'une adynamie prononcée, sans dépendre le plus souvent d'une faiblesse radicale : alors les toniques ne conviennent point, quand cet état de faiblesse a lieu au commencement de la maladie. Les narcotiques aident à l'action de l'émétique, selon Sydenham, qui, en l'administrant dans la soirée, lui reconnaît l'avantage de calmer les agitations nerveuses dont ce médicament est parfois la cause.

Un autre état peut s'associer à la fièvre; je veux dire l'état ou élément muqueux, ce qui constitue *la fièvre muqueuse*. Cet état morbide reconnaît pour cause prédisposante le tempérament lymphatique ou muqueux, dont le siége n'est point seulement dans le système lymphatique, mais bien dans l'organisme en entier dont toutes les parties sont modifiées selon les lois de ce tempérament. Il est si vrai que ce dernier ne dépend point de la prédominance du système lymphatique, que tous les agents modificateurs de l'organisme, selon cet état, peuvent produire le tempérament lymphatique. Ainsi, une émotion morale, le refroidissement subit du corps, un climat froid et humide, une alimentation pauvre et grossière, enfin toutes les conditions de la misère, contribuent au développement de cet état prédisposant à la fièvre muqueuse. Comme les autres affections fébriles dont nous nous sommes occupé, la fièvre muqueuse reconnaît des causes agissant sur l'ensemble de l'organisme, et produisant des effets généraux propres à cet état morbide, et dont le caractère est celui de la débilitation. Ainsi le sang abonde peu en caillot et en albumine ; la sérosité y

domine avec la gélatine ; les muqueuses sécrètent beaucoup
de liquide épais, glutineux ; la langue est couverte d'un enduit épais et blanchâtre ; l'urine donne un dépôt abondant,
muqueux, grisâtre ; la sueur est grasse, acide ; les vers se
développent facilement ; enfin, cette fièvre détermine plus
spécialement ses effets sur la muqueuse gastrique. « L'exacerbation périodique de cette pyrexie, écrit le professeur
Baumes (1), pourrait être facilement prise pour un paro-
xysme d'une fièvre quotidienne rémittente, si l'heure fixe
de l'exacerbation à l'entrée de la nuit, quelques symptômes
propres à l'état fluxionnaire dirigé sur la membrane de
Scheneider, les bronches où les intestins, et l'état habituel
du système muqueux, n'imprimaient à la fièvre catarrhale
un caractère qui n'est point méconnu des observateurs, et
qui la sépare de la rémittente. »

La fièvre muqueuse est composée de deux éléments morbides associés le plus souvent, mais qui peuvent s'offrir
isolément. L'état muqueux seul se présente sans fièvre dans
certains embarras gastriques, en certains cas de diarrhée
muqueuse, ainsi que l'épidémie de Goëttingue en offrit un
exemple. Les vomitifs sont indiqués contre l'état fébrile
dont nous parlons ; leur administration doit être cependant
précédée de l'usage des délayants quand il y a irritation gastrique ou fièvre, comme l'ont fort bien remarqué Rœderer
et Wagler. L'irritation de l'estomac sera combattue par les
topiques émollients ou les sangsues à l'épigastre, au fondement ; on emploiera les évacuants inférieurs dont l'action
est douce et nullement drastique.

Parmi les fièvres continues, nous aurions encore à signaler la *fièvre nerveuse*, l'*ataxique*, etc.; mais notre but
ne saurait être de ne laisser aucune lacune dans un aussi

(1) Ouvrage cité, *ibid.*, p. 194.

vaste sujet , dont nous aurons à nous occuper plus amplement dans les *Traités élémentaires de pathologie médicale et
de pathologie chirurgicale*, destinés à montrer l'application
détaillée de la doctrine de notre École.

« *Les fièvres typhoïdes*, dans lesquelles se rangent le typhus
proprement dit, la fièvre jaune, la peste, etc., se distinguent, dit Bérard (1), par des effets constants ou successifs,
simples ou combinés, que peut produire, sur les différents
organes de l'économie. le poison particulier qui constitue la
cause primitive et essentielle de cet ordre de fièvres. Sous
le rapport de l'action délétère du poison, ajoute l'auteur,
les fièvres typhoïdes appartiennent presque toujours à la
famille des fièvres malignes. » L'influence des miasmes
n'est mise en doute par personne, soit que l'on adopte l'opinion de la contagion ou celle de l'infection. Ces matières
morbifiques se forment généralement au sein des substances
végétales ou animales en putréfaction, ou s'échappent des
individus atteints de ces sortes de maladies.

Le poison peut être introduit dans l'économie par toutes
les voies de l'absorption : ainsi la peau, la muqueuse gastro-
pulmonaire, etc., servent à cet effet. Il est très-probable
qu'il se répand dans le sang, et porte ainsi ses effets, même
rapidement mortels, sur tout l'organisme, comme on le
voit en les cas où il agit lentement : il est donc irrationnel
de localiser d'abord les effets des miasmes. « Nous pensons,
dit Bérard (576), que le miasme pénètre tous les organes
par le sang qu'il infecte. » L'action de ces substances miasmatiques est parfois très-rapide, puisqu'elle peut amener
la mort en un temps très-court, dans les grandes épidémies
de peste et de fièvre jaune. Ces sortes d'exemples montrent
que l'influence du miasme n'est pas locale et inflammatoire;

(1) *Loc. cit.*, 572.

mais générale et primitive sur l'action organique, à la manière des substances vénéneuses les plus énergiques.

Lorsque ces fièvres typhoïdes sont légères, surtout au début et à la fin des épidémies, les sujets éprouvent seulement des vertiges, une sorte d'ivresse, un embarras dans les idées. La stupeur à laquelle le malade est en proie dès le commencement constitue le prodrôme le plus caractéristique. La fièvre jaune se distingue par les vomissements opiniâtres, les hémorrhagies fréquentes par toutes les voies, la jaunisse, et par des rémissions trompeuses. Les bubons, les anthrax, caractérisent aussi la peste.

Quand la maladie dure depuis un certain temps, le miasme produit le plus souvent des inflammations locales résultant de l'effet primitif du poison, ou de la réaction consécutive des organes à l'impression délétère. Certaines circonstances déterminent ces altérations matérielles sur tel organe de préférence à tel autre. Ainsi l'influence du froid porte l'action du typhus sur la muqueuse pulmonaire, et, par suite, sur les méninges et le tube digestif; celui-ci, au contraire, est affecté particulièrement pendant les chaleurs de l'été, et durant les épidémies de fièvres bilieuses ou muqueuses. L'inflammation locale ne fait point disparaître l'influence délétère des miasmes qui forme le fond de l'affection; et cette phlogose se fait remarquer par sa tendance à la gangrène qui ne trouve pas ordinairement sa raison dans l'intensité de l'inflammation locale.

L'observation démontre que la méthode antiphlogistique directe ne saurait procurer que peu de succès. « Avant que l'inflammation soit fixée, dit Pringle (1), on peut expulser par les sueurs et les autres excrétions les particules septiques; ce période étant passé, la méthode la plus effi-

(1) Malad. armées, 301.

cace est de soutenir les forces sans augmenter l'inflammation. Lorsqu'on est presque au dernier période de la
maladie, les humeurs étant résolues, les antiseptiques et
les cordiaux ont alors lieu. »

CHAPITRE CINQUIÈME.

SYMPTOMATOLOGIE.

§ Ier. — *Des symptômes des maladies.*

L'étude des phénomènes de la maladie, ou des manifestations sensibles de la vie en souffrance, fut toujours, pour
la médecine hippocratique, l'objet de la plus vive attention.
Elle considère les changements multiples qui surviennent
dans la santé comme autant de symptômes dont l'importance ne peut être appréciée qu'en vue de la gravité du
mal qu'ils annoncent. « On compte ordinairement trois
ordres de symptômes, selon le professeur Sauvages (1) :
les symptômes dans les fonctions, les symptômes dans les
excrétions, et les symptômes dans les qualités. » Toutefois
cette classification doit être subordonnée à la connaissance
de l'affection morbide dont les symptômes sont destinés à
nous faire découvrir la nature.

On sent déjà que l'origine des symptômes, d'après l'é-
cole vitaliste, ne saurait être généralement celle que les
organiciens reconnaissent. Ne voyant rien en dehors de
l'influence sensible des solides, ceux-ci veulent trouver,
dans la lésion matérielle des organes, la raison de toutes
les manifestations morbides. Un symptôme est nécessairement pour eux l'effet d'une dégradation organique : ainsi les

(1) OEuvres, t. XI, p. 23.

phénomènes de la fièvre typhoïde ont leur source dans les ulcérations des intestins; de même que les caractères d'un anévrysme ont leur raison dans la poche anormale développée sur le système vasculaire. Poussés par les conséquences d'un pareil principe, les organiciens ont cherché, avec une foi aveugle, les altérations nécessaires pour la production des symptômes observés dans toutes les maladies. Mais alors quels mécomptes ! que de phénomènes morbides restés sans explication anatomo-pathologique ! Toutefois l'esprit de système est si puissant, que ce que le scalpel ne découvrait pas, l'imagination avait la complaisance de le produire : de là ces prétendues lésions du tube digestif, puis de l'encéphale, puis du grand sympathique, etc., pour rendre compte des fièvres essentielles; ces altérations de la moelle épinière pour les névroses, ces modifications encéphaliques pour l'hydrophobie, etc. !

L'École de Montpellier ne s'est jamais laissé dominer par ces préoccupations favorites de certaines sectes bruyantes; elle a toujours enseigné que les véritables symptômes de ces maladies avaient leur source, non dans une dégradation organique, mais dans une modification de la nature vivante. En l'affection de la vitalité réside, en effet, le point de départ de la plupart des manifestations morbides ; en elle se trouve la source des phénomènes des fièvres, des névroses et de toutes les maladies essentielles. Loin de croire qu'une altération locale en soit le point d'origine, la moderne Cos soutient que ces lésions anatomiques ne sont nullement nécessaires, et que les mêmes symptômes se produisent fréquemment en l'absence de ces dégradations. Ainsi elle a constamment enseigné que les fièvres intermittentes, simples, malignes, le typhus, le scorbut, les affections exanthématiques, etc., ne sont point constituées absolument par les changements sensibles des solides, ni par les altérations anatomiques que les organiciens considèrent comme le fond et la raison de tous les phénomènes. Pour se convaincre de la solidité de nos principes, il suffit d'observer des fièvres sans dégradations intestinales, le typhus sans altération encéphalique, le scorbut sans inflammation d'aucun viscère, les maladies exanthématiques sans gastro-entérite et même sans aucune éruption. Où est donc, en ces circonstances nullement rares, le point de départ des phénomènes pathologiques? d'où proviennent les symptômes nombreux dont ces états morbides sont composés? La source n'en peut être localisée, le trouble est partout : c'est donc dans l'affection de l'économie entière que gît l'impulsion symptomatique. « Il n'existe pas de rapport constant nécessaire, toujours proportionné, dit le professeur Bérard (1), entre les lésions cadavériques d'une part et le trouble des fonctions de l'autre, du moins dans le même sens que la chose est vraie en physique, et dans le sens dans lequel on a réellement pris la chose en pathologie. » Non-seulement ces vérités ressortent de l'observation journalière des symptômes sans altération organique, mais encore de l'existence de celle-ci avec absence de toute manifestation pathologique. Si nous voulions interroger les maladies réputées chirurgicales, les exemples abonderaient: ainsi nous verrions les dégradations les plus graves de la matrice, du testicule, des organes des sens, des kystes, des lipômes, des polypes, etc., portés sans aucun trouble pour la santé. Mais l'examen des affections vitales ou organiques n'est pas moins fécond en preuves de même genre. Ainsi les ulcérations intestinales, considérées comme la cause des désordres particuliers à la fièvre typhoïde, existent souvent seules ou avec la phthisie pulmonaire, sans manifestation sensible; des indurations, des ramollissements

(1) Gén. méd., 32.

encéphaliques persistent pendant long-temps avec intégrité
des fonctions, ou sans symptômes du typhus, de la folie,
de l'hystérie, ni d'aucune des maladies dont on a voulu
les rendre la source. Les engorgements du foie, de la rate,
se présentent en l'absence de toute fièvre périodique ou
irrégulière. Et alors, pourquoi considérer ces dégradations
matérielles comme la cause nécessaire des phénomènes pathologiques ?

L'École de Montpellier ne prétend pas cependant que des
symptômes ne dépendent jamais de l'altération sensible des
organes : « Il faut, écrit le professeur Lordat (1), distinguer, dans les symptômes de la maladie, ceux qui proviennent de l'altération locale, d'avec ceux qui proviennent
de l'affection. Ce discernement est depuis long-temps prescrit dans la médecine pratique, puisque, de temps immé-
morial, on nous recommande de ne pas confondre les symptômes primitifs avec les symptômes des symptômes. » Pendant la durée de la variole, vous remarquez des phénomènes fébriles ; mais vous commettriez une grave erreur
en confondant la fièvre incubatrice avec la fièvre secondaire : celle-ci est symptomatique de l'altération cutanée ;
celle-là est l'expression de la souffrance de l'économie entière ; elle est essentielle, et manifeste l'affection virulente
et primitive. De même, dans l'état cancéreux, il faut distinguer les douleurs, l'insomnie, les dégradations plus ou
moins locales et provenant de la masse cancéreuse ulcérée,
et l'amaigrissement, la teinte jaune, le trouble fonctionnel,
enfin les symptômes de la cachexie, qui sont l'expression
de l'affection du système vivant.

L'erreur que nous combattons vient de la manière vicieuse dont on envisage la certitude de la médecine. Appor-

(1) Perpét. méd., 198.

tant dans l'étude de cette dernière les principes des sciences physiques, on a voulu en soumettre toutes les parties aux lois d'un calcul mathématique. Ne considérant que la portion matérielle de l'homme, on a voulu voir partout des résultats nécessaires du jeu des organes ; on a prétendu tout réduire au mécanisme de ces derniers. Il suffit, cependant, de bien peu de réflexion pour comprendre que tous les symptômes ne peuvent s'expliquer par l'action des organes : les sécrétions et les excrétions morbides, les colorations diverses, les variations de température, les sensations, enfin tout ce qui caractérise vraiment la vie, ne sauraient rentrer dans les lois d'une correspondance physique entre les. phénomènes pathologiques et les lésions des organes. L'altération matérielle de ceux-ci ne peut donc rendre compte des symptômes dont il faut rechercher l'origine dans l'affection de la vitalité.

« Décrire les désordres pathologiques avant les symptômes, avance M. Andral (1) et son école, me paraît beaucoup préférable à la méthode inverse : ce n'est point, comme on l'a dit, commencer l'histoire d'une maladie par sa fin ; car cette objection n'est fondée que lorsqu'il s'agit de raconter un cas clinique ; elle ne l'est plus quand il s'agit de faire la description générale d'une maladie. » Si une telle méthode nosographique est applicable à certains cas, les blessures, par exemple, elle éloigne le lecteur non-seulement.du tableau naturel, mais encore elle part d'un principe faux, et, par suite, elle conduit à une thérapeutique le plus souvent irrationnelle et défavorable.

Comme nous ne cessons de le démontrer, les altérations organiques étant ordinairement des effets morbides, c'est s'attaquer d'abord à un symptôme pour en former la base

(1) Trait. auscul., par Laënnec, tom. I, pag. 150, notes; Paris, 1837.

de la nosologie, de la nosographie et de toutes les parties de la science médicale. Les états morbides présentent une série de phénomènes pathologiques qui se lient sans doute, en bien des cas, aux altérations organiques correspondantes ; mais ce lien n'est pas celui de la cause à l'effet, mais bien celui d'une source congénère, d'une marche parallèle et non subordonnée.

D'après l'organicisme, cependant, on décrit d'abord les dégradations matérielles dont les poumons peuvent être atteints dans la pneumonie, comme si ces altérations étaient constantes avec les autres symptômes, comme si elles étaient toujours proportionnelles, bien plus, comme si elles étaient la cause de toutes les perturbations fonctionnelles. Ainsi l'on fausse la marche réelle du mal, on donne une interprétation vicieuse des désordres nécessaires, et l'on dirige l'attention du praticien spécialement sur des dégradations, de manière à lui faire oublier trop souvent la nature de ces dernières, l'état général morbide de l'économie, et, par suite, les indications majeures de traitement.

Dominés par les principes physiques, on a recherché une constance, une régularité, une nécessité dans les caractères des maladies. Celles-ci résultant, disait-on, de l'altération des solides, devaient se manifester toujours de la même manière : de là, ces histoires dogmatiques où l'observation sévère est sacrifiée à l'esprit de système. Cependant une expérience peu étendue ne laisse guère méconnaître la variabilité des manifestations pathologiques. Il n'est pas, en effet, d'affections pour lesquelles on puisse signaler un symptôme inévitable : ainsi les affections exanthématiques poursuivent parfois leur cours sans éruption ; les accès des fièvres intermittentes ne présentent aucun phénomène d'une nécessité absolüe ; les fièvres malignes se montrent sous les formes les plus variées. « Il n'est pas

de symptôme . écrit Bérard (1) , quelque significatif qu'il
soit d'ordinaire , qui ne puisse manquer complètement dans
certains cas ; pas de symptôme ordinairement insignifiant
qui ne puisse , au contraire , acquérir une grande valeur
par sa persistance, par son concours avec d'autres symptômes qui, pris isolément, ne signifient rien. En d'autres
cas, qui ne sont même que trop communs, presque tous
ou même tous les symptômes les plus insolites , les plus
opposés aux symptômes peuvent manquer. D'un autre côté,
les symptômes les plus insolites, les plus opposés aux symptômes ordinaires et naturels des maladies, peuvent masquer un état morbide, et tendre à donner complètement
le change sur sa détermination. » On sent facilement combien la moderne Cos est éloignée d'avoir, au sujet des symptômes *pathognomoniques*, les mêmes idées que les organiciens ; combien elle attache peu de valeur à ces descriptions où les nosographes déterminent les maladies par un
groupe de symptômes positifs, comme on le fait pour les
objets d'histoire naturelle. Pinel a montré toutes les conséquences erronées d'un pareil système, surtout en décrivant
les fièvres adynamiques, ataxiques, les inflammations aiguës
ou chroniques. Aussi l'illustre professeur dont nous venons
d'invoquer l'autorité, soutient-il, avec raison, qu'il n'y a
pas de symptôme *pathognomonique* unique, absolu et constant, quoique la plupart des pathologistes mécaniciens, et
beaucoup qui ne croient pas l'être, aient répété le contraire
à satiété. Cette variabilité des phénomènes morbides montre
le véritable caractère de la certitude médicale, qui repose ,
non sur les données faussement exactes des mécaniciens ,
mais bien dans ce calcul élevé, cette appréciation délicate
qui constitue le tact ou le génie médical, et qui faisait com-

(1) Génie méd., 30.

parer à un dieu le médecin de l'École de Cos : ἰητρὸσ γὰρ φιλοσοφὸσ ἰσοθὲοσ.

D'après ces principes de la philosophie hippocratique, on comprend sans peine que l'appréciation des symptômes n'étant nullement rigoureuse, absolue, mais subordonnée aux cas cliniques, elle forme la partie la plus importante, mais aussi la plus difficile de l'art de guérir. Ne pensant pas rencontrer un ensemble de caractères toujours constants, toujours invariables pour chaque maladie, l'élève de Cos exerce son intelligence, son jugement auquel il doit se confier dans sa pratique, plutôt qu'à des catalogues systématiques des maladies. Bien différent de ces organiciens dont l'esprit ne peut marcher s'il n'est soutenu par quelque chose du monde matériel, le médecin de Cos recherche les symptômes importants suivant le cas actuel, et s'évertue à en saisir la valeur par l'abstraction. Aussi l'École hippocratique professe-t-elle peu d'estime pour cette pratique rampante et sans philosophie qui caractérise l'École matérialiste. « Non-seulement, dit le divin Vieillard, au rapport de Galien (1), les médecins qui ont écrit les *sentences Gnidiennes* n'ont rien omis des accidents qu'éprouvent les malades, mais encore ils ont poussé la description des détails au-delà de ce qui était nécessaire. Or, ce n'est pas l'objet de l'art que de ne rien omettre des choses qui peuvent être connues, même des personnes étrangères à la médecine. Le but du médecin est autre : c'est de consigner par écrit tout ce qui sert au traitement ; de sorte qu'il faudra souvent qu'il ajoute des particularités que le vulgaire ignore complètement, et qu'il en retranche beaucoup que le vulgaire connaît, si elles sont sans importance pour la fin que l'art se propose. » On voit bien, d'après cela, que l'École de Cos recherche surtout les

(1) *Opera*, t. V, pag. 37, *ed. Basil.*

symptômes qui peuvent servir au pronostic et à la thérapeutique : c'est toujours au jugement qu'elle s'adresse ,
c'est sur l'élaboration intellectuelle qu'elle base surtout ses
principes, peu confiante en des données prétendues rigoureuses au sujet d'une science de sagacité et d'abstraction.

Cette haute logique doit être sans cesse en éveil pendant
tout le cours d'une maladie, afin d'en juger les modifications variées , les tendances diverses. La valeur des manifestations morbides demande une appréciation soutenue.
Attentif à tout ce qui peut favoriser une solution heureuse ,
le médecin hippocratique pèse successivement l'expression
diverse des symptômes; craignant de contrarier les efforts
médicateurs, il examine si tel phénomène indique une réaction utile ou une aggravation du mal. Persuadé que c'est
la nature qui guérit les maladies , comme le dit le Vieillard
de Cos : νούσεων φύσισ ίητ ρ, il distingue soigneusement les
symptômes *réactionnels* des symptômes *affectifs* ou ceux qui
appartiennent à l'affection elle-même. « Les symptômes,
écrit le professeur Lordat (1), ne sont pas toujours liés
également à l'intérêt de l'affection morbide. Tel symptôme
l'entretient ou l'augmente, tel autre en favorise la résolution. Il est difficile de donner des règles générales sur cet
objet; mais, dans la pratique, le médecin doit être attentif
à rechercher cette relation dans chaque cas, afin de savoir
s'il doit favoriser ou empêcher un tel symptôme. »

Art. II. — *Des sympathies.*

Quand on examine les divers actes du corps humain, on
remarque bientôt une foule de phénomènes normaux ou
pathologiques dont la physiologie , telle que les solidistes

(1) Ouv. cit., 197.

l'entendent, ne saurait rendre compte. Pour ceux-ci, en effet, il faut une liaison physique entre les parties qui s'influencent réciproquement et se communiquent leurs impressions ou leurs affections. Cependant les sympathies, entre autres phénomènes de la vie, échappent à toute explication mécanique. Aussi le Père de la médecine avait-il déduit le rapport des différentes parties du corps, non de leur structure, de leur continuité ou de toute autre condition analogue, mais bien de l'observation des phénomènes eux-mêmes, dont il rapportait la direction *à un principe simple et multiplié dans ses effets, qui préside à toute l'économie du corps, et qui produit les contraires, qui fait la vie du tout et des parties* (1).

Tout observateur réfléchi ne tarde pas, en effet, à reconnaître une harmonie admirable entre les diverses fonctions de l'économie, une réciprocité multiple d'actions et de réactions qui fait de ce corps humain un être unique dont toutes les parties se trouvent liées intimement par une solidarité d'autant plus sensible que les organes sont plus indispensables à la vie. Aussi Hippocrate écrit-il, en observant ce fait remarquable : « ξύρροια μία, ξύμπνοια μία, ξύνπαθεια πάντα ; concours un, conspiration une, consentement général (2). » C'est là un des dogmes des plus importants de l'École de Cos, et bien propre à montrer l'éloignement qu'elle professe pour le morcellement anatomique défendu par les sectateurs du solidisme.

Au milieu de ce consensus général, il s'offre plusieurs phénomènes, en apparence isolés de cette unité fonctionnelle, remarquables par cette discordance même, par la prédominance ordinaire de leurs manifestations, et par l'in-

(1) De l'aliment, chap. Ier.
(2) *Ibidem*, édit. Foës, p. 381 ; 1711.

fluence insolite d'un organe d'abord affecté sur un autre souvent sans connexions sensibles : ce sont ces phénomènes que l'on appelle plus spécialement *sympathies*.

Ainsi, après avoir reconnu ce consentement de toute l'économie, Hippocrate enseigne que *chaque partie du corps devenue malade en influence aussitôt une autre : la tête agit sur le cerveau, celui-ci sur la tête, et de même pour tous les autres organes* (1). Toutefois Hippocrate accordait à la tête et à l'estomac une prédominance justifiée par l'observation de tous les temps.

Le divin Vieillard suivait avec attention ces influences vitales exercées entre des organes éloignés ; il leur accordait une haute valeur clinique ; il y voyait souvent des signes de la gravité des états morbides. « Si, après les fausses couches, les mamelles deviennent flasques, dit-il, ou si, après de longues toux, il survient des tumeurs aux testicules, il n'y a rien d'étrange. » Cela nous rappelle les sympathies de l'utérus avec les mamelles, et de la poitrine ou de la voix avec les testicules. Les sympathies particulières lui servaient souvent à prédire la marche ultérieure de la maladie et les accidents à craindre : par exemple, le tremblement des lèvres annonce, selon lui, des évacuations bilieuses et le vomissement. Cet homme, justement célèbre, appréciait l'importance pratique des sympathies suivant leur degré de subordination à l'affection de l'organe primitivement lésé. » Certaines sympathies, dit-il (2), ne retiennent rien de l'affection première ; d'autres en conservent fort peu ; et d'autres, quoique l'influence qui les a produites soit secondaire et vienne d'ailleurs, se comporteront comme si leur affection avait été primitive. » Et de là il déduisait

(1) Des lieux dans l'homme, sect. 1re.
(2) Épidémies, 6me livre.

l'importance clinique de ces divers phénomènes, la valeur thérapeutique qu'il convenait de leur accorder suivant les diverses circonstances.

·Tels sont aussi les principes sur lesquels est fondée la doctrine de cette École. Écoutons, à cet égard, Barthez, l'un de ses plus célèbres représentants : « Les forces motrices et sensitives du principe vital, qui agissent dans toutes les parties du corps, ont entre elles cette liaison universelle qui forme l'unité du corps vivant; et, de plus, elles ont, dans divers organes, des communications particulières et plus fortes qui constituent les sympathies de ces organes (1). » Il faut bien le répéter ici, ces communications purement vitales se manifestent lorsqu'une affection d'une partie de l'organisme occasionne sensiblement et fréquemment une affection correspondante de l'autre, sans que cette succession puisse être rapportée au hasard, au mécanisme des organes, ni à leur concours d'action ordinaire, soit normale, soit pathologique.

Il résulte de cette idée générale des sympathies, que l'on ne peut, *à priori*, et par la seule connaissance de l'organisation humaine, établir les rapports particuliers qui constituent ces actes vitaux, sans avoir recours à l'observation directe des phénomènes de la vie. Aussi est-ce d'après l'expérience que nous allons constater les principales sympathies pathologiques et les conséquences pratiques qui en découlent. Faisons remarquer toutefois que l'irrégularité apparente de ces manifestations morbides, loin d'être un motif plausible d'en rejeter ou d'en négliger l'étude, en est, au contraire, un très-puissant d'en examiner les diverses conditions. Ce désordre apparent est une des preuves les plus fortes de la nécessité absolue de l'observation de l'homme

(1) Nouveaux élém. de la science de l'homme , tom. I.

en lui-même, un des arguments les plus vifs contre la philosophie rétrécie des mécaniciens. Les sympathies, ou ces phénomènes prétendus anormaux, démontrent l'impossibilité de déterminer les actes vitaux d'après l'inspection nécroscopique, et, par suite, le peu de fondement des principes des solidistes, qui veulent tirer de la connaissance de cette organisation la notion des manifestations diverses de la vie normale ou pathologique.

C'est donc là un sujet éminemment propre, non-seulement à marquer la différence des deux Écoles sans cesse antagonistes, mais encore à démontrer que la doctrine hippocratique est seule capable de comprendre de semblables faits. Or, c'est déjà une bien grande preuve en faveur d'un précepte quelconque, que de pouvoir renfermer en lui la notion des divers phénomènes de la nature humaine. Si ce que nous venons de dire est incontestable pour les sympathies entre des organes éloignés et n'ayant aucune liaison anatomique directe, c'est encore vrai pour celles dont l'organisation semble mieux expliquer la manifestation; et il nous sera aisé de prouver que cette communication matérielle n'est pas même nécessaire. Mais n'anticipons pas sur les faits et les conséquences qui en découlent.

Nous pourrions, avec Barthez, exposer d'abord les sympathies les mieux constatées entre les divers organes, entre les parties similaires, enfin celles de chaque organe avec tout le corps. Mais comme nous examinons ce sujet au point de vue pathologique, nous croyons convenable de signaler les cas où les sympathies se lient à la production des maladies, en second lieu à leur manifestation, enfin à leur curation. Maintes fois le praticien a occasion de voir des catarrhes pulmonaires, des pleurésies, des diarrhées, etc., à la suite de l'impression brusque d'un air froid sur la peau. Sans doute, en ces cas, l'économie entière est d'abord profondément lésée de cette action morbifique, à raison de la sympathie générale et de l'unité du corps humain; mais aussi, à cause de la liaison plus spéciale et purement vitale de la peau et des membranes muqueuses, celles-ci s'affectent fréquemment par la lésion de celle-là. L'état inverse se remarque souvent; car il n'est pas rare d'observer la suppression rapide de la transpiration après l'introduction de corps froids dans l'estomac, et, par suite, des affections catarrhales.

A la faveur de cette sympathie, il se produit des coliques, des diarrhées, de la toux, des fluxions pulmonaires à la suite du refroidissement de la tête, des pieds ou des bras. Plusieurs femmes éprouvent une suppression menstruelle après s'être refroidi les pieds, et avoir suspendu par là la sueur particulière de ces parties. Mais ne croyez pas que l'impression morbifique reçue par la peau soit seulement susceptible d'amener des effets morbides sur les muqueuses : la sympathie ne se lie point nécessairement à l'analogie de ces deux sortes de membranes. Ainsi, la suppression brusque de la sueur des pieds amène de la céphalalgie, des douleurs articulaires, etc., et cela d'une manière assez fréquente et chez un assez grand nombre de personnes de constitution, d'âge différents, pour que l'on ne puisse regarder ces faits comme exceptionnels et fortuits.

Du reste, après l'importance exagérée qu'on a accordée à l'influence sympathique de la muqueuse gastro-intestinale sur toutes les autres parties du corps, il devient moins indispensable pour nous de chercher à prouver ces effets pathologiques. Néanmoins, en faisant abstraction de l'excès justement reproché à plusieurs écrivains, en considérant ces faits au point de vue seulement de la pathogénie, on reconnaît aisément que les impressions malfaisantes exercées sur la muqueuse gastro-pulmonaire ont des résultats souvent morbides.

Au rapport de Van-Helmont, l'introduction de semences de jusquiame dans l'estomac causa une manie dont la disparition fut rapidement amenée par l'expulsion des corps étrangers. Tissot nous apprend qu'une jeune fille éprouva un engourdissement du bras gauche, suivi d'une toux sèche, de convulsions, etc., et que tous ces accidents se dissipèrent par l'extraction d'une petite boule de verre introduite dans le conduit auditif.

Les membranes muqueuses ont des rapports sympathiques avec toutes les parties du corps : de sorte qu'il n'est pas rare d'observer des effets pathologiques sur des organes autres que ceux dont nous venons de parler. La présence des vers en différentes portions du tube digestif entraîne tantôt une pleurésie, comme Audry en rappelle un exemple, et tantôt une amaurose, comme Pellier et Delpech en donnent des preuves. Le professeur Sauvages parle d'un enfant que les vers rendirent muet, et à qui la parole revint après l'expulsion de ces entozoaires. Une remarque importante de pratique, et que les médecins de Montpellier ont enseignée de tout temps, c'est le rapport sympathique de l'estomac avec les organes thoraciques : on a maintes fois constaté des péripneumonies, des pleurésies, des hémoptysies, etc., causées par un simple embarras gastrique bilieux ou muqueux, et le succès du traitement dirigé contre ce dernier montre l'exactitude et la valeur clinique de cette observation.

Que n'aurions-nous pas à dire sur les maladies produites par la sympathie des organes entre eux, si nous passions en revue le trouble ou la suspension des principales fonctions de l'économie ! Qui ne sait, en effet, les résultats multiples de l'aménorrhée ! Tantôt c'est une dyspnée menaçante qui en est la conséquence (Barthez); tantôt c'est une hématémèse (Dugès) : ici c'est une congestion cérébrale (le professeur Lallemand); là ce sont des palpitations fréquentes et l'infiltration de tout le corps (le professeur Lordat), etc. Si nous examinions les effets morbides du trouble de la lactation, nous verrions les maux les plus divers et les plus nombreux en résulter, et les organes les plus différents de texture et d'usage subir la fâcheuse influence sympathique de l'interruption fonctionnelle.

Si la perturbation d'une fonction physiologique détermine des effets morbides éloignés par suite de la sympathie des parties diverses du corps humain, le trouble ou la disparition d'une fonction pathologique n'est pas moins souvent la source de résultats semblables. Tous les jours on rencontre des hydropisies du genou survenues par l'effet de la suppression rapide d'une blennorrhagie ; la disparition du même écoulement amène des ophthalmies très-graves. Au rapport de Saint-Yves (1), chez plusieurs personnes attaquées de blennorrhagie, la matière ayant diminué brusquement, a causé un transport à l'œil, par lequel il coulait une matière semblable. Nous avons observé nous-même une fois cette maladie, et un traitement antisyphilitique général et local en a merveilleusement triomphé.

Au point de vue de la manifestation des maladies, il est aisé de signaler de nombreux exemples de sympathies importantes à connaître. Les lésions de l'encéphale déterminent des effets sympathiques sur l'estomac qui entre en contraction et entraîne le vomissement ; les maladies de l'estomac produisent des phénomènes analogues sur le cerveau, dont les fonctions sont aussi troublées fréquemment et s'annoncent par des douleurs sus-orbitaires. Le vomissement se présente encore dans une foule de cas divers, en raison des liaisons vitales de l'estomac avec des organes nombreux.

(1) Traité des malad. des yeux , pag. 141.

L'engorgement du foie, de la rate, des reins, la grossesse et plusieurs altérations de l'utérus, causent souvent le même effet sympathique. Le délire s'observe dans les cas de vers accumulés dans le canal intestinal ; on le rencontre ordinairement après les blessures du diaphragme, où il est joint au vomissement et au rire sardonique, ce qui, au rapport de Whytt, forme un signe important.

Quel praticien n'a-t-il pas remarqué la démangeaison du nez chez les enfants, comme signe de la présence d'entozoaires dans les intestins ? Les maladies du poumon entraînent la rougeur circonscrite des pommettes ; celles du foie donnent lieu non-seulement au hoquet et aux vomissements, mais surtout à une douleur de l'épaule droite. Si nous examinons les altérations de la vessie, nous constatons un prurit du gland qui se lie à une lésion du col vésical ou à la présence d'un calcul près de cette partie. On a ordinairement constaté la rétraction du testicule par suite d'une lésion du rein. Nous nous bornons à indiquer ici les cas les plus ordinaires des sympathies d'ailleurs bien connues, car nous pourrions les multiplier à l'infini : il est plus utile de signaler l'importance diagnostique de ces phénomènes sympathiques.

Le praticien doit d'autant plus faire attention à ces derniers, qu'ils se joignent plus souvent aux maladies, et permettent d'en mieux saisir la nature et la gravité. Ainsi les maladies du foie se trouvent éclairées par la souffrance de l'épaule droite, de même que la démangeaison permanente du méat urinaire indique la partie altérée de cet appareil, etc. Une autre remarque clinique repose sur l'intensité de l'effet sympathique qui peut disparaître avec la maladie de l'organe provocateur, ou persister ensuite et constituer par lui-même une maladie sérieuse. Autant il faut peu craindre dans le premier cas, autant il convient d'attacher de l'importance dans le second, et traiter en même temps la maladie primitive et son retentissement pathogénétique. Pendant la durée des phrénésies ou des diverses altérations encéphaliques, les vomissements prolongés finissent quelquefois par amener dans l'estomac une lésion qui persiste ensuite et demande des moyens appropriés. D'un autre côté, la connaissance des relations et des phénomènes sympathiques conduit parfois le médecin à une thérapeutique prompte et capable de prévenir la maladie imminente de certains organes. La phlogose de la matrice s'annonce souvent par des nausées ou des vomissements : si le médecin, se méprenant sur la valeur de ce phénomène sympathique, attribue les vomissements à la faiblesse d'estomac, la malade peut courir des chances de mort, selon Tissot, car les remèdes dirigés suivant cette indication erronée accroîtront fortement la phlogose commençante de l'utérus. Bien des affections essentielles, telles que les fièvres typhoïde, bilieuse, etc., manifestent leur invasion par une douleur sus-orbitaire ; le médecin doit découvrir si ce phénomène morbide se lie nécessairement à l'affection principale, ou bien si elle est la manifestation d'un état nerveux dont l'influence ultérieure aggravera la fièvre.

Nous savons l'influence sympathique de la peau et des muqueuses : la thérapeutique ne saurait oublier une pareille relation dans l'emploi des topiques extérieurs. Ainsi, les hémorrhagies opérées par les muqueuses reçoivent fréquemment leur curation des applications froides à la peau. On a remarqué même que certains points des téguments avaient une liaison sympathique plus directe avec certains points de la muqueuse gastro-pulmonaire. Sous ce rapport, personne n'ignore l'influence de la région inter-scapulaire sur la muqueuse olfactive : aussi les topiques froids ou irritants y produisent-ils la suspension des épistaxis parfois opiniâtres. S'agit-il d'un flux abondant sur l'une des portions du tube intestinal? la notion des liaisons vitales de la peau avec les muqueuses conduit le médecin à l'emploi des attractifs cutanés et des vêtements chauds, qui parviennent fréquemment à mettre fin à des diarrhées épuisantes.

Les praticiens n'oublient jamais, quand ils ont à combattre une hémoptysie, l'influence sympathique des parties génitales sur les poumons ; et Rega a montré tous les avantages, en pareille circonstance, des applications froides sur le scrotum. Les topiques de ce dernier genre exercent une action remarquable sur le tube digestif s'ils sont placés sur les membres inférieurs : on les a vus déterminer des selles chez les individus atteints d'une constipation opiniâtre. Nous avons vu maintes fois des manuluves chauds suspendre et arrêter les hémorrhagies nasale, buccale, laryngée, etc.

Si, dans les lésions qui atteignent plus spécialement l'estomac, ce viscère détermine des effets sympathiques sur un grand nombre de parties du corps humain, dans les maladies des autres organes, il offre un lieu très-favorable à l'action thérapeutique et prompte de beaucoup de médicaments. Ainsi, l'ingestion d'un peu de vin dans l'estomac, chez une personne en proie à la faiblesse, à l'anémie, etc., fait souvent cesser les symptômes alarmants, et donne à tout le système une activité que l'on ne saurait attribuer à l'absorption du remède excitant, à cause de la rapidité des changements curateurs. Ainsi s'explique l'action des stimulants diffusibles, des antispasmodiques, et de tous ces moyens dont la faible dose et la promptitude du résultat ne permettent pas de méconnaître un effet sympathique entre la partie ou l'ensemble de l'économie affectés et la muqueuse mise en contact avec le médicament : ainsi les vapeurs d'éther ou d'ammoniaque réveillent la vie endormie ou suspendue dans la syncope, dans l'asphyxie, etc.

Quels que soient les topiques employés, leur emploi et
leur application doivent être surtout dirigés par la considération des relations sympathiques des organes entre eux.
Aux exemples déjà mentionnés, nous pouvons ajouter quelques-uns de ceux dont Barthez appuie sa théorie *sur le
traitement méthodique des fluxions.* Les sangsues, les cau-
tères, les vésicatoires, les sinapismes et tous les attractifs
cutanés, exigent, pour leur emploi, la notion des liaisons
vitales dont nous parlons : ainsi, dans les fluxions utérines,
après l'usage des saignées générales, on place des sangsues
ou des ventouses autour des mamelles pour détourner la
tendance fluxionnaire de l'organe gestateur ; dans les maladies des organes thoraciques, des topiques appliqués sur
les extrémités abdominales amèneront de bons résultats.
« La correspondance des extrémités inférieures avec la poitrine, selon le professeur Fouquet (1), est tous les jours
confirmée, dans la pratique, par des enflures aux jambes,
dans les pleurésies, les péripneumonies, les phthisies, etc.»
Telle est encore la sympathie des deux moitiés du corps
humain, qui demande l'application des topiques sur le côté
du mal.

Après avoir exposé les enseignements directs de l'observation clinique touchant les sympathies; après avoir prouvé
l'importance étiologique, symptomatique et thérapeutique
de ces notions, examinons maintenant les principales théories
données sur ce sujet. Selon Haller, les phénomènes sympathiques tiennent à la communication vasculaire de tous
les organes, qui fait que les humeurs se portent d'une
partie à une autre; à l'analogie de structure des parties qui
s'influencent ; à la continuité des membranes ; aux anastomoses nerveuses; aux communications cellulaires ou encé-

(1) Essai sur les vésicatoires , pag. 48.

phaliques. Que de distinctions hypothétiques pour soumettre les phénomènes des sympathies à une explication anatomique ! La continuité du tissu cellulaire, des vaisseaux et des membranes, peut-elle nous rendre compte des liaisons plus étroites des organes entre eux ? On ne saurait le penser, quand on trouve ces sortes de communication pour tous les organes, et cependant sans offrir les sympathies dont nous venons de parler. Je ne vois pas pourquoi, en effet, les maladies de l'estomac déterminent si souvent de la céphalalgie, les lésions du foie une douleur à l'épaule droite, et non une souffrance dans la vessie, les reins ou même les membres inférieurs. On est forcément conduit à reconnaître entre l'estomac et l'encéphale, entre le foie et l'épaule, entre les testicules et la région parotidienne, une relation plus étroite que celle des parties avec lesquelles ces mêmes organes ont des rapports tout aussi directs; c'est-à-dire qu'on est obligé d'admettre un lien hyperorganique, comme le veut Barthez et avec lui toute l'École hippocratique.

Pouvons-nous accorder la production des sympathies à l'intervention des nerfs et du cerveau, comme le prétendent Haller en certains cas, et Willis, Monro, etc., pour tous les faits ? Sans doute les réunions nerveuses sont des conditions favorables aux phénomènes particuliers que nous étudions; toutefois nous avons vu que ces sortes de communications, pas plus que celles faites à la faveur des vaisseaux ou du tissu cellulaire, ne peuvent expliquer les sympathies; car, encore une fois, pourquoi tous les organes ne manifestent-ils pas simultanément l'affection de l'un d'entre eux, puisque tous participent aux distributions du même système nerveux? Quant à l'intermédiaire obligé du cerveau, qui en démontre la réalité, quelle sensation pénible les malades éprouvent-ils lors de la production de ces phénomènes insolites ? Quelle lésion a-t-on jamais rencontrée dans l'encéphale pour justifier une semblable supposition ?

La ressemblance des organes symétriques est sans doute favorable à l'intelligence des sympathies : l'esprit se plaît à trouver dans cette considération une raison apparente de la communication de l'inflammation d'un œil à celui du côté opposé, du froid simultané des deux épaules ou des deux membres dans la fièvre rhumatique, selon la remarque du professeur Rivière. Mais cette ressemblance organique ne saurait expliquer les relations morbides, car les communications anatomiques des reins ou des testicules ne sont pas fort directes, et les parties anatomiques ne rendent pas plus compte des actes pathologiques que des actes physiologiques. Pouvons-nous, en effet, à l'inspection seule du rein et du testicule, découvrir les fonctions de ces organes, et dire pourquoi l'un sécrète de l'urine et l'autre du sperme? Non, sans doute, pas plus qu'on ne peut expliquer les relations nombreuses des mamelles et de l'utérus. L'observation clinique seule nous apprend ces liaisons ; c'est-à-dire que ces phénomènes sont un des effets de la vie qu'il faut apprendre par l'observation directe, et non point par l'examen des communications plus ou moins étroites de structure et d'organisation.

Ces remarques nous paraissent répondre suffisamment aux disciples de l'organicisme, qui, rapportant les liaisons sympathiques à l'ensemble des communications anatomiques des organes entre eux, ajoutent qu'il y a bien des actions organiques intermédiaires que nous ignorons, mais qu'on en découvrira chaque jour davantage à mesure que l'on fera plus d'observations ou d'expériences sur l'homme et sur les animaux. C'est là se prendre à des conditions secondaires des sympathies qui n'en expliquent ni la nécessité, ni le développement, ni les conséquences pratiques. Broussais,

voulant, à son tour, rendre compte du mécanisme des sympathies, s'exprime ainsi qu'il suit : « Les érections vitales
et irritations, développées dans un point quelconque de l'organisme, ne peuvent s'élever à un certain degré sans être
transmises à d'autres points. Les sympathies morbides s'o-
pèrent de la même manière que les sympathies de l'état de
santé ; elles n'en diffèrent qu'en ce que, dans ce dernier
cas, les nerfs transmettent plus d'irritation, ou un mode
d'excitation qui répugne aux lois vitales. »

Cette échelle de l'irritation physiologique et pathologique
ne saurait être soutenue, quand on observe l'homme en
dehors de toute prévention de système : loin de croire que
les phénomènes sympathiques des maladies soient simplement une exagération de ceux de l'état de santé, on y voit
des actes insolites auxquels l'irritation hygide ne nous avait
point préparés. Si nous apercevons, en effet, dans l'état
de santé, des relations entre l'utérus et les mamelles, et
si ces relations se montrent encore plus prononcées lors des
maladies, il n'en est pas ainsi quand on considère les rapports morbides des testicules et de la région parotidienne,
du foie avec l'épaule, etc. Mais en supposant, avec Broussais (1), que l'irritation morbide soit un degré plus élevé
de celle de l'état sain, on ne saurait comprendre pourquoi,
par exemple, une incision de la plante des pieds ne provoque pas le rire ni les convulsions, alors qu'un simple
frottement les détermine dans tous les cas. Il y a donc,
dans la production des phénomènes sympathiques, autre
chose qu'un degré de plus de l'irritation normale.

Broussais soutient que les nerfs sont les voies obligées
des actes sympathiques : quoique nous nous soyons déjà
occupé de cette partie du problème, nous croyons devoir

(1) Examen des doctrines, *propos.* 84-85.

faire remarquer ici que les cartilages, les ligaments au sein desquels on n'a pu découvrir de rameaux nerveux, provoquent cependant des phénomènes sympathiques très-variés. D'un autre côté, on ne peut oublier que souvent les lésions des nerfs eux-mêmes, dans les névralgies, par exemple, ne donnent pas lieu à des phénomènes sympathiques. Ceci, du reste, démontre de nouveau que, si les communications anatomiques et directes sont favorables aux liaisons morbides, elles ne sont point nécessaires même au mécanisme de ces actes insolites dont elles n'expliquent ni le développement ni les conditions essentielles. Vous savez que les anciens connaissaient les liaisons sympathiques des principaux organes entre eux, et que, sous le point de vue pathologique, ils les signalaient en disant que l'organe provocateur de la sympathie, ou le *pars mandans*, influençait celui sur qui se manifestait le dernier acte, ou le *pars recipiens* : pour être vieux, ce langage n'exprime pas moins la même vérité signalée dans tous les temps sous des noms variés.

Les sympathies ont été parfois confondues avec les *métastases* sur lesquelles nous devons arrêter un instant notre attention. Pendant la durée d'un état morbide, certaines lésions locales se déplacent pour se montrer sur un autre lieu : c'est là ce qu'on appelle métastase. Suivant les théories humorales, cette manifestation pathologique consisterait dans le transport d'une humeur ou matière morbide d'une partie à une autre du corps humain. Mais l'on doit généraliser davantage l'idée de la métastase, car cette translation pathologique n'est pas toujours humorale, et dépend d'ailleurs d'une modification des forces vitales : l'expression lésion convient à tous les cas.

« Il est impossible d'établir par des faits incontestables,

dit le professeur Dumas (1), la métastase et l'action immédiate de l'humeur bilieuse sur les poumons. » Le professeur Lordat nous donne sur lui-même une démonstration de cette distinction. Sujet à de fréquentes angines qui se terminaient par suppuration, ce professeur eut une angine des plus violentes qui disparut tout à coup sans que le pus se fût encore formé. Trois jours après, il éprouva de violentes coliques et des cuissons à tous les organes pelviens. « Ces symptômes, dit-il lui-même (2), ne durèrent pas plus d'une semaine. Quand je fus au quinzième jour de la maladie totale, me trouvant exempt de souffrance, et n'éprouvant qu'une légère fièvre accompagnée d'une pesanteur de tête très-médiocre, je m'aperçus qu'en voulant parler, je ne trouvais pas les expressions dont j'avais besoin. » Ici, évidemment, il ne pouvait y avoir transport d'une humeur non encore produite, mais d'un travail brusquement supprimé.

Toutes les affections morbides présentent parfois des métastases ; le rhumatisme, la goutte, les fièvres exanthématiques, les fluxions diverses, les névroses, etc., offrent assez souvent des effets métastatiques. Tantôt une lésion rhumatismale, de forme inflammatoire, fluxionnaire ou nerveuse, change d'une articulation à une ou plusieurs autres, ou même à des viscères thoraciques ; tantôt la goutte se manifeste d'une manière analogue. Ici c'est une éruption cutanée qui, supprimée, est suivie de congestions violentes et d'inflammation des intestins ou des bronches ; là, un ou plusieurs abcès externes disparaissent promptement et se reproduisent au sein des parties profondes. Ainsi les grands praticiens ont observé l'expulsion du pus d'un abcès par

(1) Malad. chron. Montpell , 1824, tom. 1 , pag. 239.
(2) Analyse de la parole, etc., pag. 19 ; Montpell., 1841.

les selles ou les urines; ce que l'examen clinique, chimique
et microscopique a confirmé récemment (1).

D'après ces remarques, l'on reconnaît aisément la différence de la métastase et de la sympathie. Celle-ci est un
épiphénomène concomitant, coexistant avec la lésion de
l'organe primitivement et spécialement altéré; celle-là, au
contraire, est un des symptômes du mal, et change de
place, tandis qu'il abandonne la région d'abord atteinte.
Ainsi les vomissements à la suite de la méningite ou de l'en-
céphalite sont des phénomènes accessoires du mal premier,
et n'en forment point les caractères. Quand la région parotidienne se fluxionne après la suppression brusque de l'engorgement du testicule et de ses enveloppes, il y a transport
de la lésion d'un organe à un autre éloigné; le premier
devient à peu près libre, et le nouveau siége de la métastase
présente ordinairement seul les changements semblables à
ceux de la maladie première.

Il y a cependant, entre ces deux phénomènes morbides,
une certaine relation dont nous devons parler. L'observation montre que les parties ordinairement en sympathie
étroite, sont aussi les lieux réciproques de beaucoup de
métastases. Ainsi les organes semblables par leur structure
et par leurs fonctions : les séreuses, les articulations, les
muqueuses et la peau, etc. Mais, en bien des cas, une
pareille influence ne saurait être invoquée. Nous venons
de rappeler les métastases assez fréquentes entre les testicules et la région parotidienne; on rencontre encore de pareilles translations pathologiques entre l'urètre et l'œil ou
le genou, la tête et le foie; l'utérus et les mamelles, etc.,
etc. Pour ce dernier ordre de phénomènes, on ne voit aucune liaison, aucun rapport anatomique entre les organes

(1) L'Héritier, chim. path.; 1842, pag. 489.

siéges de métastases réciproques. Sans doute, en certains cas, on leur trouve une communication à la faveur des veines, mais ce rapport physique manque le plus souvent et ne fournit pas toujours un mécanisme satisfaisant.

Se trouvant sous la dépendance de la même affection morbide, quelquefois le lieu où elles se manifestent, les métastases sont en général fâcheuses si elles arrivent au premier temps des maladies, ou si elles se font de l'extérieur à l'intérieur. Ainsi la suppression brusque d'un érysipèle, d'une éruption cutanée, de sueurs abondantes, opérée surtout au début des états morbides dont elles sont le symptôme, amène ordinairement des fluxions, des inflammations violentes et très-graves sur l'encéphale, les poumons ou les autres viscères. Les métastases ont moins de gravité quand elles se font au déclin du mal dont elles sont parfois le résultat très-avantageux, surtout lorsqu'elles se montrent à la surface du corps. Telles sont les *parotides*, si bien signalées par Hippocrate, Fernel, Baillou, Fouquet, etc., vers la fin des fièvres malignes ; tels sont les abcès multiples, parfois manifestés à la peau vers le décroissement des fièvres bilieuses, typhoïdes, du rhumatisme, de la variole maligne, etc., et compliqués d'une fluxion ou d'une phlogose des muqueuses. Ainsi notre Vieussens rapporte l'histoire d'une dame atteinte de convulsions, d'asthme violents qui cessèrent après la manifestation de dartres farineuses aux oreilles et en d'autres régions du corps (1). Toutefois, il faut l'avouer, ce sont là le plus souvent de simples crises, et non des métastases qui n'amènent qu'un changement du lieu où se passait le travail morbide, et non la solution de l'affection pathologique, comme les crises l'exécutent fréquemment.

(1) OEuvres, tom. II, pag. 84. Montpell., 1715.

Souvent spontanées, les métastases surviennent plus souvent encore à la suite d'une perturbation apportée à la marche de la fonction pathologique. L'influence d'un air froid sur le corps en sueur ou couvert d'une éruption; les émotions morales vives et inattendues ; les écarts inopportuns de régime, la cicatrisation rapide d'une plaie ancienne ou d'un exutoire habituel, de dartres, de flux ancien, comme notre Reynaud de Marseille en rapporte un exemple remarquable (1) : telles sont les causes ordinaires de la suppression d'un travail toléré et de son transport à la profondeur de l'économie où il produit trop de fois les ravages les plus graves. Favoriser la marche naturelle des maladies, prévenir toutes les perturbations de leurs premières périodes, favoriser par des attractifs cutanés le transport d'une lésion interne à la surface du corps, respecter les exutoires ou les suppurations habituelles et tolérées, tels sont les soins réclamés par la connaissance des métastases.

Art. III. — *Des synergies.*

« Lorsque, en conséquence de la fonction d'un organe, dit M. le professeur Lordat (2), un ou plusieurs autres entrent en mouvement pour exécuter une fonction dont l'affection du premier est naturellement incitatrice, ou pour constituer la forme essentielle d'une maladie, d'une fonction morbide, il faut dire que les actes secondaires sont, non pas des sympathies, mais des affections synergiques. Quand, chez un goutteux, le sentiment vital du besoin d'une dépuration fait naître la douleur, des mouvements fluxionnaires, de la fièvre et tous les autres phénomènes constitutifs d'une

---

(1) Trait. mal. dang. guérir, page 95.
(2) Doct. méd. ; Barthez, pag. 181.

attaque de goutte, c'est une synergie, une coopération de
plusieurs organes que la cause de l'individualité vitale fait
concourir à une fin, quand elle y est déterminée en vertu
des lois primordiales qui la régissent. »

Les phénomènes sympathiques dont nous avons déjà parlé
ne sont point liés à la manifestation du mal : ce sont des
effets insolites, contingents et nullement nécessaires; aussi
les rencontre-t-on souvent, et souvent on ne les observe pas :
de sorte que l'état morbide est bien caractérisé sans eux.
Il n'en est pas de même des phénomènes synergiques ; entrant dans la constitution ordinaire des actes affectifs, ces
changements sont liés aux manifestations, à la marche et à
la terminaison spontanée des maladies. Comment, en effet,
concevoir un accès de goutte ou de rhumatisme, sans le
concours de symptômes et d'actions propres à ces lésions
pathologiques ? Toutes les maladies ont une tendance évidente à leur curation spontanée, à la faveur d'une succession et d'un concours d'actes nécessaires le plus souvent à
ce résultat bienfaisant. Ce *consensus* des actions médicatrices ne peut donc être confondu avec des phénomènes sympathiques, qui fréquemment compliquent le tableau de la
maladie, embarrassent son diagnostic, et ne sont pas nécessaires à sa curation.

« Chaque maladie, selon Bordeu (1), a sa marche et sa
révolution, ou un espace de temps qu'elle parcourt; elle a
ses temps d'accès et de durée, qu'il est, pour ainsi dire,
impossible de changer. Un observateur attentif peut y remarquer dans toutes, comme dans l'excrétion d'une glande
ou dans l'ouvrage de la digestion : 1º certain changement
du corps qui annonce les approches de la maladie ou sa préparation; 2º les phénomènes qui indiquent sa présence ou

(1) Maladies chroniq.; œuvres, tom. II, pag. 833.

sa formation ; 3º l'effort combiné de tous les organes. Cet ordre de changements, qui est commun à toutes les maladies, paraît établir entre elles la ressemblance de forme qu'Hippocrate a dit leur appartenir, ou que leur véhémence ou leur petitesse, leur lenteur ou leur célérité ne sauraient leur ôter. » Bordeu fait ici allusion à cet aphorisme d'Hippocrate : *toutes les maladies ont un mode commun.*

Considérées à leur véritable point de vue, les maladies sont, en effet, des fonctions pathologiques analogues à celles de la santé : dans l'un et l'autre cas, il y a un but manifeste à atteindre, un changement à opérer dans le corps vivant. La gestation comme la variole, la respiration comme la pneumonie, parviennent à leurs fins différentes, au moyen d'une série d'actes combinés dont la tendance ne saurait être douteuse. Cette manière philosophique de voir les états morbides convainc le praticien de la véritable source de la curation des maladies ; elle lui montre la vraie puissance des remèdes, les bases rationnelles de la thérapeutique. Persuadé de la nécessité des actes synergiques, le médecin les favorise de tout son pouvoir, les dirige, les excite ou les contient dans des bornes convenables, tandis qu'il combat presque toujours les effets sympathiques.

En n'oubliant pas que l'état morbide est une fonction pathologique ordinairement favorable et indispensable à la guérison solide des maladies, le praticien conçoit les plus grandes espérances touchant les actes de la nature, et rejette le plus souvent cette médecine perturbatrice qui croit pouvoir traiter à son gré l'économie humaine : c'est dans ce but qu'Hippocrate distinguait la maladie et le malade, pour lequel les actes successifs de l'affection pathologique ont des avantages divers.

Lorsque l'on comprend la valeur des synergies, on comprend aussi l'importance relative des symptômes, ceux qui sont nécessairement liés à la constitution de l'état morbide et qui en déterminent la connaissance. On rattache alors les phénomènes pathologiques aux affections internes d'où ils proviennent, et l'on remonte ainsi de la forme au fond du mal, de ses manifestations à sa nature : de là, le praticien est conduit à un diagnostic complet et à un traitement rationnel.

Si le diagnostic et le traitement des maladies se trouvent fortement éclairés par l'étude des actes synergiques, le pronostic ne l'est pas moins. Comment, en effet, prévoir avec raison les chances heureuses ou malheureuses des affections pathologiques, si l'on néglige de connaître et de comparer les changements spontanés et simultanés à la faveur desquels la nature parvient ordinairement à terminer ces affections? En étudiant, au contraire, le concours des actions successives par lesquelles passe nécessairement un état morbide, on connaît les relations des phénomènes entre eux, leur concordance favorable ou indispensable ; on les provoque, on les contient suivant les besoins du système vivant et de la fonction pathologique à laquelle il est en proie.

Ainsi, quand on observe avec cette philosophie le développement et le cours d'une affection exanthématique, on sent le besoin de la fièvre d'incubation, la nécessité de l'éruption cutanée, des modifications progressives des pustules ou des rougeurs, enfin des divers changements successifs qui amènent la solution spontanée de ces sortes de maladies. La fièvre incubatrice est-elle excessive? le praticien la modère, tout en se gardant bien de la dompter complètement, comme le veulent des systématiques qui prétendent juguler toutes les maladies à leur début. Mais si parfois il cherche à diminuer l'énergie de la fièvre d'éruption, le plus souvent il se contente de l'entretenir par des moyens légèrement stimulants, et quelquefois même il l'excite si le besoin de la fonction pathologique le commande.

Parvenue à la période d'éruption, l'affection exanthématique exige encore la même méthode de traitement : les actes
qui amènent l'éruption complète, la suppuration des pustules varioleuses, la dessication et la desquamation, méritent d'être regardés comme des actions synergiques ou
nécessaires à la solution et à la terminaison la plus favorable
de l'affection morbide. Dirigé par une philosophie médicale
aussi élevée, le médecin condamne cette pratique irréfléchie qui, arrêtant son attention aux symptômes et ne voyant
rien au-delà, oubliant l'homme lui-même pour ne voir que
des effets plus ou moins localisés du mal, ne conçoit rien
de mieux que de détruire immédiatement les pustules ou
l'éruption à mesure qu'elle paraît, par des caustiques ou des
applications diverses. Il suffit de remarquer les accidents
terribles dont la disparition brusque et plus ou moins complète d'un exanthème est suivie, pour sentir tout ce qu'il
y a de dangereux dans cette pratique contre laquelle les
vrais médecins se sont toujours élevés.

En voyant l'éruption ne point se faire, ou du moins im-
parfaitement, les pustules trop rares ou non suppurées,
etc., le véritable praticien porte un jugement défavorable
sur l'issue de la maladie. Loin de se réjouir de la disparit-
tion rapide ou de l'évolution incomplète de l'exanthème, il
en conçoit les plus vives alarmes, et s'efforce, par les attractifs cutanés, les sudorifiques et les moyens les plus
puissants, à rappeler l'éruption, à l'augmenter, à lui imprimer une marche bienfaisante; enfin, il cherche à provoquer les changements synergiques à la faveur desquels
ces affections morbides obtiennent une solution favorable.

Cette philosophie médicale apprend le danger de troubler
la synergie curative par des aliments intempestifs, des
changements brusques dans le milieu où le malade respire,
par l'influence d'émotions morales profondes, enfin par une

distraction quelconque des forces. « Les mouvements de la
machine animale, dit notre Roussel, ont entre eux une telle
dépendance, que, se renforçant ou s'affaiblissant l'un par
l'autre, selon qu'ils agissent de concert ou dans des direc-
tions opposées, ils paraissent tenir nécessairement à une
source commune qui s'épuise et se rétablit alternativement
par la succession du travail et du repos. » Dans les maladies,
ce repos et ce mouvement doivent être du même ordre et
dans le même but jusqu'à la terminaison de l'état morbide,
car la perturbation de ces mouvements synergiques rompt
la tendance médicatrice que le médecin ne peut ordinairement rappeler.

Les mouvements communs à la plupart des maladies
internes ou générales, sont d'abord, selon le professeur
Grimaud, une excitation, une impulsion morbide, suivie
du changement opposé de détente, de résorption. A ces
modifications ordinaires au plus grand nombre des états
pathologiques, se joignent bientôt d'autres actes qui indiquent des mouvements opérés des parties supérieures vers
les parties inférieures. C'est là le cours habituel des maladies, celui qui indique une tendance normale et favorable;
le mouvement inverse, c'est-à-dire de bas en haut, annonce
une disposition fâcheuse de l'affection et une issue dangereuse. Nous pourrions maintenant passer en revue les
synergies ou changements médicateurs qui préparent et
amènent la guérison spontanée des principales maladies :
nous y verrions tantôt la gangrène, la suppuration ou une
hémorrhagie, tantôt un accès de fièvre, un catarrhe ou des
spasmes terminer les affections les plus rebelles. Ces connaissances conduisent le praticien à un plan de traitement
raisonné et à la méthode thérapeutique la plus convenable.
Ainsi donc, les phénomènes sympathiques demeurent en
dehors de la maladie; les phénomènes synergiques entrent

dans sa composition. Les premiers peuvent agir à titre de cause pour donner lieu à la production de la maladie ; les seconds constituent sa forme et procèdent de ses éléments essentiels. Les sympathies altèrent fréquemment sa physionomie, et l'éclairent en quelques cas rares; les seconds, au contraire, dessinent ses traits et les caractérisent. Les premiers peuvent troubler sa marche ; les seconds, par l'ordre de leur enchaînement, déterminent leur évolution. Dans le traitement, les premiers peuvent fournir matière à quelques procédés utiles; les seconds produisent les voies naturelles de solution, et donnent la clef comme l'espèce des méthodes thérapeutiques.

CHAPITRE SIXIÈME.

DU DIAGNOSTIC.

—

ART. Iᵉʳ. — *Diagnostic, ses sources, ses méthodes, ses moyens.*

« Il n'y a pas plus de phénomènes morbides ou de symptômes sans organes altérés, dit Béclard (1), que de fonctions sans organes réguliers, que de phénomènes sans corps, que de mouvements sans matière. » Tel est aussi le principe soutenu par M. Bouillaud (2), et que M. Dezeimeris exprime en ces termes (3) : « Il n'est point de fonctions sans organes; donc il n'est pas de dérangements de fonctions sans dérangements d'organes. Le premier terme admis, il faut admettre le second; la force vitale, valable tout au plus

(1) Anat. génér. ; Paris, 1827, p. 121.
(2) Trait. encéph.; Paris, 1825; préf., p. vj.
(3) Dict. en 30 vol.; Paris, 1833, tom. II, p. 551.

comme hypothèse, ne peut prendre rang parmi les faits. Entre la cause éloignée des maladies et leurs effets sensibles au dehors, se trouve l'intermédiaire nécessaire des modifications organiques. » Telle est la manière dont on comprend ailleurs la maladie ; telles sont les parties constituant l'état d'un malade ; et pour montrer les bases du diagnostic qui en découle, rappelons encore les paroles d'un auteur de la même École. « Les principaux éléments dont se compose le diagnostic sont d'abord, selon M. Chomel (1), la détermination du siége de la maladie. Cette question en embrasse plusieurs : 1o quel est l'organe malade? 2o dans quelle étendue est-il atteint? 3o et, dans quelques cas, quel est celui de ses tissus élémentaires dans lequel la maladie a spécialement son siége ? »

L'École de Montpellier se fait du diagnostic une idée bien plus large, plus complète et plus clinique. Considérant, nous ne saurions trop le répéter, les dégradations anatomiques comme des effets ou symptômes variables, et non comme véritable siége et élément des maladies, elle voit dans les altérations organiques une partie souvent accessoire du problème pathologique. Loin de refuser aux forces vitales la valeur des faits les plus concrets et les plus physiques, elle leur accorde la plus grande importance, vu qu'elle n'a pu voir des lésions morbides opérées dans le cadavre. Selon la doctrine hippocratique, *le diagnostic est la connaissance de l'état morbide*, c'est-à-dire l'appréciation de toutes les conditions dynamiques et organiques qui existent chez l'individu souffrant. Là où s'arrête l'organicien, Montpellier demande une autre moitié du problème encore inconnue ; après la détermination de l'altération ou de l'intégrité des tissus, il lui reste celle des modifications des forces vitales dont l'organisme est

(1) Path. génér., 3e édit.; Paris, 1841, p. 479.

imprégné : pour l'École anatomique enfin, le diagnostic consiste dans la notion de la *maladie* ou des lésions anatomiques et fonctionnelles ; pour l'École vitaliste, le diagnostic se compose non-seulement de la connaissance de la maladie, mais encore *des affections morbides.*

Sans revenir ici sur ce que nous avons démontré au sujet de l'anatomie pathologique et du siége des maladies, nous devons rappeler combien les dégradations matérielles sont incertaines et souvent nulles dans les mêmes cas, dans les fièvres, les névroses, les névralgies, les aliénations mentales, l'adynamie, etc., etc. Nous avons aussi montré que les mêmes groupes de symptômes se manifestent souvent dans des cas tout-à-fait différents au fond, et pour lesquels l'indication varie suivant ce fond lui-même. C'est avoir prouvé qu'il existe un fond, non sensible et interne, d'où les symptômes ou les effets organiques proviennent, et qu'il faut saisir pour constituer la base principale du diagnostic, comme celle du traitement rationnel.

Aussi la recherche de ce fond non appréciable par les instruments de physique, cette nature, cette affection vitale est-elle l'objet de l'attention constante de notre École. Le plus souvent, en effet, surtout pour les maladies réputées médicales, la détermination de ce mode vicieux des forces de la vie est seule possible, seule rationnelle, seule utile à l'art de guérir. Il n'est pas de praticien qui n'ait senti l'erreur des assertions de Broussais pareilles à la suivante : » Quand est-ce que tous les médecins seront convaincus qu'il n'y a pas de sensation douloureuse qui ne dépende *d'une altération appréciable,* et que les mots symptomatique et nerveux sont, aussi bien que le mot hasard, des voiles de l'ignorance (1) ? » L'observation, l'autopsie et le raisonne-

(1) Trait. phleg. chron , tom. III.

ment démontrent tous les jours le contraire, et prouvent que
cette prétendue altération sensible n'est pas le principal objet
du diagnostic, mais bien la lésion vitale ou dynamique des
parties et de l'économie entière. Ainsi la découverte des affections nerveuse, inflammatoire, bilieuse, dartreuse, syphilitique, rhumatismale, cancéreuse, goutteuse, fluxionnaire,
etc., etc., est ordinairement le but le plus utile au clinicien.

Les *dispositions* et les *prédispositions* entrent aussi parmi
les conditions du problème dont nous parlons; la disposition
apoplectique ou hémorrhoïdale, la prédisposition aux érysipèles, aux spasmes, etc., complètent le diagnostic, et
modifient bien des fois le pronostic. L'exercice insolite d'une
fonction apporte aussi, dans la détermination de l'état morbide, un changement toujours important à connaître. L'apparition prochaine ou l'existence des menstrues ou de la
grossesse donnent une toute autre valeur aux vomissements
fréquents, aux syncopes, aux épigastralgies, à la dyspnée
et à la plupart des formes morbides.

L'appréciation de l'âge et du sexe des sujets constitue
une nouvelle donnée nécessaire au diagnostic. Les convulsions dans l'enfance ont une toute autre valeur qu'aux autres
époques de la vie; elles sont bien moins graves et se rattachent à une affection bien moins profonde chez la femme
que chez l'homme. Que n'aurions-nous pas à dire ici sur
les idiosyncrasies, les habitudes et la tolérance vitale, si
déjà ces conditions propres à chaque individu malade n'é-
taient signalées en d'autres endroits de cet ouvrage! Faisons
remarquer seulement combien l'habitude ou la tolérance
vitale changent l'idée que l'on se ferait de beaucoup des
désordres étudiés, sans tenir compte de cette condition de
l'état morbide. Telles sont les *sources* ordinaires du diagnostic. Voici, du reste, ce que nous apprend le Père de la

médecine sur la manière de connaître les maladies (1) :
« Nous nous mettons au fait de tout ce qui concerne la
nature des maladies en général, et la nature particulière
de leurs espèces, en observant l'état du malade, le malade
lui-même, ce qu'il prend, la manière dont il est servi. On
doit observer aussi la constitution de l'atmosphère en général et en détail, l'habitude, le régime, le genre d'occu-
pation habituelle, l'âge du malade, son tempérament, ses
discours ; son silence, ses idées, son sommeil, ses rêves,
les picotements qu'il ressent, ses larmes, les rehaussements
du mal ; les excrétions, les urines, les crachats, les vomissements ; comme les symptômes se succèdent ; les abcès,
s'ils sont critiques ou mauvais ; les sueurs, les froids, les
frissons, la toux, l'éternument, le hoquet, la respiration ;
les vents rendus par haut, par bas, sans bruit ou avec
bruit ; les hémorrhagies, les hémorrhoïdes ; ce qui vient
après ces divers symptômes. »

Que de choses ne doit-on pas considérer, en effet, pour
établir un diagnostic complet ! et combien cette manière
d'agir est différente de l'habitude connue de s'attacher toujours à un point de l'organisme, pour y trouver le siége,
la cause de la maladie et le but des moyens thérapeutiques !
On comprend, dès lors, tout le soin accordé par l'École hippocratique à la solution d'un pareil problème ; son appréciation sévère des méthodes et des moyens pour parvenir
à ce difficile résultat.

Trois *méthodes* principales de diagnostic sont mises en
usage : les méthodes directe, par exclusion et analytique,
exposées avec soin par M. Lordat (2). « La *méthode directe*,
dit cet habile professeur, consiste à rassembler dans son

(1) Des épidémies, liv. Ier, § 44.
(2) Consult méd. de Barthez, préface : Montpel., 1810.

esprit les idées de toutes les circonstances qui ont précédé la naissance du phénomène primitif, et de tous les symptômes qui l'ont suivie, pour en inférer la notion de sa nature, à l'aide des connaissances que l'on possède sur l'économie animale. »

« La *méthode d'exclusion* est employée lorsque la recherche directe n'a donné que des résultats équivoques, et qu'on est indécis entre plusieurs phénomènes primitifs auxquels la maladie peut être attribuée avec quelque vraisemblance. Elle consiste à examiner avec une attention particulière les raisons qui en excluent un certain nombre, et n'en laissent qu'un dont l'administration est nécessaire pour l'élimination des autres. La cause adoptée en vertu de cette opération, n'obtient pas la préférence pour avoir plus de probabilités en sa faveur, mais pour en avoir moins contre elle. »

Baillou, Sydenham et les plus grands praticiens ont mis fréquemment en usage cette méthode diagnostique; le professeur Dumas surtout l'appliquait souvent dans ses leçons cliniques. C'est la méthode employée ordinairement dans les circonstances difficiles et les cas douteux. Ainsi, lorsqu'un enfant est en proie à une perturbation vague, sans symptômes bien apparents, sans causes manifestes, le médecin se demande s'il ne s'agirait pas d'un embarras intestinal, d'une affection exanthématique, d'une dentition laborieuse, d'une fièvre éphémère, etc. Il examine si la constitution médicale, les maladies régnantes, l'état antérieur du sujet, seraient plus ou moins en rapport avec le trouble actuel; et, après avoir apprécié les probabilités contre ou en faveur de telle lésion, il admet l'imminence d'une fièvre éruptive, comme la moins improbable. La troisième méthode diagnostique, ou l'*analyse clinique*, a été déjà l'objet d'un article spécial auquel nous renvoyons le lecteur.

« Il faut voir, toucher, écouter, dit Hippocrate (1), tout
ce qui est susceptible d'être vu, touché, entendu; on doit
se servir aussi de l'odorat et du goût, Il faut méditer enfin
ce qui est du ressort du jugement. Ce sont là tous les *moyens*
par lesquels nous pouvons nous instruire. »

Nos sens diversement appliqués sont, en effet, les moyens
ordinaires de diagnostic, et dont les perceptions sont appréciées par le jugement du véritable médecin. Il semble
que le Père de la médecine a signalé, suivant l'importance
et la fréquence de leur emploi, ces moyens à l'aide desquels
nous puisons aux sources de la connaissance des maladies.
La *vue* est, en effet, l'instrument naturel le plus promptе-
ment, le plus souvent mis en usage dans ce but. L'aspect
du sujet, sa face, la teinte de la plupart des régions du
corps, la disposition de la langue, la couleur et la composition des liquides excrétés, et une foule d'autres symptômes, sont perçus par l'œil observateur. La teinte jaunâtre
des conjonctives, des ailes du nez, des angles des lèvres,
etc., nous donne à penser à un état bilieux, ce que plusieurs autres phénomènes confirment. La différence des
caractères de la rougeole et de la scarlatine, de la variole
et de la varioloïde, la teinte vinacée des lésions scorbutiques, la couleur cuivrée des altérations syphilitiques,
etc., etc., nous mettent sur la voie du diagnostic. Bien
plus, les fièvres malignes, typhoïdes, larvées, pernicieuses,
etc., sont souvent reconnues, surtout par l'œil habile du
clinicien qui découvre, dans l'ensemble des traits d'une
physionomie altérée, les motifs de ses déterminations salutaires.

Les modifications du pouls, de la chaleur, de la sensibilité du malade, l'empâtement, l'engorgement, les hydro-

(1) OEuv. du laborat , § I.

pisies, etc., etc., sont appréciés par les doigts du praticien. Le *toucher* sert à nous assurer de l'existence ou de
l'absence d'altérations organiques; et, par suite, du caractère symptomatique ou essentiel des états morbides. La souplesse et la chaleur de la langue, le caractère des douleurs
de l'épigastre ou des autres régions abdominales, le soubre-
saut des tendons, la contraction des muscles, et une foule
d'autres changements pathologiques, nous viennent de ce
moyen d'exploration. L'application de l'*ouïe* nous occupera
suffisamment au sujet de la percussion et de l'auscultation,
pour que nous n'en disions rien ici.

L'*odorat* nous instruit de l'existence de la gangrène par
l'odeur exhalée des organes frappés de mortification : ainsi
la gangrène du poumon donne à l'haleine et aux crachats
du malade une odeur repoussante et caractéristique. De
même le cancer ramolli exhale une odeur particulière et
propre à mettre le clinicien sur le chemin de la nature du
mal ; dans la miliaire, on reconnaît encore une odeur aigre-
lette répandue par le malade, etc. Si l'odorat est un faible
moyen de diagnostic, le *goût* est moins applicable encore.
Ce dernier sens peut être mis en usage en certains cas fort
restreints, tels que le diabète sucré.

Ce n'est point d'ailleurs de l'application d'un seul des sens
que peut résulter la connaissance des symptômes; les problèmes pathologiques sont toujours assez difficiles, assez
obscurs pour exiger la mise en œuvre de tous nos moyens
d'investigation. L'art médical demande encore qu'on augmente la puissance de ces moyens naturels en leur asso-
ciant des *instruments* explorateurs.

Parmi cette espèce de moyens, le stéthoscope et le plessimètre tiennent le premier rang, et mériteraient de notre
part un examen approfondi des avantages de leur emploi,
si nous n'avions, plus loin, consacré un article particulier

à leur application. Pour arriver à la connaissance des maladies, on a encore recours aux mensurateurs, aux sondes, aux spéculum, aux instruments d'optique, etc. Mais la plupart de ces moyens trouvent une application bien plus fréquente dans les maladies réputées chirurgicales, qu'en pathologie médicale. Celle-ci met plus souvent en œuvre les mensurateurs de la poitrine ou de l'abdomen, pour apprécier l'ampliation d'une moitié du thorax ou du ventre, par l'effet d'un épanchement pleurétique ou péritonéal. Elle introduit des sondes dans l'œsophage ou dans le rectum, pour reconnaître si la gêne opiniâtre au passage des matières alimentaires ou alvines tient à un état spasmodique ou à un rétrécissement organique des conduits respectifs. Ainsi on reconnut une altération de ce genre chez Talma, qui, atteint d'une constipation extrême et chronique, avait été déjà traité pour une atonie, un spasme, etc., des intestins.

Il n'est pas jusqu'aux *expérimentations* qui ne soient invoquées afin de découvrir toutes les conditions des états morbides. Mais ces explorations, faites en dehors du malade, sur les matières excrétées, sont, par cela même, incapables d'apporter aucun trouble chez lui. Ainsi l'on a recours aux réactifs chimiques pour constater l'existence de l'albumine ou du sucre dans les urines; car la présence très-sensible de ces principes chimiques est une forte raison d'admettre l'imminence ou l'existence de la maladie de Brigth, ou du diabète sucré. A une certaine époque, les explorations de ce genre faites sur l'urine et la sueur, pour savoir si elles étaient acides, alcalines, etc., occupaient beaucoup certains médecins. Sans nier les lumières dont ces recherches peuvent être la source, nous devons avouer que l'on en a singulièrement abusé, surtout en voulant y trouver la raison presque exclusive au diagnostic. Nous sommes

loin de repousser les recherches chimiques faites sur le
sang, sur lesquelles MM. Andral, Gavaret, Delafond,
Gendrin, ont attiré les investigations des médecins de nos
jours.

« Un autre point de vue sous lequel l'utilité de la chimie,
pour l'avancement de la médecine, doit être envisagée, dit
le professeur Dumas (1), c'est celui des résultats ou produits chimiques qui se développent dans le cours réglé d'une
maladie, et qui font une partie essentielle de sa description
et de son histoire. La vue de ces produits analysés fournit
une donnée de plus dans une multitude de problèmes relatifs aux altérations des solides et des fluides. »

Les résultats de ces travaux sont venus confirmer les
enseignements cliniques de l'École de Cos : ils ont, en effet,
constaté la *vraie* et la *fausse pléthore* (2), la *vraie* et la *fausse
couenne phlogistique*, l'existence des *fièvres essentielles*, la
fièvre typhoïde essentielle, la *fièvre puerpérale*, la *diathèse
purulente* dont nous avons nous-même démontré l'existence
primitive dans un mémoire spécial (3), la *diathèse hémorrhagique*, l'existence des *hémorrhagies passives et actives*,
les *hydropisies essentielles*, les affections cancéreuse, tuberculeuse, etc., enfin les éléments morbides de l'École de
Montpellier. Ces explorations chimiques avaient été déjà
entrevues, mais bien plus pratiquement exprimées par notre
Bordeu, dans son *Analyse médicinale du sang* (4). Nous le
demandons maintenant aux disciples irréfléchis d'un système déjà oublié, l'École de Montpellier a-t-elle eu tort de

(1) Des progrès fut. sc. l'hom.; Montpell., 1804, disc., p. 394.
(2) Andral, hæmatologie; Paris, 1843, pages 44, 57, 62, 91,
104, 114, 122, 126, 133, 134, 156, 166, 184.
(3) Mém. sur les abcès multip., couronn. par l'Acad. roy. méd.;
Paris, Décemb. 1844.
(4) OEuvres complèt., tom. II.

rester fidèle aux traditions de la médecine ancienne, et de repousser les prétendues nouveautés de la secte dite physiologique, qui s'exprimait, sur la doctrine des affections morbides, de la façon suivante : « Ces absurdités sont si choquantes, si ridicules, si dégradantes pour notre belle profession ; leurs conséquences surtout sont tellement nuisibles à la pauvre humanité, que je n'ai pu me résoudre de laisser échapper une occasion d'en dégoûter les médecins qui n'ont pas encore renoncé à rectifier leurs connaissances et à perfectionner leur jugement (1). »

L'École de Montpellier a toujours eu à s'applaudir de la force et de la solidité de sa doctrine impérissable comme la vérité. Loin de s'exprimer avec cette irrévérence sur le compte de ses antagonistes, elle profite de leurs critiques et de leurs travaux pour accroître son domaine et pour augmenter les preuves en faveur de ses principes médicaux. Elle montre à ses élèves tous les systèmes comme n'ayant envisagé qu'une face des états pathologiques, et elle leur apprend à les étudier tous. Mettant à profit tous les moyens d'investigation, elle enseigne à ses disciples les véritables sources de la connaissance des maladies, les méthodes propres à les diriger dans cette difficile exploration, les nombreux moyens d'y parvenir. Mais elle leur répète surtout que c'est par le jugement mûrement appliqué, par la philosophie du divin Vieillard, qu'ils doivent apprécier, au lit des malades, la valeur des sources, des méthodes et des instruments de diagnostic.

« Loin de récuser le témoignage des sens, dit encore le professeur Ribes (2), nous nous armerons tant qu'il le faudra des instruments qui ajoutent à leur précision; mais nous

(1) Broussais, exam. doctr. méd., II, 510.
(2) Anat. pathol.; Montpell., 1828, I, p. 28.

voulons qu'on reconnaisse que des hommes tels qu'Hippocrate, Galien, Fernel, Stahl, Barthez et son École, ont fourni des renseignements plus précieux sur la nature des maladies, en s'attachant à l'examen de leurs causes diverses et des guérisons opérées par la nature et l'art, que les médecins qui ne veulent nous éclairer que par l'ouverture des morts. »

ART. II. — *Nosologie ou classification et nomenclature des maladies.*

Lorsqu'une science prend une grande extension, lorsque les sujets dont elle s'occupe sont très-multipliés, l'esprit humain sent la nécessité d'en faciliter l'étude, et de soulager sa faiblesse native pour embrasser un grand nombre d'objets divers. Ce besoin bien senti et l'analogie manifeste de beaucoup de ces objets donnèrent naissance à des ressources ingénieuses qui réduisent le nombre de ces derniers, les rapprochent suivant leurs analogies, les séparent suivant leurs dissemblances, en un mot aux *classifications*. Mais si ces méthodes pour connaître le domaine d'une science soulagent l'esprit, économisent les forces, conduisent même à des vues élevées et utiles, il ne faut jamais oublier qu'elles sont le fruit d'un artifice, d'une création de l'imagination, et non un élément de la nature des choses elle-même. Nous groupons, il est vrai, des faits parce qu'ils ont certains rapports apparents ou cachés; mais ces faits ont aussi toujours des différences qui constituent de chacun d'eux une individualité indestructible : de sorte que la nature n'a point formé des classes, des ordres, des genres, des espèces, mais seulement des individualités, ou même des variétés incessamment renouvelées.

De cette vérité fondamentale, applicable à la médecine comme à toutes les sciences, il s'ensuit qu'une classification ne saurait être l'expression de la vérité pure, mais bien de vues ingénieuses de l'esprit humain, et plus ou moins rapprochées de la nature des choses. Aussi l'École de Montpellier a-t-elle pu s'élever contre toutes les classifications modernes qui se présentaient comme l'expression obligée de la science médicale. « Sera-ce le système des classifications modernes que nous rapprocherons de la doctrine de Cos, dit le professeur Bérard (1)? Nous en conviendrons, c'est celui qui lui ressemble le plus au premier coup d'œil; et lorsque son illustre défenseur prit le burin de l'histoire des maladies, l'on crut reconnaître un moment la touche d'Hippocrate, et revoir reproduire ses immortels tableaux. La langue française prit la rapidité et la souplesse de la langue grecque. Mais, disons-le avec franchise, Hippocrate s'est décidé affirmativement contre ces classifications; il n'a point jugé qu'elles fussent la source de la vraie médecine pratique; son système est diamétralement opposé à de pareilles vues. »

Il faut avouer sans peine que la plupart des divisions adoptées par Sagar, Vogel, Cullen, etc., sont trop artificielles, attendu qu'elles ne se trouvent pas basées sur des distinctions thérapeutiques, mais sur des symptômes plus ou moins fugaces. Tel n'était pas cependant le principe d'Hippocrate, qui, selon Barthez, ayant rejeté les divisions des espèces de chaque genre de maladies, que les médecins de Gnide avaient mal vues et multipliées à l'excès, reconnaît que les divisions principales de ces espèces doivent être relatives aux différences de leur nature intime ou essentielle, d'où doit résulter la différence de leurs traitements.

Quoique n'ayant pas donné un résultat complètement satisfaisant, Sauvages comprit que l'on doit classer d'abord les

(1) Doct. méd., etc., p. 306.

maladies selon leurs grandes différences symptomatiques;
distinguer ensuite les espèces selon les circonstances plus ou
moins essentielles, quelquefois selon les causes quand elles
sont connues, presque toujours d'après l'indication majeure
ou secondaire. On le voit, dit Bérard, Sauvages a entrevu,
sous certains rapports, la méthode analytique et élémentaire que Barthez développa plus tard. Tel est aussi l'esprit
qui a dirigé les professeurs de cette École dans les perfectionnements successifs apportés à la classification des maladies. C'est à travers ces améliorations diverses, les écrits
épars sur cette matière et sortis de Montpellier, que nous
nous sommes efforcé de faire l'exposé de la classification
pathologique le plus en rapport avec les idées de ces maîtres
et de notre doctrine médicale; bien persuadé, du reste, des
défauts inhérents à tous ces artifices scientifiques qu'on
nomme classifications.

Sauvages, avons-nous vu, établit qu'il convient d'abord
de coordonner les maladies d'après leurs grandes différences
générales ou d'après leurs *caractères* : c'est ainsi que le
professeur d'Amador a rangé les maladies en trois grandes
classes, sous les noms de *lésions physiques ou mécaniques*,
de *lésions organiques* et de *lésions vitales* (1); cette classification a été exposée par Delpech, qui, après avoir décrit
toutes les espèces de maladies traumatiques, s'occupe d'un
autre groupe de maladies sous le nom de *lésions vitales*,
enfin d'un troisième et dernier sous la dénomination de
lésions organiques (2). De même, cet arrangement nosologique est enseigné par le professeur Bouisson (3); le professeur Dumas en rappelle plusieurs fois les bases; le pro-

(1) Mém. anat. path., couron.
(2) Malad. réput. chirurg., tom. I et III.
(3) Leçons orales, 1843.

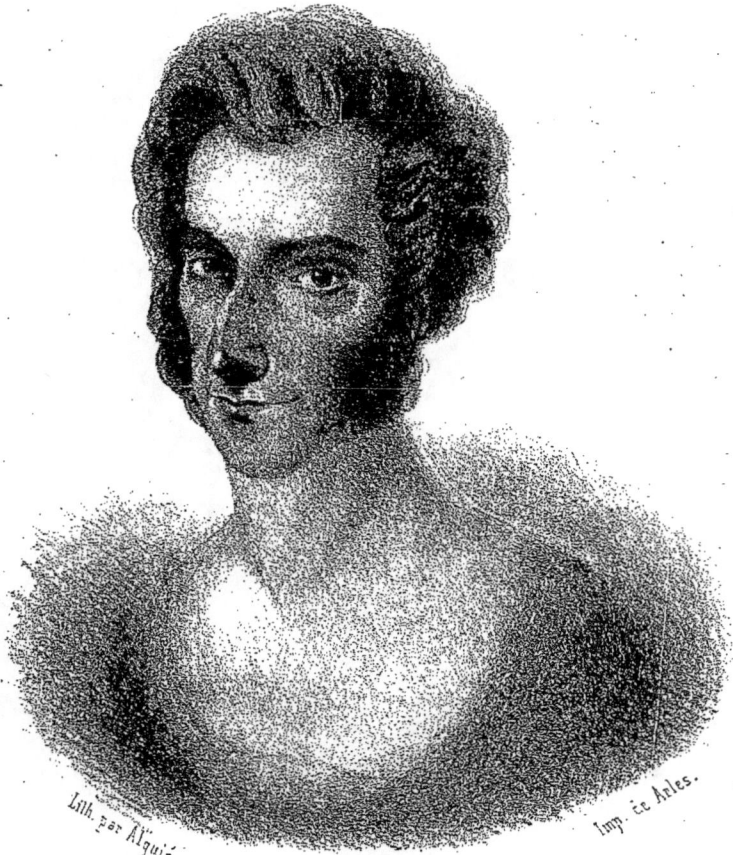

Lith. par Alquié.   Imp. ce Arles.

F.ᶜ BERARD.

fesseur Estor l'expose avec soin (1); le professeur Serre le
signale comme le plus commode et le moins défectueux (2);
nous l'avons établi ailleurs (3); enfin, nous le verrons encore
plus loin sanctionné par les écrits de Bérard, Lordat, etc.

Cette classification ne s'attaque point d'abord au fond des
choses ou à leur nature, mais à leurs *caractères constants*
et propres à frapper nos sens et à remonter à leur faveur
jusqu'à la notion de la *nature* morbide. Les caractères invariables d'une *lésion mécanique* ou *physique* sont faciles à
saisir dans les blessures diverses, ou dans la plupart des
changements de conformation provenant d'un vice originel.
« Hippocrate a distingué, selon le professeur Lordat (4),
*les incommodités qui proviennent d'un dérangement dans
quelques parties du mécanisme* : exemples, les luxations,
les hernies dans l'état le plus simple. Nous pouvons y
joindre toutes les altérations physiques des parties, si nous
voulons faire abstraction de la douleur, de l'inflammation
et des autres accidents que des altérations font naître dans
la substance de ces mêmes parties et dans les environnantes. » Cette classe comprend aussi les plaies, les brûlures, les déplacements ; les anomalies qui consistent dans
le déplacement des parties, leur multiplicité, leur division,
leur réunion, leur transposition, etc. Dans cette classe
rentrent encore évidemment ce que le professeur Lordat
appelle *maladies traumatiques*, qu'on peut produire à volonté chez les animaux ; les déchirures des muscles dans
les contractions violentes, les ruptures des os; les étrangle-

(1) Cours d'anat. méd.; Montpell., 1833, tom. I, pag. 130.
(2) Rech. sur la cliniq.; Montpellier, 1833, pag. 6.
(3) Cours de pathol. chir.; Montpell., 1845, pag. 62.
(4) Perpét. méd., pag. 170.

ments herniaires, les effets des substances irritantes, des cathérétiques, du feu, des compressions, etc.

La seconde classe de maladies renferme toutes les *lésions organiques* qui ont pour *caractères constants* une altération propre et sensible des tissus vivants produite par un travail pathologique. « Nous désignons par le mot de *lésion organique*, dit le professeur Delpech, toute maladie consistant en un changement essentiel dans l'organisation de la partie affectée. » L'un des plus célèbres représentants de l'École de Montpellier, le professeur Bérard, reconnaît le même groupe des *maladies organiques*, tout en ajoutant : « nous n'avons pas besoin de dire combien nous paraît vicieux le nom général de *maladies organiques* appliqué à la classe de maladies dont il s'agit; mais nous avons dû prendre un ordre, une classification, et nous avons choisi le meilleur ou le plus suivi (1). » C'est que l'École de Montpellier, ne s'arrêtant pas seulement à l'altération pathologique, quelque caractéristique qu'elle soit, remonte toujours à la notion de la nature du mal, et ne considère pas les lésions organiques comme constituant tout l'état morbide, ainsi que l'école anatomique le soutient. Aussi regarde-t-elle, avec le professeur Bérard, les maladies organiques comme des lésions à la fois vitales et organiques ou résultant d'une modification spéciale de l'économie vivante. Ainsi, tout en rangeant les *scrofules* parmi les lésions organiques, Bérard ajoute : « il est démontré, par l'ensemble de tous les faits, que l'état scrofuleux est une modification de l'organisme entier qui manifeste cependant ses effets les plus prononcés sur le système lymphatique (2). » Ce professeur admet que l'état scrofuleux préside à la production des *tubercules*, à

(1) Appl. anal. prat., pag. 375 et 633.
(2) Appl. anal. méd. prat., pag. 632.

leur fonte purulente ; il mentionne ensuite le *cancer* dont il expose les formes diverses, et qu'il rapporte à l'affection ou au *vice cancéreux.*

Parmi les *maladies organiques* qui se caractérisent par des altérations spéciales et constantes, nous rencontrons encore, d'après Delpech, la syphilis, le scorbut, les dartres, la nécrose, les ulcères, les polypes, la cataracte, les varices, le fongus hæmatode, soit congénial, soit accidentel, les kystes, la carie. Toutes ces lésions organiques étant propres à chaque genre de maladies et ayant un *cachet* spécial, permettent de reconnaître l'espèce de maladie et de remonter promptement à sa nature : c'est ainsi que l'étude des dégradations anatomiques se lie intimement à celle de l'affection morbide ou de la lésion dynamique, et donne une connaissance complète de l'état pathologique ou de son diagnostic. La considération des changements matériels et spéciaux opérés au sein de nos parties est parfois le seul moyen d'établir la connaissance du mal, et est toujours la confirmation des inductions du clinicien sur l'affection pathologique. L'état scrofuleux est tout aussi puissamment, en effet, manifesté par les ulcères, les abcès, les engorgements propres à cet état morbide, que par les caractères généraux ou ceux de l'affection du corps entier ; parfois aussi la diathèse ou le vice cancéreux est seulement découvert par l'inspection des tumeurs ou des ulcères propres à cette lésion pathologique.

Nous signalons comme caractères des maladies organiques le *cachet* spécial de ces dégradations, et non point seulement une de ses formes, car ce serait tout confondre, et tomber dans l'erreur des systématiques. Ceux-ci, en effet, observant de la rougeur, de la douleur, de la tumeur, du ramollissement, du pus, des ulcérations, des indurations dans les maladies inflammatoires comme dans les scrofules, la syphilis, le cancer, les dartres, etc., ont prétendu que toutes ces lésions pathologiques étaient des inflammations. Ainsi M. Velpeau a été conduit à nier l'existence des scrofules (1) ! Mais si, tout en remarquant les analogies existant entre les symptômes de ces affections diverses, ils en eussent aussi vu les différences, ils auraient reconnu que l'ulcère syphilitique n'est pas celui du scorbut, ou des scrofules, ou des dartres, etc.; et alors ils auraient distingué des lésions morbides dont les manifestations ont toujours un *cachet* propre à chacune d'elles. Ainsi, ils eussent été conduits à admettre autant de genres de maladies, et à s'élever jusqu'à l'origine de la différence de leur manifestation organique ou à l'affection dont elles sont les effets.

Nous avons signalé d'abord des maladies dont le caractère consiste dans une lésion brusque, violente, ou dans une malformation de nos parties, où enfin les tissus n'ont pas éprouvé des changements par un travail pathologique de quelque durée. En second lieu, nous avons mentionné des maladies caractérisées par une dégradation matérielle, spéciale et constante de nos tissus, mais dont la source est une affection générale de l'économie ou une lésion vitale, dans lesquelles, par conséquent, il y a à la fois affection et maladie organique, lésion générale et locale. Une troisième classe d'états morbides présente l'autre extrémité de l'échelle nosologique, où le fond et la forme, l'origine et le caractère, tout est dynamique : à celle-ci est entièrement réservée la dénomination de *lésions vitales*.

Les fièvres essentielles n'ont pour caractères aucune altération d'organes constante et particulière, mais une lésion interne pour fond et une perturbation fonctionnelle pour manifestation. En vain l'on chercherait un caractère ma-

(1) Acad. roy. méd., séance 16 Juill. 1844.

tériel à l'hystérie : l'on n'y trouverait que des changements
anatomiques variables, presque toujours absents, et seulement un trouble dynamique propre tant pour le fond que
pour la forme : tel est aussi le cachet des maladies purement vitales.

Il nous semble entendre les partisans de l'organicisme
nous accuser de faire par là des abstractions nominales, ou
de donner une existence à des entités : nous nous contenterons de répondre à ces reproches peu réfléchis, quoique
incessamment renouvelés par les écrits d'un membre de
cette Faculté, où l'*anatomisme* est le plus hautement enseigné. « Il faut admettre, pour un ensemble de faits bien
observés, deux ou trois forces actives qui les déterminent
(ce sont les propres paroles de Newton), dit le professeur
Pelletan fils (1) : en conséquence, il a lui-même admis l'attraction pour expliquer les mouvements célestes.......

» Qui s'est avisé de dire que la visibilité d'un corps, son
état électrique, les mouvements de la boussole, tenaient à
un certain arrangement des particules de ces corps? Comment se fait-il qu'en passant de la matière morte à la matière vivante, la philosophie primitive puisse changer! On
a cru que, dans les suppositions de *calorique*, *lumière*,
électricité, etc., le point essentiel était l'existence d'*un
corps*; tandis que ce n'est autre chose que la supposition
de l'existence d'une force ou puissance. A quoi servirait,
en effet, la supposition du *calorique* sans sa répulsion?
de l'électricité sans des *puissances attractives et répulsives*?
de la lumière sans la force qui la *lance* ou la *fait vibrer*?

» Rentrons donc dans cette philosophie qui a si bien
réussi à Newton, et disons : ces corps animés se meuvent
et présentent des phénomènes nombreux qui ne se com-

(1) Leçons faites à la Faculté de Paris; 1825.

prennent pas en opposant les causes *attraction*, *calorique*, *électricité*, *lumière*; il faut admettre des forces nouvelles qui existent dans ces corps, et non dans d'autres qui n'y existent que pendant la vie, et qui seront bien nommées, à cause de cela, *forces vitales*. » Telle est la véritable philosophie des sciences, celle qui respire dans les écrits d'Hippocrate, celle que Sauvages a exposée presque dans les mêmes termes (1), enfin celle que l'École de Montpellier a toujours enseignée. Ces forces sont susceptibles d'être modifiées, troublées de mille manières différentes; et de là résultent la plupart des perturbations morbides ou les lésions vitales.

Parmi ces états morbides, nous rencontrons les *fièvres* essentielles ou n'ayant pas d'altération organique spéciale et constante, les *névroses* qui consistent dans un trouble particulier de certaines ou de toutes les fonctions : tels sont les *spasmes* et l'*éréthisme nerveux* (Bérard), les *essoufflements* et les *folies* (Sauvages), les névralgies, etc. Les lésions vitales comprennent encore les *cachexies*, les *cacochymies* et les pléthores (Lordat); la *faiblesse* (Bérard), ou les débilités (Sauvages); les douleurs (Sauvages, Delpech); les *fluxions* et les *flux* (Barthez, Sauvages, etc.); l'*inflammation* (Bérard); la *malignité* (Bérard). Ces différentes lésions vitales sont les *éléments* du plus grand nombre des maladies, soit comme fond, comme coïncidences ou complications. Aussi l'École attache-t-elle la plus grande importance à la détermination de ces affections élémentaires, parce qu'elles renferment la notion principale des états morbides et des indications thérapeutiques.

Si nous examinons rapidement chacun des genres de maladies vitales que nous venons de signaler, nous verrons

(1) Nosol. méth.; Montpell., 1731, tom. I, pag. 218.

les lésions les plus nombreuses se ranger sans effort. Nous
ne parlerons pas davantage des fièvres dont nous avons
traité d'une manière spéciale dans une autre partie de cet
ouvrage : « Le mot *névroses*, selon le professeur Bérard (1),
n'indique pas seulement une maladie du système nerveux ;
les nerfs ont des fonctions propres, et quand ces fonctions
sont troublées dans le mécanisme même de leur action, il
y a névrose. Ainsi une douleur est une névrose quand elle
dépend d'une affection primitive de la sensibilité prise dans
son action même. Une affection convulsive est une névrose
quand elle dépend de la lésion de l'action spéciale de la substance nerveuse dans ses rapports directs avec les mouvements volontaires ou involontaires ; il n'y a pas névrose
proprement dite ou essentielle, quand cette affection est
symptomatique d'une inflammation. »

  D'après ces principes, l'on range parmi cet ordre morbide
l'épilepsie, l'hystérie, l'éréthisme nerveux, la catalepsie,
l'extase, les vésanies, l'héméralopie, l'amaurose, la coqueluche, l'asthme convulsif, les irritations nerveuses des
poumons, les palpitations, l'hypocondrie, la colique, les
vomissements, la nymphomanie, les névralgies diverses,
le tétanos, les contractures, et beaucoup d'autres états pathologiques évidemment rapprochés par un même caractère.
Nous pouvons passer ici sous silence les autres ordres de
lésions vitales, puisque nous en avons déjà parlé, soit en
traitant de la méthode analytique et des éléments des maladies, soit en nous occupant des maladies humorales. Nous
dirons seulement que, parmi les fluxions et les flux, se
trouvent naturellement les hémorrhagies (Bérard), les dia-
bètes, la diarrhée, la dysenterie (Sauvages), les hydropisies

(1) Ouv. cité, pag. 628.

(Delpech), et toutes celles qui sont caractérisées par un écoulement anormal d'un liquide quelconque.

Disons ici un mot de la *spécificité* et des *maladies spécifiques*. La spécificité est le cachet particulier d'une maladie ou d'un médicament qui leur donne une allure, une manière d'être ou d'agir différente du plus grand nombre des lésions morbides ou des remèdes. Une affection spécifique reconnaît une cause particulière à elle seule ; elle possède un cachet symptomatique spécial, enfin elle demande l'emploi de moyens thérapeutiques particuliers. La syphilis, je suppose, se développe sous l'influence d'un virus propre à elle, la teinte cuivrée qui accompagne presque tous ces désordres organiques, l'incubation, l'apparition de symptômes primitifs et secondaires, les tissus qu'elle attaque de prédilection ; enfin, elle réclame l'administration des mercuriaux, des aurifères ou de certaines préparations iodées : c'est là une maladie spécifique. Tels sont aussi le cancer, les dartres, la goutte, la morve, le choléra, la peste, les fièvres paludéennes, etc. Tantôt cependant la cause déterminante nous est inconnue, comme pour le cancer, le rhumatisme, la goutte ; tantôt le remède est encore ignoré, ce qui prouve encore rigoureusement la nécessité d'un moyen thérapeutique propre à chacune d'elles. Les catarrhes, les inflammations, les hydropisies, les fièvres continues, etc., reconnaissent pour causes des circonstances générales et communes : les variations de température, les constitutions saisonnières, les excès de régime, etc., etc., et ne demandent pas constamment la même condition pathogénique ni le même ensemble de circonstances étiologiques. Les maladies spécifiques, au contraire, exigent l'intervention obligée de virus, de miasmes, d'effluves, de lésions propres à chacune d'elles. Ainsi les émissions sanguines, les évacuants, les narcotiques, les antispasmodiques, etc., sont des remèdes applicables au plus grand nombre des maladies suivant leurs phases diverses, de manière qu'ils déterminent la guérison des malades ; les états morbides spécifiques ne réclament parfois l'usage de ces agents pharmaceutiques qu'en certaines circonstances, comme moyens secondaires, mais exigent constamment l'administration du mercure, de l'or, du quinquina, enfin du trop petit nombre des moyens spéciaux dont l'action est tout aussi incomprise dans son mécanisme apparent que dans son mode caché.

Bien que cette classification nosologique dont nous venons de parler ne soit pas exempte de défauts dont nous avons signalé la raison en commençant, néanmoins elle nous paraît assez rigoureuse et assez uniforme. Elle est plus générale que celle donnée par Sauvages, qui, dans les classes des *vices*, des *phlegmasies*, des *cachexies*, rassemblait des objets trop disparates, tels que les plaies avec les kystes, les ectopies et les taches ; les *exanthèmes* avec les *inflammations simples* ; les *hydropisies* et la *maigreur* avec les *aspérités* et les *anomalies*, etc. Tandis que la classification dont nous venons de donner l'exposé d'après les autorités médicales de cette École, basée sur les caractères spéciaux et constants de tous les états morbides, s'adresse à l'un des fondements du diagnostic et du traitement des maladies. C'est par l'examen du caractère d'une *lésion mécanique* surtout que je détermine sa nature, sa cause et son traitement ; c'est par la détermination du cachet propre à chaque *lésion organique* que je parviens à la notion des désordres locaux et généraux, et aux indications thérapeutiques : de même la connaissance du trouble *vital* apparent et caché me conduit au diagnostic et au traitement convenable.

Cette classification s'éloigne de tout principe hypothétique, et se prête néanmoins sans efforts aux applications les plus profondes de l'analyse clinique. puisque, s'attachant

seulement aux caractères sensibles, elle laisse au jugement
du médecin la détermination des affections élémentaires,
source essentielle des manifestations pathologiques, et dont
la découverte résulte de l'ensemble de faits qui compose
l'histoire sévère des états morbides. Elle ne se dirige pas
d'après un seul principe, mais bien d'après l'observation la
plus immédiate et la moins contestable; ainsi elle n'admet
pas la nécessité de ranger toutes les maladies suivant les
dégradations anatomiques, comme les anatomo-pathologistes
le voudraient, car il existe un grand nombre de lésions où
l'on ne saurait rencontrer de pareils caractères.

Toutefois, reconnaissant que ces altérations matérielles
en distinguent assez rationnellement un certain nombre,
elle en forme aussi une classe. Ne pouvant, en conséquence,
attribuer à tous les états morbides un siége limité à une
partie du corps, ainsi que les organiciens et l'école physiologique le voudraient, elle voit, au contraire, un grand
nombre de maladies où la vitalité seule joue le rôle principal : de là, les *lésions vitales* ou *dynamiques*. Nous n'avons
pas besoin d'ajouter que cette classification clinique des
maladies ne saurait s'accorder avec les systèmes des chimistes, des physiciens et de tous ceux qui ont soutenu une
hypothèse brillante mais mensongère.

Si la classification des maladies ne doit pas être basée
sur un seul principe admis *à priori*, et appliqué forcément
à tous les cas morbides, mais sur les *caractères les plus
constants* observés au lit des malades, quel que soit, du
reste, le lieu où ils se montrent, qu'ils soient fonctionnels
ou organiques, généraux ou locaux ; telle doit être aussi
la base de la *nomenclature pathologique*, et telle est celle de
l'École de Cos et des plus grands praticiens qui en ont observé les préceptes. A la vérité, cette nomenclature présente
une certaine variabilité, puisqu'elle prend ses motifs de dé-

termination, non dans une seule condition exclusive et la même pour toutes les maladies, mais partout où la nature lui en fournit. Cette variabilité est donc l'expression de la vérité elle-même, et l'on ne saurait s'en éloigner sans tomber dans l'erreur des systématiques.

Nous devons nous glorifier, dit à cet égard le professeur Bérard (1), de notre nomenclature vague, parce qu'elle représente l'obscurité même et la variabilité de la nature saine ou malade, et non les créations de notre imagination, les idées incomplètes ou fausses qu'engendrent les hypothèses. La clarté n'est point synonyme de vérité; elle résulte souvent des conceptions les plus simples et les plus ordinaires qui, en frappant le mieux nos sens, pénètrent plus aisément dans notre intellect. L'École préfère donc une nomenclature basée sur les phénomènes caractéristiques et ordinaires, plutôt que sur les changements matériels, parce que ceux-ci sont le plus souvent des effets plus ou moins incertains d'un état morbide général et primitif. Elle conserve les noms de fièvres, d'apoplexie, d'épilepsie, etc., et repousse les dénominations prises des altérations intestinales, nerveuses, etc. Elle ne veut pas, par exemple, de l'expression d'hémorrhagie cérébrale au lieu de celle d'apoplexie, parce que la dénomination anatomo-pathologique ne spécifie point une lésion morbide de l'encéphale qui peut être aussi bien nerveuse, séreuse, etc. Un mot insignifiant lui paraît même parfois préférable à un nouveau qui a la prétention de donner sur un sujet obscur des explications mensongères.

Maintes fois, en effet, une maladie ne possède pas de caractères invariables, qui sont mobiles, au contraire, à l'infini, comme la plupart des actes de la vie; bien plus,

(1) Génie de la méd., pag. 59,

la même forme pathologique est souvent de nature différente, de sorte qu'on ne doit pas rechercher une extrême
rigueur dans l'appellation des maladies. Aussi plusieurs
d'entre elles sont-elles désignées, tantôt d'après le nom du
praticien qui en a donné la meilleure description (mal de
Pott), tantôt d'après le lieu où elles sont fréquentes (typhus
d'Amérique, des camps); parfois d'une comparaison avec
d'autres corps (éléphantiasis, polypes); d'autres fois de
l'époque où elles se montrent ordinairement (fièvres d'automne), etc. Mais le plus souvent ces dénominations sont
prises de l'aspect général de la maladie, de son cachet sensible, ou de son caractère principal et ordinaire : de là, les
noms de fièvres, typhus, apoplexie, syphilis, albuminurie;
fièvre pernicieuse, intermittente ou continue; chorée, nymphomanie, rougeole, scarlatine, dysenterie, convulsion,
catalepsie, chlorose, pleurésie, choléra, hémorrhoïdes, etc.,
etc. Telle est, du reste, la nomenclature adoptée par Sauvages et l'École de Montpellier, d'après les traditions des
temps anciens.

Aux plus beaux jours de la Grèce, comme en plusieurs
siècles après la renaissance, et encore de nos jours, on a fait
de grands efforts pour changer la nomenclature hippocratique, afin de la mettre en rapport avec les systèmes à la
mode. Mais le nombre de ces derniers, leur opposition et leur
chute successive, montrent la valeur de la nomenclature
antique, son indépendance de toute théorie hypothétique,
et par conséquent la sagesse qui a présidé à sa formation.
Il ne faut pas, en effet, croire que cette nomenclature, pas
plus que les dogmes de la médecine hippocratique, soient
le fruit de quelques jours d'expérience grossière; nous l'a-
vons déjà dit, vingt siècles d'observation avaient précédé
le divin Vieillard, et avaient contribué à fonder la science

clinique. « La médecine, dit Hippocrate (1), qui existe
depuis long-temps, a découvert des principes fixes et une
route sûre par laquelle on est arrivé depuis plusieurs siècles
à une infinité de vérités précieuses. Celui qui, avec du talent, dirigera ses recherches en partant de ces vérités
connues, en augmentera le nombre. Celui qui, au contraire,
les rejetant, prend une toute autre voie, et prétend avoir
trouvé des dogmes fondamentaux, se trompe lui-même et
trompe les autres avec lui. Il n'y a nul autre moyen de faire
faire de nouveaux pas à la science, que de reprendre les
premiers travaux au point où ils ont été laissés. » Que dirait
le Père de la médecine de cette nomenclature si restreinte,
si aveugle de l'école physiologique, et plus encore de celle
si barbare et si étrange, récemment proposée par un professeur de l'École de Paris ! Nous n'osons pas même mentionner ici une seule de ces dénominations dont a, du reste,
fait justice l'École à laquelle leur auteur appartient.

Nous avons parlé déjà de la dénomination propre aux
ordres et aux genres de maladies, dénominations basées
ordinairement sur les caractères les plus constants de ces
lésions pathologiques ; la découverte de la *nature* du mal sert
à désigner la plupart des espèces d'états morbides. « On ne
doit donner à chaque genre qu'un seul nom, dit Sauvages (2) ;
et il faut désigner chacune de ses espèces, non-seulement
par le nom générique, mais encore par une épithète ou par
un nom spécifique, afin de la mieux faire connaître. » Ce
caractère de l'espèce est le plus souvent, disons-nous, tiré
de la nature morbide : de là les expressions de dysenterie
ou de fièvres bilieuses, muqueuses, nerveuses, malignes,
inflammatoires, miasmatiques ; d'exostoses ou d'ulcères sy-

(1) De l'ancienne médecine.
(2) Nosol. méth., tom. I, pag. 148.

philitiques, scrofuleux, cancéreux; d'hémorrhagie active, passive, scorbutique, traumatique, etc.; ces qualifications ont la plus grande importance, puisqu'elles fournissent les motifs des indications principales; mais aussi elles sont difficiles à bien déterminer, et demandent l'application sagace de l'analyse clinique des éléments morbides.

D'après l'observation, on ne saurait agir autrement, car les affections vitales, ou ce qui constitue les éléments des maladies, étant susceptibles de se manifester sous toutes les formes morbides que l'on appelle dysenterie, colique, diarrhée, pleurésie, érysipèle, etc.; on ne peut désigner celles-ci par leur nature seulement, nerveuse, bilieuse, inflammatoire, etc., mais bien par leur nature et leur forme en même temps. Si, en effet, les affections morbides n'étaient pas capables de revêtir ces formes diverses et importantes à distinguer, nous aurions dû nous borner à classer et à dénommer les *lésions vitales* seulement. Il s'ensuit qu'une classification et une nomenclature, comme l'a dit Sauvages, d'après l'exemple de l'antiquité, doivent reposer d'abord sur les caractères les plus constants des diverses maladies, et doivent coordonner ou désigner ensuite les espèces morbides et par le caractère et par la nature du mal.

« Comme les meilleurs de tous les signes, ajoute l'illustre nosologiste (1), sont ceux que le malade porte avec soi, ou qui sont intrinsèques à la maladie, c'est dans cette source surtout que l'on doit puiser les signes des maladies. Elle comprend les principes des maladies comme la cause, l'occasion, le siége, la matière, etc., en tant qu'elles sont cachées dans le corps du malade, ou les phénomènes ou les symptômes visibles au malade et au médecin; d'où *il suit que ce n'est point par les principes mais par les symptômes qu'on doit fixer les caractères des maladies.* »

(1) Nosol. méth.; Montpell., 1731, tom. I, pag. 324.

Art. III. — *Importance de l'auscultation et de la percussion.*

Il est des époques qui se caractérisent autant par leurs découvertes matérielles que par leur philosophie; il en est d'autres où les deux faces de la science, sans cesse antagonistes, sont explorées alternativement ou exclusivement l'une de l'autre : de sorte que les recherches physiques, ou celles du domaine de la méditation, sont tour à tour l'objet de la tendance générale des esprits. L'antiquité s'offre à nous comme le représentant de la portion métaphysique des sciences, et les travaux modernes comme l'emblème des travaux du matérialisme. Cette double manière de parcourir le champ des connaissances humaines influe puissamment sur leurs progrès et leurs découvertes diverses. Dans les temps anciens se trouvent les élucubrations les plus élevées, les explorations intellectuelles les plus abstraites, les plus puissantes inspirations du génie. Dans les siècles récents se remarquent surtout les découvertes de détails, les perfectionnements physiques et l'extension du domaine des sens.

Là se trouve, n'en doutons pas, la raison philosophique de plusieurs modes ingénieux d'exploration en pathologie; là réside la source première de l'auscultation et de la percussion. A toutes les époques, en effet, ont existé des hommes supérieurs; et aux temps anciens ne manquaient pas ni le génie médical, ni la multiplicité des observations cliniques. Mais l'esprit du siècle, poussant l'effort des intelligences vers l'une ou l'autre des faces de la science, a dû préparer, pour notre âge, la découverte et l'importance de l'auscultation et de la percussion. Un autre enseignement se tire de cette manière élevée d'envisager l'histoire de l'esprit humain : c'est qu'à certain moment, on a été conduit à accorder la prééminence, tantôt à l'étude des phénomènes matériels, et tantôt à celle des caractères purement vitaux. Toutefois il ne faudrait pas croire, à ce sujet, que l'on ignorât entièrement l'existence des symptômes organiques : nous voyons, au contraire, l'École de Cos exposer souvent les manifestations morbides de ce genre, et l'auscultation ou la percussion, qui paraissent de récents moyens d'exploration, étaient parfois, en effet, mises en usage dans l'antiquité. *Si, appliquant l'oreille contre la poitrine, vous écoutez*, dit Hippocrate (1), dans un passage que Laënnec lui-même a rapporté, pour montrer sans doute les richesses ignorées de la médecine antique; et ce n'est pas ce seul endroit où le Père de la médecine fait mention des symptômes fournis par l'oreille; car, dans le même *livre des maladies*, il avance : « lorsque vous connaissez l'amas pour être une collection d'eau et non de pus (2); si, après y avoir donné pendant long-temps l'attention suffisante, vous avez *entendu* dans la poitrine un *bruit* comme le ferait le vinaigre agité dans un vase, sachez qu'avec le temps la poitrine se crèvera. » D'après cela, les médecins de Cos n'ignoraient point que l'exploration des bruits produits dans le thorax pouvait être utile pour le diagnostic et même pour le traitement. Hippocrate ajoute encore que la ponction thoracique doit être pratiquée dans *le lieu où vous entendez le bruit*.

S'occupant des suppurations du poumon, le divin Vieillard dit qu'on *contracte un râle*, on ne respire bientôt plus que du haut de la poitrine (3); et plus loin il ajoute, à propos des collections purulentes dans la cavité pleurale : « le pus y fait des *fluctuations*; il *flotte* en frappant contre les côtes.» Enfin, plus bas, il continue en disant : « il se *forme un râle* parce que la poitrine ne peut se purger. »

(1) περι νουσων, Foës., sect. V, p. 41.
(2) *Ibidem*, § 60, édition encycl., II, pag. 162.
(3) *Ibidem*, II, p. 108.

Les grands médecins de tous les temps, s'efforçant, du reste, de donner la plus grande précision au diagnostic, cherchaient toujours à constater les maladies imminentes ou probables de l'organe central de la circulation. Nous les voyons appuyer la main sur la région précordiale pour saisir les lésions diverses du rhythme du cœur ; il suffit de connaître les distinctions minutieuses auxquelles ils étaient parvenus à ce sujet, pour se convaincre de l'attention soutenue qu'ils apportaient à ce genre d'examen. Le célèbre Astruc a résumé, à cet égard, les résultats de l'observation des siècles passés avec une netteté et une exactitude remarquables, et il est impossible de ne pas reconnaître le fruit d'une exploration sagace des mouvements du cœur dans les *lésions* variées qu'il signale à propos de l'*action du cœur* ou des artères. « Quoique le pouls, dit cet illustre professeur de Montpellier (1), appartienne au cœur et aux artères, cependant, comme il est ordinairement plus aisé de l'examiner sur celles-ci, il en résulte qu'on le considère comme s'il était propre seulement aux artères. » Cette exploration des bruits morbides paraissait d'ailleurs tellement importante au célèbre maître dont nous parlons, qu'il consacre un article spécial de son ouvrage à l'exposé des *changements de l'économie distingués par l'ouïe.*

Plusieurs siècles avant, Roger de Parme, chancelier de l'ancienne Université de Montpellier, avait le premier attiré l'attention des cliniciens sur le bruit des artères atteintes d'anévrysmes. Nous voyons enfin un praticien français Tagault, en 1580, signaler la percussion qu'un médecin allemand, Awenbrugger, a réhabilitée au commencement de ce siècle.

Loin de nous l'intention d'atténuer en rien l'honneur dû

(1) *Tractatus patholog.*, 4ᵐᵉ édit., pag. 189.

à la découverte moderne de l'auscultation et de la percussion; toutefois ces citations étaient nécessaires pour montrer que l'examen physique des malades n'est nullement négligé par l'École hippocratique, mais qu'elle leur accorde moins d'importance que certains médecins de nos jours. Toujours fidèle à la philosophie antique, la moderne Cos n'a, en effet, jamais repoussé les découvertes capables de faciliter les progrès de la science médicale; mais accoutumée à voir surgir et s'éteindre une infinité de prétentions trompeuses, elle a toujours laissé à la réflexion et au temps à décider du prix qu'elle devait accorder aux véritables progrès de l'art. La doctrine de Montpellier n'a donc point rejeté l'auscultation ni la percussion; elle les a, au contraire, accueillies avec empressement, sans cependant laisser dominer son appréciation par l'enthousiasme dont leur découverte fut suivie.

Pesant le mérite de tout moyen nouveau à la balance de l'observation clinique, elle s'est toujours demandé en quoi l'auscultation et la percussion ont été utiles aux progrès du diagnostic et du traitement. Sans doute ces procédés d'exploration procurent au médecin certaines notions précieuses; l'expérience l'apprend; mais quels sont ces avantages? ne sont-ils pas liés à des incertitudes? ne sont-ils pas bornés à certaines maladies? permettent-ils de pénétrer plus aisément le fond des états morbides? Ce sont là tout autant de points nécessaires à examiner, pour connaître la valeur réelle de ces récentes découvertes. L'École de Montpellier doit accueillir avec d'autant plus d'empressement l'auscultation et la percussion, qu'elles viennent lui fournir de nouveaux moyens de démontrer l'existence des affections essentielles qui forment la base de ses enseignements.

Voyant la facilité nouvelle qui leur était donnée d'anatomiser, pour ainsi dire, le poumon vivant et renfermé au sein de la poitrine, les organiciens crurent y trouver de nouvelles armes contre les principes de l'École opposée, en découvrant pendant la vie les altérations subies par les viscères contenus dans cette cavité. Dès lors, il leur sembla que les fièvres et les affections essentielles allaient désormais disparaître, et qu'on pourrait les rattacher à des lésions anatomiques jusqu'alors ignorées du clinicien. La médecine hippocratique ne s'émut point de ces hardies prétentions; car vingt siècles de la plus haute observation ont sanctionné ses dogmes. Et, en effet, en même temps que le stéthoscope est venu manifester les dégradations des viscères thoraciques, il a aussi mis en évidence l'existence de perturbations purement vitales de ces mêmes organes. « Il serait bien facile, écrit le professeur Ribes (1), d'accumuler des observations où la nécropsie a infirmé l'existence dans le cœur de lésions de structure que les symptômes les plus saillants avaient fait soupçonner ; je signalerai la plupart des cas de palpitations chez des individus qui ont succombé à des affections d'un autre ordre...... C'est surtout chez les hypocondriaques jeunes, d'une constitution un peu sanguine, qu'il est facile de se convaincre que le bruit de soufflet n'a pas d'autres caractères que ceux d'une affection nerveuse et spasmodique. »

Par là se trouve prouvée, à la faveur des moyens dont les matérialistes sont le plus jaloux, l'existence de ces maladies où le trouble de fonction est la seule lésion attribuable à l'organe central de la circulation. Et ne croyez pas que des préoccupations favorites nous entraînent à adopter de pareils résultats cliniques. L'homme à qui l'on est redevable d'une aussi belle découverte tient le même langage : « D'ailleurs, dit Laënnec (2), les circonstances où se fait

(1) Traité d'anat. path., tom. I, pag. 92.
(2) Traité de l'auscultation, tom. I, pag. 440, 1re édition.

sentir le bruit de *soufflet*, de *lime*, de *râpe*; la rapidité avec
laquelle il paraît et se dissipe, semblent annoncer un phénomène qui est sous la dépendance immédiate d'une anomalie de l'influx nerveux. » Quelle que soit la cause hyperorganique à laquelle on rattache le bruit morbide, il n'en
reste pas moins que celui-ci existe dans certaines maladies
dont aucune dégradation matérielle ne saurait rendre compte.

Voilà pourquoi, sans doute, les plus grands médecins
avaient distingué les diverses maladies du cœur par le
trouble particulier de ses fonctions, et non au moyen d'altérations organiques. Ce n'est pas qu'ils ne connussent les
désordres matériels qui donnent souvent lieu aux *palpitations*. Le professeur Senac parle des anévrysmes du cœur (1),
des polypes du même viscère (2), des ossifications au sein
du même organe. Le professeur Marcot signale, ainsi que
Lancisi, les anévrysmes de l'aorte comme capables d'a-
mener des palpitations qui, d'après le célèbre Vieussens (3),
sont parfois la suite de rétrécissements du même vaisseau.
Ils avaient constaté le trouble des fonctions du cœur par
l'effet de l'affection arthritique (le professeur Lazerme),
hystérique (Sydenham), etc. Aussi le professeur Sauvages
a-t-il distingué ces deux ordres de causes de la perturbation
du cœur. « Les principes de la palpitation sont au nombre
de deux, dit l'illustre nosologiste de Montpellier (4) : 1° un
effort violent du cœur pour augmenter ses forces, comme
il arrive dans les maladies hystériques, hypocondriaques,
dans la terreur ; 2° les obstacles qui se trouvent dans le
cœur, les oreillettes, les grosses artères, le péricarde. »

Ainsi donc, ces déductions de l'observation clinique sont

(1) Traité des malad. du cœur, pag. 414, etc.
(2) Liv. I, chap. X, p. c.
(3) *Obs. tract. de corde.*
(4) Nosol. méthod., tom. IV, pag. 49.

confirmées par le nouveau moyen de diagnostic inventé de nos jours : l'auscultation est venue, en effet, constater, non-seulement que les troubles fonctionnels du cœur pouvaient parfois dépendre d'une lésion purement vitale; mais encore que le trouble de la circulation et du pouls, suivant les mécaniciens, toujours dû à une altération du centre circulatoire, dépend, en certains cas, de l'influence du péricarde ou même des organes voisins, comme nous venons de l'apprendre par les médecins hippocratiques. « La plupart des phénomènes que déterminent les maladies du péricarde, selon le professeur Ribes (1), ne sont que des désordres fonctionnels du cœur, du poumon ou de la plèvre, des effets sympathiques de contiguité. De là, les formes morbides variables, et par conséquent des causes d'obscurité pour le diagnostic. » L'auscultation a donc rendu un véritable service à la médecine en constatant physiquement, pendant la vie, les maladies essentielles de l'organe central de la circulation.

· Le même secours a été procuré à la connaissance des lésions pulmonaires : une foule d'altérations matérielles atteignent ces organes, et il semble d'abord qu'elles rendraient entièrement compte des symptômes dont ils sont la source. Cependant les lésions vitales admises par les cliniciens n'ont pas été repoussées; loin de là, elles ont reçu une nouvelle sanction de la part de ceux même qui s'en montrent les moins partisans. Les spasmes, l'asthme, la dyspnée, l'angine de poitrine et plusieurs autres maladies purement fonctionnelles, ont trouvé dans l'auscultation une nouvelle preuve de leur existence. Le professeur Rivière (2) signala un asthme humide, un autre convulsif; Hippocrate indique

(1) Ouv. cité , *ibid.*, pag. 88.
(2) *Praxeos med.*, *cap. I.*

une espèce d'asthme dépendant de la gêne apportée aux
poumons par certaines gibbosités ; Hoffmann reconnut un
autre asthme causé par un état pléthorique, etc. Tous ces
modes purement vitaux, dont aucune lésion organique ne
peut rendre raison, sont constatés par l'application de l'o-
reille sur la poitrine.

L'auscultation découvre encore d'autres maladies remarquables que les organiciens se sont efforcés de rattacher à
une dégradation sensible des poumons. La coqueluche, tout
aussi bien que l'asthme, a exercé les subtilités des anatomo-pathologistes. Tant que la découverte de Laënnec
n'avait pas encore paru, on tordait aisément les faits, suivant qu'ils étaient favorables ou contraires au rapport demandé entre les symptômes et l'état anatomique des instruments de la respiration. On rejetait, sans hésiter, les
cas malencontreux sur l'impéritie ou le peu d'attention de
l'observateur. Néanmoins l'auscultation vint donner un démenti formel aux prétentions des solidistes, et appuyer la
doctrine de ceux qui soutiennent, avec le professeur Bérard (1), qu'en divers cas : « il y a une modification propre
de l'action nerveuse dans ses rapports avec les organes, un
état particulier, une altération, une perversion de cette
action, en un mot un état morbide. » C'en est assez, ce
nous semble, sur ce point de notre sujet, pour faire sentir
combien l'École vitaliste doit être loin de repousser l'auscultation ; combien, au contraire, elle est intéressée à propager l'emploi réfléchi de ce précieux moyen de diagnostic.
C'est, du reste, le caractère d'une bonne doctrine, que de
comprendre tous les nouveaux progrès suivant leur utilité
pratique, et d'y trouver des preuves nouvelles de l'excellence de ses principes.

(1) Appl. anal. méd. prat., tom II, pag. 466.

En constatant la présence de maladies purement fonctionnelles, l'auscultation a, par cela même, signalé celles qui se lient à des altérations organiques. Elle a, en effet, séparé plusieurs maladies confondues avec l'asthme; elle a indiqué l'emphysème pulmonaire et le pneumo-thorax presque complètement méconnus auparavant. A la faveur de l'auscultation, le professeur Dubrueil reconnut l'existence de cette dernière maladie chez un sujet atteint d'un coup violent à la tête : par suite de l'accident, le cœur avait été subitement transporté à droite, et à gauche s'était accumulée une grande quantité de gaz ; l'oreille permit ensuite de reconnaître le rétablissement progressif du cœur dans sa place normale, à mesure que l'épanchement d'air se dissipait.

Au sein de la cavité thoracique se trouvent d'autres organes dont les maladies sont difficiles à reconnaître : les altérations diverses dont l'aorte est susceptible ont toujours formé non-seulement des maladies fort graves, mais encore des cas où le diagnostic était souvent en défaut. « Entre toutes les lésions graves des organes placés dans l'intérieur de la poitrine, dit Laënnec (1), trois seulement restent sans signes pathognomoniques constants pour un médecin exercé à la percussion et à l'auscultation : l'anévrysme de l'aorte, etc. » Cependant ces moyens d'exploration pouvaient surtout donner les caractères demandés, et c'est à la faveur de l'auscultation que l'un des professeurs de cette Faculté est récemment parvenu à dissiper l'obscurité qui avait paru insurmontable à Laënnec lui-même. « Si, dans un grand nombre d'anévrysmes qu'il nous a été permis d'observer à loisir, écrit le professeur Dubrueil (2), nous avions à indiquer le caractère du bruit qui se manifeste, nous ne man-

---

(1) Traité de l'auscultation, 1re édit., tom. I.
(2) Mém. sur les anév. de la portion ascendante de l'aorte; 1842.

quérions pas de signaler *le bruit de soufflet*, susceptible de plusieurs nuances. » Ainsi se trouve éclairé le diagnostic des anévrysmes de l'aorte ascendante, au moyen de l'application de l'oreille sur la poitrine.

Le principe posé par Laënnec, la différence morbide des bruits formés dans le corps humain, a été successivement étendu à tous les organes où une sonoréité quelconque s'observe. Ainsi, non-seulement on a été conduit à rechercher la présence des calculs vésicaux par la percussion et l'auscultation, mais on a tenté de reconnaître les diverses conditions de la grossesse. Depuis que M. Kergaradec fit voir la possibilité de constater l'existence de la génération au moyen du cylindre, Holl et d'autres ont poussé cette sorte d'investigation jusqu'à la détermination de l'existence du fœtus, de sa force et même de sa position dans la matrice. Sans vouloir en ce moment apprécier la valeur de toutes ces idées, nous ne devons pas nous borner à signaler ces seules applications; car récemment on a prétendu reconnaître les fractures obscures par le même moyen, et, bien plus, les différentes maladies de l'encéphale. On a cru, en effet, pouvoir distinguer les altérations des méninges et du cerveau lui-même, en appliquant le stéthoscope sur la périphérie du crâne.

On le voit, le champ de l'auscultation est fort vaste, ses applications sont aussi nombreuses que variées; celles de la percussion ne sont pas moins étendues. Non-seulement elle est employée pour reconnaître les maladies de poitrine, mais toutes les altérations de l'abdomen et plusieurs des membres. Interrogeant la sonoréité des organes provoquée par le médecin, elle tend à montrer l'extension morbide des organes, leur dureté, leur dilatation, leur raréfaction; souvent auxiliaire de l'auscultation, elle lui devient supérieure parfois, et peut seule, en certains cas, déterminer le changement pathologique survenu dans l'organisation de certaines parties. Mais jusqu'à quel point ces moyens éclairent-ils le diagnostic et le traitement ? c'est ce que nous allons examiner.

La découverte de Laënnec signale encore au clinicien l'existence de l'apoplexie pulmonaire à son début et dans son accroissement, la dilatation des bronches, leur communication avec la cavité pleurale, la formation des cavernes avec une précision inconnue jusqu'à nos jours.

Ces progrès sont d'autant plus précieux pour la science et l'art, que parfois l'ensemble des symptômes de la phthisie pulmonaire s'offre au médecin, et cependant l'organe respiratoire se trouve parfaitement intact. « J'ai vu, dit Laënnec (1), une femme encore jeune avec tous les symptômes de la phthisie : à l'ouverture du corps, les poumons se trouvaient tout-à-fait sains, mais le foie était gras ; il n'y avait aucune autre lésion organique. Bayle rapporte deux exemples semblables. » La distinction de la phthisie provenant des tubercules pulmonaires, ou, comme l'appelait Hippocrate, phthisie à *schirris pulmonum*, de celle produite par une lésion du foie, avait été faite par les grands observateurs : Morton (2) l'a signalée sous le nom de *phthisie hépatique*. Ces médecins de l'école antique ont aussi indiqué une phthisie *hypocondriaque* déterminée par de profonds chagrins, la contraction spasmodique du poumon ; une phthisie *chyleuse*, dans laquelle les déjections sont blanchâtres, l'abdomen enflé, le corps amaigri, les glandes mésentériques engorgées, etc. C'est que ces grands cliniciens, voyant l'ensemble des symptômes être à peu près le même en ces divers cas, devaient attacher beaucoup plus d'im-

(1) Trait. auscult., tom. I, pag. 694.
(2) *Physiologia*, cap. 13.

portance à l'état général du malade qu'aux régions diverses des organes internes : de là, le nom de phthisie dont ils se servaient pour désigner la partie caractéristique du mal.

L'auscultation n'en a pas moins été d'un utile secours, en venant ajouter une plus grande précision dans la détermination des affections phthisiques que l'expérience clinique avait déjà constatées. En précisant les cas où ces états morbides dépendent de l'altération tuberculeuse, en découvrant les désordres progressifs développés au sein des poumons, en signalant physiquement l'époque où l'art est impuissant, le stéthoscope a permis de constater l'existence de certaines phthisies par *contracture*, que le docteur Quissac a récemment fait connaître (1); celles qui résultent de la dégradation de plusieurs autres viscères ; celles dont les affections arthritique, syphilitique, scorbutique, peuvent devenir la cause. Par là, le diagnostic acquiert plus de certitude, surtout lorsque les symptômes ne sont pas suffisants pour caractériser la maladie ou la dégradation organique.

Il est, en effet, plusieurs circonstances où les altérations les plus graves des organes thoraciques ne produisent aucune manifestation morbide. « C'est qu'il n'existe pas de rapport constant nécessaire, toujours proportionné, écrit le professeur Bérard (2), entre les lésions organiques d'une part, et le trouble des fonctions de l'autre, du moins dans le même sens suivant lequel on a réellement pris la chose en pathologie. » Combien, en effet, de lésions pulmonaires ou cardiaques dont les symptômes restent muets! Combien de fois ne rencontre-t-on pas, dans les nécropsies, des dégradations thoraciques restées ignorées pendant la vie

(1) Mém. sur la phth. par contract.; Montp., 1838.
(2) Génie méd., pag. 32.

des malades ! On a le droit de s'étonner des faits de ce genre, quand, avec les mécaniciens, on voit seulement la partie physique de l'économie humaine, et que l'on pense trouver des rapports nécessaires entre les manifestations pathologiques et les altérations des organes. Cette erreur provient de ce que l'on étudie une seule face de l'état morbide, la partie mécanique, et que l'on méconnaît la face dynamique ou vitale.

Tous les phénomènes morbides étant l'expression de la manière de sentir des organes en tant que vivants, il faut donc faire entrer la vie, cette puissance particulière, dans les données de tout problème médical : il faut reconnaître que, s'il est des conséquences nécessairement liées à l'état anatomique de nos parties, il en est d'autres dont la vie doit seule rendre raison. De là il résulte que ces phénomènes morbides de la vitalité peuvent varier, exister entièrement, ou manquer complètement, bien que les lésions matérielles persistent. Voilà aussi les circonstances où l'auscultation et la percussion sont susceptibles de procurer de précieuses données pour le diagnostic; en traduisant à l'oreille du médecin les désordres anatomiques, elles dévoilent des états morbides où la vitalité semble rester indifférente. Ainsi les *pneumonies des enfants* sont souvent obscures ou sont méconnues, à moins qu'à la faveur de l'auscultation et de la percussion, on supplée au défaut de renseignements de la part des jeunes malades, et à la difficulté d'étudier l'expectoration. D'autres fois ce sont des lésions partielles ou profondes du tissu pulmonaire dont la traduction symptomatique est presque nulle. De là, des *pneumonies latentes*, capables d'entraîner la perte des malades presque à l'insu du médecin qui n'emploie pas l'exploration auriculaire.

Il existe plusieurs cas où de graves altérations du cœur sont restées sans phénomènes caractéristiques, et dont l'aus-

cultation et la percussion ont révélé la présence. L'hyper-
trophie, le ramollissement, la surcharge graisseuse, ont
parfois duré long-temps sans être reconnus par le médecin
ou même par le malade, et c'est cependant à ces lésions
profondes que l'on a pu seulement attribuer la mort survenue d'une manière plus ou moins prompte. En pareilles
circonstances, l'exploration auditive est digne du plus haut
intérêt, parce qu'elle permet au praticien de dissiper l'incertitude ou les faibles doutes qu'il pouvait avoir conçus sur
l'existence d'une maladie de la poitrine. Nous devons tenir
le même langage à l'égard des lésions matérielles de l'aorte
ascendante dont le début restait ordinairement méconnu, et
que l'auscultation seule vient de nous dévoiler : sous tous
les rapports, la médecine hippocratique n'a qu'à se féliciter
de voir ses incertitudes dissipées par la récente découverte.

La véritable doctrine médicale trouve encore, dans l'emploi de l'auscultation et de la percussion, des moyens de
saisir plus facilement les maladies masquées sous l'apparence de certaines autres. Il arrive, en effet, que les affections goutteuse, rhumatismale, etc., portent leur action
sur les organes thoraciques : il s'agit alors de savoir si ces
maladies sont idiopathiques ou sympathiques ; si l'état morbide dépend d'une altération d'une gravité proportionnelle
aux symptômes, ou s'il résulte d'une affection morbide qui
a récemment déplacé son lieu de manifestation. D'autres cas
se présentent assez fréquemment, dans la pratique, où il est
de la plus haute importance de ne point se laisser méprendre
sur le fond de l'état pathologique par la forme trompeuse et
variable qu'il peut revêtir. Tous les jours on observe des
cas de fièvres rémittentes pernicieuses, si bien décrites par
le professeur Baumès, masquées sous l'apparence *pneumo-
nique, asthmatique, cardialgique, pleurétique*, etc. Si le médecin n'étudie pas avec l'oreille les changements survenus

dans les fonctions respiratoire et circulatoire, il est fort exposé à combattre la forme de l'affection insidieuse, et à oublier le véritable mal qui menace prochainement l'existence du malade. Il est une foule d'autres maladies dont les caractères semblent partir d'un organe voisin de celui qui est réellement lésé. « Il est indubitable, écrit le professeur Ribes (1), que les lésions du péricarde, en prenant la forme d'autres lésions, exposent le médecin à se méprendre dans l'investigation du siége. Ces cas, il est vrai, ne sont pas les plus fréquents, depuis que l'usage du stéthoscope a appris à mieux juger de la valeur des symptômes; on crée des signes que nous ne faisons que présumer d'après la symptomatologie. L'auscultation donne la facilité de distinguer d'assez bonne heure ce que nous n'apprenions que très-tard, lorsque le dérangement organique était fort avancé; et c'est un avantage incontestable. »

L'auscultation et la percussion sont encore utilement appliquées dans certaines autres régions du corps éloignées de la poitrine; au diagnostic des maladies utérines, comme le professeur Dugès nous l'apprend (2), à celui des tumeurs anévrysmales et de la vessie. On se rappelle avec peine les cas malheureux où des opérateurs justement célèbres ont pratiqué la cystotomie lorsqu'il n'existait aucune pierre au sein des organes urinaires. La pratique chirurgicale trouve occasion de mettre en usage l'exploration auditive, surtout dans les cas trop fréquents où des altérations des organes splanchniques viennent fâcheusement compliquer l'état du malade, et apporter de graves contre-indications aux tentatives opératoires d'ailleurs le mieux indiquées. La négligence de l'examen auriculaire du thorax entraîne des regrets

(1) Ouv. cité, ibid., pag. 91.
(2) Trait. des malad. utérines, tom. I, pag. 72.

bien vifs chez des praticiens pas assez attentifs à l'influence
générale de l'affection morbide qui a déterminé des dégradations de même nature en plusieurs endroits éloignés.
« L'auscultation et la percussion, ajouté à ce sujet le professeur Serre (1), ne seraient assez applicables que dans
les maladies de poitrine ; il ne faudrait pas moins pour cela
en recommander l'étude aux élèves qui suivent la clinique
chirurgicale ; car, nous le répétons jusqu'à satiété, la médecine et la chirurgie doivent être désormais inséparables. »
Nous venons d'exposer les avantages que la sévère pratique pouvait accorder à l'auscultation et la percussion dans
l'examen des organes malades. Mais ces avantages sont-ils
aussi considérables que certains écrivains l'ont prétendu,
et ces moyens n'ont-ils pas leur incertitude ? C'est ce dont
nous devons nous occuper maintenant. Et d'abord, l'on a
évidemment accordé beaucoup trop de valeur aux altérations organiques dont l'auscultation ou la percussion peuvent
nous donner connaissance. L'on a cru trouver tout le mal
dans ces dégradations morbides ; l'on a cru que tout se ré-
duisait dans ces altérations matérielles. Or, l'observation
médicale apprend que, le plus souvent, celles-ci sont des
effets variables d'un état pathologique de l'économie entière.
La tuberculisation des poumons représente l'action d'une
affection morbide qui porte aussi ses effets sur divers autres
organes ; et c'est surtout cette lésion générale qu'il importe
au praticien de ne pas méconnaître. Il en est de même des
altérations thoraciques formées sous l'influence du vice syphilitique, dartreux, rhumatismal ou autre : il s'agit, pour
le véritable but de l'art, de savoir, non pas tant s'il existe
une dégradation de tel caractère; que si cette dernière est
purement locale actuellement, ou bien si elle se trouve sous

(1) Recherch. sur la clin.; Montpell., pag. 70.

la dépendance immédiate d'une lésion du système vivant.

Cette condition fondamentale du diagnostic serait remplie à la faveur de l'exploration auditive, si elle pouvait nous apprendre la nature même de ces dégradations, c'est-à-dire nous indiquer ou nous rendre manifestes les caractères propres à l'affection scrofuleuse, syphilitique, rhumatismale, etc. Malheureusement ce genre d'examen ne saurait à lui seul nous découvrir ces circonstances. En constatant au sein du poumon une induration, un ramollissement, une caverne ou une ulcération, je ne sais pas si ces altérations ont le cachet de l'affection interne dont elles proviennent. Et cependant c'est là un objet de la plus haute gravité dans la pratique médicale ; car le traitement ne se tire pas tant de la forme des lésions matérielles que de leur nature. Ainsi l'on a guéri des maladies profondes des poumons avec assez de facilité parce qu'elles se trouvaient causées par le vice syphilitique, tandis que ces mêmes lésions produites par les scrofules résistent ordinairement à tous nos moyens thérapeutiques. Si l'art était en possession d'un remède spécifique de l'affection strumeuse, il est évident que la médecine serait moins impuissante contre les dégradations fatales du poumon. S'il en est cependant ainsi, il faut bien reconnaître que l'auscultation n'éclaire point la partie fondamentale du diagnostic, pas plus que les descriptions mécaniques des maladies de la peau ne conduisent à leur véritable indication. « Beaucoup de médecins, dit judicieusement M. Jaumes (1), limitent la notion du diagnostic dans la connaissance de la lésion matérielle ; je ne partage pas cette manière de voir. Pour moi, ce qui sert à caractériser une maladie ne se trouve pas seulement dans l'organe lésé ; c'est en même temps ailleurs, dans les causes générales

(1) Infl. applic. stéthosc., etc.; Montp., 1835, pag. 19.

individuelles, dans une affection qui a sa nature, ses tendances propres, que je découvre ce qu'il importe le plus de savoir. »

Considérée à ce point de vue, l'exploration auriculaire est un moyen fort utile, mais secondaire dans le diagnostic; il conduit à la connaissance d'une partie seulement du problème pathologique ; elle est limitée à certains caractères des états morbides. D'autres considérations cliniques viennent appuyer cette appréciation, et restreindre l'importance pratique de l'exploration auditive : c'est l'influence variable des mêmes dégradations organiques suivant les individus. D'après l'expérience journalière, une induration peu étendue, un engouement circonscrit, une hépatisation fort restreinte, entraînent la mort de certains individus, tandis que d'autres portent des altérations beaucoup plus considérables et dont ils guérissent assez promptement. Le stéthoscope nous apprendra-t-il si tel engouement pulmonaire tendra vers la résolution ou s'il s'aggravera; si tel emphysème se dissipera ou augmentera? Nous indiquera-t-il pourquoi l'empyème disparaît chez un sujet et augmente ou reste stationnaire chez un autre? Cependant là valeur des symptômes est la partie la plus utile au praticien; c'est là la grande difficulté clinique comme le fondement de la médecine hippocratique.

Jusqu'ici nous avons regardé l'auscultation et la percussion comme des moyens sûrs dans leurs résultats, comme infaillibles dans la recherche des symptômes dont on les croit généralement seuls en possession de nous donner connaissance. Cependant ces procédés d'examen pathologique sont loin de jouir d'une aussi grande certitude, et le praticien se tromperait souvent s'il comptait sur leur infaillibilité. Certaines pneumonies *latentes* le sont parfois aussi bien pour l'auscultation que pour les autres examens,

comme M. Andral le reconnaît (1). Ces cas n'appartiennent
point toujours à ces lésions partielles rangées parmi les
pneumonies lobulaires, car le même écrivain a constaté des
altérations nullement circonscrites ni éparses.

Le râle crépitant, considéré comme l'indice certain de la
pneumonie commençante, a maintes fois trompé l'attente
du médecin, soit par son absence, soit par sa variabilité ;
M. Andral avoue (2) que le râle crépitant se rapproche souvent si bien du râle muqueux, qu'il peut être facilement
confondu avec ce dernier, et même qu'on ne peut l'en distinguer. C'est ce que le professeur Ribes avait déjà reconnu,
en 1824, avec M. Bally, à l'hôpital de la Pitié. « Nous y
avons appris, dit le professeur de Montpellier (3), à ne pas
compter avec une aveugle assurance même sur les signes
qu'on croit les moins douteux ; le râle crépitant, sur la foi
duquel on décide si souvent de l'existence d'une inflammation du poumon, nous a trompé bien souvent, et a fait
dire, à l'ouverture du cadavre, que probablement le râle
n'avait été que muqueux. » Aussi n'est-il pas rare de voir
confondre la phthisie tuberculeuse avec la bronchite chronique ou le catarrhe pulmonaire ; car, dans l'un et l'autre
cas, le râle crépitant ou muqueux se réunissent ou ne peuvent
être distingués, tant ils sont analogues. Il suffit de lire à cet
égard les faits curieux publiés par M. Andral (4), pour se
convaincre de l'incertitude de l'auscultation en ces circonstances.

Nous avons déjà signalé plusieurs autres cas où l'auscultation des bruits du cœur ou du poumon ne traduisait pas
fidèlement et constamment les altérations matérielles ; nous

(1) Clinique médicale, tom. I, obs. 109.
(2) Notes ajoutées au traité d'auscultation de Laënnec.
(3) Ouv. cit., *ibid.*, pag. 78.
(4) Cliniq. méd., tom. III, pag. 236.

terminerons ces considérations sur les incertitudes de ce mode d'exploration, en faisant remarquer que les bruits anormaux de la respiration ayant lieu dans les ramifications du tube aérien, les altérations anatomiques devront porter sur ces conduits pour être manifestées. Or, il arrive assez souvent que des lésions mécaniques assez graves pour entraîner la perte des sujets, restent ignorées à l'exploration auditive elle-même. Maintes fois il existe un grand nombre de tubercules au sein du parenchyme pulmonaire, dont le praticien ne saurait avoir la connaissance à la faveur du cylindre ou du plessimètre. Combien de cas de ce genre n'a-t-on pas vus, ce que d'ailleurs explique assez bien la position des tubercules miliaires en dehors des réservoirs de l'air ! Il semblait pourtant à la plupart des organiciens, que l'examen auriculaire était seul capable de déceler des altérations aussi graves : ces prétentions méritaient bien, en effet, d'exciter toute leur sollicitude ; car c'était une circonstance des plus propres à donner à ce genre d'exploration une haute valeur dans le diagnostic. C'eût été découvrir le mal à son début, lorsque la médecine pourrait offrir des remèdes plus efficaces. Néanmoins le praticien est encore réduit à soupçonner ou à établir cet état des poumons par les phénomènes généraux ou fonctionnels que l'expérience des premiers temps de l'art lui a appris.

Après avoir apprécié l'importance pratique de l'auscultation et de la percussion pour les progrès du diagnostic des maladies; après avoir signalé les cas où elles ont donné plus de précision à la connaissance des lésions thoraciques, ceux où elles sont incertaines, ceux où elles demeurent impuissantes, il nous reste à mentionner les services que ces moyens ont rendus à la thérapeutique, l'avancement qu'ils ont amené dans le traitement; enfin, il nous faut résumer la valeur générale que le clinicien doit leur accorder. Le diagnostic

des maladies est sans doute une des parties fondamentales de
la pratique médicale, puisque sur lui sont basées les indications thérapeutiques. En reconnaissant donc les avantages
de l'exploration auditive pour la connaissance des maladies
splanchniques, nous avons implicitement montré le secours
que le traitement en retire. Toutefois nous avons constaté
que ces moyens d'examen se bornaient à certaines maladies,
de sorte que leur importance est, par cela même, restreinte
dans les limites de ces dernières. D'un autre côté, il nous
a été facile de prouver que même dans les cas où le cylindre
traduisait fidèlement l'état des organes lésés, il n'éclairait
qu'une partie du problème pathologique, et que la connaissance des altérations matérielles était loin de former
la portion essentielle du diagnostic. Le traitement de la
phthisie pulmonaire, des hépatisations, des engorgements,
devant se tirer de la nature de ces dégradations, c'est la
détermination de cette nature morbide elle-même, des affections scrofuleuse, syphilitique, inflammatoire, qui constitue
la source fondamentale des indications.

Toutefois, si, en général, le cylindre ou le plessimètre
ne peuvent nous apprendre le fond du mal ou la nature des
altérations viscérales, ils nous font connaître parfois l'absence de toute dégradation matérielle, ou, par cela même,
la nature purement nerveuse ou vitale du mal. De là résulte
une nouvelle condition même très-probante à ajouter à toutes
celles dont l'examen fonctionnel avait déjà fourni la notion.
D'un autre côté, certains désordres matériels constituent
parfois la partie fondamentale de la maladie, soit dans tout
son cours, l'emphysème pulmonaire, par exemple, soit
comme résultat d'une lésion générale ou principalement locale : tels sont les épanchements pleurétiques divers dont
le traitement découle souvent de leur diagnostic, surtout
lorsque la vie du malade est dans un danger imminent. C'est

dans une pareille circonstance que Delpech se décida avec
confiance à l'opération de l'empyème, dont les suites dépas-
sèrent toutes les espérances.

« A la faveur de l'auscultation, dit le célèbre professeur
de Montpellier (1), nous avons pu nous élever à la connaissance très-exacte de l'état des choses, à tel point que nous
avons pu sans témérité, et avec un succès vraiment éclatant,
porter le fer au sein de la cavité droite de la poitrine pour
vider un foyer purulent dont l'existence aurait pu demeurer
ignorée, mais dont la présence ne pouvait être innocente. »
Enfin, la thérapeutique trouve dans l'exploration auriculaire
la source des indications dans les maladies *latentes*, si faciles
à méconnaître par le praticien inhabile à ce genre d'examen.

Une dernière réflexion nous reste à faire à ce sujet : souvent le traitement des maladies se compose de deux ordres
d'indications ; l'une s'adresse à la lésion interne et générale,
cause réelle de tous les désordres organiques ; l'autre a pour
but ces altérations elles-mêmes. Si l'exploration auditive ne
peut conduire à la découverte de la première et de la plus
importante de ces indications, elle dirige l'application de la
seconde ; elle amène le praticien à l'emploi assuré des topiques. En lui découvrant le siége circonscrit de la dégradation splanchnique, cette exploration lui désigne aussi le
lieu vers lequel doivent converger ses moyens secondaires
de traitement ; et c'est là un objet nécessaire pour le traitement de certaines cavernes ou de certaines inflammations
pulmonaires, de plusieurs cas de lésion du péricarde, du
cœur ou de l'aorte, etc.

En résumé, la véritable médecine est loin de repousser
l'emploi de l'auscultation et de la percussion ; car elle y
trouve de nouveaux moyens de confirmer ce que l'expé-

(1) Mémor. des hôpit. du midi, tom. I, pag. 290.

rience hippocratique a toujours enseigné touchant l'existence
des maladies purement vitales ou fonctionnelles. L'exploration auriculaire a encore mieux distingué ces maladies de
celles qui se lient à des lésions organiques qui leur sont propres; elle a justifié le doute conçu par les grands praticiens
sur la variété de la manifestation des mêmes dégradations
formées au sein des viscères thoraciques; elle a montré souvent l'incertitude de la liaison des altérations anatomiques
avec les symptômes. Le cylindre et le plessimètre sont
utiles surtout dans la détermination des maladies jointes
à une altération constante; ils ont une importance majeure
dans le cas où l'état pathologique consiste principalement en
une lésion organique; mais ils fournissent seulement des
données secondaires au diagnostic et au traitement des maladies thoraciques ou autres qui sont sous la dépendance
d'un état général ou d'une affection morbide. « On le voit,
avance avec raison M. Jaumes (1), l'exploration auriculaire
n'a enseigné aucune méthode thérapeutique, ni fait découvrir aucun spécifique; il ne faut pas lui en faire un reproche, car telle n'était pas sa mission; mais en mettant
à découvert l'ennemi que nous avons à combattre, et en
nous apprenant à nous servir plus sûrement de nos armes,
il a acquis des droits à notre reconnaissance. Sa découverte
a donc été un bienfait. »

ART. IV. — *De la tolérance vitale.*

Faut-il guérir toutes les maladies? Cette question doit
paraître au moins étrange aux systématiques dont l'esprit,
exclusivement occupé d'altérations locales ou de dégradations organiques, oublie les modes divers de l'unité vitale.

(1) Ouv. cité, pag. 21.

L'École de Cos reconnaît, au contraire, des affections et des maladies nécessaires à l'état actuel de l'économie et à la santé ; elle étudie avec attention ces cas où l'agrégat humain supporte sans danger ou même demande l'existence de certaines lésions pathologiques. Les véritables praticiens recherchent encore les degrés divers d'affection de l'économie pour saisir la gravité relative des états morbides, et afin de leur appliquer un traitement en rapport d'activité et de puissance. Cette étude est fondamentale en médecine clinique ; et nous ne saurions passer sous silence le dogme de la tolérance du système vivant.

On appelle tolérance la persistance de l'état vital actuel, malgré l'influence des actes pathologiques. Un tel sujet demanderait de notre part de longs développements ; nous devrions examiner les diverses lésions anatomiques, les causes morbides, les médicaments eux-mêmes. Obligé de borner nos désirs, nous étudierons ce problème, eu égard seulement aux lésions physiques et organiques, parce qu'en ces circonstances surtout, les idées de notre École s'éloignent plus manifestement des principes erronés des diverses hypothèses médicales.

L'*absence* ou le défaut de parties peut s'offrir dans toutes les régions du corps vivant, sans entraîner la perte de l'équilibre physiologique, ou la tolérance : il est des parties qui nous paraissent peu importantes par cela seul que nous les voyons manquer maintes fois chez des personnes douées d'une santé florissante ; cependant, l'on ne peut nier que tous les organes ne remplissent en général des fonctions utiles à l'homme. Notre étonnement commence quand il s'agit de l'absence d'organes nécessaires à la généralité des individus : ainsi les yeux, le nez, l'oreille, la langue, peuvent manquer, et l'homme poursuivre la carrière ordinaire de la vie ; les parties de la génération sont parfois absentes d'une manière plus ou moins complète sans que les fonctions générales de la vie cessent de se poursuivre : le système vivant prend alors des voies très-insolites, afin d'harmoniser le nouvel état ; ainsi, il supplée souvent, au moyen d'évacuations sanguines par le poumon, l'estomac, le nez, aux fonctions menstruelles rendues impossibles par la voie de l'utérus qui manque.

Les membres en partie ou en entier peuvent faire défaut sans que la santé en soit détruite : tel était le bateleur dont le squelette, déposé à notre muséum, et décrit par le professeur Dumas, offre l'absence presque complète des extrémités inférieures. Des organes bien plus importants encore éprouvent les mêmes modifications ; car le cerveau a présenté parfois une seule moitié de sa masse, et le cervelet lui-même s'est trouvé absent. Parlerai-je du défaut de certaines artères, des veines, des nerfs, des vaisseaux lymphatiques ? La science me fournit des preuves multipliées de ces sortes d'actes anormaux dont on s'est aperçu seulement après la mort des sujets. Cependant il est vrai de dire que les appareils de la digestion et de la respiration offrent une persistance plus constante, parce que la nature a surtout en vue première l'existence des êtres, et que ces parties lui sont absolument indispensables. Ce n'est pas que certaines portions de ces appareils essentiels ne puissent manquer : tels sont le rectum, les reins, la rate, etc. ; mais ces anomalies ont besoin encore d'être suppléées par la disposition insolite des autres organes. Ainsi l'absence du rectum nécessite l'ouverture de l'S iliaque dans un point quelconque, soit d'une manière spontanée ou congénitale, soit d'une manière artificielle. Si vous observez les sujets qui présentent les anomalies dont nous parlons, vous reconnaîtrez que si parfois leurs fonctions ne sont pas entières et non aussi multipliées qu'à l'état normal, du moins ces individus vivent et poursuivent la carrière ordinaire de la vie sans mériter généralement le nom de malades : par conséquent, leur système vivant tolère l'absence d'organes très-importants.

La *division* des parties du corps humain est fréquemment aussi tolérée par l'économie, quoique ses altérations soient considérables. Les portions centrales du système nerveux peuvent être divisées (le rachis, la moelle, le corps calleux), et cependant l'individu poursuivre sa vie : à plus forte raison le sternum est-il parfois bifurqué sans cessation de la santé. Combien d'exemples n'a-t-on pas d'utérus, de verge bifides, de reins, de rate, de foie divisés en lobes multipliés! La voûte palatine, les lèvres buccales, le scrotum, etc., etc., sont aussi quelquefois affectés de la même anomalie chez des personnes dont la santé n'en est pas interrompue.

Les parties ordinairement divisées peuvent être *réunies* par acte morbide : tantôt les membres inférieurs offrent cette disposition; les deux yeux, les hémisphères cérébraux, sont quelquefois dans le même cas; les lobes pulmonaires et hépatiques, les deux reins aussi; en certains cas même, des organes sont soudés à d'autres différents, comme lorsque le rectum se déverse dans la vessie, le vagin ou la matrice, lorsque le vagin s'ouvre dans le rectum, la vessie, etc., etc. Malgré tous ces états anormaux qui dérangent plus ou moins l'ordre général des fonctions, le système vivant parvient cependant à neutraliser leur influence morbifique, à maintenir l'équilibre physiologique, à le tolérer.

Les *déplacements* d'organes peuvent exister, en certains cas, sans entraîner de plus sérieuses conséquences : je ne dirai rien des luxations congénitales, des pieds-bots, des mains-bots; mais les hernies de l'axe cérébro-spinal, la transposition complète ou incomplète des viscères, méritent l'attention du médecin philosophe, qui doit admirer jusqu'à quel point le dynamisme vivant se joue des moyens matériels d'expression de l'existence humaine; quelles ressources diverses il peut déployer pour parvenir à ses fins, pour maintenir l'existence des êtres.

Faut-il admettre que la santé puisse se continuer malgré la production et la formation des actes traumatiques? Y a-t-il, même en état maladif, une force capable de faire supporter des désordres traumatiques plus ou moins graves sans extinction de la vie et avec une ténacité remarquable? Les faits vont répondre. Les blessures apportent, dans la santé des individus, des modifications nullement en rapport constant avec la gravité apparente et physique du traumatisme. Une division profonde et étendue, faite dans la même région, peut avoir des conséquences différentes suivant les sujets. Tel succombera à l'ablation d'une main, à l'ouverture de l'épaule, à la fracture du crâne, et tel autre persistera presque dans son état antérieur après l'ablation de la cuisse : c'est ce dont on peut juger facilement à la suite des combats et des grandes batailles, où certains militaires offrent un état presque indifférent à leurs blessures, et semblent jouir de tous les attributs de leur santé antérieure. On en voit qui, gisant oubliés ou abandonnés à cause de la gravité des désordres, se traînent ensuite vers les ambulances et viennent surprendre l'homme de l'art, étonné de tant de résistance vitale. En ces occasions surtout, on peut se convaincre de toute l'étendue de la tolérance que le système humain peut montrer pour les désordres les plus effrayants. Le professeur Delmas a publié le cas d'un homme dont le front et une partie des lobes antérieurs du cerveau ayant été séparés par le choc d'une barre de fer, la blessure était tellement considérable, qu'il la crut promptement mortelle, et qu'il fut bien étonné d'être de nouveau appelé pour donner des soins à ce sujet, rapidement rétabli sans de grands accidents (1).

« Le danger des blessures, dit Stoll, ne peut être jugé qu'individuellement. » C'est que les hommes supportent diversement les lésions traumatiques; que la commotion, l'inflammation, la suppuration, la cicatrisation, qui forment les phases principales du cours des blessures, demandent un affaiblissement qui varie non-seulement par l'étendue de la plaie, mais surtout par la résistance ou la force constitutionnelle du sujet. Ainsi l'on voit des hommes de guerre couverts de blessures les plus graves, et qui ont néanmoins résisté à ces actes morbides multipliés.

Après avoir échappé au premier effet d'un agent vulnérant, à la commotion, le malade est en proie au travail inflammatoire qui tuméfie les tissus, détache les escarres ou détermine la gangrène. Au milieu de circonstances tant externes qu'internes, semblables en apparence, quelle différence cependant n'observez-vous pas entre des malades ? L'un éprouve à peine de la réaction; à peine le pouls devient-il fébrile, la peau halitueuse; le sommeil et les fonctions troublés; tandis que d'autres sont saisis par une réaction ou fièvre inflammatoire des plus violentes; ils délirent; ils sont agités par des convulsions fréquentes. Et ne croyez pas que ces graves conséquences soient seulement dues à un genre de tissus intéressés : sans doute la tension et la résistance des aponévroses, la section incomplète ou la meurtrissure d'un nerf peuvent favoriser le développement de l'état et du délire nerveux; mais la raison de ce grave accident est loin d'être toute là.

S'il n'en était autrement, combien de plaies seraient suivies des mêmes conséquences ! Il n'en est, en effet,

(1) Éphémér. méd. de Montpellier.

aucune qui ne contienne des plans fibreux, divisés et tendus autour des autres parties molles, des nerfs intéressés à divers degrés ; mais, de même que les différents tissus jouissent d'un degré différent de sensibilité suivant les sujets, ainsi ils peuvent transmettre à l'axe cérébro-spinal, et par suite à l'individu en entier, une impression d'une intensité variable. Voilà ce que les plus opiniâtres organiciens ne peuvent réfuter. Mais celui qui croit, avec Bordeu, Barthez, Bérard et l'École de Montpellier, que les nerfs ne sont pas les seuls organes sensibles, et que tous, sans exception, jouissent de la sensibilité non transmise nécessairement par un nerf; pour celui qui voit, dans le corps humain, un individu vivant unique et non morcelé en parties presque étrangères les unes aux autres, celui-là reconnaît que tout consent, tout conspire, tout concourt dans l'homme, et que c'est par ce *consensus* qu'arrivent les effets généraux ou les affections morbides dont la commotion et l'état nerveux nous offrent des exemples. C'est donc l'individu en entier, et non une partie du système vivant, qui, supportant le mal, y résiste plus ou moins : la résistance est donc un effort général, et non propre à une partie du corps.

Il est des individus qui tolèrent les actes organiques les plus considérables, et dont l'existence éprouve cependant des atteintes, quelquefois mortelles, des blessures les plus simples. Chez eux, le frottement qui détache l'épiderme, les contusions légères des membranes muqueuses, les divisions les moins étendues de la peau ou de toute autre partie du corps, donnent lieu à des écoulements sanguins intarissables qui finissent par devenir des hémorrhagies fatales. Il semble que ce défaut de tolérance, cette diathèse hémorrhagique porte spécialement son action sur le système vasculaire. Cet état dépend-il véritablement des vaisseaux artériels, du sang, de ces deux conditions réunies, ou d'une affection de tout l'organisme ? Une telle disposition imprime aux blessures les plus légères, aux opérations les plus simples, un caractère de gravité tel, que la perte de ces individus en est souvent la conséquence forcée.

Je ne rappellerai pas les preuves de la tolérance des lésions vasculaires plus ou moins graves, parce qu'elles sont implicitement renfermées dans celles où nous avons parlé des blessures en général. Toutefois nous ne pouvons passer sous silence les cas d'individus qui supportent les pertes sanguines plus ou moins abondantes et répétées : sous ce rapport, nous pouvons faire remarquer la différence qui existe entre l'homme de la campagne et celui de la ville. Le premier est facilement abattu par des évacuations sanguines peu considérables, tandis qu'elles sont tolérées avec ténacité par le citadin. Nous pourrions, à cet égard, démontrer plus amplement cette vérité par d'autres exemples; mais il n'est pas de praticien qui n'en ait observé, et les annales de la science en contiennent un grand nombre. Il est même de ces émissions sanguines qui deviennent un besoin pour l'organisme, et qui, en certains cas, prennent une abondance effrayante. Les individus pléthoriques éprouvent des accidents fréquents que des hémorrhagies par diverses voies dissipent ordinairement. Les personnes atteintes de céphalalgies opiniâtres en sont fréquemment délivrées par des épistaxis copieuses et répétées; certains sujets qui ont pris l'habitude de se faire phlébotomiser tous les mois, en éprouvent ensuite un besoin urgent; enfin, il est des femmes maigres, pâles, irritables, qui ne jouissent de leur santé que par l'effet d'évacuations menstruelles effrayantes, et qui se *trouvent presque continuellement dans leur sang.* Refuserait-on de croire à un état particulier du système vivant qui fait supporter à ces individus des hémorrhagies en apparence si contraires à leur constitution? Qui ne serait tenté, en effet, de considérer comme de fâcheux présages ces abondantes pertes de sang chez ces êtres pâles et chétifs? Si, au contraire, leur santé est liée à ces hémorrhagies, si leur constitution n'en éprouve aucun accident, il faut bien admettre en eux quelque chose qui n'est pas ordinaire; et c'est là la raison de leur tolérance pour ces actes morbides, et le caractère de leur résistance vitale.

Lorsque des actes morbides physiques ont eu lieu, la nature tend à les réparer, à réunir les parties au moyen d'une substance intermédiaire formée par de la fibrine plus ou moins bien organisée. Cet acte pathologique demande, de la part du blessé, une force variable suivant l'étendue de la perte de substance et celle de la cicatrice; dans les circonstances aussi semblables que possibles, on observe des différences parmi les malades, dont les uns sont à peine affaiblis par une pénible et longue cicatrisation, qui en mettra d'autres près de la mort ou même exigera le sacrifice du membre, afin de conserver l'individu jeté dans le marasme par le travail réparateur : il y a donc évidemment divers degrés de tolérance pour les pertes occasionnées par l'acte de la cicatrisation. Ce n'est pas seulement pour les parties molles, à la suite de l'ablation plus ou moins étendue des chairs ou d'un membre, que cette tolérance diverse s'observe, mais encore dans la réunion de chacun des tissus; contentons-nous de le démontrer dans les os. Le travail propre à souder les fragments d'une solution de continuité osseuse se fait d'une manière plus ou moins prompte, plus ou moins complète et régulière suivant les sujets. On sait qu'il est des âges où les fractures se consolident avec promptitude, et d'autres où elles demeurent fort long-temps et même ne se réunissent qu'incomplètement ou nullement. Mais à part cette influence de l'âge sur la tolérance des actes

de la soudure osseuse, il est d'autres cas où cette tolérance
est en défaut, bien que toutes les autres circonstances de
l'individu ne puissent en rendre raison. Ainsi, chez un jeune
homme qui ne présenta rien de particulier, si ce n'est son
peu de sensibilité pour la douleur, dit S. Cooper (1), M. Long
fit la résection des extrémités d'une fracture, et prit tous
les soins nécessaires pour obtenir la guérison qui n'eut cependant pas lieu; le dictionnaire de Rust renferme des faits
pareils; Stoll cite deux cas semblables (2); Boyer rappelle
des faits analogues sans les nier (3).

Cette disposition vicieuse paraît indépendante de l'âge, du
sexe, des tempéraments et des maladies; elle empêche la
tolérance, tantôt du travail plastique en entier, tantôt elle
en permet seulement certains actes qui font arrêter le cal à
l'état fibreux, et donnent lieu à de fausses articulations,
comme le remarque le professeur Delpech (4). Lorsque tous
les soins ont été mis en usage, et que l'on ne peut attribuer
le défaut de cicatrisation qu'à un état particulier du sujet
lui-même, n'est-il pas vrai de dire alors que le système
vivant ne tolère point l'acte plastique de la formation du cal?
Tous les médecins ont reconnu que la réparation des parties
résultait d'une force particulière que l'École hippocratique
considère comme dépendant de la puissance vivante ou de
la nature humaine.

Une dernière preuve de l'existence en nous d'une cause
conservatrice qui établit la tolérance des lésions physiques,
c'est l'isolement plus ou moins prolongé des corps étrangers
divers que le traumatisme ou une maladie spontanée ont

(1) Dict., tom. I, pag. 479.
(2) Méd. prat., pag. 314; encycl.
(3) Malad. chirurg., tom. III, pag. 83.
(4) Malad. réput. chir., tom. I, pag. 217.

violemment introduits dans le corps humain. Non-seulement
les balles, les fragments de pierres, les projectiles de tous
genres ne peuvent séjourner dans l'épaisseur des membres,
mais encore au sein des viscères les plus importants à la
vie. Ainsi le professeur Dubrueil montrait, dans ses cours,
une portion de crâne contenant une balle enveloppée d'un
kyste logé dans le lobe antérieur du cerveau; et les annales
de la science renferment des exemples bien plus surprenants
encore.

Le *ramollissement* forme une altération organique qui peut
être le résultat des diverses causes affectives; tantôt dépendant de l'inflammation, il suit souvent l'atonie et le vice
nutritif des organes, l'influence de l'âge avancé ou de différents états pathologiques. C'est une grande erreur, en effet,
de soutenir que le défaut de cohésion des tissus est constamment le produit de la phlogose, car plusieurs causes
affectives bien autres lui donnent souvent lieu.

Pourquoi une altération organique aussi grave existe-t-elle
pendant long-temps sans enrayer ou détruire la vie? On
peut, sans doute, concevoir facilement la persistance de la
vie chez les deux malades de Vander-Haar, dont un membre
seulement était affecté d'ostéomalaxie; mais ce que l'on
comprend beaucoup moins aisément, c'est la continuation
de la respiration sans l'aide de la cage osseuse du thorax,
l'action de la moelle sans la protection du rachis, l'activité
digestive sans portions solides propres à maintenir les rapports et la liberté relative des organes; enfin, l'harmonie
du système avec une altération si profonde, si générale, si
capable de la troubler en tant de manières différentes. Cette
persistance de l'harmonie vitale est un effet qui se rattache
à une cause directrice de l'économie à l'état normal, et qui
doit nécessairement manifester un surcroît de force en cet
état morbide; c'est donc en cette puissance même que se

trouve la raison de la résistance vitale et de la tolérance dont nous parlons.

Morgagni, Barclay, etc., ont vu le cœur atteint d'un ramollissement parfois étendu à toute sa masse, et porté au point que la pression la plus légère pouvait à peine être supportée. C'est surtout à la suite de fièvres graves, d'affections chroniques et cachectiques, que le ramollissement du cœur a été observé. Nous tenons à faire remarquer que, dans ces cas, il est de toute impossibilité de rapporter cette altération à la phlogose, parce que celle-ci se borne à une partie de l'organe où elle fait déposer du pus plus ou moins épais, où elle produit des infiltrations, des congestions sanguines, lui donne une couleur rougeâtre qui contraste singulièrement avec la pâleur du cœur, l'uniformité et la généralité de son ramollissement dans les cas dont nous parlons. Il est évident alors que l'altération matérielle ne peut être formée rapidement : aussi ces sujets l'ont-ils portée pendant long-temps en éprouvant de la faiblesse dans la circulation ou des syncopes; aussi M. Blaud de Beaucaire a-t-il rapporté des faits de ce genre à l'influence de l'âge, et il désigne cette lésion du nom de *ramollissement sénile* (1) ; toutefois la même altération a été trouvée chez les adultes par Akensie (2). Voilà donc l'organe central de la circulation atteint d'une altération profonde, et dont la perte d'énergie peut être tolérée sans que la vie s'éteigne. Une tolérance analogue a lieu aussi pour le cerveau : sans doute le ramollissement partiel de cet organe se traduit par des phénomènes graves et le plus souvent mortels; cependant on a trouvé des cas où cette lésion non-seulement n'avait pas anéanti la vie, mais même

(1) Journ. Sed., tom. 72, pag. 66.
(2) Philos. transan.

n'avait troublé aucune fonction, comme le montre l'exemple publié par le professeur Rech (1). Les cas où le ramollissement avait été complètement toléré ont ordinairement trait à des vieillards, et résultent de l'influence des changements amenés par l'âge dans les principales parties de l'encéphale.

La tolérance n'est pas moins grande pour les dégénérescences des organes et pour les produits de nouvelle formation. Tous les tissus de l'économie humaine peuvent passer à l'état cartilagineux ou à l'état ossiforme, soit par l'effet d'un acte morbide ordinaire ou par l'influence de l'âge avancé. Tous les jours, nous observons la pétrification du système artériel, et le cœur lui-même nous en offre des exemples assez frappants : ainsi, non-seulement les valvules diverses de cet organe en sont fréquemment le siége, mais encore Stoll, Morgagni (2), ont observé la pétrification des colonnes charnues et d'autres portions; certains malades avaient les ventricules ossifiés dans une grande étendue et ressemblant aux os du crâne; le docteur Renauldin a rencontré la solidification complète du ventricule gauche (3).

La présence de tubercules au milieu des organes essentiels à la vie peut être tolérée par le système vivant pendant plusieurs dizaines d'années; si ces corps hétérogènes sont rares dans le cœur, ils sont on ne peut plus fréquents au sein des poumons. Combien de personnes ont porté, durant une bonne partie de leur vie, beaucoup de tubercules dans les poumons! Leur suppuration et les destructions caverneuses qui en sont la suite, sont quelquefois tolérées aussi. Nous avons observé un homme robuste qui travailla vigoureusement presque jusqu'au moment de sa mort déterminée par

(1) Journ. de la Soc. de méd. prat. de Montpell.; 1841.
(2) Lett. anat. pathol., tom. II, pag. 42.
(3) Journ. de Corvisart; Janvier 1816.

22

une hémoptysie foudroyante; l'examen nécroscopique nous montra ses poumons, non-seulement farcis de tubercules , mais. creusés dé cavernes profondes, dont l'une, remplie de caillots, présentait quelques vaisseaux déchirés. L'on sait, du reste, que la phthisie laisse souvent la liberté presque complète des fonctions essentielles à la vie. Le foie, la rate, les reins, les testicules et le cerveau même, offrent parfois des altérations semblables sans conséquences fonctionnelles plus graves et plus promptement fatales.

Aussi, en présence d'altérations organiques si étendues et si variées, d'actes morbides si graves, comment ne pas combattre l'hypothèse des organiciens, qui veulent voir dans la vie le résultat exclusif et nécessaire de la structure et des rapports des organes divers du corps humain ? Si de tels effets, si éminents, si incompréhensibles, résultaient absolument de l'état des tissus, avec quelle rapidité la vie devrait-elle s'éteindre au début de ces actes morbides, qui altèrent si profondément la composition des organes les plus importants ! Reconnaissons-le donc : la puissance qui manifeste la vie au moyen de ces instruments, peut maintenir l'harmonie du système, lorsqu'elle est troublée par des actes morbides qui changent la structure et la nature primitive des tissus; qu'elle prend enfin les moyens convenables pour en établir la tolérance.

La tolérance des lésions morbides est, sans doute, un état souvent avantageux, puisque, sans lui, le malade ne tarderait pas à succomber; mais aussi il est fréquemment préférable de voir disparaître les états pathologiques et leurs effets. Le corps humain est parfois tellement habitué ou plutôt supporte depuis si long-temps certains actes affectifs, que, non-seulement ces derniers ont persisté encore, malgré de nombreux traitements , mais que l'art semble avoir perdu toute puissance contre eux ; il s'est établi une sorte d'indifférence de la part de l'économie, dont les moyens ordinaires ne sauraient désormais triompher. On ne peut douter, néanmoins, qu'il ne fût ordinairement utile au malade d'être débarrassé des effets pathologiques et des affections qui en sont les causes prochaines : tels sont les cas des personnes atteintes d'ophthalmies chroniques, de diarrhées rebelles, de fièvres opiniâtres, de maladies convulsives, invétérées, et de presque tous les états morbides qui affaiblissent plus ou moins leur constitution.

En ces sortes de circonstances, qui se présentent fréquemment pendant les maladies chroniques, le praticien est obligé de troubler l'état vital du système humain, afin de l'amener dans un autre plus favorable à la solution heureuse de l'affection pathologique. Cette conduite est indiquée, si les forces du sujet permettent d'espérer un avenir meilleur, et ne font pas trop redouter une marche ultérieure fâcheuse. C'est ainsi que des diarrhées invétérées sont modifiées et jetées dans une voie plus favorable à la guérison prompte par l'usage des toniques, ou même des astringents violents; que les ophthalmies stationnaires prennent le caractère inflammatoire et actif par les mêmes moyens qui les font marcher rapidement vers la résolution. Les affections internes sont aussi amenées à une tendance meilleure à la faveur des moyens qui troublent l'état d'indifférence de l'économie. Ainsi des fièvres essentielles, rebelles depuis long-temps, ont été parfois guéries par des moyens insolites, des vomitifs, par exemple, au moment de l'accès. La saignée générale a été quelquefois employée dans le même but et avec des succès inespérés : c'est ainsi qu'une fièvre synoque fut guérie par Galien; c'est ainsi que Sydenham agissait en bien des cas. Cette méthode *perturbatrice*, préconisée par Van-Helmont dans les premiers jours des affections fébriles, doit avoir des résultats plus avantageux et plus rationnels contre les maladies anciennes, où l'on observe rarement ces changements et ces résultats fâcheux dont ces mêmes tentatives seraient suivies dans les états morbides aigus.

Dans les maladies spasmodiques surtout, et lorsque l'économie tolère sans accidents trop graves les actes ou les accès convulsifs, le praticien peut quelquefois en obtenir la guérison par une modification heureuse de la méthode perturbatrice unie à la spécifique. Dumas avait affaire à une jeune personne atteinte depuis long-temps d'une épilepsie rebelle à tous les agents thérapeutiques ; le célèbre professeur de Montpellier ayant remarqué la facilité avec laquelle les accès se développaient à l'occasion de la moindre cause, se décida à en provoquer le retour d'une manière périodique : l'affection épileptique ne tarda pas à revêtir la forme périodique sans provocation aucune, et disparut promptement sous l'influence du quinquina. Cette conduite pourrait avoir un succès analogue en bien d'autres maladies ; mais on sent que le praticien ne pourrait se hasarder à favoriser ou à provoquer la réapparition des actes morbides que dans les cas où ces derniers ne seraient pas capables de mettre en danger la vie de ses malades, ou d'aggraver beaucoup leur état ; car la conduite de Dumas offrira toujours une assez grande incertitude pour les suites ou pour le succès.

S'il est ordinairement nécessaire de chercher à guérir les maladies invétérées et dont la tolérance est établie ; si l'on peut même, afin de parvenir à ce but, employer des moyens capables d'entraîner des accidents, il est des cas assez multipliés où le praticien doit respecter les actes et les états morbides dont la tolérance est une condition non-seulement de santé, mais encore d'existence. Certaines évacuations établies depuis long-temps, harmonisées avec les fonctions primitives, deviennent des fonctions nouvelles et presque aussi importantes à la vie des individus. Ne pas reconnaître l'influence de l'habitude ou de la tolérance du système vivant, et vouloir obtenir par tous les moyens possibles la disparition de ces sortes d'états anormaux, c'est s'exposer à des conséquences fâcheuses, c'est agir contre les lois de l'expérience. S'il serait absurde et antipratique de prétendre faire cesser le flux menstruel chez la femme adulte, il ne le serait pas moins souvent de chercher à supprimer le flux hémorrhoïdal toléré complètement, c'est-à-dire lié à la santé du sujet. Les éruptions dartreuses forment aussi quelquefois des exutoires aussi nécessaires que l'excrétion de la salive, de la bile ou de l'urine, et la suppression brusque et non ménagée de ces sortes d'émonctoires cause souvent des désordres mortels. Il suffit d'ouvrir les ouvrages des médecins recommandables, pour y trouver mille exemples des suites funestes de telles imprudences : ici, c'est une phrénésie qui suit la cessation d'une dartre au visage; là, un épanchement séreux dans l'abdomen et une bouffissure générale qui survient après la disparition d'une éruption des parties génitales; enfin, il n'est pas de maux que ne puisse produire la cessation intempestive d'une éruption parfaitement tolérée. « M. Colombier remarque que la répercussion des dartres cause ordinairement des fièvres rémittentes putrides et d'autres maladies plus graves. Je ne pense pas, dit le professeur Baumes (1), que le virus herpétique puisse procurer par lui-même une fièvre d'accès, une fièvre rémittente; mais qu'il peut influer sur sa production, soit en affaiblissant les actions naturelles, soit en donnant l'éveil à la cause spéciale de ces fièvres. J'en dirai autant de l'humeur psorique et du virus vénérien. »

Si nous prenons les ulcères, les fistules anciennes, nous

(1) Ouv. cité, *ibid.*, pag. 252.

les voyons donner lieu à des accidents funestes par leur
cicatrisation chez des individus qui les portaient depuis long-
temps, tout en jouissant d'une santé florissante. Tantôt c'est
une plaie chronique qu'un vieillard porte aux jambes depuis
longues années, et dont la cicatrisation rapide amène une
apoplexie foudroyante; tantôt c'est un ulcère de mauvaise
nature dont l'existence est liée à celle du sujet. Comment
Baumes n'a-t-il pas senti cette vérité, lorsque, atteint à la
joue d'un ulcère toléré depuis plus de quinze années, il se
décida à le détruire par les caustiques ? La cicatrice suivit,
il est vrai, une pareille tentative; mais à peine quelques mois
s'étaient écoulés, que la cicatrice s'ulcéra; en même temps
une fièvre cachectique s'empara de cet homme illustre que
l'École de Montpellier perdit en peu de jours ! N'est-il pas préférable, en des cas pareils, de respecter les ulcères tolérés ?
On peut en dire de même des fistules à l'anus, qui déterminent la tolérance d'une affection tuberculeuse du poumon.
Aussi les médecins réfléchis savent le peu de confiance que
méritent les principes d'une école qui, voyant des organes
isolés, et méconnaissant cette sympathie générale qui constitue un des attributs essentiels de la vie, voudrait nier les
résultats de l'observation, et traiter ces lésions locales sans
s'enquérir de l'individualité vitale. L'homme de l'art sait
que la plaie tolérée doit être parfois respectée; que la fistule est le moyen établi par la nature pour déterminer la
tolérance d'une phthisie mortelle, et il se garde de supprimer,
par une opération inconsidérée, la seule chance de salut ménagée par le dynamisme à une existence sans cesse menacée.

Lorsqu'un exutoire ayant été formé par la nature ou par
l'art, devient une condition de santé ou de vie pour celui
qui porte une maladie grave, l'on doit penser que, cet
exutoire étant toléré, l'économie est disposée de manière à
ce qu'il soit le meilleur moyen de maintenir la tolérance. La

nature se montre si simple et si efficace dans ses efforts,
dans ses mouvements, qu'on n'a rien de mieux à faire que
de l'imiter. Aussi, lorsque des accidents surviennent après
la suppression d'une plaie chronique, d'une dartre ancienne,
d'une fistule supplémentaire, le praticien n'a rien de plus
rationnel et de plus efficace à faire, pour remédier promptement aux désordres menaçants, que de renouveler les exutoires supprimés. C'est ainsi qu'un vésicatoire appliqué sur
la cicatrice d'une plaie aux jambes ou d'une dartre à la
figure, produit la cessation des accidents déjà manifestés
vers la tête, et qu'une apoplexie, une congestion cérébrale
ou toute autre maladie, ont éprouvé une diminution sensible ou une disparition rapide. La suppression brusque ou
intempestive des fièvres essentielles peut même laisser,
dans des viscères abdominaux, des altérations dont on n'obtient la résolution qu'en rappelant la fièvre. « Nous savons,
dit Baumes (1), que lorsque la suppression maladroite d'une
fièvre intermittente ou rémittente aura occasionné des engorgements, des obstructions, ces funestes produits ne sont
quelquefois jamais mieux enlevés que par une rechute de
la fièvre. »

L'expérience démontrant tous les jours que le système
vivant peut tolérer les maladies les plus graves, ou la cessation d'une sécrétion habituelle, si une autre vient à la remplacer, le praticien doit imiter bien souvent cette conduite
du principe conservateur. S'agit-il de détruire une teigne
ancienne, un exutoire placé aux membres ? on pourra établir un travail supplémentaire. Faut-il délivrer un individu
d'une tumeur blanche ou d'un membre atteint d'une maladie ruineuse pour la constitution ? il sera souvent convenable d'employer les mêmes moyens préventifs, surtout si

(1) Ouv. cité, pag. 253.

quelques organes intérieurs sont menacés : c'est ainsi que les femmes, à l'âge critique, ont besoin parfois de semblables exutoires pour conjurer les accidents qui les menacent à cette époque orageuse.

La connaissance de la tolérance requise pour certains actes morbides ou insolites, est souvent nécessaire au médecin appelé à juger de la gravité d'une maladie et des moyens capables de la guérir. Nous avons dit déjà que les enfants sont facilement pris de convulsions très-effrayantes au premier abord, et qui auraient une gravité bien différente s'il s'agissait d'un sujet plus âgé. Certaines personnes adultes, d'un tempérament nerveux et très-irritable, celles surtout en qui domine l'hypocondrie, les femmes à vapeurs, à maux de nerfs, se trouvent facilement en des états spasmodiques capables de jeter dans de vives inquiétudes le médecin peu accoutumé à ces sortes de maladies, mais qu'apprécie à leur réelle valeur celui qui sait combien ces affections nerveuses sont fugaces, combien elles sont tolérées. En d'autres circonstances, ce sont des mouvements étranges, de mauvais aspect, qui prêtent à une maladie légère au fond une apparence de gravité. « On voit des personnes, dit le docteur Ménard (1), dormir la bouche ouverte, grincer des dents pendant leur sommeil, ou, au moindre mouvement de fièvre, être sujettes au délire; de tels signes, toujours fâcheux dans les maladies aiguës, cessent d'avoir la même valeur chez ces mêmes personnes à raison de l'habitude ou de leur disposition particulière. » Parfois ce sont des sécrétions dont la quantité paraît anormale et morbide, et que le praticien serait porté à vouloir modérer, s'il n'était averti, par l'observation, que c'est une véritable condition de santé. Certaines femmes, avons-nous dit, ont des règles dont l'ex-

(1) Élém. de méd. prat., pag. 187.

trême abondance semble en disproportion avec la faiblesse apparente de leur constitution : les menstrues diminuent-elles de quantité ? il survient souvent des accidents graves que le médecin ne pense pas d'abord devoir être attribués à la menstruation , d'ailleurs aussi copieuse que chez la majorité des femmes. Cependant la tolérance d'un flux menstruel considérable est la véritable raison des accidents et le véritable but de la curation : ce n'est qu'en rappelant des règles excessives , que la santé de la malade sera rétablie.

Indépendamment de ces conséquences générales, déduites de la tolérance des actes morbides, le praticien devra observer les diverses circonstances dans lesquelles son malade peut se trouver. L'âge adulte sera pour lui une condition heureuse qui lui donnera beaucoup d'espérance dans les cas les plus difficiles : avec de tels sujets, il pourra espérer de mener à bonne fin les opérations les plus douloureuses.

Avez-vous affaire à deux individus à la vigueur de l'âge, dont l'un habite la campagne dont il exerce les travaux, et l'autre la ville dont il suit les coutumes ? gardez-vous de vous laisser prendre à l'apparence colossale du premier, et de lui croire une résistance bien supérieure à celle du second, tant pour les actes morbides que pour les pertes nécessitées par la maladie. Les émissions sanguines abattent avec promptitude l'homme des champs, alors qu'elles affaiblissent bien moins le citadin. Vous devez donc avoir égard à cette tolérance différente , et ménager avec parcimonie le sang de celui qui paraît faussement en avoir en surabondance. S'il s'agit de juger de la gravité d'une maladie chez ces deux sujets, ne vous fiez point à l'apparence robuste de l'homme de la campagne , car souvent il vous échappera au moment où vous le croirez le moins affecté; le citadin, au contraire, vous offrira une résistance surprenante. Portez enfin un pronostic très-réservé sur les maladies insolites à

certaines époques de la vie, car alors la nature les tolère beaucoup moins et ordinairement d'une manière malheureuse.

CHAPITRE SEPTIÈME.

COURS ET DURÉE DES MALADIES.

—

**Art. Ier. — *De la marche, des périodes, du type et de la termi-
naison des maladies.***

La marche des maladies, selon les organiciens, consiste
dans le mode suivant lequel naissent et se succèdent *les
lésions matérielles qui les constituent* et les symptômes qui
les signalent. Il est difficile de comprendre comment on
peut s'abuser jusqu'à considérer tous les états morbides
comme constitués par des altérations anatomiques. Si l'on
ne pouvait juger de la marche des maladies que par les
changements survenus dans la texture de l'organisation, il
est une foule de lésions morbides dont nous n'aurions aucune
connaissance. Les fièvres essentielles, synergiques ou même
exanthématiques, les névroses diverses, et toute la grande
classe d'affections pathologiques appelées *vitales,* resteraient
inconnues.

Il est, en effet, plusieurs affections qui poursuivent leur
cours destructeur sans se traduire par des phénomènes tranchés, fort sensibles ou constants; telles sont les fièvres larvées
où il n'y a pas plus d'altérations matérielles appréciables,
qu'il n'y a de caractères symptomatiques invariables : les
fièvres exanthématiques poursuivent parfois leur cours sans
exanthème; les névroses ne trouvent pas la raison de leurs
manifestations dans une dégradation matérielle, et n'en con-
tinuent pas moins leur marche. Celle-ci est donc ordinairement indépendante des altérations matérielles qui peuvent

même exister sans se traduire à l'extérieur. Pour apprécier la marche des états morbides, il est donc nécessaire de considérer l'affection elle-même, dans son fond ou son essence, et l'ensemble des symptômes par lesquels elle s'exprime au médecin.

Si nous pouvions pénétrer les changements intérieurs de la nature humaine, sans doute nous saisirions constamment le cours des états pathologiques, et nous le connaîtrions en lui-même et exactement ; mais cette perception nous étant refusée, nous sommes obligés de nous en tenir à l'observation des manifestations fonctionnelles par lesquelles les progrès essentiels des affections pathologiques ou les lésions vitales se traduisent à nous. C'est ainsi que nous distinguons les maladies dont les symptômes se développent et se succèdent avec lenteur et faiblesse, dont la durée tend à se prolonger, et dont la terminaison est le plus souvent incomplète, de celles dont les phénomènes naissent et se suivent avec rapidité, tendent à se terminer en peu de temps et d'une manière complète : aux premières, nous donnons la dénomination d'*aiguës* ; aux secondes, nous réservons la qualification de *chroniques*.

Bien que cette dernière désignation semble être basée sur la considération de la durée des maladies, ce n'est pas cependant d'après le temps que la distinction des affections aiguës et chroniques doit être faite. La nature humaine ne se plie jamais aux lois mathématiques, de sorte que l'on ne peut calculer d'avance à quelle époque un état morbide deviendra chronique. Certains médecins, il est vrai, ont assigné à celui-ci le terme de quarante jours, mais cette appréciation est fautive, car le *caractère* de la marche des affections est la base de la distinction dont nous parlons, et nullement le temps. La même maladie, chez deux individus différents, peut être chronique ou aiguë dès son début : ainsi une ophthalmie, à son commencement, sera fréquemment chronique chez une personne scrofuleuse, et aiguë chez une autre douée d'une forte constitution et sous l'influence d'un état phlogistique; de même un rhumatisme est tantôt chronique dès son début, et tantôt aigu après plusieurs semaines de durée.

Ces deux sortes de marches d'un grand nombre de maladies ne résultent donc ni du temps plus ou moins éloigné de leur invasion, ni du changement organique et sensible du corps humain, mais de la manière faible ou énergique dont les lésions vitales se développent et se manifestent. En général, tous les états morbides sont susceptibles de prendre l'un ou l'autre de ces deux modes de développement; néanmoins certains d'entre eux présentent ordinairement l'un d'eux, ce qui permet de penser que ce dernier entre dans sa nature même. Ainsi l'affection scrofuleuse, les hydropisies, l'affection dartreuse, la chlorose, etc., sont des états pathologiques communément chroniques; tandis que la fièvre typhoïde, le rhumatisme, la variole et les diverses fièvres exanthématiques, ont habituellement une marche aiguë.

Toutefois, lorsque leur durée se prolonge, la plupart des maladies prennent souvent ce dernier mode de progression, et il semble que les forces vitales s'accoutument à la présence de l'affection morbide, ou en ressentent une atteinte moins vive, ce qui les porte moins promptement à manifester une réaction. L'observation démontre, en effet, que la répétition des mêmes actes vitaux amène une sorte d'assuétude de la part de l'économie, qui, fréquemment, englobe dans son mode vital un changement pathologique dont elle forme une fonction indifférente, utile ou indispensable à la persistance de la vie : cette remarque pratique est assez importante pour fixer spécialement notre attention plus loin.

De ce que nous venons d'avancer, il résulte, au point de

vue clinique, que le praticien ne doit pas se guider, pour apprécier la forme aiguë ou chronique, sur les changements matériels, parce que souvent même ils n'existent pas, mais sur le trouble fonctionnel, la nature de l'affection et sa tendance ultérieure. La considération de l'acuité ou de la chronicité conduit à ne pas traiter ces dernières, à leur début, comme aiguës et actives par des moyens très-énergiques; à ne pas s'attacher à faire disparaître seulement les effets ou les phénomènes pathologiques, mais à s'attaquer à l'affection morbide, c'est-à-dire au fond de l'état pathologique. En modifiant, en effet, l'affection scrofuleuse plutôt que ses symptômes, on parviendra plus solidement à triompher des désordres, et l'on obtiendra des guérisons radicales; tandis qu'en considérant la forme aiguë ou chronique seulement dans les altérations matérielles, on bornera à elles les motifs, les indications et les moyens thérapeutiques, ce qui amènera rarement des succès prompts et solides.

Le cours des maladies est loin de s'offrir toujours avec l'ordre dont nos ouvrages dogmatiques nous instruisent; si la plupart des sujets présentent cette succession normale des symptômes, il en est beaucoup d'autres où les phénomènes morbides se développent et se suivent sans régularité apparente : de là, la distinction clinique des affections pathologiques, suivant que leur marche est *régulière* ou *irrégulière*. La goutte, par exemple, a pour marche ordinaire de porter ses effets sur les articulations; mais cet état est souvent troublé, désordonné : de sorte que cette affection frappe les organes internes, et menace le sujet d'une mort imminente. Le devoir du praticien est alors de rétablir la maladie à son cours régulier, en employant tous les moyens pour rappeler la fluxion morbide sur les jointures. Cette remarque pratique s'applique aux rhumatismes, aux affections exanthématiques et à la plupart des lésions pathologiques.

Nous venons de présenter la marche aiguë ou chronique, régulière ou irrégulière, comme ordinaire à beaucoup d'affections; néanmoins plusieurs circonstances apportent des modifications profondes. Ainsi, la constitution robuste du sujet chez lequel les forces radicales persistent dans toute leur plénitude, provoquera fréquemment l'acuité des lésions morbides; tandis que la faiblesse de la constitution imprimera à ces dernières une lenteur habituelle. De même l'âge adulte et la jeunesse, le tempérament sanguin ou bilieux, favoriseront l'activité pathologique; et la vieillesse, le tempérament lymphatique, donneront lieu à la marche chronique dans les mêmes maladies. Les conditions saisonnières sont encore capables d'engendrer des résultats analogues; car, pendant le printemps et l'hiver, on remarque un plus grand nombre de maladies aiguës. « Dans les grandes sécheresses, dit encore Hippocrate (1), règnent les maladies aiguës. Si la plus grande partie de l'année a été de telle ou telle constitution, soyez assuré qu'ordinairement les maladies de cette constitution règneront. »

L'influence des différentes parties de la journée produit aussi des changements dans la marche des affections : au matin, l'activité médicatrice est plus grande, et l'on remarque alors la disparition des œdèmes légers, des sueurs favorables aux maladies aiguës ou chroniques; enfin, les malades goûtent du repos et du sommeil; tandis qu'au moment où le soleil paraît, les malades ressentent des pesanteurs très-grandes, les accroissements de la pléthore, de la chaleur incommode. Si, au milieu du jour, les maladies chroniques prennent souvent un accroissement, c'est sur-

(1) Liv. III, aph. 7.

tout le soir que l'on observera les exacerbations fébriles, les redoublements, les paroxysmes, quelle que soit d'ailleurs l'acuité ou la chronicité du mal. La nuit est encore plus défavorable aux affections graves, car les malades éprouvent alors un surcroît de malaise, des souffrances plus vives : alors le délire a plus spécialement lieu; alors aussi la figure est généralement plus animée, la soif plus intense, le pouls plus accéléré, la chaleur plus considérable, les urines plus colorées. C'est ce que l'on remarque surtout dans les lésions du cœur, des poumons, les phthisies, le rhumatisme, les douleurs syphilitiques, etc.

Le médecin ne doit pas ignorer ces résultats divers, afin de ne pas rapporter à la nature de l'affection elle-même ce qui dépend des influences extérieures. Dans le cours de la maladie se trouve compris le *type* ou la manière dont l'ensemble des symptômes *se reproduisent* à divers temps de l'affection; mais le type ne peut pas être confondu avec la marche, car plusieurs lésions morbides ont un caractère d'acuité ou de chronicité, de régularité ou d'irrégularité, indépendant de la reproduction de leurs phénomènes. Ainsi un rhumatisme aigu ou chronique est susceptible de se présenter sous le *type continu, rémittent* ou *intermittent*, périodique ou non périodique. La confusion que nous signalons et qui est faite par la plupart des écrivains, est d'autant moins excusable qu'il peut en résulter une erreur de thérapeutique.

Si une affection quelconque, en effet, se présente avec le type continu ou rémittent irrégulier, elle nécessitera l'usage de remèdes bien différents que si ses phénomènes se reproduisent périodiquement, c'est-à-dire si l'affection première est sous la dépendance de l'élément périodique. Nous venons de voir combien l'observation de la marche, des périodes et du type des maladies importait au médecin

praticien; il n'a pas moins d'intérêt à savoir les diverses
manières par lesquelles la nature humaine parvient à terminer les affections; car, en connaissant les avantages de
tel mode sur les dangers de tel autre, il est conduit à
faciliter l'un et à combattre l'autre.

La *résolution* des divers engorgements s'opère par la
disparition successive de ses divers caractères, et c'est la
manière la plus généralement favorable à la terminaison
des maladies; si les symptômes cessent brusquement alors
que l'affection n'a point encore manifesté tous ses caractères, ce mode par *délitescence* est, en effet, beaucoup
moins avantageux; car, bien que, dans les inflammations
traumatiques, les brûlures légères, les contusions, elle soit
généralement sans résultats fâcheux, il n'en est pas de
même pour les lésions existant sous la dépendance d'une
affection qui fréquemment s'aggrave alors que la maladie
a pris cette fin. Cela tient à ce que la délitescence annonce
seulement la disparition des symptômes ou des manifestations pathologiques, alors que le fond du mal ou la lésion
des forces vitales n'a pas cessé. Alors aussi ce changement
apparent manifeste une révolution interne, suite de la prostration extrême dans laquelle l'intensité ou la malignité de
l'affection a jeté l'économie, ou bien la faiblesse radicale
de celle-ci, qui manque d'assez de force pour opérer les
divers actes symptomatiques.

C'est aussi en vue du besoin de la fonction pathologique
qu'il faut comprendre l'utilité de *la suppuration*, de *la gangrène*, de *l'induration*, et des différents modes par lesquels
les états morbides peuvent passer. Si parfois il convient de
faire ses efforts pour éviter la formation du pus, d'autres
fois cet acte est avantageux et même nécessaire à la curation solide de l'affection. Ainsi il est avantageux d'empêcher
la pneumonie, par exemple, de parvenir jusqu'à la puru-

lence, tandis que la production d'abcès parotidiens sera à
désirer pour les fièvres typhoïdes, les engorgements chroniques et scrofuleux des ganglions cervicaux, etc. De même,
si la gangrène est une mauvaise terminaison de l'engorgement du foie, de la rate et de la plupart des organes, cependant elle sera fort utile contre la carie, le cancer et la
plupart des lésions organiques graves pour lesquelles l'on
est sans ressources décisives.

Par ces moyens médicateurs, la puissance vivante ramène l'état normal ou la *santé*; trop souvent, cependant,
la violence ou la nature du mal, la faiblesse ou l'impuissance de l'économie, causent une terminaison fatale. *La
mort* peut, en effet, avoir lieu dans toutes les maladies, le
plus souvent d'une manière lente, et parfois d'une manière
subite. Il ne faut pas croire toutefois, avec les organiciens,
qu'en ce dernier cas la cause de la mort réside nécessairement dans les organes centraux qui président aux deux
conditions de la vie, dans le cœur, le poumon ou le cerveau.
La cessation des fonctions de l'une de ces parties s'observe,
il est vrai, dans les morts instantanées; mais on ne saurait
oublier que la lésion de ces organes dépend d'une cause
ou d'une force nécessaire à tout mobile.

L'oubli de cette vérité bien simple a fait considérer de
légères congestions, de faibles infiltrations séreuses, des
phénomènes cadavériques, comme la cause bénévole de
plusieurs de ces cas où les forces de la vie ont cessé brusquement. Sans doute les dégradations profondes des poumons,
du cœur, de l'encéphale, des nerfs, etc., ont produit une
terminaison rapide et fatale; mais n'y a-t-il pas de cas incontestables où le même résultat a eu lieu sans l'existence
d'aucune altération sensible des organes? Nous ne rap-
pellerons pas à cet égard les faits recueillis par Lancisi,
Valsalva, Morgagni, etc., parce que les anatomo-patho-

logistes les plus décidés n'ont pu, de nos jours, nier les exemples offerts à leur propre observation.

D'ailleurs, ceux qui rapportent la syncope mortelle à la cessation des fonctions du cœur par manque d'*action ner-veuse*, invoquent une cause hyperorganique, et l'action nerveuse n'étant pas limitée au cœur, mais étant générale, on ne peut en attribuer le défaut à la lésion dynamique des nerfs isolés de l'organe central de la circulation. Lors même qu'au sein des cavités de cet organe, on rencontre des gaz que l'on veut bien regarder comme cause de la fin subite de la vie, il faut encore remonter à la cause dyna-mique de la production de ces fluides anormaux. Que n'aurions-nous pas à dire de ces cas de mort subite dé-terminés, selon les anatomo-pathologistes, par une sécrétion purulente et superficielle? Ces écrivains prétendent avoir observé plusieurs des méningites purulentes qui avaient amené la mort subite, sans qu'aucun phénomène eût dénoté une inflammation qui donne ordinairement lieu à des symp-tômes caractéristiques : ainsi, voilà la même lésion restée ignorée d'abord, et qui devient tout à coup la cause d'une terminaison fatale.

En vérité, quand on s'abuse jusqu'à ce point, quand on attache une si grande importance à des effets matériels, et qu'on néglige la condition dynamique de l'encéphale ou des autres organes, on est naturellement porté à ne pas même se douter des cas nombreux où la mort arrive par suite d'une lésion de l'ensemble de l'économie vivante. Où se trouve, je vous prie, l'altération d'une partie du corps, chez l'individu tué rapidement par une fièvre pernicieuse, par certains poisons (le professeur Anglada), les virus, les venins, les miasmes, les névroses ; enfin, par toutes les affections où l'agrégat humain est subitement saisi, c'est-à-dire dans son ensemble ? Mais pourquoi nous attacher à démontrer l'évidence !

La puissance vitale ne se borne pas à conduire les maladies fréquemment à leur terme avantageux par des procédés progressifs et lents dont nous avons déjà parlé ; souvent elle se livre à des efforts plus rapides et plus énergiques, dont la terminaison prompte et heureuse de l'affection est la conséquence. L'observation de ces révolutions salutaires spécialement appelées *crises*, doit fixer l'attention du praticien, et nous verrons plus tard comment il doit chercher à saisir ces mouvements curateurs et à les favoriser par tous les moyens de la thérapeutique. Dans toutes les circonstances, aussi éloigné d'une confiance aveugle dans les ressources de la nature, que d'un oubli complet à leur égard, le médecin doit se rappeler les enseignements de l'École hippocratique formulés par l'un de ses plus remarquables représentants : « Certaines maladies, à cause de leur légèreté, sont domptées par la nature, dit le professeur Rondelet (1); d'autres, telles que les tumeurs, le sont par le médecin ; quelques autres sont détruites par la nature aidée du régime, des médicaments et des opérations, ou par l'un de ces moyens. »

Il ne faut pas confondre la marche des maladies avec leurs *périodes* : sans doute celles-ci entrent dans l'ensemble des diverses circonstances présentées par l'affection morbide durant tout son cours ; mais la marche consiste dans le cachet général d'énergie et de tendance définitive de la fonction pathologique pendant presque toute sa durée. La période, au contraire, est un temps, une phase du mal pendant lequel les symptômes naissent et se développent avec un caractère d'intensité et de rapidité qui ne sera bientôt

(1) *Method. curand. morb.*, pag. 873 ; 1592.

plus le même quand l'affection pathologique aura subi une nouvelle modification. Si nous comparons le développement des états morbides à celui de la graine, nous saisirons encore mieux la distinction dont nous parlons. Soumise à l'influence du sol, la graine se gonfle, l'épisperme s'ouvre, les cotylédons participent à cette absorption des matériaux renfermés dans la terre; bientôt après l'embryon s'étend par sa radicule et sa tigelle, de manière à se développer assez pour être capable de puiser seul les aliments dans les milieux où il est plongé; enfin, son évolution est complète; il forme un végétal qui vit, croît et s'éteint.

Voilà plusieurs changements subis par la graine, analogues à ceux de l'affection morbide; voilà plusieurs périodes susceptibles de s'opérer avec plus ou moins d'énergie, de sorte que l'évolution végétale se fera tantôt avec lenteur, et d'autres fois avec rapidité. Il en est de même pour les maladies dont les périodes ont lieu, bien que, pendant presque toute sa durée, l'affection pathologique présente ou de l'acuité ou de la chronicité. Telles sont aussi les raisons cliniques d'après lesquelles les anciens distinguaient, dans le cours des maladies, soit aiguës, soit chroniques, le temps de la *crudité*, de la *coction* et de la *crise*, ou bien, avec Hippocrate, le *commencement*, l'*état* et le *déclin*. Ce n'est pas à la durée absolue et mathématique que l'École hippocratique s'en rapportait pour ces remarques, mais bien aux modifications internes des lésions dynamiques, par lesquelles les états morbides parviennent à leur curation spontanée.

La manière dont ils exprimaient les résultats de leurs observations est indépendante de la vérité clinique elle-même, et la manière d'expliquer un fait n'a jamais changé le fait lui-même. Aussi les résultats pratiques auxquels ils arrivèrent par leur expérience approfondie n'ont point vieilli depuis eux; ils ont été, au contraire, sanctionnés par la véritable médecine de tous les siècles. Il est, en effet, d'observation clinique que les maladies ont, au début, un temps pendant lequel le mal montre de plus en plus ses caractères et son énergie, où l'économie vivante ne peut en arrêter les progrès, ni se livrer efficacement à des actes par lesquels elle en triomphera plus tard. L'École de Cos exprimait ce fait en disant que la lésion interne était dans son activité, et qu'elle n'était pas encore modifiée convenablement par le principe conservateur qui est en nous, par cette *flamme vitale*, ce πνευμα dont la puissance devait plus tard en amener la modification ou la *coction*.

Cette période d'énergie morbide, appelée maintenant *accroissement*, n'est pas, suivant Hippocrate, favorable aux changements curateurs, et l'expérience de tous les temps a démontré, en effet, qu'alors les révolutions heureuses et promptes des maladies sont rares et fort incertaines. C'est sur ce fondement que Galien disait qu'une maladie dans laquelle il se faisait quelque crise avec des signes de crudité subsistante, devait faire craindre une fin funeste, ou du moins un long cours dans la maladie. La pratique a encore appris que la maladie devait, en général, parcourir une autre phase pendant laquelle l'augmentation de l'affection semble s'arrêter où les changements médicateurs se préparent, où la maladie reste avec ses mêmes caractères pendant un certain temps. La tendance de l'économie humaine à déterminer une direction curative est évidente, et ce fait, exprimé dans le langage antique par le mot *coction*, n'est pas moins exact maintenant, et conserve la même valeur pratique.

S'il faut se défier des changements subits et insolites survenant pendant la crudité ou l'accroissement du mal, s'il faut en craindre alors les effets insolites, s'il convient de ne point chercher à provoquer une *perturbation* dange-

reuse en prétendant guérir le mal avant son évolution, il
n'en est pas moins utile de surveiller les tendances de la
nature pendant la période de coction ou d'état, afin de
favoriser ou d'aider la direction salutaire que le dynamisme
va prendre pour arriver à la solution heureuse de l'affection.
Les modifications internes que cette doctrine signale sont
appuyées par l'observation, disons-nous : combien, en effet,
les fièvres exanthématiques seraient-elles plus graves si les
changements vitaux qui amènent les divers caractères extérieurs ne s'opéraient pas ou que d'une manière incomplète ! Que fait le médecin dans le traitement du catarrhe
pulmonaire, des affections catarrhales, des affections typhoïdes, de la variole, de la scarlatine et de la plupart des
états morbides? Cherchera-t-il à les *juguler* dès leur début?
Nous connaissons bien une secte médicale, ressuscitée à
diverses époques, et qui avait de tels principes ; mais
l'expérience malheureuse en a trop souvent fait justice, et
les vrais praticiens de tous les temps l'ont justement repoussée.

Après que la maladie a acquis tous ses caractères, que
le nombre et l'intensité de ses symptômes ont cessé de s'accroître; lorsque cet état a aussi persisté pendant un certain
temps, il se fait d'autres modifications internes annoncées
par la diminution progressive des phénomènes morbides,
dont l'énergie et le nombre diminuent et tendent à s'effacer
d'une façon plus ou moins prompte. Alors, évidemment, il y
a une propension des forces vitales vers la terminaison de
l'affection, et l'économie développe une série de changements dont le but manifeste est la cessation du mal et le
rétablissement de la santé. Les anciens appelaient cette
période *crise*, rapportant ainsi à la puissance médicatrice
les changements heureux qui forment le *déclin* et la *terminaison* de la maladie.

Autant le praticien doit être réservé ordinairement dans les tentatives susceptibles d'apporter une perturbation totale dans le cours de l'état morbide pendant l'accroissement et l'état de la maladie, autant il convient de chercher à provoquer la cessation de l'affection durant la période de la crise ou de la décroissance pathologique. A cette époque, plus qu'à toute autre, les moyens thérapeutiques définitifs sont applicables ; et c'est en suivant la manière dont l'économie se comporte pour terminer spontanément les lésions morbides, que le médecin obtiendra habituellement des succès durables : l'étude de la marche des maladies ne saurait donc être négligée dans la médecine clinique.

Il est un autre temps de la durée des lésions morbides où l'on ne rencontre plus les caractères de la maladie, mais des suites plus ou moins prononcées qui le cèdent à la santé amenée progressivement : c'est *la convalescence*. Considérée généralement comme une période du cours pathologique, la convalescence a cependant pour cachet l'absence des caractères propres à la maladie déjà domptée. Elle présente le peu d'énergie des fonctions principales, l'appauvrissement et l'incertitude des forces vitales. La face et toute la surface du corps sont pâles, le pouls faible et inégal, la chaleur incertaine et déprimée, les digestions laborieuses, la marche pénible, tous les actes enfin lents et peu susceptibles de durée et d'intensité. En même temps le convalescent est très-disposé non-seulement à des rechutes, mais encore à être atteint des maladies épidémiques ou autres dont les causes sont imminentes.

Ce rétablissement d'une santé chancelante est d'autant plus long et plus difficile que l'état morbide a été plus grave de sa nature et de sa violence, que sa durée a été plus prolongée, ses symptômes ou ses effets plus dispendieux, enfin que le traitement a été plus énergique. Ainsi la convalescence est très-pénible à la suite des affections malignes, typhoïdes, miasmatiques, virulentes ; lorsque le malade a éprouvé des pertes de sang, de la suppuration abondante, de la diarrhée rebelle, des sueurs copieuses, des urines considérables, etc. ; quand le médecin a eu recours à des saignées répétées, à des évacuants multiples, à une diète sévère et soutenue, enfin à des médicaments perturbateurs ou à hautes doses.

Ces remarques disent assez les précautions à prendre pour rendre la convalescence moins laborieuse, pour préserver le sujet des rechutes ou de l'invasion des maladies régnantes, enfin pour le choix à faire entre les moyens thérapeutiques, suivant la nature, la durée de la maladie et les forces de l'individu.

Art. II. — *Des crises.*

En lisant les œuvres du Père de la médecine, on reconnaît bientôt qu'il observait et notait avec le plus grand soin les divers mouvements spontanés opérés dans les maladies, et qui amenaient en elles des changements sensibles, parfois même complets. Rien n'échappait à l'œil pénétrant du Vieillard de Cos : ni les modifications insensibles dont la terminaison des affections morbides était le résultat, ni les révolutions promptes, énergiques, qui changeaient rapidement et subitement l'état pathologique : c'est à ces derniers actes de la nature humaine, à ces révolutions spontanées dans les maladies, qu'il donnait le nom de crise. Telle est, en effet, l'idée que l'on en prend, quand on examine attentivement les divers traités sortis de l'École hippocratique. « Assez souvent, dit le professeur Lordat (1), la *nature*

(1) Perpétuité de la médecine, pag. 180.

vivante entreprend la *récorporation* avec un appareil de symptômes graves, pénibles, impétueux, quelquefois redoutables, et sous la forme d'une maladie aiguë. Parmi ces symptômes, il y a presque toujours, à la fin, une évacuation *de ce qui est superflu ou nuisible*, comme dit Hippocrate ; et c'est là ce qu'on nomme *crise*. »

Cette expression s'appliquait non-seulement à la récorporation des cacochymies et des cachexies, mais encore aux changements spontanés et le plus souvent rapides de toutes les maladies. La promptitude de la révolution médicatrice ne s'observait pas toujours : parfois le mouvement s'opérait d'une manière lente, comme le divin Vieillard nous l'apprend dans son *traité des crises*, où il nous dit : « que bien des signes d'une *crise lente*, tendant vers le bien, sont les mêmes que ceux de la santé. » Il avait même remarqué cette lenteur des changements critiques pour certaines affections morbides; car il ajoute : « dans les maladies goutteuses sans inflammation, tout s'y montre comme dans une crise lente qui tend à la guérison; si elles vont à la mort, la crise est d'un jour et une nuit. »

Ces dernières notes, tirées des écrits d'Hippocrate, nous montrent que les crises n'avaient pas toujours une issue heureuse, puisqu'elles pouvaient se terminer par la mort, ainsi que nous l'apprenons encore par le précepte où il est indiqué que les soubresauts dans les mains sont des signes de fièvre très-longue, ou de crises prochaines; *tendant à un état pire, d'ordinaire à la mort.* Il est donc manifeste que les révolutions critiques ne sont pas constamment favorables, que souvent elles aggravent le mal ou amènent une terminaison funeste. C'est qu'en effet, la curation des maladies étant due aux efforts de la nature, les mouvements de cette puissance vivante ne sont pas toujours avantageux, puisque la terminaison par hémorrhagie, sueurs, cicatrisa-

tion, etc., peut se faire quelquefois avec une énergie supérieure aux forces mêmes de l'économie; ou que les éruptions cutanées, les accès fébriles, les secousses morales, ont
lieu parfois d'une manière trop brusque pour la résistance
vitale du malade. Ces changements malheureux n'ont pas
peu contribué à discréditer la doctrine des crises auprès de
certains médecins peu réfléchis; l'inaction dangereuse qu'elle
a pu inspirer à quelques partisans exagérés, a été aussi
l'occasion de récriminations de la plupart des systématiques,
qui, à diverses époques, ont tenté de renverser un pareil
dogme, si peu en rapport avec leurs idées favorites. Asclépiade, dans les temps anciens, se fit surtout remarquer
par son acharnement contre la doctrine des crises, comme
contre tous les enseignements de l'École de Cos. Thessalus,
Thémison et d'autres systématiques de l'antiquité, ont trouvé
de modernes et zélés imitateurs, parmi lesquels on reconnaît
Van-Helmont, Chirac, Brown et quelques autres médecins
distingués. Remarquez que presque tous ces antagonistes
de la doctrine des crises sont des novateurs, préoccupés de
leurs théories, en faveur desquelles aucun sacrifice ne devait
leur coûter. Mais aussi, d'un autre côté, comptez les défenseurs du dogme antique, et vous y trouverez Galien,
Arnauld de Villeneuve, Hoffmann, Sthall, Sauvages, Stoll,
Boërhaave, Barthez, Pinel, etc., c'est-à-dire la plupart des
grands praticiens de tous les temps.

En supposant donc qu'il y eût de l'exagération dans la
doctrine des crises, telle que les anciens nous l'ont enseignée, peut-on douter, en présence de ce nombre im-
posant d'autorités de tous les temps, qu'elle ne renferme
aussi de grandes vérités? Cependant, dans ces dernières
années même, nous avons vu les disciples d'une théorie
fameuse rejeter les principes des crises par des raisons du

genre de celles-ci : « si la théorie des crises, disent-ils (1), était conforme aux faits, personne ne se serait élevé contre elle; tandis que, depuis la renaissance des lettres et des sciences, en Europe, elle est attaquée chaque jour avec plus d'ardeur et de succès. Elle a été l'origine d'une des erreurs les plus dangereuses en thérapeutique. C'est elle, en effet, qui a conduit à l'expectation, qui a fait croire que, dans les maladies aiguës, le médecin devait se borner à observer et à attendre, oubliant ainsi qu'il est appelé près du malade pour le guérir et non pour le contempler. »

En écrivant ces lignes, ces médecins ont sans doute oublié que l'esprit humain a été conduit jusqu'à mettre en doute l'existence de l'homme! Ils n'ignorent pas non plus que les rhéteurs d'Athènes faisaient profession de prouver également le juste et l'injuste, la vérité et le mensonge ; qu'il n'y a pas enfin de vérités morales, intellectuelles ou physiques, qui n'aient trouvé de chauds et d'habiles contradicteurs. Et de ce que la doctrine des crises a conduit certains praticiens à un excès blâmable, il n'est pas logique de vouloir condamner cette doctrine elle-même : ce serait prononcer l'arrêt des principes de la théorie que l'on aurait soi-même embrassée.

Il faut bien se persuader d'abord des difficultés que présente l'étude clinique des crises; le Père de la médecine a eu soin de nous en instruire, car il nous dit, dans ses *pronostics* : que, reconnaître d'abord quelle sera la crise des maladies d'une longue période, *est une chose très-difficile; méditez*, ajoute-t-il, sur ce qui se passe depuis les premiers jours, et depuis chaque espace de quatre jours, c'est le moyen de découvrir comment elles finiront. L'observation clinique n'est pas, en effet, une œuvre aisée, ni à la portée

(1) Dictionnaire abrégé des sciences médicales.

de toutes les intelligences; voilà pourquoi, sans doute, la
foule de médecins peu attentifs ou peu expérimentés pré-
fèrent embrasser des principes plus faciles et contraires, ou
du moins rester dans un doute commode, que de vérifier
longuement et péniblement les hautes vérités de la science
médicale. Hippocrate semble avoir voulu nous signaler cette
faiblesse de l'esprit humain, en écrivant à la tête de ses
immortels aphorismes : l'art est long, la vie est courte,
l'occasion passe vite, l'épreuve est trompeuse, le jugement
difficile.

Il ne faut pas confondre les caractères plus ou moins
sensibles des crises avec les crises elles-mêmes; car souvent celles-ci ont lieu sans aucune excrétion et sans phénomènes insolites bien tranchés, à part la modification ordinairement subite qui survient dans l'état morbide. C'est
pour cela que l'on a distingué des *crises avec ou sans matières*; c'est pour cela aussi que les changements critiques
ont été souvent méconnus. Or, quand on comprend que la
révolution salutaire s'exécute à l'intérieur de l'économie
avant de se manifester au médecin; d'un autre côté, lorsque l'on n'ignore pas que c'est la nature qui guérit, on ne
tarde pas à se convaincre que les révolutions intérieures
sont précisément les moyens employés par la puissance
médicatrice pour arriver à un changement favorable ou à
une terminaison fréquemment heureuse du mal.

Il est impossible, en effet, de ne pas sentir que les maladies sont guéries par le travail de l'économie elle-même;
car il ne peut venir à l'esprit d'aucun praticien de supposer, par exemple, que ce sont les topiques qui *engendrent* la cicatrice, les appareils qui créent le cal autour
des fractures, les saignées qui enlèvent les hépatisations
pulmonaires, etc. Ces moyens aident sans doute les forces
vitales sans cesse disposées à rétablir l'ordre; mais ils ne

sont pas la source essentielle de la guérison. Si la curation des affections morbides est l'œuvre de la nature humaine, il n'est pas moins évident que souvent cette curation arrive au moment où le malade et le médecin s'y attendent le moins, et d'une manière bien plus prompte qu'on ne l'osait espérer, ou enfin par un mode de changement que, dans beaucoup de cas, il était difficile de prévoir.

Si tel est le résultat de l'observation clinique, l'existence des crises ne saurait faire l'objet de la moindre contestation : or, c'est ce qu'il nous est permis de démontrer par l'expérience de tous les temps. Pendant le cours des fièvres catarrhales muqueuses ou bilieuses, il n'est pas rare de remarquer un ensemble de mouvements salutaires dont le but manifeste est l'accroissement de la sueur, alors même que les moyens thérapeutiques n'avaient pu parvenir à dompter l'affection morbide. Ainsi se terminèrent heureusement les fièvres putrides dont Fracastor observa une épidémie qui fut meurtrière, dans les cas surtout où les révolutions spontanées n'avaient point cette tendance. Il est, du reste, de notion vulgaire que la plupart des maladies dont la suppression de la transpiration est la cause principale, se trouvent profondément améliorées et souvent même guéries complètement par un mouvement interne dont une abondante sueur est le caractère dominant. Nous ne prétendons pas cependant que l'excrétion salutaire doive nécessairement être copieuse; car ce n'est pas par la quantité variable de la matière expulsée que la modification a lieu. « Ne jugez point des évacuations par leur quantité, dit Hippocrate (1). » La sueur est un effet de la crise, mais n'en est pas la cause : la véritable crise est le changement intérieur dont la manifestation peut s'opérer de manières très-diverses.

(1) Aphorisme 23.

Les affections catarrhales sont jugées favorablement au moyen d'un mouvement vers la peau. Ce ne sont pas seulement les états morbides, dont la suppression de la transpiration cutanée est la cause déterminante, qui sont améliorés ou domptés au moyen de cette même modification interne ; les névroses, les fièvres diverses, enfin la plupart des affections pathologiques, sont susceptibles d'obtenir la même solution. Ainsi Dumas rapporte (1) l'histoire d'un homme sujet à des accès d'asthme aussi violents que multipliés. Six mois s'étaient écoulés dans cet état morbide rebelle aux moyens les plus énergiques et les plus variés, lorsqu'une des attaques se termina par des sueurs et des urines copieuses : alors les accès cessèrent pendant deux semaines, au bout desquelles la même révolution spontanée se reproduisit plusieurs fois, mais en diminuant d'intensité. Enfin, une nouvelle attaque, suivie des mêmes excrétions, amena la curation d'une névrose aussi opiniâtre. Nous voyons de même les accès des fièvres paludéennes se terminer par des sueurs, indice de l'effort conservateur par lequel la nature met fin à la reproduction morbide : les accès de rhumatisme, de goutte, d'hystérie, etc., nous offrent encore des exemples analogues.

Parfois les sueurs présentent des caractères particuliers bien propres à montrer la tendance curatrice des efforts de la vitalité ; on remarque, dans le liquide de la sueur, des matières terreuses, comme Bartholin en trouva chez un individu dont les accès de goutte se terminaient par cette espèce d'évacuation critique. Borel a vu des sueurs vertes ; Fabrice de Hilden en a rencontré de safranées ; Doleus en a remarqué des bleues, et Olaus Borichius en a noté de couleur noire ; enfin, on a observé des sueurs de

(1) Maladies chroniques, pag. 123.

sang, et l'on ne peut douter de cette espèce de crise cutanée quand elle est attestée par Fernel, Rondelet, Berthe, Lombard, et tout récemment par des praticiens recommandables qui en ont publié des faits dans les journaux.

Les mouvements spontanés et critiques dont la sueur est le caractère apparent, sont bien sous la dépendance d'une révolution interne de l'économie entière, mais s'annoncent ou se dessinent par plusieurs autres phénomènes, parmi lesquels on compte d'abord une concentration générale, accompagnée de frissons irréguliers auxquels succède bientôt une chaleur très-sensible; le pouls mou et ondulent, selon Galien, et inégal et souple, selon Bordeu; enfin, la suppression de l'urine, qui est rendue ensuite rouge et épaisse. Tel est l'état auquel Barthez et le professeur Lordat ont donné le nom de fièvre synergique. Ajoutons que les sueurs critiques n'ont pas besoin d'être générales, car elles peuvent se montrer sur le cou, la face, la poitrine ou toute autre partie, sans en être moins, quelquefois, les indices d'un changement heureux dans l'état morbide.

La sécrétion urinaire se lie si étroitement avec celle de la peau, que la nature manifeste fréquemment ses révolutions internes indifféremment par l'une ou par l'autre, et que, fréquemment aussi, les deux excrétions ont lieu en même temps. On a beaucoup écrit touchant le rôle des urines en pathologie, et ici, comme en toutes autres choses, on a exagéré le bien et dépassé la vérité. Néanmoins l'observation atteste que plusieurs hydropiques ont vu disparaître leurs maladies par suite d'une évacuation abondante d'urine, comme Baillou et Hoffmann en rapportent des exemples (1). Les praticiens en sont tellement convaincus, qu'ils cherchent, par les diurétiques, à pro-

(1) Baillou, *épid.*, etc., liv. 1, 6; Hoffmann, *oper. omn.*, I, 410.

voquer cette excrétion dont la nature se sert souvent pour opérer une solution spontanée et salutaire. Consultez les personnes hystériques, goutteuses, rhumatisantes, et elles vous diront combien l'apparition d'une urine abondante ou chargée apporte d'amélioration dans leurs maladies, et avec quelle certitude elle annonce la cessation des accès morbides.

Aussi, pendant le cours de ces affections pathologiques, le médecin éclairé ne manque pas de maintenir et d'exciter toutes les sécrétions, dans l'espoir de pousser la puissance vivante à un mouvement critique vers l'une d'elles. « C'est une condition utile, dans le traitement des maladies nerveuses, dit le professeur Dumas (1), que toutes les excrétions naturelles soient libres, que leur quantité respective soit proportionnellement augmentée, et qu'elles donnent lieu de temps en temps à de petites évacuations qui rompent le spasme et préviennent la concentration des forces sur les parties où les spasmes étaient fixés. Mais cette liberté des excrétions naturelles, et les évacuations légères qui en sont le résultat, peuvent devenir, par un mouvement spontané, la crise la plus favorable de ces maladies. »

Les évacuations alvines peuvent, dans certains cas, être la voie favorable par laquelle la nature termine son effort médicateur. Au rapport de Storck, un enfant fut délivré, à la faveur de selles critiques, d'une anasarque et d'une ascite dont rien n'avait encore pu triompher. Le célèbre Morgagni (2) parle d'un jeune homme que rien ne pouvait délivrer d'une manie compliquée de fièvre rémittente et d'anasarque : la nature, ajoute l'auteur, fournit le moyen que j'avais désiré ; car, plusieurs évacuations alvines de

(1) Ouv. cité, pag. 125.
(2) Anat. méd., 8me lettre.

nature bilieuse ayant eu lieu, le reste de la manie se dissipa bientôt, ainsi que l'imminence d'une nouvelle maladie.

Pour produire ces changements intérieurs qui amènent la terminaison des affections morbides, la puissance vitale a besoin de s'y préparer pendant un certain temps. Le plus souvent, ces révolutions critiques doivent être amenées par une série de modifications nécessaires. Cette vérité, basée sur l'observation, rendait les anciens peu confiants dans les changements rapides opérés au début des maladies; ils les regardaient, en général, comme fâcheux, et se gardaient bien, par consequent, de les provoquer. Ce premier temps du mal ou de crudité est, en effet, peu favorable, pour l'ordinaire, aux révolutions critiques; de sorte que le praticien ne doit pas généralement se livrer à des perturbations profondes pendant cette époque de la maladie. Les grands médecins de tous les temps ont confirmé ces principes en les soumettant toujours à l'expérience. « Quoique j'aie souvent vu, écrit Huxham (1), des diarrhées critiques dans l'état de déclin des fièvres malignes, je les ai trouvées constamment préjudiciables au commencement, surtout lorsque les déjections ont été liquides, séreuses et très-abondantes. »

Les voies d'excrétions physiologiques ne sont pas les seules par où se manifestent principalement les crises; toutes les surfaces du corps, tous les points des muqueuses peuvent présenter des phénomènes critiques; et, à part les humeurs, les urines, les selles, les larmes, etc., on remarque encore, comme caractère des solutions morbides, les hémorrhagies diverses, les abcès, les éruptions et une foule d'autres accidents le plus souvent d'un heureux augure. Tous les médecins expérimentés ont observé des

(1) Essais sur les fièvres, chap. VIII.

24.

écoulements sanguins dont la terminaison ou l'amélioration
de différentes maladies étaient la conséquence manifeste.
« Methon, dit Hippocrate (1), fut atteint de la fièvre accompagnée de souffrances et de pesanteur aux reins : le
troisième jour, il y eut de la pesanteur de tête; le quatrième,
aggravation des phénomènes morbides, bientôt suivie d'é-
pistaxis par la narine gauche, et le mal fut jugé. Dans
les fièvres ardentes, dit encore le divin Vieillard (2), les
hémorrhagies du nez qui coulèrent en temps convenable et
abondamment furent toutes salutaires. » On sait combien
Galien acquit de réputation, à Rome, en annonçant un
épistaxis critique. Cette prévision remarquable du médecin
de Pergame n'était pas une pure coïncidence qui mériterait au moins la qualification de témérité; elle fut le résultat
de l'observation attentive des terminaisons pathologiques,
de la connaissance des préceptes hippocratiques, et des signes précurseurs des hémorrhagies nasales. Celles-ci se
trouvent, en effet, ordinairement précédées par un frisson
général, le refroidissement des membres inférieurs, de la
chaleur, du prurit à la région nasale, où se montre une
rougeur insolite; enfin, par des bouffées de chaleur, des
tintements d'oreilles; la vue de corpuscules rougeâtres, le
trouble de l'intelligence, et un pouls bipulsant ou dicrote.

La pituitaire n'est pas le seul endroit par où l'hémorrhagie
critique peut s'opérer : dans ses recherches sur le pouls,
Bordeu annonce que le pouls rebondissant, beaucoup plus
sensible d'un côté, est le signe d'une hémorrhagie auriculaire, précédée aussi par la plupart des phénomènes
précédemment indiqués. Une hémoptysie copieuse soulagea
un malade atteint d'un engorgement splénique, au rapport

(1) Maladies épidémiques, liv. I, observ. 7.
(2) *Ibid.*, pag. 33.

de Bartholin. Une migraine cessa à la suite d'une hémorrhagie intestinale, chez une personne traitée par Fabrice
de Hilden. Combien de fois n'a-t-on pas vu le retour extraordinaire des menstrues amener la terminaison des fluxions
de poitrine, comme on en peut lire encore des exemples
dans les observations transmises par le Vieillard de Cos?
La femme de Thasos fut ainsi guérie d'une fièvre violente;
la vierge de Larissa eut le même avantage.

Les hémorrhagies critiques se font aussi par le rectum,
et Stoll regardait le flux hémorrhoïdal comme le plus habituellement critique des maladies chroniques et rebelles.
Les névroses peuvent être jugées à la faveur de cette même
fluxion, ainsi que Baglivi nous l'apprend. Certaines fièvres
inflammatoires reconnaissent la même cause de terminaison,
comme Storck l'a remarqué. Un autre fait d'observation,
c'est que la tendance aux fluxions sanguines est parfois
suffisante, car l'on a vu l'*effort hémorrhagique* seul déterminer la disparition de certaines affections morbides.

Les révolutions spontanées de l'économie vivante se manifestent quelquefois par des éruptions cutanées dont l'apparition rassure le clinicien attentif : le vulgaire lui-même ne
méconnaît pas la valeur des boutons formés autour des
lèvres; et, loin d'y voir un accident fâcheux, il en augure
avec raison la terminaison de l'état pathologique. L'observation clinique confirme ces principes du sens commun : elle
apprend, en outre, l'influence bienfaisante des exanthèmes
dans les fièvres éruptives, qui ont une issue ordinairement
heureuse quand l'éruption s'opère convenablement; tandis
qu'elles sont le plus souvent fatales dans le cas contraire.
Les praticiens de tous les temps se sont aperçus que l'érysipèle fournit un signe favorable pour la plupart des affections
bilieuses ou muqueuses. Tous les jours on a lieu de se convaincre que beaucoup de maladies des enfants se jugent

fréquemment par des croûtes à la tête ou à la face, avec lesquelles seulement la santé de ces jeunes sujets est susceptible de se maintenir.

Hippocrate nous apprend que les parotides nous présentent les signes de la solution heureuse de beaucoup d'affections putrides ou de fièvres ardentes ; le professeur Ranchin note souvent les *bubons* rapides comme précurseurs de la terminaison inattendue de la peste ; Desgenettes et Larrey ont fait la même remarque. Si nous voulions mentionner en ce moment les principaux cas d'*abcès* critiques, nous serions entraîné dans des longueurs trop considérables : qu'il nous suffise de signaler les cas de pleurésie où Stoll a remarqué ce mode de curation spontanée ; ceux de maladies aiguës où Sarcone, Rœderer, Wagler, ont fait la même observation ; chacun de ces modes critiques ayant des phénomènes propres à en permettre la prévision. Ainsi on voit l'engorgement des parotides s'annoncer par un léger frisson, de la céphalalgie vive, l'assoupissement, le tintement d'oreille, la gêne de la respiration ; après quoi apparaît bientôt une tumeur grosse et luisante au-devant de l'oreille. Les signes se montrent à peu près les mêmes pour les abcès ; mais il ne faut pas confondre les actes critiques avec ceux qui appartiennent à la constitution de l'affection morbide elle-même. « L'adjectif critique, selon le professeur Charles Le Roy (1), employé en parlant d'une évacuation, d'un dépôt, d'une éruption, les caractérise salutaires et contribuant efficacement à l'heureuse terminaison de la maladie. On dit qu'une évacuation est symptomatique, lorsqu'elle ne contribue ni à guérir, ni même à diminuer la maladie. »

Les révolutions internes dont la curation des maladies peut devenir la conséquence, ne se manifestent pas ex-

(1) Du pronostic dans les maladies aiguës, pag. 40.

clusivement à la faveur d'excrétions normales ou anormales; car quelquefois on ne remarque aucun de ces caractères. Hippocrate a signalé la fièvre critique en plusieurs circonstances, et, depuis, un grand nombre d'autres médecins ont pu l'observer assez souvent. Bartholin cite l'histoire d'une fille dont l'épilepsie fut jugée par une fièvre prolongée. Pujol a beaucoup insisté sur l'avantage de cette même révolution fébrile dans les affections anciennes et opiniâtres; et les professeurs Dumas et Fages se sont efforcés de prouver cette vérité dans une foule de cas morbides les plus divers. « Mon Dieu! que ne puis-je lui donner la fièvre! ». s'écria Fernel au lit d'un roi de France.

Dans certaines circonstances, des affections morbides spasmodiques, des fièvres rebelles, ont été jugées à la suite d'un accès convulsif plus ou moins violent. D'autres fois c'est une secousse morale qui est la cause de la terminaison rapide des maladies les plus variées, et l'on a pu voir la manie et l'aliénation mentale disparaître après un accident de cette nature : tantôt c'est un sommeil prolongé qui détermine le même résultat, comme Double nous l'apprend. Parmi les changements critiques de cet ordre, on compte encore les révolutions des âges; et ce n'est pas sans raison, car fréquemment l'on observe la disparition des maladies de l'enfance au moment de la puberté. Les praticiens savent très-bien l'importance que l'on doit attacher aux modifications spontanées amenées par le développement de la vie génératrice : les maladies scrofuleuses, les croûtes, les teignes, la disposition aux éruptions diverses, et la faiblesse constitutionnelle, sont fréquemment améliorées ou détruites par les changements profonds dont l'économie est l'objet à cette époque de la vie.

Les révolutions naturelles qui amènent l'âge adulte sont aussi la cause de la curation de plusieurs affections morbides, de prédispositions et de diathèses évidentes : plusieurs des membres d'une famille décimée par la phthisie, ont pu échapper au fléau héréditaire, lorsqu'ils sont parvenus à cette époque de leur existence, comme Bordeu, Dumas, Sydenham nous l'apprennent. Il n'en est pas de même de la vieillesse, car on remarque souvent alors la reproduction de certaines maladies suspendues depuis l'enfance, et les prédispositions ou les diathèses héréditaires se découvrent alors avec plus de violence que jamais : on sait, en effet, combien de femmes sont atteintes de cancer vers l'âge de retour ; de même que cette maladie se manifeste chez l'homme vers la même époque.

Nous venons d'exposer rapidement la plupart des mouvements critiques ; nous avons apporté à l'appui une série de preuves et d'exemples tirés des praticiens le plus justement estimés ; c'est, en effet, la meilleure manière, à ce qu'il nous a paru, de démontrer la vérité, que de faire voir l'accord des observateurs les plus célèbres, et appartenant à des écoles différentes, de ces hommes, enfin, qui peuvent répondre aux théoriciens comme autrefois un médecin judicieux : *j'ai oublié mes livres, mais je l'ai souvent observé.* Une autre remarque pratique reste à constater avant d'examiner la valeur des faits observés, et les objections adressées à la doctrine des crises : il s'agit de l'influence des saisons et des climats sur la formation des mouvements critiques.

Duret a noté, comme les anciens, qu'au printemps et en été, lorsque l'atmosphère est sèche, les hémorrhagies sont les caractères ordinaires des efforts critiques, surtout chez les personnes jeunes. Baillou signale l'été humide comme favorable aux crises, par les sueurs, chez les sujets robustes, atteints de fièvres rémittentes ou inflammatoires. Van-Swieten a observé des diarrhées critiques, en automne, chez les adultes d'un tempérament bilieux, dans les affections présentant des exacerbations, et qui ont été précédées de frissons. Tandis qu'en hiver, l'on observe plus souvent des guérisons spontanées produites à la faveur des urines chargées de mucosités, surtout chez les individus lymphatiques. Dans les climats froids, les mouvements critiques sont considérablement ralentis; ils le sont aussi dans les climats tempérés, mais un peu moins que dans les premiers; tandis que, dans les pays chauds, leur énergie se trouve accrue; et la solution des maladies semble être amenée par des actes plus violents et d'une régularité mieux prononcée. La durée des mouvements critiques peut beaucoup varier : souvent très-courts, d'autres fois ils se prolongent pendant plusieurs jours de suite, ou bien se reproduisent à des intervalles rapprochés, et sous la forme d'exacerbation ou d'accès.

Nous avons dit déjà que tous les mouvements critiques ne sont pas favorables ni également avantageux; et, à propos de cela, nous pouvons ajouter ici que l'opportunité est peut-être plus importante que la révolution elle-même : il s'en faut bien, en effet, que les mêmes phénomènes observés en des circonstances différentes aient une même valeur; ce qu'il est de la plus haute utilité pratique de savoir apprécier. J'en reviens encore à Hippocrate, à qui rien ne paraît avoir échappé : dans ses livres *sur les crises, les pronostics, etc.*, il nous enseigne à regarder l'épistaxis comme généralement favorable, pourvu qu'il n'y ait pas une prostration considérable, ni des convulsions, des syncopes et des sueurs. Si les hémorrhagies bronchiques, gastriques et intestinales, sont souvent d'un bon augure, elles peuvent aussi amener une aggravation de la maladie, ou ne la juger que fort incomplètement.

Le flux menstruel ou hémorrhoïdal annonce un changement ordinairement favorable; et Sthal ajoutait la plus

grande confiance à ce dernier. On doit tirer un heureux
pronostic des pneumonies, lorsqu'on remarque les crachats
épais, jaunâtres ou cuits, comme le disaient les anciens.
Il ne faut pas confondre cette expectoration avec celle qu'on
nomme rouillée ou sanguinolente, qui a lieu dans les premiers
temps de la maladie, ainsi que certains écrivains l'ont fait.
Sennert avait constaté que, pendant le cours de la plupart
des affections morbides, les diarrhées passagères, copieuses,
homogènes, jaunâtres, sont des signes avantageux; tandis
que les vomissements sont généralement moins favorables.
Si une chaleur douce et générale précède l'apparition des
sueurs, tirez-en un présage heureux. Il en est de même
d'une salivation abondante, comme Sydenham surtout eut
lieu de le constater pendant plusieurs épidémies. Selon le
Père de la médecine, l'engorgement des testicules ou des
parotides est d'un assez bon augure dans les affections
adynamiques ou pestilentielles parvenues à leur état ou
coction; ce que, du reste, plusieurs praticiens modernes
ont reconnu maintes fois. Cette époque de la maladie donne
encore de la valeur aux divers abcès ou aux différentes
éruptions cutanées, car elles deviennent vraiment critiques
ou favorables si elles se manifestent dans les dernières
périodes; tandis qu'on doit en retirer un pronostic moins
avantageux quand elles se montrent dès le début du mal.

Tout ce que nous pourrions ajouter ici, touchant les résultats de l'expérience clinique, sur la valeur des mouvements
critiques, aboutirait à démontrer cette vérité, déjà énoncée
plus haut, que la maladie est une fonction pathologique,
ayant besoin de poursuivre son cours selon les lois naturelles :
l'on doit suivre et non contrarier ceux-ci; et pour que la
curation s'opère, l'économie a besoin de s'y préparer, ou,
en d'autres termes, il faut qu'il y ait opportunité. Signalons
maintenant les applications immédiatement pratiques des
principes que nous venons de développer.

La connaissance des crises se lie à celle de la puissance de la nature pour la guérison des affections morbides, et il est de la plus haute importance que le médecin se pénètre de ce principe, sans quoi il se livrerait à cette thérapeutique turbulente sans cesse occupée à substituer les actions artificielles à la place de tous les actes naturels; sans cesse portée à arrêter la marche des maladies, en regardant toute espèce de phénomènes comme dangereux et sans destination ou sans aucun but. En se livrant à cette médecine vicieusement agissante, il s'efforcerait, par exemple, de faire cesser ou disparaître l'éruption variolique ou tout autre exanthème par des moyens intempestifs qui deviennent cause de mort, ou toujours, au moins, la source de dangers considérables. Dans cette pratique, poussé par l'impatience, on veut arrêter les accès morbides au moyen de saignées copieuses, de vomitifs puissants ou d'autres effets violents qui sont, comme on le dit vulgairement, un *jeu à quitte ou double*. L'expérience a d'ailleurs démontré, malheureusement trop de fois, combien cette thérapeutique des Willis, des Botal, avait des résultats fâcheux.

Il n'en est pas moins d'une nécessité pratique la plus immédiate, de respecter et d'aider surtout les révolutions critiques; car ce sont elles qui jugent le mieux, et le plus vite, une foule de maladies rebelles. Il serait, par exemple, de la plus grande absurdité et de la plus grave erreur, de vouloir combattre les sueurs, dont la curation des pleurésies, des fièvres catarrhales et d'un bon nombre d'autres affections morbides, sont la rapide conséquence. Ne serait-il pas également pernicieux au rétablissement du malade, de considérer les mouvements critiques qui s'opèrent par les urines, les parotides, ou par les abcès, les selles, etc., comme des actes complètement morbides? Néanmoins, ceux qui méconnaissent les efforts médicateurs de la nature, croient devoir combattre constamment tous les phénomènes développés pendant le cours de chaque affection pathologique.

Mais les conséquences rigoureusement pratiques que nous avons indiquées découlent si naturellement de l'observation clinique, que les antagonistes les plus ardents de la doctrine des crises s'y conformaient, dans certains cas, malgré eux-mêmes, et en dépit de leurs principes systématiques. « Le fougueux Chirac, formé dans notre École, écrit le professeur Bérard (1), n'avait pas osé renoncer formellement à la doctrine des crises, et, à certains jours, il suspendait l'action de sa médecine turbulente. » Hommage rendu à la vérité par l'erreur elle-même !

De quoi n'est pas capable l'esprit de système? il aveugle les têtes les mieux organisées, fausse le jugement le plus droit d'ailleurs, et peut porter même jusqu'à nier l'entière évidence. Il n'est donc pas étonnant, comme, du reste, nous l'avons annoncé précédemment, que les principes thérapeutiques que nous venons de montrer aient été bien souvent contestés et torturés de mille manières ; mais ce qui est en leur faveur, c'est qu'ils ont toujours survécu aux attaques. Pour signaler rapidement le peu de fondement des objections élevées contre la doctrine des crises, nous nous contenterons seulement d'examiner les écrits de deux médecins justement estimés, et qui, du reste, sont considérés comme les antagonistes les plus puissants parmi les modernes : nous voulons parler de Chirac et Broussais. « Parce que les hémorrhagies par les vomissements, par le nez, par les selles, par les urines, dit le premier de ces écrivains (2), supposent un engorgement extraordinaire des vaisseaux du cerveau, de l'estomac, des intestins et des

(1) Doctrine médicale, etc., pag. 34.
(2) Traité des fièvres malignes, tom. I, pag. 321 ; Montp., 1694.

reins qui les fait crever..... Il s'ensuit que toutes sortes d'hémorrhagies par les selles et par les urines seront des signes funestes, et qu'ils ne seront pas de meilleur augure dans les femmes, soit que les pertes de sang arrivent dans le temps de leur purgation ou en tout autre temps. »

En parcourant les œuvres hippocratiques, il nous serait facile de montrer que la médecine antique est entièrement opposée à ces assertions : nous verrions (1) l'histoire d'une fille guérie de fièvre ardente à la faveur d'une hémorrhagie critique; une femme de Thasos (2) guérie par des menstrues abondantes ; plus loin (3), la vierge de Larissa, dont la curation eut lieu par la même voie, etc. Combien ne pourrions-nous pas apporter des preuves, si nous voulions signaler les écrits de Forestus, de Fabrice de Hilden, de Bartholin, d'Hoffmann, de Boërhaave, de Baglivi, etc.? Mais ce n'est pas seulement en invoquant des autorités recommandables que nous voulons parvenir à convaincre les hommes consciencieux, et à démontrer la fausseté des principes dont Chirac était imbu; mais encore par l'observation clinique et le raisonnement.

Un vice capital a dicté l'opinion que nous combattons, et se trouve dans l'étude restreinte et exclusivement locale des phénomènes critiques. Quant aux hémorrhagies, comme pour tous les autres effets des crises, les antagonistes de celles-ci n'ont, en effet, voulu considérer que les modifications sensibles extérieures, les changements matériels survenus dans les excrétions ou dans les différentes fonctions physiologiques. Toujours absorbés par l'idée exclusive de ces phénomènes, ils ont constamment oublié ou mé-

(1) Des épidémies, liv. III, sect. 3, observ. 7.
(2) Chap. III, observ. 11.
(3) Chap. III, observ. 12.

connu les révolutions internes, dont ces derniers ne sont
que les caractères, ou les résultats variables. Ces changements intérieurs forment cependant la véritable crise ; c'est
seulement cette révolution, opérée au sein de l'économie
vivante, qui constitue la source réelle et la raison essentielle
des manifestations critiques, et, en particulier, de la modification ordinairement favorable de l'état morbide : oublier
la partie fondamentale du travail médicateur, c'est se montrer observateur superficiel et sans réflexion.

Nous l'avons déjà dit, les mêmes excrétions critiques
peuvent être heureuses ou malheureuses, selon la disposition de l'économie vivante. Les mêmes phénomènes sont
tantôt avantageux et tantôt fâcheux, suivant que l'état de
l'affection pathologique le comporte, et suivant aussi la
disposition des forces de la nature humaine. C'est donc à
de pareilles causes de variation qu'il faut remonter pour
apprécier les changements extérieurs. Il en est d'ailleurs,
des excrétions et des manifestations critiques, comme de
tous les symptômes et de tous les phénomènes qui se
montrent pendant le cours des maladies : c'est vers la cause
présumable qu'il faut porter son attention, et aucun d'eux
ne saurait avoir une valeur constante et invariable, mais
bien en rapport avec l'état actuel du malade et de la maladie.

Cette remarque, essentiellement pratique, nous rend
compte de la différence des résultats amenés dans les affections morbides par les excrétions provoquées par l'art,
et celles dont la révolution interne et spontanée se trouve
l'origine : celles-ci sont ordinairement l'annonce d'une curation, tandis que celles-là ont en général de rares succès.
« Une hémorrhagie, ou toute autre évacuation critique ou
symptomatique, ajoute judicieusement Bordeu (1), ménagée

(1) OEuvres, tom. I, pag. 234.

par la nature, a des effets bien différents de ceux qu'elle produit lorsqu'elle est due à l'art : quelques gouttes de sang qui se videront par les narines, par l'une des deux de préférence, quelques crachats, trois ou quatre croûtes. sur les lèvres, très-peu de sédiment dans les urines ; ces évacuations, qui semblent dépourvues de conséquence, feront beaucoup d'effet, et auront un succès fort heureux, lorsque la nature les aura préparées comme elle sait le faire ; et des livres de sang répandu, des seaux de tisane rendus par les urines, des évacuations réitérées par les selles, que l'art s'efforcera de procurer, ne changeront pas la nature d'une maladie ; ou, si elles font quelque changement, ce sera de la masquer ou de l'empirer. »

Sans méconnaître tout-à-fait ces mouvements intérieurs auxquels l'on doit rapporter les modifications survenues dans la marche des maladies, mais en voulant les ranger sous les lois des théories favorites, plusieurs hommes célèbres se sont efforcés d'en donner des explications diverses, parmi lesquelles celle de l'illustre Broussais paraît mériter le plus d'attention. Qu'il nous soit permis de citer les propres écrits de l'auteur des *phlegmasies chroniques*, afin de ne pas paraître vouloir en altérer en rien ni l'esprit, ni la rédaction. « Si ces irritations sympathiques, dit le chef de l'école physiologique (1), que les principaux viscères déterminent dans les organes sécréteurs, exhalants et à la périphérie, deviennent plus fortes que celles de ces viscères, ceux-ci sont délivrés de la leur, et la maladie se termine par une prompte guérison : ce sont les crises. Dans ce cas, l'irritation marche de l'intérieur à l'extérieur. » Nous tenons à ajouter les notes suivantes, parce que ce sont les seuls passages remarquables que Broussais ait consacrés au sujet

(1) Examen des doct., propos. 94.

qui nous occupe. « Les congestions des crises, dit-il (1), se terminent toujours par une évacuation, soit sécrétoire, soit purulente, soit hémorrhagique : sans cela, la crise n'est pas complète. Si l'irritation s'avance de l'extérieur à l'intérieur, ou d'un viscère vers un autre plus important, la maladie s'aggrave. »

A cette théorie, il est facile d'opposer des preuves et une logique aussi irrécusables que victorieuses : elle considère les excrétions critiques comme dépendantes du transport de l'irritation d'un organe primitivement malade sur un autre où elle doit se montrer plus forte, afin de déterminer la *révulsion* par laquelle on veut expliquer le changement critique. Or, d'après les principes de l'école physiologique, l'irritation, surtout interne, détermine la suspension des sécrétions, ce qui ne peut nullement s'accorder avec la théorie que nous combattons. On ne peut pas supposer une irritation faible sur la partie où la crise se manifeste; car elle ne saurait *révulser* l'irritation première du viscère plus ou moins profond. Il y a donc contradiction évidente dans la théorie physiologique, puisqu'il faudrait que l'irritation critique *fût forte et faible* en même temps ! D'un autre côté, les liquides sécrétés pendant les révolutions médicatrices ne sont nullement semblables à ceux dont une vive irritation des viscères est l'origine; l'urine limpide, ardente et sans sédiment, qui provient d'un rein enflammé, ne saurait être assimilée à celle épaisse et sédimenteuse qui annonce un changement critique; de même, les crachats rares et sanguinolents qu'on remarque au début des pneumonies, ne sont pas les mêmes que ceux blancs, jaunâtres, épais, visqueux, qui en caractérisent la terminaison.

Il est impossible de faire accorder l'excitation faible, les

(1) Examen, propos. 95 et 96.

mouvements légers qui amènent la solution si prompte de plusieurs maladies, avec les désordres souvent profonds et violents que celles-ci ont produits. Quel rapport y a-t-il, en effet, entre l'apparition de quelques croûtes développées autour de la bouche et la cessation d'une fièvre énergique qui en est la suite ? La même disproportion n'existe-t-elle pas encore entre quelques gouttes de sang échappées de la narine droite et la disparition d'un fort engorgement du foie qui peut en être la conséquence ? Lorsqu'une colique, une pneumonie aiguë disparaissent sous l'influence d'une évacuation urinaire, ne faudrait-il pas que l'irritation ou l'inflammation du rein fût portée à un degré tel que les désordres les plus graves devraient en être la suite, et que l'effet critique deviendrait ainsi toujours des plus dangereux? Il n'y a évidemment aucune proportion entre l'effort critique et l'intensité de la maladie ; on ne peut donc rapporter les révolutions critiques à une simple révulsion.

Un principe pratique découle de ces dernières remarques : c'est qu'il ne faut pas considérer les moyens révulsifs comme très-propres à pouvoir produire de changements critiques : les topiques, par exemple, sont en général incapables d'amener une crise aussi complète et aussi salutaire que celle que l'on peut obtenir en y préparant l'économie entière. Le mouvement critique demande à être provoqué par des médicaments propres à ce but, suivant les circonstances au milieu desquelles les malades peuvent être placés.

ART. III. — Des jours critiques.

La doctrine des crises comprend deux parties bien distinctes : la première, celle des mouvements critiques considérés en eux-mêmes, dont nous venons de parler, nous paraît incontestable et de la plus haute importance pratique; la seconde, celle des *jours critiques*, objet de plus de controverse, va nous occuper maintenant.

Répétons-le encore ici, parce que c'est un principe fondamental : l'on apporte ordinairement, dans l'appréciation des jours critiques, une philosophie étrangère à la science médicale elle-même. On prétend d'une manière vicieuse trouver une certitude mathématique dans les diverses manifestations de la vie; et en méconnaissant ainsi que la médecine a une certitude qui lui est propre, il n'est pas étonnant qu'on se trouve souvent en opposition avec l'observation de tous les temps. En cherchant une régularité, une fixité invariable dans les mouvements médicateurs, on fait preuve de peu de jugement et d'expérience médicale. C'est le reproche adressé par le professeur Bérard aux antagonistes de la véritable médecine : « Ainsi, dit-il (1), les lois même établies par Hippocrate sur les crises et les jours critiques, ont été altérées ou rejetées pour n'avoir pas été prises dans le véritable esprit de la médecine. Il n'en est aucune, en effet, qui soit vraie dans un sens physique et absolu, aucune à laquelle on ne puisse opposer une loi diamétralement opposée, en se fondant sur quelques faits, et en raisonnant toujours sur ces faits d'une manière absolue. » Ces réflexions judicieuses ont une grande valeur dans l'appréciation des jours critiques; elles nous indiquent l'esprit qu'il faut apporter dans l'étude de cette partie de la pratique médicale, qui n'est pas sans importance.

Telle est, du reste, la manière dont Hippocrate lui-même veut que l'on étudie les jours décrétoires : « Les maladies les plus aiguës, dit-il (2), se terminent en vingt jours,

(1) Génie méd., pag. 42.
(2) Du pronostic, 61.

ayant entre elles des durées différentes qui varient d'environ quatre jours; mais on ne peut suivre ici un compte exact des jours entiers; l'année elle-même et les mois ne se terminent pas avec la fin des jours. » Ailleurs (1) il rappelle le même principe : « cet ordre de maladies aiguës, ajoute-t-il, qui procède de quatre en quatre jours, et s'étend jusqu'à vingt, ne comprend pas de jours parfaits, et ceci ne doit pas se compter à la rigueur. » Ainsi la doctrine des jours critiques ne comporte point cette invariabilité, cette fixité mathématique que des écrivains ont voulu lui attribuer; elle se compose d'une série d'indications générales fournies par l'observation des faits cliniques dont elle retient la mobilité naturelle.

Ce principe fondamental bien reconnu, il nous reste encore, avant d'entreprendre l'énumération des jours décrétoires, à savoir si la manière de compter les jours de la maladie peut nous être bien apprise par les anciens. Les écrits de l'antiquité doivent d'abord nous servir de point de départ. Or, voici comment s'exprime Hippocrate : « le jour auquel les fièvres se jugent, se détermine par le quantième du jour auquel on a observé que les malades sont morts ou sont guéris (2). » Cette manière de signaler les jours décrétoires, d'après la durée totale et ordinaire des affections morbides, nous semble avoir été négligée par les auteurs; mais elle paraît bien être celle d'Hippocrate, qui l'a reproduite plusieurs fois. Les fièvres se jugent les mêmes jours numériquement auxquels les malades meurent ou échappent (3). Elle s'accorde, du reste, avec la manière de compter dès le début des maladies, puisque, celles-ci

(1) Des crises, § 8.
(2) Du pronostic, § 59.
(3) Des crises, § 8 ; etc.

ayant une durée générale et ordinaire, les jours critiques sont, en conséquence, à peu près les mêmes.

Les maladies aiguës ont habituellement 40 jours de durée; mais fréquemment aussi elles se terminent vers le 30e, et plus souvent encore vers le 20e, le 14e ou le 7e. Ainsi se trouvent indiqués les septénaires comme les jours éminemment *décrétoires*, ou auxquels les révolutions spontanées ou médicatrices s'opèrent ordinairement. Galien observa, pendant un seul été, plus de quatre cents maladies qui furent jugées au 7e jour; et les cas où Hippocrate nota des malades morts en ce jour décrétoire, sont fort rares, et appartiennent à des sujets que leur constitution robuste a fait résister à une maladie qui devait les faire périr plus tôt.

Le 14e et le 20e sont souvent aussi heureux que le précédent, auquel cependant les grandes autorités médicales ont accordé bien plus de confiance. « La nature a plutôt choisi le 7e jour qu'un autre nombre, dit le professeur Dulaurens (1); elle fait en chaque 7e jour des crises complètes... Les crises se font aussi quelquefois aux jours intercalaires. »

Sous le nom d'intercalaire ou d'incidence, le Vieillard de Cos désignait le 3e, le 5e, le 9e, le 13e et le 19e jour dans lesquels il ne survient généralement aucun mouvement critique de bon augure : aussi les a-t-on appelés *provocateurs* d'une augmentation du mal. On comprend que, pendant les deux premiers septénaires, la violence de l'affection morbide est susceptible parfois de produire de fortes secousses et des changements profonds, et, par suite, des crises : de là, la survenance de ces révolutions spontanées à d'autres moments que ceux regardés comme spécialement décrétoires. Ainsi l'on a observé des crises assez souvent au 3e et au

(1) Œuv. trad. de Gelée.

5e jour dans la première semaine, au 9e et au 13e dans la seconde, et au 19e jour de la troisième.

Les médecins anciens ont encore distingué des jours *indicateurs*, ou qui annoncent une crise pour le quaternaire suivant : ce sont le 4e, le 11e et le 17e jour. De même que le 7e jour est le plus favorable, de même le 4e est l'indicateur le plus heureux. Aussi, d'après Hippocrate, la crise sera d'autant plus complète et plus avantageuse que le jour indicateur sera plus tranché; et lorsque la maladie doit être jugée au 7e jour, les urines présentent un nuage rouge le 4e jour (1). Il paraît même que le pouls offre, aux jours indicateurs, certains caractères qui ont permis à Solano, Bordeu et Fouquet, d'apporter un nouveau signe à ceux indiqués par le Père de la médecine.

Le 11e jour est l'indicateur du 14e, dans une relation semblable au 4e et au 7e : ainsi des mouvements critiques arrivent parfois en ce second indicateur, et, quoique moins favorables que ceux des jours spécialement décrétoires, ils sont fréquemment avantageux. Tel fut le résultat observé par Galien pendant un automne entier. Enfin, le 17e jour, parfois indicateur du troisième septénaire, a généralement paru beaucoup moins favorable.

Le Vieillard de Cos avait aussi signalé des jours *vides*, pendant lesquels la nature n'était pas ordinairement disposée aux mouvements médicateurs, et où il survenait plus tôt des perturbations fâcheuses : sous ce rapport, le 6e jour était considéré comme très-dangereux, surtout par Galien, qui lui avait donné le nom de *tyran*. Malgré cela, ces jours avaient une grande importance; car ils permettaient de mettre en usage les moyens thérapeutiques capables

(1) Aphor. 70, sect. IV.

d'amener des modifications plus avantageuses, sans crainte de troubler la révolution spontanée de l'économie.

Après trois septénaires, l'activité de la fonction pathologique diminue, et l'on n'observe pas de crises jusqu'au 40e jour, à part quelquefois le 27e et le 34e. Après le sixième septénaire, les mouvements critiques s'opèrent seulement de 20 en 20 jours, jusqu'au 120e jour, à raison de la faiblesse des mouvements organiques : ainsi Héropyte d'Abdère entra en convalescence au centième jour seulement; Parion de Thase mourut au 120e, époque à laquelle fut jugée la maladie de Cléonactide. Telle est, en résumé, la doctrine des jours critiques, d'après les œuvres d'Hippocrate. « Peut-on douter, dit Fouquet (1), qu'il n'y ait certains jours affectés aux évacuations critiques, et par cela même respectables dans le cours des maladies? C'est sur quoi l'expérience de plusieurs siècles n'a pas encore démenti les dogmes des anciens, en cela, comme en bien d'autres choses, souvent combattus et jamais réfutés. Cependant la doctrine des nombres se trouvant souvent en défaut par des circonstances qui ne sont ignorées d'aucun praticien, on peut s'affranchir, si l'on veut, de la considération trop servile des jours critiques dans les maladies....... » La manière de voir du Père de la médecine ne fut pas différente : en effet, il nous fait remarquer lui-même la variabilité des jours décrétoires. Telle fut aussi la pensée de Bordeu (2), d'Astruc (3), de Barthez (4), et d'une foule d'autres hommes non moins remarquables.

Nous avons maintenant à examiner quelle est la valeur pratique de la connaissance des jours décrétoires, vides ou

(1) Essai sur le pouls, p. 90.
(2) OEuvr., t. I, pag, 240, etc.
(3) Trait. pathol., pag. 57.
(4) Génie d'Hippocrate, page 4.

indicateurs ; nous avons à savoir s'il est utile ou dangereux
d'attendre les jours critiques et les révolutions qu'ils amènent fréquemment. On ne peut douter de l'utilité pratique
de ces notions, puisqu'elles avertissent le médecin que l'économie est plus disposée, à tel jour qu'à tel autre, à produire
les changements médicateurs : cette connaissance enseigne
au clinicien à craindre les mouvements un jour mauvais
ou vide : l'on sait , par exemple , que le 6e est fréquemment le moment des grands accidents dans beaucoup de
maladies. Elle enseigne aussi que le 8e jour est fort à redouter dans certaines affections morbides ; et récemment
le professeur Cruveilhier a recommandé , dans l'apoplexie ,
de prendre garde au huitième jour (1).

Bordeu rappelle encore à ce sujet plusieurs passages remarquables des écrits de Chirac, où cet ardent antagoniste de
la doctrine des jours critiques en démontre , par ses propres
observations, l'exactitude de la manière la plus frappante.
« Le 7e, le 14e et le 21e, poursuit Bordeu (2) , sont ordinairement heureux ; de l'aveu de Chirac, le 6e l'est moins que le 7e
et le 14e. N'est-ce pas là précisément ce qu'Hippocrate et
Galien ont enseigné ? » Il est donc fort important à la thérapeutique des maladies de prévoir ce que l'on a à craindre
ou à espérer aux diverses époques des états morbides. Mais
doit-on rester entièrement inactif dans l'attente des jours décrétoires ? Non, certes, dirons-nous avec l'illustre Astruc (3) ;
quand l'affection morbide est grave , et que la nature paraît
impuissante par elle-même, agissez avec une énergie proportionnelle. Agissez aussi lorsque la gravité du mal n'est
pas en rapport avec les mouvements spontanés de l'éco-

(1) Dictionn. en 15 vol. , 1840.
(2) OEuvres , 1 , 232.
(3) Ouvrage cité ; *ibid.*

nomie, ou qu'ils sont vicieux et de mauvais augure. Mais
pendant les jours décrétoires surtout, comme Hippocrate
le conseille (1), examinez attentivement les divers actes
morbides, les modifications spontanées qui se manifestent;
interprétez-les sans idées préconçues; et s'il se montre une
révolution intérieure dont la tendance semble devoir devenir heureuse, favorisez-la par les moyens thérapeutiques
convenables; en un mot, dirigez et aidez la nature dans
ses mouvements médicateurs.

ART. IV. — *Des rechutes et des récidives.*

Dans la pratique médicale, il n'est pas rare d'observer
le retour des états morbides que l'on croyait dissipés complètement. Certains sujets, à peine entrés en convalescence,
se trouvent de nouveau en proie aux mêmes actes pathologiques que naguère, et éprouvent ainsi des *rechutes;*
d'autres, jouissant de tous les droits de la santé, se voient
encore saisis par les mêmes maladies dont ils avaient depuis
quelque temps oublié les effets : ce sont là les *récidives.*
Toutefois, en ces derniers cas, il convient de ne pas confondre ceux où l'affection morbide reparaît au bout d'un
certain temps par suite d'un besoin du système vivant, et
où l'on ne doit pas considérer comme fâcheuses les maladies
reproduites à certains intervalles. Plusieurs sujets ont leur
bien-être physiologiquement lié à cette répétition de quelques
actes pathologiques : ainsi, des hémorrhagies abondantes
même, des fièvres éphémères, quelques éruptions, se trouvent tellement associées à la constitution de certains individus, que leur réapparition est un bien réel.

Mais en faisant la part de ces circonstances nullement

(1) Aph. 21.

rares, et qui rentrent parmi les cas où il est dangereux de guérir les maladies, nous en rencontrons un grand nombre d'autres où les actes morbides reviennent par diverses causes étrangères au besoin de l'économie humaine. Parmi ces causes, nous remarquons d'abord la négligence de traiter l'affection morbide, ou la lésion interne et générale qui constitue le fond ou la base de l'état pathologique : cette observation est aussi fréquente que facile à faire, surtout pour les *lésions organiques*. Les médecins qui considèrent les désordres éprouvés par les organes, comme constituant tout le mal, veulent aussi borner leur thérapeutique à ces altérations locales : ainsi les chancres, les ulcères divers, les tumeurs cancéreuses, etc., sont traités par eux comme des lésions purement bornées à ce que les sens perçoivent d'anormal sur un point de l'organisation. Ils négligent la considération de la lésion interne et générale, sur laquelle Hippocrate appelait constamment l'attention de ses disciples.

Quand on oublie de la sorte les conséquences de l'expérience pure, est-il étrange de voir reparaître les désordres pathologiques ? Les praticiens véritables ne se bornent pas ainsi à une observation et à une thérapeutique complètement phénoménales, recherchent avec le plus grand soin tout ce qui constitue l'état morbide, et surtout la modification pathologique de l'économie entière, contre laquelle ils dirigent toutes les ressources de l'art. Ils ne voient pas seulement des ulcères, des tumeurs, des altérations matérielles et locales, mais principalement leur source interne, la lésion morbide de l'agrégat vivant ; aussi éprouvent-ils moins de mécomptes dans les cas où la thérapeutique possède des remèdes convenables ; et dans les circonstances où ils ont à déplorer la pauvreté de nos ressources médicamenteuses, ils ne conçoivent pas des espérances irration-

nelles, et s'attendent à des rechutes ou à des récidives ordinaires.

Ce que nous disons des lésions organiques est applicable
aux lésions vitales, ou à celles dont le fond et la manifestation sont purement dynamiques. Ici, en effet, bien
plus encore que pour les maladies précédentes, les rechutes
et les récidives tiennent à la négligence de la diathèse ou
de la lésion interne ; car nous avons, en général, plus de
ressources contre l'ensemble des symptômes, ou ce qu'on
appelle la maladie : telle est aussi la raison de la résistance
qu'opposent ces affections morbides à leur guérison. Si nous
possédions, en effet, des moyens capables de dompter l'affection interne d'où dépendent l'épilepsie , l'hystérie , le
tétanos, la chorée, la rage et la plupart des lésions vitales,
nous empêcherions facilement le retour des accès et les désordres divers qui en sont la conséquence : notre négligence
ou notre impuissance thérapeutique sont donc encore la
cause fondamentale des rechutes et des récidives.

Ces accidents tiennent aussi à la négligence des prédispositions dont les sujets sont atteints. Lorsqu'on les a délivrés heureusement d'une attaque d'apoplexie, d'une péripneumonie, d'un érysipèle, etc., les médecins s'enquièrent
rarement de l'aptitude contractée par l'économie pour ces
mêmes maladies. Si, au contraire, on cherchait de suite à
modifier par un traitement prolongé cette tendance morbide,
on verrait moins souvent reparaître ces actes pathologiques
dissipés une première ou une seconde fois. Nous sentons
bien que de pareils préceptes de thérapeutique pourront
paraître, aux organiciens surtout, des subtilités au moins
inutiles; mais la véritable médecine les avoue, et l'expérience de l'École hippocratique en fait tous les jours la démonstration clinique.

D'autres erreurs d'un nouveau genre contribuent parfois

aux rechutes et aux récidives : c'est l'insuffisance et l'interruption dans le traitement interne. En reconnaissant la liaison étroite des désordres apparents des maladies avec la modification morbide de l'économie entière, certains praticiens croient pouvoir suspendre les médicaments dès que les symptômes viennent à disparaître. Ainsi le mercure est administré seulement tant que les chancres persistent; le quinquina est donné pendant la durée d'un accès à l'autre; les antiscrofuleux sont continués pendant toute l'existence des altérations correspondantes; mais, après la cessation de ces phénomènes morbides, le traitement interne est supprimé. Cette manière d'agir se borne trop à la considération des symptômes; car, de même que les affections virulentes miasmatiques restent parfois *latentes* ou *en incubation* pendant des mois entiers, de même l'affection peut encore exister, bien que les phénomènes morbides aient disparu.

Aussi cette sorte de traitement est-elle fréquemment suivie de rechutes ou de récidives ; elle a même le double inconvénient de ne pas combattre la lésion interne d'une manière suffisante, et de soumettre les malades aux effets désagréables ou dangereux des médicaments mal administrés. Ce n'est donc pas une pareille règle qui doit diriger la conduite du praticien, mais bien l'observation de ce qui a lieu chez le plus grand nombre de malades. C'est d'après cette base expérimentale qu'il faut poursuivre l'usage des remèdes internes aussi long-temps que l'expérience le démontre nécessaire pour opérer une guérison radicale.

Les rechutes et les récidives dépendent fréquemment du désordre du traitement, quoique bien en rapport avec la nature de l'état mordide : une foule de personnes commencent le traitement spécifique des fièvres paludéennes, et l'interrompent à divers moments, alors qu'il serait convenable de le continuer pendant plusieurs jours encore. Rappelés à une conduite plus raisonnable par la réapparition des accès dont ils croyaient la fin certaine, ces médecins reprennent le même traitement, mais avec aussi peu de persévérance. Qu'arrive-t-il de cette administration interrompue? D'un côté, une habitude de l'économie pour le médicament qui devient moins efficace; et, d'un autre côté, une habitude aussi du corps vivant pour la reproduction des mêmes actes pathologiques : de là, les difficultés du traitement, sa longueur indéfinie; enfin, l'opiniâtreté croissante de l'affection morbide.

Ce que nous disons de l'assuétude vitale pour le remède et pour les maladies, nous conduit à ces cas cliniques où la répétition des actes pathologiques est une circonstance heureuse et favorable à la curation parfaite. Plusieurs affections morbides sont, en effet, tellement liées à l'état actuel du corps humain, qu'il est nécessaire de les laisser se reproduire et s'effacer d'elles-mêmes sans chercher à les guérir, lors même que l'art possède des remèdes spécifiques : telles sont certaines fièvres intermittentes survenues au printemps. Il est d'observation, comme le remarquent Grant et Grimaud, que ces sortes d'affections morbides finissent par s'éteindre progressivement d'elles-mêmes, quand on se borne à surveiller les accès sans chercher à les faire cesser; tandis qu'ils se reproduisent facilement et persistent ensuite avec ténacité, quand on les a d'abord fait disparaître au moyen des préparations de quinquina. Ces remarques pratiques ne doivent pas cependant nous faire oublier que souvent les rechutes et les récidives trouvent leurs causes dans les imprudences des malades pour le régime, l'exercice; dans l'exposition des sujets aux mêmes causes qui ont d'abord déterminé la même maladie.

CHAPITRE HUITIÈME.

DU PRONOSTIC.

—

ART. Iᵉʳ. — *De la séméiotique ou de la valeur clinique des signes dans les maladies.*

« La séméiotique, écrit Double (1), est la science des signes et de leur valeur dans les maladies. Elle embrasse dans son vaste domaine tous les actes, tous les mouvements de la nature malade; ceux qui ont déjà été, ceux qui sont actuellement et ceux qui doivent être. » Son étude conduit le médecin à reconnaître les effets variables qui expriment à nos yeux les changements pathologiques survenus dans le corps humain. Elle lui découvre la nature et les causes internes des maladies par les signes cachés aux yeux du vulgaire. De là découlent les indications thérapeutiques, c'est-à-dire la notion des modifications curatrices à provoquer dans l'économie, et, par suite, les remèdes convenables et les espérances diverses qu'il est permis d'en concevoir.

En suivant cette voie philosophique, le vrai médecin se distingue de la foule ignorante des prétendus guérisseurs qui, sans méthode et sans principes raisonnés, livrent leur conduite à l'aveugle routine, et la guérison des maladies aux caprices du hasard. En interrogeant, au contraire, les différents symptômes, en pénétrant leur valeur cachée, le véritable praticien saisit les conditions diverses dont se compose l'état morbide; il en découvre la nature, voit les tendances spontanées de l'économie vivante, et comprend

(1) Séméiologie génér., tom. I, p. 13.

les mouvements qu'il doit favoriser et ceux qu'il doit combattre, les changements à craindre, ceux à attendre. De là aussi cette espèce de divination, cette intelligence élevée des maladies qui met le vrai praticien au-dessus du vulgaire des hommes.

« Un médecin doit principalement s'attacher à connaître d'avance les phénomènes des maladies, dit Hippocrate (1). Celui qui dira aux malades leur état et celui qui a précédé, en leur faisant apercevoir une partie des circonstances qu'ils omettaient, qui pourra prédire encore ce qui doit survenir, sera reconnu pour être bien au fait des maladies. On se livrera avec confiance à ses soins. La prévoyance des maux à venir le mettra aussi en état de se bien conduire. » Mais la séméiotique, ou la science des signes morbides, renferme des difficultés bien plus considérables, puisqu'elle veut non-seulement saisir le présent, mais encore comprendre ce qui est passé et ce qui doit survenir. Aussi est-elle l'objet de l'attention d'un petit nombre d'esprits supérieurs, et le but des récriminations de beaucoup de médecins peu capables.

Dans l'antiquité, comme en tous les siècles, l'étude des signes morbides a pris peu de faveur parmi la masse des pratiquants, et surtout des organiciens. Au temps de la médecine grecque, les méthodistes reprochaient au divin Vieillard de se livrer à ces spéculations comme propres à lui faire oublier le véritable objet de la médecine. L'École de Cos, disait Asclépiade, nous apprend ce qui doit arriver, et s'amuse à contempler les progrès du mal : moi j'enseigne les moyens de le guérir. Tel est aussi le langage des médecins qui, limitant la maladie et leur pensée aux désordres qui tombent sous les sens, ne veulent rien voir au-delà, et croient ainsi trouver les véritables indications thérapeu-

(1) OEuvres, liv. du pronostic, § I.

tiques. Il est facile cependant de reconnaître, au lit des malades, que les symptômes sensibles ne forment pas tout l'état morbide; qu'il y a plusieurs conditions pathologiques cachées aux sens, et du domaine seulement de la perception intellectuelle.

Ces conditions cachées constituent le fond des états morbides, celles sur lesquelles les indications majeures doivent être basées. Il est donc de la plus haute importance pratique de les découvrir, ce que nous permet seulement la séméiotique ou la méditation sur la valeur cachée des divers phénomènes ou circonstances des maladies. Aussi l'École de Cos accorda toujours la plus grande attention aux signes morbides dont l'étude forme même un des caractères fondamentaux de sa doctrine. Hippocrate consacra la plupart de ses écrits à cette portion essentielle de la médecine pratique : ses *pronostics,* ses *coaques,* ses *prorrhétiques,* ses *prédictions,* et ses immortels *aphorismes,* sont le résumé de ses travaux en ce genre. C'est que ces enseignements cliniques se lient à tous les dogmes qui font de notre art une science supérieure. Les principes de la puissance vivante, de la spontanéité de l'économie, de la nature médicatrice, etc., se lient intimement à la connaissance des signes morbides. Les organiciens, les mécaniciens, et tous ceux qui font du corps humain une machine qu'ils prétendent diriger à leur gré, ne peuvent s'accommoder de semblables préceptes. Négligeant les forces vivantes et leurs tendances diverses, ils doivent peu s'inquiéter des révolutions internes ou hyperorganiques que la séméiotique nous apprend à saisir, à diriger ou à combattre. La plupart des praticiens judicieux, il est vrai, recherchent souvent à découvrir, par tous les moyens, les chances diverses des maladies, quelle que soit l'École d'où ils sont sortis; mais alors ils se montrent, en général, peu conséquents avec leur système, et suivent en pratique, et à leur insu, les principes qu'ils avaient d'abord repoussés ou méconnus : telle est aussi la force de la vérité, de subjuguer dans l'application médicale ses antagonistes les plus décidés.

Ce n'est pas que l'on n'ait fréquemment abusé de la séméiotique, comme de tous les principes les plus utiles; l'aveugle industrialisme déshonore tout ce qu'il touche, et le vulgaire, qui ne saisit souvent que le ridicule importé dans les institutions les plus louables, n'a pu distinguer la vérité du mensonge. Mais la véritable médecine recherche seulement le suffrage du petit nombre d'hommes capables de l'apprécier; et les applaudissements même du public effarouchant sa modestie, elle se demande alors, comme l'austère Phocion : *me serait-il échappé quelque sottise ?*

Ainsi que nous l'avons dit, dans le domaine de la séméiotique rentrent toutes les circonstances qui ont précédé la maladie, ou les signes *anamnestiques*; celles qui existent actuellement, ou les signes *diagnostiques*; et les changements qui surviendront, ou les signes *pronostiques*. Parmi les premières viennent se ranger les conditions de l'air et des climats; car Hippocrate nous apprend, dans son sublime Traité *des airs, des eaux et des lieux*, les ressources que la médecine pratique peut retirer de leur étude. « La doctrine des constitutions appartenant à la séméiotique de l'air, dit encore le professeur Fouquet (1), est une branche de la séméiotique générale sur laquelle j'ai dû insister dans l'enseignement de la clinique. Je n'ai rien oublié pour faire sentir aux élèves toute l'importance de cette doctrine. Si l'on doit en juger par le soin qu'ont eu quelques auteurs récents de faire mention de cette doctrine, le goût n'en est pas moins répandu dans cette École, que celui de la sé-

(1) Disc. sur la clin., p. 172.

méiotique en général. » Une pareille partie de la séméiotique ne saurait donc être passée sous silence dans notre exposé de la doctrine hippocratique de Montpellier.

ART. II. — *Des signes tirés de l'observation du monde extérieur.*

Il est déjà loin de nous le temps où, regardant la vie comme le résultat des excitations externes, Haller, Brown, Rasori, Broussais, etc., ne considéraient en quelque sorte qu'elles dans la production des maladies. La saine observation a toujours démontré, dans la vie, une puissance active ayant ses lois, ses affections, ses caprices même, dont l'action des causes physiques ne saurait rendre compte. En cette nature humaine se trouve la raison de beaucoup d'états morbides dont nous examinerons plus tard les phénomènes précurseurs. Néanmoins, et nous l'avons déjà démontré, le monde extérieur exerce sur l'économie vivante une action incontestable. Le Père de la médecine nous l'a enseigné d'une manière trop évidente, dans son Traité *des airs, des eaux et des lieux.* Cette influence est, en effet, très-prononcée en bien des cas, et donne lieu à des affections tellement en rapport avec cette action extérieure, que l'on peut parfois prédire leur nature, leur marche et leur gravité.

Considérant les rapports des constitutions atmosphériques avec les maladies développées sous leur influence, Hippocrate reconnaît l'existence de quatre saisons dans l'année, d'après l'ensemble des conditions physiques de l'air que nous respirons, et des changements imprimés par les révolutions du globe. Nous l'avons déjà dit, les constitutions froides, chaudes et variables, impriment à l'agrégat vivant des modifications profondes dont on ne saurait nier la valeur quand on étudie leurs caractères. A chacune des saisons

correspondent des maladies presque toujours déterminées :
ainsi, dans l'hiver, il règne des affections inflammatoires,
des pleurésies, des pneumonies, des rhumatismes, des
fièvres tierces qui ont toujours la même forme et sont sous
la dépendance du même élément; cela a lieu surtout si
l'hiver est sec, constitution atmosphérique qui provoque
des congestions cérébrales et des hémorrhagies actives.

Mais si l'humidité vient se mêler au froid, alors d'autres
modifications s'offrent dans les maladies aiguës, qui sont
principalement des affections muqueuses, des écoulements
chroniques. Les constitutions atmosphériques de l'été, ou
l'état de chaleur, enfantent des affections bilieuses, exanthématiques, des fièvres adynamiques, des névroses. L'automne se fait remarquer par le développement des états
muqueux, des rhumatismes, des dysenteries, des fièvres
intermittentes. Enfin, le printemps est presque toujours
annoncé par des angines, des fluxions de poitrine, des
hémorrhagies, etc.

Ces résultats de l'expérience ne sauraient être contestés :
« un grand nombre de siècles s'est écoulé, dit le professeur
Delpech (1), depuis les premières remarques qui ont fait
connaître que les maladies d'une même saison prennent en
général un air de famille; que, sous des apparences variées,
le fond reste le même. » Si donc, pendant l'hiver, je suppose, il règne déjà des maladies inflammatoires, et si, en
même temps, je suis appelé près d'un individu qui éprouve
quelques dérangements, quelques préludes de maladie,
n'aurai-je pas lieu à prédire que cette dernière revêtira la
forme inflammatoire? Sans doute, je puis me tromper,
car l'économie humaine n'est pas une machine soumise invariablement aux causes morbifiques auxquelles, au con-

(1) Mémorial des hôpitaux du midi, tom. I, pag. 167.

traire, elle peut répondre d'une manière très-diverse, et suivant son état vital; mais, du moins, j'aurai en ma faveur de grandes probabilités, et la séméiotique, comme toute la médecine elle-même, n'a pas d'autre fondement. Demander à notre art une certitude mathématique ou physique, remarque avec raison le judicieux professeur Bérard, c'est méconnaître l'esprit des sciences ; c'est oublier que chacune d'elles possède une certitude qui lui est propre.

De là, nous concluons qu'une vive lumière doit jaillir de l'examen de la constitution régnante de l'atmosphère, et que cet examen peut permettre au praticien d'annoncer la nature et les caractères des affections dont les malades commencent à éprouver les premières atteintes, les atteintes les plus incertaines. « Il faut réfléchir, dit Hippocrate (1), sur les constitutions diverses des saisons et des maladies, sur ce que celles-ci ont de commun avec celles-là, et voir en quoi celles-là sont bonnes contre celles-ci; comment elles les détruisent ou les fortifient, les rendent longues ou mortelles ; étudier à quoi tient la violence du mal, la mort qu'il donne, les retours qu'il fait, afin de pouvoir y reconnaître l'ordre des crises et les prédire. La science s'en puise dans l'étude dont je parle : celui qui la possède connaît quels sont les malades qu'il peut soigner avec succès; quand et comment il doit les diriger. » Ce que nous venons d'avancer touchant l'influence de l'hiver, nous pourrions donc le dire des autres états du milieu ambiant, de sorte qu'en eux peuvent se trouver des signes avant-coureurs des maladies qui régneront.

L'intensité d'une saison ou d'une constitution atmosphérique produit des modifications tellement profondes dans l'économie humaine, qu'elle fait naître souvent des change-

(1) Épid., liv. III, pag. 28.

ments pathologiques. Ainsi, cette influence engendra
l'épidémie des fièvres ardentes, signalée par Philippe In-
gravias, celle dont Lancisi recueillit les caractères à Rome,
en 1709. Toutefois ces constitutions épidémiques ont été
en général bénignes, parce que la constitution médicale
s'était progressivement prononcée. Lorsque, en effet, l'intensité d'une saison ne se produit pas subitement, mais
avec mesure, le corps vivant peut en supporter l'influence
sans trouble pour l'harmonie du système. C'est ainsi que
les maladies ne furent pas plus fréquentes qu'à l'ordinaire,
pendant les six premières années du siècle dernier, où les
hivers offrirent une rigueur considérable.

Si, au contraire, cette intensité est brusque; si surtout
elle agit sur une population non habituée à cette constitution excessive, alors on peut annoncer l'apparition de
maladies épidémiques : ainsi le froid intense de 1812 causa
des désordres affreux aux armées qui combattaient en
Russie. C'est donc plutôt sur la considération des changements brusques de température que le praticien pourra
baser son pronostic, et désigner l'espèce de maladie, ainsi
que sa nature. Le Père de la médecine n'a pas manqué de
consigner, dans ses aphorismes, ce résultat de l'expérience :
« Les changements de saison sont surtout ce qui cause
des maladies; et, dans les diverses saisons, les variations
du froid et du chaud (1). » Les changements brusques des
conditions atmosphériques, et, par suite, de l'état fonctionnel
de l'homme, sont des signes avant-coureurs et presque
certains de maladies catastatiques : c'est à cette cause que
l'on a voulu rapporter l'épidémie de grippe qui atteignit
plusieurs villes d'Italie et d'Europe; c'est encore à la même
intempérie que Barthez attribue la péripneumonie inflam-

(1) Section III, aphorisme 1.

matoire qui régna dans le Cotentin. S'il se développe une constitution atmosphérique de cette dernière espèce, le praticien n'aura-t-il pas de fortes probabilités pour pronostiquer l'apparition de maladies inflammatoires? Il pourra donc, à la faveur des signes tirés des révolutions atmosphériques, prédire le développement des maladies inflammatoires et en grand nombre, alors même que les habitants soumis à ces intempéries ne ressentiraient encore aucun dérangement dans leur santé, et, à plus forte raison, s'ils en éprouvaient déjà quelques prodrômes.

Cet examen du monde extérieur peut le conduire à annoncer d'avance la formation de telle espèce de maladie. Si, en effet, la constitution médicale a déjà engendré un certain nombre de pleurésies, de péripneumonies, d'érysipèles, etc., il aura là des données presque certaines pour avancer que les mêmes états morbides vont se montrer chez les individus dont la santé commence à se détériorer. C'est, sans doute, d'après une observation analogue qu'Hippocrate, au rapport de Pline, prédit une *peste*, et qu'il envoya ses disciples dans toutes les villes de la Grèce pour secourir ceux qui en étaient atteints. Peut-être aussi le Père de la médecine connaissait-il alors, pour ce terrible fléau, d'autres signes qui nous échappent maintenant.

Certaines circonstances extérieures deviennent des signes avant-coureurs très-importants de beaucoup de maladies épidémiques : ainsi la privation des besoins nécessaires d'une population assiégée ou d'une armée en pays ennemi, sont des conditions ordinairement favorables au développement de plusieurs maladies, et surtout du typhus des camps. L'entassement des individus en des espaces resserrés ou des prisons, dans les salles trop petites d'un hospice, est aussi la condition ordinaire du typhus, de la dysenterie et des fièvres typhoïdes. Alors que de pareilles circonstances

se présentent et persistent pendant un temps assez long,
le praticien ne pourra-t-il pas annoncer la manifestation
d'affections correspondantes ? C'est du moins ce que se sont
permis les plus grands maîtres de l'art. Les partisans de
la statistique médicale se sont efforcés récemment, il est
vrai, de démontrer que les ouvriers des établissements de
boyauderie, d'équarissage, les garçons d'amphithéâtre, les
infirmiers, les médecins, ne sont pas habituellement affectés
de l'influence des miasmes provenant des matières en putréfaction ou des malades entassés dans les hôpitaux. Mais
l'École de Cos nous enseigne que le corps vivant peut
s'habituer aux causes morbifères les plus énergiques, et
que c'est seulement lorsque ces causes surviennent d'une
manière insolite que l'économie en ressent les atteintes ordinaires. Si donc il existe déjà un certain nombre de cas
de maladie épidémique, le praticien aura de fortes probabilités en sa faveur s'il prédit l'invasion de la même
affection régnante. S'agit-il, par exemple, d'un état fébrile,
d'un malaise indéfinissable, d'une inappétence et de phénomènes vagues qui précèdent les fièvres exanthématiques?
l'existence déjà constatée d'une épidémie de rougeole, de
scarlatine ou d'autre maladie éruptive, suffira au médecin
pour annoncer, avec de grandes probabilités, la manifestation prochaine d'une affection de la même espèce. Combien
les considérations de ce genre sont importantes pour ces
sortes de maladies dont la fièvre d'incubation donne lieu
à des méprises si fréquentes ! Les praticiens plus réservés
se contentent d'attendre, de voir venir, de laisser l'affection
se prononcer, et ce n'est souvent qu'après l'apparition de
l'exanthème cutané qu'ils donnent leur avis sur l'espèce de
maladie et sur sa marche ultérieure. Cette incertitude habituelle peut cependant être, en partie, dissipée par l'étude

des signes et des phénomènes dont nous parlons; et de là découlent d'heureuses modifications pour le traitement.

Les changements inaccoutumés opérés dans l'air, que l'on désigne sous le nom de météores, ont fourni à certains médecins des signes de l'apparition prochaine de maladies et la connaissance même de leur nature. Ainsi Piquer s'est attaché à montrer, sous ce rapport, l'influence des pluies prolongées; et Fouquet fait observer, avec juste raison, que ces pluies doivent offrir des caractères insolites. « Il convient de remarquer, dit cet illustre professeur (1), que, bien que les pluies soient de longue durée, elles n'établissent pas pour cela une constitution morbifique très-grave; car, si elles sont douces, *blandæ*, ou qu'elles tombent avec modération, quoique durables, cette circonstance indique un état analogue dans l'atmosphère; tandis que les pluies qui tombent avec violence et abondance, ou par averse et d'une manière soutenue, indiquent une très-grande agitation ou beaucoup de trouble dans l'atmosphère, source ordinaire des constitutions médicales très-fortes. »

Certains auteurs ont cru trouver des signes du développement ultérieur de maladies épidémiques dans les météores ignés que l'on aperçoit d'une manière insolite dans les diverses contrées : ainsi l'épidémie catarrhale qui envahit l'Europe et l'Amérique en 1732, se lia, selon J. Jussieu, à la manifestation de météores ignés et d'aurores boréales beaucoup plus fréquentes que jamais. La grippe qui se montra en Saxe pendant l'année 1741, fut annoncée par une aurore boréale aussi surprenante par sa vivacité que par son étendue. En 1676, on remarqua, en Turquie et en Italie, des masses enflammées qui incendièrent des arbres, de grands édifices, et qui précédèrent l'apparition d'une

(1) Constitution des premiers six mois de l'an V, pag. 105.

épidémie de catarrhes. Enfin, au mois de Mars 1837, on vit, à Rome, à Florence, à Venise, et, au mois de Septembre, en Angleterre, un météore igné considérable qui sembla indiquer l'épidémie de grippe dont ces nations furent atteintes; de même qu'à Montpellier une pareille concordance se montra la même année.

Toutefois nous ne pouvons attacher beaucoup d'importance, dans l'état actuel de la science, à de pareils signes, parce que souvent rien de semblable n'a précédé la formation d'épidémies analogues ; parfois même l'apparition de ces météores a coïncidé avec la cessation d'épidémies déjà existantes : ainsi le catarrhe épidémique de 1637, signalé par Huxham, parut arrêté par le développement d'un météore igné qui sembla mettre en feu tout le nord de l'Europe. Cependant, malgré l'impossibilité de trouver maintenant aucune connaissance séméiotique dans la considération des météores, les annales de l'art n'en doivent pas moins conserver le souvenir qu'une époque plus avancée pourrait peut-être rendre important.

Nous passons rapidement sur l'influence des vents dans la production des maladies, et partant sur les signes qu'ils pourraient fournir, bien que le Père de la médecine leur ait accordé une certaine importance, parce qu'ils agissent d'après les qualités de l'air qu'ils apportent. Bornons-nous à remarquer que l'influence des vents a été fort avantageuse, en bien des cas, pour prédire ou même prévenir des épidémies. Ainsi Empédocle, au rapport de Plutarque, préserva de la peste le territoire d'Agrigente, en faisant fermer les fenêtres tournées vers le midi, et laissant libres seulement celles dirigées vers le nord.

Est-il besoin de nous arrêter aux données précieuses fournies au praticien par la connaissance des caractères de l'endémicité? Qui ne sait que là sont cachés tout l'avenir

de telles affections et le secret d'une bonne thérapeutique ?
Aussi le médecin expérimenté n'a-t-il pas besoin d'attendre,
pour administrer avec succès le quinquina, qu'une fièvre
intermittente, rémittente simple ou maligne, aient fait ir-
ruption, qu'elles se soient développées : il lui suffit de
savoir que ces maladies sont endémiques dans le pays, que
son malade est sous l'influence des effluves marécageux,
et les prodrômes deviendront pour lui des certitudes.
L'ignorance de pareils principes fait souvent méconnaître
un pareil état morbide, tellement grave, qu'il emporte le
sujet avant que le praticien se soit douté de l'affection
soumise à ses soins.

Art. III. — *Importance séméiotique des phénomènes précurseurs*
des maladies.

Les phénomènes observés chez des personnes menacées
d'une maladie, sont fort nombreux et fort variables. Croyant
d'abord que leur étude pourrait être d'un grand secours
à la connaissance, au traitement ou à la prophylaxie des
affections, on s'est attaché à les noter avec soin, afin
de prédire l'apparition et la marche des états morbides.
Parmi ces phénomènes, on rencontre le malaise, l'attitude,
l'altération de la physionomie, les fourmillements, les
pesanteurs des membres, les frissons, l'insomnie, les
changements survenus dans les évacuations naturelles ou
les exutoires habituels, et une foule d'autres dont nous
allons indiquer la valeur clinique. La *douleur* est peut-être
le phénomène le plus général en pathologie ; peu de maladies où la douleur ne se présente à des degrés divers,
sous des formes différentes et à des termes variés de l'état
morbide : aussi un système n'a-t-il pas balancé à faire
reposer sur elle la cause prochaine de la plupart des ma-

ladies. Quoique cette assertion soit erronée, la douleur n'en
a pas moins une grande importance en pathogénie, et elle
annonce souvent le début de maladies plus ou moins graves.
Règne-t-il une constitution atmosphérique variable, ou l'individu, après s'être exposé à des variations brusques de
température, est-il saisi d'un point de côté, d'une douleur
circonscrite à un très-petit espace du thorax ? ce phénomène est le prélude d'une pleurésie, et vous pouvez en
prédire l'apparition ; nous avons vu même déjà que, s'il
s'agit d'une constitution atmosphérique froide et sèche, on
pourrait souvent annoncer le caractère inflammatoire de la
maladie.

Lorsque la douleur est légère et sans durée, elle constitue
le prélude de bien peu de maladies sérieuses, et l'on ne
peut prévoir l'état morbide ; mais si cette douleur est rapide,
intense et persistante , elle permet souvent d'annoncer le
développement prochain d'un état pathologique, et quelquefois son genre et son espèce, suivant l'endroit que la douleur atteint. Ainsi, un individu maigre, pâle, adolescent,
éprouve-t-il des souffrances entre les deux épaules, au
sommet de la poitrine ? ses parents ont-ils été frappés de
phthisie pulmonaire ? croyez-le, ce jeune homme est sur le
déclin de sa vie ; il est frappé d'une lésion mortelle.

De jeunes personnes ressentent des douleurs lancinantes
à l'utérus, et, du reste, semblent jouir de la plus heureuse
santé ; mais leur mère est morte fort jeune d'un cancer à
la matrice : signe fatal que cette douleur ! Craignez la dégénérescence cancéreuse de la matrice de ces jeunes filles ;
combattez avec ténacité ce phénomène précurseur ; détruisez,
enfin, cette chance de développement d'une affection mortelle !
Que ressent souvent un individu pléthorique que l'apoplexie
est sur le point de frapper ? une douleur vive à la tête, de la
pesanteur, des vertiges, et tous les signes trop certains du

coup terrible qui va l'atteindre. Nous pourrions parler de la sorte à l'égard d'une infinité de cas où la fluxion sanguine ou séreuse ne s'établit qu'après le développement d'une douleur dans la région plus ou moins éloignée du *pars recipiens*, dans une partie, enfin, qui tient cette dernière sous une telle dépendance, que l'École de Montpellier la désigne sous le nom de *pars mandans*.

N'exagérons pas toutefois l'importance de la douleur comme signe précurseur : si, dans certains cas, ce phénomène peut permettre d'annoncer l'espèce et la gravité des maladies non encore formées, plus souvent, sans doute, il ne saurait indiquer aucun état morbide, ou, du moins, l'indique-t-il d'une manière fort vague et tout-à-fait incertaine. Il n'est pas rare, en effet, d'observer ce phénomène chez les personnes qui n'éprouvent ensuite aucun dérangement dans leur santé. Pour qu'il acquière une certaine valeur, il faut, en général, qu'il se joigne à d'autres préludes dont nous examinerons plus loin l'importance isolée; il faut qu'il se lie à des circonstances antécédentes ou concomitantes, telles que l'hérédité, l'amaigrissement insolite, l'âge; ou que l'organe spécialement affecté ait plusieurs fois présenté les mêmes caractères et les mêmes effets.

D'abord peu étudié dans sa valeur et son importance séméiotique, le *fourmillement* des membres a acquis, dans ces derniers temps, une haute portée sous ce rapport. Abercrombie, Morgagni, M. Lallemand, etc., ont montré que, souvent, ce phénomène était le prélude à peu près assuré de la formation du ramollissement des centres nerveux. Lorsque, surtout, ces fourmillements se répètent chez une personne âgée, ils forment le signe trop souvent certain des altérations désorganisatrices de l'encéphale. Aussi ne tarde-t-on pas à observer des pesanteurs, puis des paralysies croissantes, et puis des hémiplégies mortelles

chez des vieillards dont le système nerveux central semble
disposé à une sorte de mortification sénile. Le Père de la
médecine n'avait pas ignoré l'importance de ces signes
avant-coureurs d'une maladie si grave : « des engourdisse-
ments, des fourmillements dans les membres, dit-il (1),
des vertiges fréquents, une diminution rapide de la mémoire,
des absences momentanées, des espèces d'éclipses de l'esprit, donnent, dans l'âge avancé, de justes raisons de
craindre l'apoplexie et la paralysie. »

Ces phénomènes précurseurs ont surtout de l'importance
chez les sujets qui ont déjà reçu une atteinte des maladies
cérébrales auxquelles leur âge, leur tempérament ou l'hérédité les prédisposent fortement. Ils peuvent alors annoncer
le retour des accidents, permettre de recourir aux ressources
de l'art, ou de prendre des précautions pour éloigner l'invasion des désordres encéphaliques. Malheureusement ces
fourmillements ne se développent que peu d'instants avant
la formation des symptômes caractéristiques et des altérations les plus graves. Plus souvent encore l'apoplexie a une
invasion brusque et sans phénomènes précurseurs appréciables.

L'absence des phénomènes propres à l'exercice d'une
fonction normale ou habituelle, constitue le signe d'un état
morbide parfois très-sérieux : la pesanteur, le malaise,
l'anxiété, les souffrances même, sont des phénomènes liés
à la fonction de l'accouchement. Cependant, en certains
cas, la parturition a lieu sans aucune douleur, et cet état
normal indique souvent une maladie grave et plus ou moins
imminente. Cela tient, ou bien à un affaiblissement complet, à un épuisement des forces de la femme par les efforts
de la parturition, disproportionnés avec l'énergie de la con-

(1) Aphorismes 312, 313.

stitution, ou bien à un défaut radical des forces vitales, ce qui annonce fréquemment la manifestation d'un collapsus funeste ou d'une hémorrhagie utérine mortelle. « Un accouchement subit et sans douleur, dit le Père de la médecine (1), doit être suspect, surtout si la femme était déjà languissante ou malade, ou si les lochies sont de mauvaise qualité : de tels accouchements ont souvent les suites les plus funestes.

Le *malaise* est une espèce de dérangement léger de toutes les fonctions, pendant lequel l'homme ne peut exprimer exactement ce qu'il éprouve, mais où il ressent une anxiété inconnue, où la plupart des actes de la vie se font avec lenteur, dégoût, répugnance. Cet état s'observe au début des maladies chroniques. « Tantôt ces phénomènes, selon le professeur Dumas (2), se réduisent à une sorte d'incommodité pénible et de *malaise indéfinissable* ; tantôt ils s'annoncent par un dérangement notable de la digestion, de la circulation, de la respiration, de la chaleur, de la transpiration cutanée, etc. ; tantôt ils se rapportent à un sentiment inexprimable de *faiblesse* qui affecte également tous les actes de la vie. » Pendant l'imminence des maladies aiguës, lorsque ce même état persiste durant plusieurs jours, qu'il est très-prononcé, en général, il annonce des maladies sérieuses. Ainsi la plupart des affections typhoïdes sont précédées d'un malaise de plusieurs jours, pendant lesquels la matière délétère dont l'organisme est infecté semble combattre la résistance vitale, et vaincre la nature dont la défaite se traduit par le typhus des camps, la fièvre jaune, la peste, la fièvre rémittente pernicieuse des marais ou toute autre maladie infectieuse. Les fièvres bilieuses ou

(1) Aphorisme 238.
(2) Maladies chroniques, tom. 1, pag. 110.

muqueuses sont précédées d'un malaise semblable ; les fièvres
exanthématiques, et la plupart des affections de l'ensemble
du système vivant, offrent aussi ce prélude. Toutefois le
malaise se présente comme signe avant-coureur de beaucoup d'affections pathologiques ; sa terminaison prompte et
fréquemment bénigne , son existence avant les maladies
les plus variées , lui donnent beaucoup moins d'importance
séméiotique qu'on pourrait le penser ; enfin , il permet de
présager l'apparition d'un état morbide , mais non d'en
déterminer la nature ni l'espèce.

Nous en dirons autant des *palpitations*, des *pressentiments*
et des syncopes : quoique moins fréquents , ces phénomènes
s'offrent souvent avant la formation de la maladie, avant
qu'elle soit susceptible d'être diagnostiquée. Il est, en effet,
un certain état du corps vivant constitué par un changement
morbide interne et non encore sensible à l'extérieur, dont
l'individu a seul la conscience, et dont il ne saurait lui-
même se rendre compte. Lorsque ces révolutions se passent
chez l'homme qui les a déjà éprouvées plusieurs fois, et
qu'elles ont précédé la manifestation d'une même maladie,
nul doute que ce ne soit là un prodrôme fort important,
puisqu'il peut permettre au sujet de prendre des précautions
pour arrêter ou enrayer le mal imminent, ou, du moins,
le rendre moins grave. Il est des goutteux qui prédisent
un accès de goutte plusieurs jours d'avance, par suite d'une
sensation particulière éprouvée dans une articulation; on
voit des sujets qui annoncent aussi l'invasion d'un rhumatisme habituel, sur la simple perception d'une incommodité
légère ressentie au sein des parties ordinairement affectées
chez eux. Enfin, un épileptique prévoit ses accès en sentant
dans un doigt, une main, un pied, etc., une pesanteur,
une sorte de souffle; et s'il est assez preste pour exercer
une compression forte autour du membre ou de la partie

d'où semble irradier l'accès, il parvient à en limiter ou même à en arrêter le développement. Ces modifications internes et sourdes précèdent souvent les maladies chroniques. « Elles produisent d'abord quelques symptômes obscurs et indéterminés, selon le professeur Dumas (1); elles ont la plupart une marche si cachée, dans ces premiers temps, qu'il est impossible de juger ce qu'elles deviendront. Leur caractère se montre ensuite avec plus d'évidence. »

La *syncope* ne permet pas ordinairement au praticien de prédire l'invasion d'une maladie ni sa nature. Il est cependant des cas où, tantôt comme symptôme et tantôt comme prélude, la syncope forme un signe des plus graves et des plus importants; nous voulons parler surtout des fièvres syncopales pernicieuses dont Torti a donné une si bonne description. Cette fièvre est surtout caractérisée par un état léthargique, une véritable syncope d'où on ne peut retirer le malade. Si le praticien a considéré la localité qu'habite ce dernier, s'il a l'habitude d'observer des affections de cette nature aux environs des pays marécageux, alors il sera de suite sur la voie d'une maladie si rapidement mortelle quand les préparations de quinquina ne sont pas promptement administrées.

Le *froid*, les *frissons* composent les phénomènes qui semblent avoir une assez haute portée séméiotique. Lorsque, pendant l'hiver, sous une constitution atmosphérique froide ou sèche, un individu éprouve des frissons subits, une suppression rapide de la sueur, n'a-t-on pas de nombreuses chances de vérité présageant une pleuro-pneumonie, lors même que la scène morbide semblerait vouloir se déclarer du côté de la tête ou de l'abdomen? Car le frisson paraît, en effet, se lier assez constamment aux affections

(1) Maladies chroniques, tom. I, pag. 109.

catarrhales, et, dans ce cas, il n'est pas accompagné de tremblements comme dans la fièvre intermittente. Du reste, le frisson est un signe précurseur de ces dernières fièvres; et si le malade ne prévoit pas l'accès qui le menace, le praticien peut le lui prédire plusieurs heures à l'avance. On observe parfois, comme prélude d'autres affections morbides, « des froids, dit Hippocrate (1), qu'on rapporte au cou et au dos, qui se répandent dans tout le corps, et qui sont signes de convulsions; les urines sont briquetées. »

Il est certaines excrétions qui, survenant à un âge où elles n'ont pas coutume de paraître, peuvent former des signes avant-coureurs de quelques maladies, surtout si ces excrétions rappellent des évacuations naturelles supprimées depuis long-temps par la révolution des âges. La cessation des menstrues s'opère naturellement entre quarante et cinquante ans dans les climats tempérés; mais, après avoir été supprimées à cet âge, si elles semblent se reproduire à plusieurs années d'intervalle, redoutez le développement prochain d'une altération profonde de l'utérus, et gardez-vous de croire à une véritable réapparition. Ce phénomène, selon le professeur Dugès, est trop souvent le prélude d'une dégénérescence fongueuse ou cancéreuse de la matrice, alors que les femmes se réjouissent du retour d'un temps qui ne peut et ne doit point se reproduire. Il en est de même de certaines excrétions sanguines qui sont insolites à un âge avancé : ainsi, quand il survient un épistaxis à un homme qui a dépassé cinquante ans, craignez un ramollissement cérébral et plus encore une apoplexie. « S'il arrive à un homme qui a dépassé sa cinquantième année, dit le professeur Charles Leroy (2), d'avoir une hémorrhagie du nez,

(1) Coaques, liv. II, chap. X.
(2) Pronostics, 554.

on doit craindre, dans la suite, qu'il ne soit frappé d'apoplexie. »

Sans être naturelles, certaines *sécrétions* ou certaines évacuations existent depuis tant d'années, que l'économie en a formé une nouvelle fonction aussi nécessaire à son harmonie que celles qui dépendent des lois principales de l'organisation générale. Ainsi des hémorrhoïdes anciennes, des plaies chroniques aux jambes, des dartres invétérées, des exutoires long-temps entretenus, forment de véritables fonctions habituelles nécessaires à la persistance de la santé : de sorte que, si on les voit supprimées volontairement ou involontairement et d'une manière subite, on peut prédire, en général, qu'il surviendra des accidents graves, peut-être même la mort. Lors donc que l'on voit la suppression brusque et involontaire d'une plaie ancienne ou d'une maladie habituelle, on doit chercher à la rappeler ou à la remplacer, car il y a, selon Hippocrate, des maladies qu'il est dangereux de guérir.

L'*éternument* a été considéré, par des médecins habiles, comme le prélude certain de l'éruption rubéolique, et nous ne sommes pas éloigné de ce sentiment. Il en est de même du vomissement par rapport à la variole, phénomène qui précède ordinairement la manifestation de cette dangereuse maladie. Mais ces signes doivent être accompagnés de quelques autres pour leur donner une véritable valeur : ainsi l'existence d'une épidémie de maladies, l'inoculation antécédente de la variole, la présence du sujet dans un lieu où se trouvaient plusieurs varioleux, l'absence chez lui de toute maladie analogue et antécédente, etc., constituent des signes propres à donner de la force aux deux précédents. « Lorsqu'au début d'une fièvre aiguë, selon le professeur Ch. Leroy [1], le malade est tourmenté par un

_____

[1] Pronostics, 159.

vomissement laborieux , opiniâtre , symptomatique, on a lieu de s'attendre que cette maladie sera grave, dangereuse : la petite vérole fait exception. »

Les changements profonds et prolongés des traits, des yeux, l'aspect général de la physionomie, suffisent parfois pour annoncer divers accidents morbides. Mais aussi quel tact ne faut-il pas pour en distinguer les effets d'avec ceux des passions? Dans une longue observation seulement peut se puiser un pareil coup d'œil.

Nous l'avons déjà dit : la considération d'un seul phénomène est rarement capable de fournir de vives lumières à la séméiotique; le plus souvent, de leur réunion méthodique, de leur assemblage raisonné, peut résulter plus sûrement la connaissance anticipée de l'affection qui menace l'individu. Si le jugement est toujours difficile, κρίσις χαλεπή, comme l'a dit le Père de la médecine, à plus forte raison l'est-il quand il ne s'appuie que sur les phénomènes avant-coureurs. En ces cas, il est besoin, plus que jamais, de ce tact médical , de cette inspiration supérieure qui faisait comparer le médecin à un dieu : ἰητρὸς ἰσοθεὸς.

ART. IV. — *Signes tirés de l'invasion des maladies.*

Jusqu'ici nous avons cherché la lumière en dehors, pour ainsi dire, de la maladie; nous avons étudié l'avenir dans ce qui n'était en quelque sorte qu'accidentel ; maintenant c'est à la maladie elle-même que nous allons nous adresser : « alors qu'on peut assurer, dit le professeur Dumas, qu'elle existe, connaître ce qu'elle est, prédire ce qu'elle deviendra, alors que les symptômes qui l'accompagnent ne sont plus, ainsi qu'auparavant, communs à d'autres affections et capables d'en imposer (1). » Si l'on considère la manière générale

(1) Maladies chroniques , tom. I , pag. 156.

dont commencent les actes morbides, on reconnaîtra que leur invasion est *brusque* ou *lente*, *régulière* ou *irrégulière* : remarques propres à nous faire déterminer l'avenir de la maladie, ou à établir son pronostic.

En général, l'*invasion brusque* d'une maladie est d'un signe fâcheux, parce qu'elle annonce que la cause morbifère a eu une grande puissance pour déterminer le système vivant à l'acte pathologique qui la caractérise; ou bien que l'agrégat humain possède déjà une forte prédisposition qu'une condition légère a suffi pour mettre en jeu. Ainsi, lorsqu'une méningite, une congestion cérébrale, une apoplexie, etc., se déclarent brusquement et sans phénomènes précurseurs, que leur marche est rapide, ces maladies, fort souvent, produisent des désordres assez graves pour faire courir au sujet les plus grands dangers ou entraîner sa mort. Ce pronostic est d'autant plus fondé que le malade offre une constitution moins robuste, peu en rapport avec l'intensité et la rapidité de l'invasion morbide.

Il ne faudrait pas toutefois juger de la force ou de l'énergie essentielle de l'individu par l'apparence seulement et par l'abattement où le jette la maladie, afin de ne pas attribuer la gravité de l'état morbide au peu de résistance vitale. Depuis long-temps l'illustre Barthez a fait remarquer que, souvent, l'affection se manifestait avec une promptitude et une intensité telles, que l'individu était dans un affaissement de fort mauvais augure; mais qu'il fallait distinguer si cet état dépendait de ce que les *forces* étaient *opprimées*, masquées, ou si elles n'existaient qu'à un faible degré, si elles étaient *résolues*. La distinction de l'*oppression* et de la *résolution des forces*, au début des maladies, offre la plus haute importance pour leur traitement et leur pronostic. Si l'abattement rapide du sujet est la suite de la faiblesse *radicale*, vous pouvez annoncer, en général, une fâcheuse issue ou

de graves dangers, tandis que la terminaison sera souvent
heureuse et les dangers beaucoup moins sérieux, si les
forces ne sont qu'opprimées par la rapidité et la violence
du mal. Ainsi une péritonite sur-aiguë est parfois si intense,
si rapide dans son invasion et sa marche, qu'elle emporte
les malades en peu de jours : il en est de même de la
pneumonie, dont la promptitude et l'intensité jettent les
sujets dans un affaissement du plus triste présage. En ce
dernier cas surtout, le praticien peut rester incertain de
l'état des forces et de la raison de l'adynamie. Cependant
de cette espèce de diagnostic résultera souvent la mort ou
le salut du sujet ; car des saignées pratiquées alors peuvent
jeter le malade dans un collapsus dont il ne pourra se
relever, si les forces étaient chez lui en résolution, tandis
que ces déplétions sanguines le sauveront si les forces se
trouvent seulement opprimées. Quand la faiblesse est indépendante des forces radicales et se lie à une condition
facile à détruire, on doit prédire une affection peu grave.
« Les défaillances, selon le professeur Ch. Leroy (1), qui,
au commencement d'une maladie aiguë, sont occasionnées,
soit par un amas de matières bilieuses ou par des vers qui
irritent l'estomac, n'ont rien de bien formidable. »

De toutes ces considérations, il résulte que la gravité
de la maladie est souvent en raison directe de la rapidité
et de l'intensité de l'invasion. Néanmoins, il ne faudrait
pas croire que l'activité d'un état morbide fût constamment d'un mauvais pronostic : bien au contraire, l'énergie
des actes pathologiques est fréquemment préférable à un
excès opposé lorsqu'il ne dépasse pas certaines limites.
Elle annonce une force vitale considérable et susceptible
de permettre une prompte guérison; elle éloigne surtout

(1) Pronost., 12.

la crainte de voir succéder un état chronique aux premiers
symptômes morbides, chronicité si fâcheuse, si difficile à
conduire à une terminaison heureuse et franche.

L'invasion lente des maladies dépend ou de la faiblesse,
du peu d'énergie vitale du sujet, ou du peu de puissance
de la cause morbifère. Dans le premier cas, la maladie
aura, en général, un cours long, non-seulement quant à
sa durée totale, mais surtout quant à la succession des
divers phénomènes caractéristiques. C'est chez de pareilles
personnes dont la constitution offre peu d'activité radicale,
que les états pathologiques prennent une marche chronique.
L'on sait quel fâcheux augure est, en général, attaché à
cette marche morbide, parce qu'elle annonce une affection
de longue durée, fort difficile à guérir : c'est ce que l'on
remarque surtout dans les maladies chroniques. « Leur
caractère, écrit le professeur Dumas (1), ne se développe
que d'une manière successive et lente. Il peut se confondre
avec d'autres caractères qui rendent douteuse la nature
de ces maladies. Ce n'est bien souvent que lorsqu'elles sont
très-avancées qu'on vient à bout de les connaître. Il est
difficile de distinguer, dès le principe de leur formation, la
phthisie pulmonaire d'un rhume simple ou d'un catarrhe
prolongé, l'épilepsie de toute autre affection nerveuse convulsive, la goutte du rhumatisme, les écrouelles d'une altération générale du système lymphatique et des glandes. »

Nous avons vu cependant que les fièvres malignes étaient
d'autant plus graves qu'elles se manifestaient brusquement :
l'on multiplierait aisément les cas dans lesquels l'invasion,
quoique plus lente qu'à l'état normal, est d'un pronostic
moins fâcheux. Ainsi Stoll écrit (2) : « plus les pustules

(1) Maladies chroniques, *ibid.*
(2) Médecine pratique, aph. 536.

varioleuses sortent lentement, plus la maladie est légère ;
car l'éruption qui se fait tumultueusement dans un ordre
insolite est mauvaise. » Quelle que soit la lenteur avec laquelle procèdent quelques affections, il est souvent possible,
d'après les premiers symptômes seuls, de prédire quelle
sera leur nature : telles sont, par exemple, les fièvres catarrhales, soit bilieuses, soit muqueuses, mais principalement ces dernières. On sait, en effet, que les affections
muqueuses débutent par un sentiment de fatigue générale,
la perte d'appétit, l'empâtement de la langue, la largeur
et la mollesse du pouls, les nausées et les vomissements
de matières muqueuses. Ces symptômes ne se présentent
point tout à coup, mais les uns après les autres, et restent
parfois plusieurs jours à se réunir. Les affections bilieuses,
quoique lentes aussi dès leur début, surtout dans les pays
tempérés, sont beaucoup plus souvent rapides dans les pays
chauds, où elles sont très-fréquentes. En nous résumant sur
la valeur pronostique de ce mode général d'invasion, nous
dirons qu'il annonce ordinairement une terminaison moins
fatale dans les maladies, mais aussi une marche plus faible,
chronique, et une guérison difficile à obtenir complètement.

Les anciens pensaient que toutes les maladies avaient un
mode commun dans leur développement, et le Père de la
médecine disait en conséquence *morbis modus unus est.* Les
médecins grecs entendaient par là que toutes les affections
morbides débutent de la même manière, et ont une marche
analogue : d'après cela, ils paraissaient croire que toutes
les maladies commençaient par la tête et envahissaient
successivement le reste du corps de haut en bas. Lorsqu'elles
offraient une progression différente, elles n'étaient point
suivant le mode normal; mais irrégulières, désordonnées,
ataxiques. Suivant la pensée du Vieillard de Cos, il faut

reconnaître que toutes les maladies ont généralement un cours connu et dont nos livres dogmatiques ont soin de nous instruire. L'expérience journalière démontre que, plus une maladie s'éloigne de cet état ordinaire, plus elle donne à craindre une terminaison fâcheuse. Nous pourrions donc émettre en principe que l'*invasion irrégulière* est un signe de mauvais augure dans la plupart des affections qui ont une marche habituellement différente. Nous avons rappelé plus haut l'aphorisme de Stoll dans lequel ce célèbre praticien parle de l'irrégularité comme de fort triste présage au commencement de la variole, et l'observation vient confirmer ce jugement. En parcourant les divers états pathologiques qui se rencontrent le plus fréquemment, nous resterons encore mieux convaincu de la gravité du pronostic qui découle de ce mode d'invasion. Dans les fièvres intermittentes périodiques, si le stade de chaleur ou celui de sueur se présente le premier; enfin, si la succession de ces états morbides est intervertie, l'affection prend un pronostic beaucoup plus sérieux, et d'autant plus que cette irrégularité est plus marquée. Il est un genre de fièvre caractérisé précisément par cette irrégularité, ce désordre dans l'apparition, la succession des symptômes. Les fièvres typhoïdes, la fièvre continue maligne, la fièvre lente nerveuse, intermittente ou rémittente maligne, etc., sont, en effet, remarquables, non-seulement par leur invasion souvent brusque et inattendue, mais surtout par le début d'une affection légère en apparence et presque toujours indéterminée, irrégulière, ainsi que Stoll l'a fait remarquer.

Dans les lésions inflammatoires, les premiers phénomènes observés sont la douleur et l'état nerveux, puis vient l'état fluxionnaire que suit l'état inflammatoire, et ce n'est que par la violence de la phlogose que la gangrène survient parfois d'une manière plus ou moins prompte. Cependant il arrive, en certains cas, que la mortification s'empare promptement des tissus qui n'ont pas encore subi les différentes phases ordinaires qui la précèdent. Cette gangrène s'observe à la surface du corps comme à l'intérieur des viscères, du poumon, par exemple ; et l'on peut dire que ce début de la maladie est nécessairement d'un présage très-fâcheux, parce qu'il dépend le plus souvent de la faiblesse radicale du sujet et quelquefois de la nature septique du principe morbifère.

Les affections exanthématiques présentent toutes, dans leur invasion, la fièvre d'incubation, suivie, au bout de quelques jours, de la manifestation éruptive ; mais il arrive parfois que l'invasion caractéristique de la maladie, ou l'apparition de l'exanthème, ne se fait pas ou se fait d'une manière à peine sensible. Nul doute qu'on aura, dans cette irrégularité, la preuve certaine d'une marche pernicieuse et d'une terminaison fatale : telle était l'épidémie de scarlatine, sans éruption, que le docteur Roger de Loches a fait connaître.

Mais de ce qu'une maladie commence d'une manière régulière, que ses premiers symptômes se succèdent dans l'ordre habituel, est-ce à dire qu'elle n'a point un pronostic fâcheux, et qu'elle se terminera heureusement ? Nous sommes loin d'avancer une pareille assertion : les affections morbides ont, en effet, une gravité qui leur est inhérente, et que leur mode d'invasion ne saurait changer, au moins d'une manière capitale. Ainsi, de ce que la variole, la peste, le cancer, la péritonite, etc., débuteront régulièrement, que leurs caractères se présenteront dans l'ordre ordinaire, ces affections n'en seront pas moins toujours sérieuses. Cependant elles le seront bien davantage si leur développement est désordonné, s'il est trop brusque ou trop violent; et voilà pourquoi la *régularité de l'invasion* donne au praticien de plus grandes espérances.

L'habitude extérieure du malade est encore susceptible de présenter quelques remarques importantes pour la séméiotique. La manière dont le sujet est couché dans le lit est d'autant plus heureuse, qu'elle se rapproche davantage de celle qu'offre l'homme en parfaite santé. Nous pourrions ajouter que cela est vrai, non-seulement de l'habitude extérieure du corps, mais de l'aspect de la physionomie, comme aussi de l'exercice des fonctions. On doit mal augurer de la maladie quand le sujet s'enfonce toujours vers les pieds du lit, que les cuisses sont roides, fléchies ou écartées; enfin, si, pendant le sommeil, il a les paupières entr'ouvertes ainsi que la bouche.

Depuis long-temps ces remarques avaient été faites par Hippocrate, qui porta si haut la science de l'observation. Il semble même attacher à l'étude de l'homme extérieur une prédilection toute particulière; car il a consacré à cet intéressant sujet un grand nombre de sentences qui vivront éternellement tant elles sont pleines de vérité, tant il a si bien saisi les plus faibles nuances que le mal imprime à l'organisme tout entier. Ne dirait-on pas voir un mourant, quand il nous peint l'homme épuisé par la souffrance? La peau du front est roide et tendue; elle est sèche et couverte d'une sueur froide; les yeux, enfoncés dans leurs orbites, se ternissent; le nez est effilé, couvert de poussière; les tempes sont creuses; les pommettes saillantes; les oreilles froides, sèches et retirées; les lèvres décolorées, livides et pendantes. Qui pourrait se méprendre à cette peinture si frappante du moribond que ce grand maître nous a tracée, et qui n'a pas vieilli à travers tant de siècles? Sans doute, il est rare de trouver tous ces signes réunis au début des maladies, quelque foudroyantes qu'elles soient; mais toujours est-il que chacun d'eux a une valeur indépendante, et sa réunion avec tel ou tel autre pourra le rendre très-utile. Ce n'est même qu'à la condition de savoir lier un symptôme à un autre, que le médecin pourra tirer parti des signes nombreux qui lui sont fournis par la face en général et chacun de ses traits en particulier.

Dans son traité du pronostic, Hippocrate conseille au médecin, lorsqu'il aperçoit une figure altérée au début des maladies, de s'informer avec soin si cette altération, cette décomposition des traits est due à des veilles prolongées, à de grandes évacuations, ou à l'inanition, parce que le danger alors n'est plus le même, et que bientôt tout rentre dans l'ordre. Dans un endroit du même ouvrage, il ajoute que l'on peut prévoir facilement, dès leur début, si les maladies auront une courte durée ou une issue heureuse ou malheureuse; car les malades, dit-il, qui obtiendront leur guérison, respirent aisément et dorment pendant la nuit, n'éprouvent aucune douleur et présentent certains bons signes; tandis que, si de tels phénomènes ne se manifestent point, le pronostic est en général fâcheux.

Recueillant les faits les plus généraux, M. Double (1) regarde comme des signes toujours fâcheux que la face, dans le principe, soit profondément altérée; que la faiblesse de la voix et de la parole se joigne à une figure triste et réfléchie. Il regarde comme un signe presque certain de la chute des forces, l'amaigrissement subit de la face, quand il arrive sans cause manifeste, et qu'il n'est pas l'effet des veilles prolongées ou des évacuations excessives.

(1) Traité de séméiotique.

Art. V. — *Des signes diagnostiques* (1).

En suivant aveuglément les principes forcés de l'organicisme, on comprend rarement la valeur réelle des symptômes et des signes diagnostiques. Quand on est persuadé,
en effet, de l'existence obligée d'une altération matérielle
et locale dans chaque état morbide, on établit une relation
nécessaire entre les phénomènes pathologiques et cette
dégradation anatomique, de sorte qu'en remarquant tel
symptôme, on est rigoureusement conduit à supposer une
lésion sensible dans l'organe d'où celui-ci semble provenir.
Ainsi les caractères de l'apoplexie ont été rapportés constamment à une destruction, à une dégradation immédiate
de la pulpe cérébrale ; et cette altération rapide a paru
absolue et inévitable. Comment, en effet, reconnaître l'apparition des mêmes symptômes sans déchirure subite de
l'encéphale ? Comment, au point de vue de l'organicisme,
avouer les apoplexies *nerveuses* dans lesquelles le centre
nerveux n'a subi aucune désorganisation appréciable, et
où tout doit être attribué à une lésion purement dynamique, essentielle ?

Ce défaut de rapport entre les symptômes et les altérations anatomiques, l'absence de celles-ci alors que ceux-là
se manifestent, montrent une source de phénomènes différente de celle sur laquelle les physiciens portent leur
attention. Cette variabilité des symptômes avec des désordres matériels semblables, nous amène à reconnaître une

(1) Cette partie de la *Doctrine* est extraite de la thèse de mon
frère ; on trouvera, en outre, dans ce même ouvrage, plusieurs
passages empruntés aux dissertations inaugurales composées sous
ma direction par mes élèves : il me sera toujours agréable de me
rappeler les nombreuses conférences que nous avons eues ensemble.

variabilité ordinaire des expressions morbides. Elle nous apprend à voir, dans les symptômes, des caractères mobiles et nullement attachés d'une manière absolue à une maladie, mais susceptibles de s'offrir dans les états morbides en apparence les plus opposés. Cette variabilité montre l'importance de la réflexion constante à laquelle le praticien doit se livrer pour apprécier la valeur actuelle des phénomènes qu'il observe, et sous lesquels les affections les plus différentes peuvent s'exprimer. Cette mobilité symptomatique conduit donc à l'interprétation obligée des désordres pathologiques ou à la séméiotique.

Quand on envisage ainsi, et comme l'observation de tous les temps l'enseigne, les faits morbides, on est loin de les regarder comme des espèces de problèmes mathématiques où les conditions sont toutes constamment et forcément liées entre elles; on prend alors du diagnostic une bien autre idée que celle des mécaniciens et des organiciens. « Je ne crains pas de le dire, soutient le professeur Bérard (1), la science du diagnostic des maladies, telle qu'elle est présentée dans la plupart des ouvrages, est d'une incertitude désespérante, parce qu'on a voulu lui donner une certitude qui lui est refusée par la nature même de l'objet, parce qu'on n'a pas bien saisi celle qui lui est propre et les véritables moyens de l'atteindre : aussi les praticiens ne trouvent-ils que des tableaux de fantaisie dans la plupart des descriptions de maladies tant vantées par les systématiques et la plupart des Écoles. »

Cela tient à l'ignorance du principe dont nous parlons, à la mobilité de tous les objets de la science de l'homme vivant : causes, symptômes, traitement, tout y est, en effet, variable suivant les modes divers des forces vitales;

(1) Génie de la médecine, pag. 33.

les affections morbides sont seules constamment les mêmes par leur nature. En se pénétrant bien de cette vérité, on sent le véritable génie de tous les dogmes de la médecine antique et de la véritable observation ; en la méconnaissant, on tombe dans l'erreur fameuse de l'un des premiers médecins de Rome, *Martianus*, qui, rencontrant Galien, lui dit : « je connais comme vous le second livre des pronostics d'Hippocrate ; je ne puis cependant deviner comme vous. » Malgré les règles les mieux tracées, les descriptions les plus minutieuses, on ne peut, en effet, apprendre les nuances infinies dont les états morbides sont susceptibles : il faut toujours l'exercice soutenu de la réflexion et du raisonnement ; il faut toujours chercher mûrement la valeur actuelle des signes.

« J'ai balancé quelque temps sur l'ordre que j'avais à suivre pour l'étude des signes, dit le professeur Broussonnet (1) ; toute espèce de classification eût été bonne, pourvu qu'elle n'en eût omis aucune. J'ai cependant préféré la marche la plus naturelle, celle que la pratique nous indique : ainsi, laissant de côté l'arrangement systématique, nous les étudierons suivant l'ordre dans lequel ils se présentent au médecin clinique. » Cet ordre comprend d'abord l'examen de l'habitude générale des malades, les symptômes généraux, enfin les caractères particuliers des affections morbides.

Il est bon toutefois de connaître d'abord certaines lois propres à diriger l'observateur dans la valeur qu'il faut accorder aux signes en général. Il convient de se persuader de la difficulté d'un pareil jugement, de la nécessité de puiser des notions exactes dans la lecture des meilleurs auteurs, et d'en faire l'expérience sous la direction de

(1) Tabl. élém. de la séméiotique, pag. 67.

praticiens habiles; une semblable voie est susceptible de donner à l'observateur le véritable esprit de la médecine pratique, et de la certitude des dogmes de la science. Cette étude oblige le médecin à une méditation soutenue, et l'habitue ainsi à la réflexion si nécessaire dans l'exercice de notre art. Faire abstraction de l'état physiologique du sujet que l'on observe, ce serait s'exposer à attacher souvent une importance fautive aux expressions morbides; car les signes n'ont pas une valeur absolue, mais variable suivant les cas pathologiques et les individus. Le médecin ne doit donc pas attribuer une valeur exclusive à un seul signe; leur réunion, leur comparaison habile peuvent seules conduire à la connaissance de l'état morbide et de sa gravité, comme Hippocrate l'enseigne dans son *pronostic*. Il est de même important de considérer la durée des symptômes qui doivent en général se prolonger pendant un certain temps, afin d'acquérir une véritable importance.

L'habitude générale du sujet indique souvent la maladie dont il est atteint; la position qu'il affecte pendant le sommeil ou la veille met aussi sur la voie du diagnostic. Dans l'hydrothorax, la phthisie parvenue à sa dernière période, l'asthme convulsif, les malades ne peuvent se coucher; ils se mettent sur leur séant, assis sur le lit, sur une chaise, et cette position, tout en indiquant une lésion des organes de la poitrine, annonce aussi une haute gravité. « C'est un mauvais signe, dit Double (1), que le malade ne puisse rester couché que dans une position plus ou moins rapprochée de la perpendiculaire, et qu'il soit obligé d'avoir la tête fortement relevée et soutenue par plusieurs oreillers : cela annonce un mouvement fluxionnaire vicieux vers la poitrine ou le cerveau. »

(1) Séméiotique, tom. I, pag. 196.

Lorsque, dans une affection aiguë, le malade *se couche*
en travers de son lit; s'il tend sans cesse à se placer en
sens inverse de la position ordinaire; s'il jette constamment
les pieds et les mains hors du lit, on doit penser qu'il
éprouve de violentes douleurs, qu'il est dans le délire.
Hippocrate a reconnu, et l'expérience a confirmé les enseignements de la signification du décubitus sur le ventre,
alors que le malade n'avait pas ordinairement cette habitude : cette position annonce des coliques aiguës et un délire
imminent (1). Si, au contraire, on remarque le coucher
constant sur un côté du tronc, on peut diagnostiquer un
épanchement sanguin, séreux ou purulent dans la plèvre
du même côté.

Parfois les malades s'*agitent* continuellement, sortent et
rentrent dans leur lit : une fièvre exanthématique, une inflammation intense existent alors, ou le délire est prochain.
« Dans les fièvres pituiteuses, selon le professeur Broussonnet (2), lorsque l'abattement des forces est arrivé à son
plus haut période, que tous les muscles sont tombés dans
un état de collapsus cadavéreux, le malade n'étant plus fixé
et retenu dans son lit, tend par son propre poids vers la
terre, et il descend vers les pieds du lit. On observe le
contraire dans les affections inflammatoires, et même dans
les bilieuses; le malade s'efforce de remonter continuellement vers la tête. »

Si un enfant ou même un adulte offrent un *amaigrissement*
insolite et permanent, alors que l'appétit augmente, c'est
signe d'une affection vermineuse, et surtout de l'existence
du ténia. Si, au contraire, on remarque une tuméfaction

(1) Du pronostic, § VIII.
(2) Séméiotique, pag. 71.

œdémateuse, craignez la présence d'une altération profonde d'un organe splanchnique.

En appliquant les doigts sur la peau du sujet, si l'on sent une *chaleur* âcre et mordicante, il faut soupçonner une fièvre ardente, le *causus*, une affection bilieuse intense; et l'on doit redouter une dégénération putride ou maligne, si en même temps la peau est très-sèche. Les affections malignes et ataxiques se manifestent fréquemment par des inégalités de température sur diverses parties du corps; on voit alors une joue chaude et l'autre froide, des alternatives de froid et de chaud : ainsi Pithion de Thase, au rapport d'Hippocrate (1), éprouva ces changements de température à plusieurs reprises, et mourut au dixième jour. Chez les phthisiques, la chaleur plus marquée à une main, à un pied ou à une joue, indique que les désordres pathologiques se passent dans le poumon correspondant.

Quand la chaleur diminue sensiblement à la peau, c'est un signe de la concentration des forces à l'intérieur, et d'un état nerveux très-grave si le malade lui-même n'en a pas la perception. Si la chaleur ou le froid envahissent d'abord une partie de l'organisme sans cesser, on peut annoncer que la lésion morbide va y produire son action (2). Lorsque chaque redoublement d'une fièvre rémittente débute par un frisson, on doit juger que cette fièvre est une véritable intermittente que ses accès prolongés font paraître sous ce type continu.

La *rougeur* marbrée des pommettes est le signe d'une phlegmasie pulmonaire; si cette rougeur est animée et égale sur les deux pommettes, elle annonce une péripneumonie aiguë. Quand cette coloration des joues, avec celle du front

(1) Épid., 3e liv., sect. 2, 3e malad.
(2) Hippocrate, aphor., sect. 4, n° 39.

et du menton, se montrent souvent et disparaissent rapidement, l'individu est atteint d'une phthisie avancée. Lorsque
cette rougeur de la face est permanente et luisante, un
érysipèle se forme. Au contraire, la *pâleur* bleuâtre de la
face signale une affection vermineuse, syphilitique, ou des
évacuations anciennes, et surtout la leucorrhée. Si le visage
est pâle et jaunâtre, il existe la chlorose, un état bilieux
ou bien la fièvre jaune. La *teinte jaune* de la conjonctive,
des ailes du nez, des commissures des lèvres, indique une
affection gastrique bilieuse. Si la figure est seulement pâle
et bouffie, il faut explorer les viscères dont l'un est atteint
d'une altération organique : on la rencontrera dans le cœur
ou les gros vaisseaux si à la pâleur se joint une teinte
violette.

« On remarque souvent un air très-riant sur la figure
des enfants endormis, dit Double (1), surtout pendant la
dentition ; mais ce rire est lui-même une sorte de convulsion, et l'on doit craindre que ces accidents ne deviennent
plus forts pendant la veille. Ce *rire* chez les enfants est encore un signe de la présence de vers dans les intestins. »

Si la *langue* est blanche, large, épaisse, inégale sur les
bords où elle conserve l'impression des dents, il existe une
affection catarrhale. Quand ce même organe est très-rouge,
il signale un *état inflammatoire* général ou local très-grave
dans la phlogose de la gorge, et surtout du poumon. Ainsi
la femme qui logeait chez Ariston fut atteinte d'angine (2) :
elle eut la langue rouge et sèche dès le début, et mourut
le cinquième jour de la maladie. Cependant quelques sujets
offrent la langue blanche et humide dans les péripneumonies,
et le Père de la médecine regardait cet état de la langue

(1) Ouv. cité, *ibid.*, pag. 248.
(2) Hippocrate, épid., liv. III, 7e malad.

comme assez fréquent alors. Stoll a consigné la même remarque, à propos d'un malade mort de pneumonie pendant
laquelle la langue était restée blanche et humide (1). Après
avoir noté un pareil fait chez le fils de Cydis, Hippocrate
ajoute : chez les personnes en proie à la péripneumonie,
si toute la langue est blanche et rugueuse, cela indique la
lésion des deux poumons; si elle l'est sur une moitié, la
lésion existe au poumon du même côté (2). En commentant
ce passage dans son traité du tissu muqueux, Bordeu en a
reconnu la justesse que le professeur Fouquet démontrait
dans ses cliniques.

Une langue brune ou noire, soit sèche, soit humide,
annonce un *état putride* existant comme affection primitive
et essentielle ou comme complication. Quel que soit, en
effet, le désordre des organes, elle indique une grande gravité morbide, et une affection maligne de l'économie entière.
Tant que l'enduit de la langue augmente d'épaisseur et de
sécheresse, la maladie est dans la période d'accroissement.
Cette dureté et cette sécheresse sans humidité se remarquent
dans tous les cas de *spasme* considérable de la poitrine et
du tube digestif, ou même dans l'inflammation de ces organes, dans la fièvre inflammatoire. Enfin, dans les *affections bilieuses,* la langue est jaune, et l'intensité de la couleur
est généralement en rapport avec celle de la maladie elle-
même.

Quand la langue est blanche et chargée d'un sédiment
de même couleur, elle indique, en général, une surcharge
des premières voies et la nécessité des évacuants : on observe cet état de la langue pendant les fièvres muqueuses,
intermittentes, rhumatismales, les maladies nerveuses par

(1) *Rat. med.*, tom. I, pag. 220.
(2) *Coac. prænot.*, § III.

atonie, et les maladies chroniques qui intéressent les organes de la digestion. On le remarque encore dans les péripneumonies près de leur début; car, bientôt après, la langue devient rouge, comme Cœlius-Aurelianus l'avait écrit. Si la langue s'offre sèche, raboteuse et comme brûlée, sans que le malade accuse de la soif, c'est un caractère des *fièvres ardentes* fort aiguës.

L'état de l'*œil*, dit Hippocrate (1), devient la mesure de la vie. La couleur rouge des yeux, dit-il encore, jointe à un mal de tête, indique l'arrivée prochaine d'une hémorrhagie nasale. « Les mouvements du globe de l'œil, ajoute le professeur Broussonnet (2), doivent être soigneusement observés : s'il roule avec vivacité, il annonce la phrénésie ou le délire ; il est l'indice d'une *faiblesse* lorsque le blanc seulement apparaît. »

Tout praticien a remarqué l'aspect particulier de la face et des yeux chez les individus atteints de cataracte ou d'amaurose. En celle-ci le globe oculaire offre une couleur terne, une forme déprimée en divers sens, un aspect d'organe demi-bouilli, sans vivacité, sans expression, fixe ou très-mobile sans motif. Dans la cataracte, au contraire, l'œil conserve sa forme, son brillant, sa vivacité et ses mouvements motivés par l'obscurité ou la lumière intense.

Une tuméfaction œdémateuse, située vers la partie postérieure des dernières fausses côtes, forme un caractère certain de l'existence et de la rupture des épanchements sanguins séreux ou purulents de la poitrine.

L'engorgement, l'induration, l'ulcération des *parties génitales* à la suite de maladies catarrhales, des accès de goutte, etc., sont de effets critiques qu'il ne faut pas traiter

(1) Épid., liv. 6.
(2) Séméiotique, pag. 97.

comme vénériens. Mais si l'on observe une infiltration du scrotum et des parties génitales, on peut croire à une *hy-dropisie thoracique essentielle*, et portée à un assez haut degré; on remarque même cette infiltration du scrotum ayant celle des membres inférieurs, en raison sans doute de la sympathie des parties sexuelles avec les organes de la respiration. Lorsque l'on voit la rétraction des testicules, de la verge, on doit annoncer une violente inflammation ou un spasme considérable des reins, comme cela a lieu dans la colique néphrétique calculeuse, inflammatoire, rhumatismale ou nerveuse : ces notions nous viennent de la plus haute antiquité (1).

Le Vieillard de Cos ne laissait échapper aucun signe dans les maladies les plus diverses, tant son talent d'observation était porté loin : c'est qu'il sentait que les lésions les plus profondes, les altérations les plus étendues, avaient toujours une valeur relative, non à leurs conditions matérielles et absolues, mais à la manière dont l'économie entière les tolérait ; aussi accordait-il plus d'importance aux symptômes susceptibles de donner la mesure de cette tolérance vitale, qu'à ceux nécessairement liés aux dégradations organiques les plus considérables. Telle est, en effet, l'importance des signes diagnostiques et pronostiques : ils annoncent l'affection générale de l'agrégat vivant, notion qui constitue la partie principale du diagnostic pratique ; ils indiquent en même temps la gravité et l'issue probable des désordres pathologiques. Le même état morbide, la même dégradation anatomique ayant une valeur diverse, suivant les individus ou le mode d'être des forces vitales, il s'ensuit que l'appréciation de ce degré d'affection forme la partie fondamentale du diagnostic clinique.

(1) Hippocrate, *prænot.*, § VIII; *coac.*, § III, IV.

Nous disons que rien d'important sous ce rapport n'avait échappé au génie de l'École de Cos. Nous le voyons, en effet, s'occuper des significations des cheveux, des oreilles, de la bouche, des doigts : *les ongles crochus*, dit le divin Vieillard, sont signes des suppurations chroniques des poumons (1); et cette remarque est devenue, pour les écrivains récents, le sujet d'articles fort étendus où ils ont admiré la sagacité de l'observation hippocratique après l'avoir d'abord négligée. Les maladies de la poitrine étaient, à peu de chose près, aussi bien diagnostiquées par la méthode antique, que par nos physiciens modernes; les diverses modifications de la respiration formaient les bases des remarques pratiques qui faisaient reconnaître l'*hydrothorax* à la difficulté de respirer dès les premiers moments du sommeil et pendant toute la nuit, comme le signale l'illustre professeur Lazare Rivière (2).

Sans doute, ces signes ne sont pas infaillibles, et les médecins de Montpellier leur en ajoutent plusieurs autres sur lesquels on a insisté davantage en ces derniers temps : ainsi la percussion, la succussion et l'auscultation, fournissent de nouveaux moyens de diagnostic, comme Hippocrate nous l'apprend dans une foule d'endroits de ses immortels écrits. Le Père de la médecine interrogeait encore le *pouls*; et quelle que soit l'idée qu'il se formait sur la cause des pulsations, sur le fluide contenu dans les artères, il n'en tirait pas moins des inductions pratiques du plus haut intérêt, comme nous l'apprennent bien des passages de ses œuvres. Galien, il est vrai, poussa cette espèce d'investigation jusqu'à des subtilités inutiles; et quoique l'on puisse reprocher à Galien, et aux médecins hippo-

(1) *Prænot. coac.*, etc., trait. des lieux dans l'homme, § 32.
(2) *Prax. med.*, *lib. I*, pag. 140.

cratiques, d'avoir commis à cet égard des erreurs théoriques, on ne saurait méconnaître que c'est à l'École de
Cos qu'on est redevable des véritables services de l'art
sphygmique, soit chez les anciens, soit parmi les modernes.

C'est, en effet, au professeur Dulaurens (1585), à Solano (1738), à notre Bordeu (1754), au professeur Sénac
(1752), à Fouquet, à Lamure, c'est-à-dire à l'École de
Cos ancienne et moderne, que l'on doit les nombreux signes
tirés du pouls. Les organiciens, il est vrai, ont dédaigné
les recherches de ce genre, ou ont voulu les soumettre aux
calculs de l'hydraulique; mais la véritable pratique médicale repousse les applications systématiques des sciences
physiques au corps vivant sain ou malade. « Dans la lé-
thargie, dit Hippocrate (1), le pouls est lent; lorsque,
dans les angines, il survient des déjections stercorales occasionnées par la grande force du pouls ou de la fièvre,
c'est un signe de mort. Les pouls, qui sont petits ou faibles dans le commencement, deviennent forts, s'irritent
dans le temps de la crise. La femme en couche, qui, après
les vidanges, éprouve des tumeurs au bas-ventre, à la rate,
aux cuisses, avec fièvre, a le pouls tantôt faible, tantôt
irrégulier ou vif, tantôt élevé; quelquefois encore le pouls
ne se sent point (2). »

Nous pourrions citer encore plusieurs endroits où le divin
Vieillard parle du pouls qui doit être observé sur le cou, dans
les fièvres, etc. Mais il est plus convenable de signaler les
précautions nécessaires pour retirer tous les avantages de
cette exploration, précautions d'ailleurs trop négligées par
les physiciens ou les médecins irréfléchis. « Pour bien juger

(1) *Prœnot. coac.*
(2) Liv. I, maladies des femmes.

de l'état du pouls, dit Bordeu (1), il faut, en général, le tâter à plusieurs reprises. » On se presse souvent trop dans cet examen ; on doit, selon le professeur Fouquet, sentir au moins cinquante pulsations sur chaque poignet. Le malade et le médecin doivent être dans une position aisée ; le malade sera assis ou couché, la tête un peu élevée et non sur le côté, surtout celui dont on tâte le pouls.

« Chacune des actions organiques individuelles, dit le professeur de Montpellier (2), doit modifier d'une manière particulière la circulation, c'est-à-dire avoir une marque, un caractère propre et distinct attaché à son influx sur le mouvement du cœur et des artères ; ou, en d'autres termes, qu'indépendamment des modes généraux ou battements ordinaires, qu'on croit se rapporter principalement à l'action du cœur, le pouls doit être empreint de certains autres modes relatifs à ces actions ou fonctions organiques, indiquées et caractérisées même par ces modes particuliers. C'est, sans doute, eu égard à cette individualité d'action ou de vie de la part de chaque organe, que Galien observe que l'affection d'une partie peut y exciter des variations dans le mouvement des artères, sans qu'il soit besoin que le cœur participe à cette affection. »

Tels sont aussi les motifs qui ont conduit aux divers *pouls organiques*, dont les uns se lient à la constitution de l'état morbide lui-même, et sont *symptomatiques*, et les autres, dits *critiques*, annoncent un changement le plus souvent favorable, opéré par la nature humaine dans l'affection pathologique. Dans l'*espace pulsant*, on remarque des *éminences* ou *petites ondes*, *aplatissement*, *resserrement*, *intersection*, *brisement* de la colonne sanguine. A ces caractères

(1) Recherches sur le pouls ; œuvres, tom. I.
(2) Essai sur le pouls ; pag. 60.

de permanence le pouls joint parfois des conditions accidentelles de *dureté*, *mollesse*, *force*, *faiblesse*, *petitesse*,
vitesse, *lenteur*, *concentration*, *élévation*, etc. Ces accidents
se combinent avec les pouls organiques : ainsi la dureté
va avec le pouls *stomacal*, avec l'*hépatique*; la mollesse avec
le *pectoral*, l'*inciduus*, etc.

La modification accidentelle et non critique survient au
pouls des organes atteints d'une maladie commençante ou
aiguë, et se manifeste par la *dureté*, la *gêne*, le *trouble* ou
le *spasme dans l'artère* : c'est là le *pouls d'irritation*, selon
Bordeu, qui est plus élevé, plus fort dans une lésion abdominale que dans une maladie de la tête ; on l'observe
encore aux premiers jours d'une blessure jusqu'à l'établissement de la suppuration. S'agit-il d'une douleur violente? ce pouls, en conservant ses caractères, se resserre,
se rapetisse progressivement.

« Nous établissons, dit le professeur Fouquet (1), cinq
pouls généraux ou élémentaires, dont les quatre premiers
se rapportent aux quatre principales régions du corps ;
savoir : la tête, la poitrine, l'estomac ou la région épigastrique, et le bas-ventre; le cinquième est le pouls général
d'hémorrhagie. Chacun d'eux pourrait être considéré comme
le chef d'une classe en comprenant plusieurs autres, qui
ne doivent différer du caractère général que par des nuances
ou de légères variétés. » Lorsque l'on remarque *une élévation
ou soulèvement particulier de la partie antérieure ou digitale
de l'artère*, on doit soupçonner l'existence d'une lésion de
la tête ; ce pouls *capital* est plus ou moins raide, tendu
ou chargé d'irritation. Le pouls *guttural* indique une maladie de la gorge ; il présente un *renflement ondulé de la*

(1) Ouvrage cité, pag. 92.

partie postérieure de l'artère ou de l'organe pulsant, caractères analogues à ceux du pouls céphalique.

Le pouls *pectoral,* ou annonçant une maladie des organes
thoraciques, est marqué par un *soulèvement au milieu de
l'artère ou de l'espace pulsant, légèrement mou, les deux
extrémités de l'artère se mouvant sous la forme naturelle,
en sorte que le profil supérieur du vaisseau décrit une sorte
d'arc.* Dans le pouls *épigastrique,* on perçoit la présence
*d'une petite éminence élevée entre l'index et le médius, comme
une pyramide dont la pointe serait mousse ou un peu arrondie.*
Lorsque le pouls offre de la *concentration,* de la *dureté* et
un *rétrécissement de l'artère principalement dans la portion
digitale,* de la *vivacité* et de *l'inégalité des pulsations,* il
faut diagnostiquer une maladie de l'un des autres organes
abdominaux.

Enfin, l'on a lieu d'annoncer une hémorrhagie, si le
pouls donne *l'impression d'une sorte de petits corps ronds,
très-rapides, se faisant sentir à l'extrémité digitale de l'artère,
comme à la file les uns des autres ; parvenus vers l'extrémité
du radius, ces corps ronds semblent se briser et s'éparpiller,
d'où résulte une espèce de fourmillement grenu à chaque dia-
stole.* On remarque souvent, avant l'apparition d'hémorrhagies critiques, le rebondissement *dicrote* ou *bi-pulsant,*
dans lequel les pulsations sont doublées dans le temps
ordinaire d'une pulsation, et séparées par un intervalle où
le pouls est simple. Nous nous bornons à l'exposé de ces
résultats de l'observation clinique, ne voulant pas traiter
d'une manière complète un pareil sujet où nous aurions
encore à signaler, non-seulement les modifications imprimées
aux pouls propres à chaque cavité splanchnique par les
maladies de chacun de leurs viscères, mais encore celles dont
l'existence de plusieurs maladies éloignées devient la cause :
du reste, nous renvoyons aux ouvrages cités plus haut.

ART. VI. — *Des signes pronostiques.*

« La prognose est postérieure en ordre à la diagnose, dit
le célèbre professeur Dulaurens (1), mais elle est première
en dignité ; car prévoir l'issue des maladies long-temps avant
qu'elle advienne, c'est chose totalement admirable, et qui
approche quasi de la divination. » Mais ces deux parties de
la science pathologique sont liées intimement ; car il faut
connaître d'abord un état morbide avant de savoir les changements qu'il subira, et sa terminaison probable. En outre,
la même pénétration dirige le médecin dans l'un et l'autre
cas : aussi les praticiens les plus habiles dans le diagnostic
le sont encore dans le pronostic et le traitement.

Les signes pronostiques sont loin d'être tous décisifs
et assurés ; fort rarement même il en est ainsi : certains
annoncent très-probablement des révolutions ultérieures et
une terminaison heureuse ou funeste ; d'autres sont incertains et médiocrement affirmatifs ; d'autres, enfin, ne
permettent aucune prédiction satisfaisante. L'homme de l'art
ne doit donc pas se faire une loi de donner constamment
une notion anticipée de l'avenir des malades : se conduire
de la sorte, c'est s'exposer à des erreurs fréquentes et à
des forfanteries indignes de la science hippocratique et de
son noble ministère. Le médecin vraiment réfléchi donnera
ordinairement de simples espérances, très-rarement des
assurances, et imitera la conduite des disciples de Cos, qui,
instruits de la mobilité habituelle de la nature humaine,
affirment peu, et ne basent point leurs assertions sur un
seul signe, mais sur le plus grand nombre possible (2).

(1) OEuvres, 1585, traité des crises et du pronostic, pag. 47.
(2) Hippocrate, aph. 7, 8.

Il est des présages dont on doit donner connaissance au
malade lui-même : ce sont ceux qui annoncent des changements favorables ; d'autres dont il faut instruire seulement
les parents, afin de ne pas aggraver le mal, et de ne pas
apporter, sans nécessité, le trouble et le désespoir chez le
malheureux que l'art ne peut guérir, ni sauver. La science
hippocratique ne consiste pas seulement, en effet, à administrer des médicaments ou à faire des opérations : elle
comprend encore la *médecine du cœur*, selon l'expression
de M.-A. Petit ; et, comme le disait encore l'un des professeurs de cette École, la médecine est un art qui guérit
quelquefois, soulage souvent et console toujours.

« Avec la face défigurée, on a les yeux creux, dit le
Vieillard de Cos (1), le nez pointu, les tempes rétrécies, les
oreilles froides et contractées, la peau sèche, la couleur
verdâtre ou noirâtre, les paupières livides, ou les lèvres ou
les narines : la mort est proche. » A ces signes fondamentaux de la *face mortelle*, on peut ajouter le front ridé,
froid et aride ; le bord de l'orbite proéminent ; les yeux à
demi fermés ; les paupières pâles, brunâtres et immobiles ;
la conjonctive tapissée d'un enduit opaque ; les cils, les
poils du nez recouverts d'une poussière blanchâtre ; les
lèvres pendantes et froides ; la peau terreuse, sèche ou couverte d'une sueur froide et d'une teinte livide.

Tous ces signes ne sont pas sans doute nécessaires pour
caractériser la *face hippocratique*, car un certain nombre
suffit à cet égard. Ainsi, la pulvérulence des cils et des
vibrisses, et surtout la constriction des narines, l'enfonce-
ment et les rides des joues, sont les caractères les plus
constants du funeste augure dans tous les états morbides,
et même dans les profondes affections morales, comme le

(1) **Coaques**, liv. I, 3.

professeur Fouquet l'avait remarqué sur un grand nombre
de criminels que l'on menait au supplice. Certaines circonstances peuvent produire cet état de la face, sans, pour
cela, annoncer la mort : aussi le Père de la médecine
conseille de s'informer si le sujet n'a pas fait des veilles
prolongées, éprouvé des selles copieuses et liquides, la
faim, car alors l'aspect du visage a beaucoup moins de
gravité.

Parmi les *mouvements convulsifs*, et pendant la durée
d'une maladie aiguë, si la lèvre inférieure surtout se renverse accidentellement, il faut craindre une issue fatale,
à moins qu'il ne s'agisse d'un enfant : il en est de même
lorsque la *lèvre inférieure* tombe dans un relâchement
continu.

La coloration naturelle de la *langue* est loin d'être un
signe favorable dans les fièvres malignes, où ce défaut de
rapport de la langue avec les autres symptômes annonce,
au contraire, un fâcheux résultat. Aussi est-il avantageux
que cet organe offre une couleur rouge pendant les affections inflammatoires. Mais lorsque l'enduit blanchâtre
ou jaunâtre dont la langue est recouverte dans les fièvres
muqueuses ou bilieuses, se dessèche, noircit et devient
fort tenace, c'est un signe d'un accroissement mauvais et
d'une complication d'adynamie. Quand cet état de la langue
se modifie, qu'elle s'humecte, devient de plus en plus
blanche, que les gencives prennent leur couleur normale,
il convient de bien augurer du malade. Prenez, au contraire,
une mauvaise opinion de l'avenir d'un sujet dont la langue
est agitée de tremblements insolites à mesure qu'il la tire
hors de la bouche.

Il convient de mal augurer d'une affection pathologique,
lorsque l'*abdomen* reste tendu après d'abondantes évacuations, surtout lors des maladies putrides ou bilieuses. A

l'inverse, l'amaigrissement excessif des parois du ventre, avec rigidité et tension chez les phthisiques, les masturbateurs, annonce le dernier degré de la consomption et une mort prochaine. Quand l'affaiblissement des mêmes parties survient rapidement sans cause manifeste, on doit croire à une résolution des forces du plus triste présage. La tuméfaction partielle de l'abdomen dans la région hypocondriaque droite annonce une issue fâcheuse quand il s'y joint le hoquet.

Concevez un pronostic favorable à la fin des états morbides, si les malades reprennent activement les *fonctions génitales*; il en sera de même lorsqu'apparaîtront des croûtes, des boutons, des efflorescences autour des lèvres à la suite d'un ou de plusieurs accès de fièvre intermittente.

« La *respiration stertoreuse*, dit Double (1), dans la plupart des maladies aiguës, dans les fièvres nerveuses, dans les apoplexies fortes, précède de très-près la mort. » On comprend facilement la raison et le mécanisme de ce phénomène morbide, quand on considère la faiblesse des forces vitales insuffisantes pour chasser les mucosités accumulées dans les bronches, et pour y attirer largement l'air.

La tuméfaction de la *langue* annonce une grande intensité d'inflammation dans la pleurésie et la péripneumonie; si le même organe devient livide, il faut craindre la gangrène des parties enflammées, du poumon surtout, quand toute douleur thoracique cesse brusquement. Du reste, toute disparition subite des symptômes sans motifs suffisants est le plus souvent d'un fâcheux augure : telle est la suppression brusque de la diarrhée à laquelle succède la tension des hypocondres. Mais si, sur ces derniers, sur le gauche sur-

(1) Séméiotique, tom. II, pag, 37.

tout, il apparaît un œdème, une éruption érysipélateuse ou autre, c'est un bon signe.

Nous avons exposé les principaux signes diagnostiques tirés du pouls; on en retire aussi plusieurs caractères susceptibles d'éclairer l'avenir des malades. « Le *pouls* grand, fort et véhément, promet toujours le bien, dit le professeur Dulaurens (1); celui qui est languide, faible et petit, montre que la faculté est affaiblie et ruinée; l'inégalité du pouls qui continue est toujours blâmée. L'intermission est très-périlleuse aux jeunes gens; car elle les menace d'une mort subite, à moins qu'elle ne se fasse à cause de l'obstruction ou de l'oppression des artères; elle est moins dangereuse aux enfants, et encore moins aux vieillards décrépits. » Cependant, s'il a de la force, le pouls intermittent n'est pas aussi dangereux dans les maladies aiguës que les anciens l'ont cru: quoique le pouls soit *misérable*, il ne faut pas s'attendre à une mort prochaine, si l'ensemble des autres symptômes ne fournit pas le même pronostic.

Après le pouls, examinez les *doigts* du malade: si les bouts de ces parties et les ongles sont livides, les extrémités froides et couvertes d'une sueur visqueuse, vous devez beaucoup craindre pour l'avenir du sujet. Le même pronostic doit être porté quand le ventre se trouve fortement distendu par des gaz, alors qu'il existe d'autres fâcheux symptômes; toutefois le *météorisme* se dissipe ordinairement par d'abondantes selles spontanées ou provoquées, lorsqu'il se fait sentir dans l'un ou l'autre des hypocondres.

Concevez de grandes craintes sur le compte d'un malade dont la *respiration* est plaintive durant le sommeil, ou bien petite et fréquente, soit qu'elle dépende de l'excessive faiblesse de l'économie, d'une vive douleur de poi-

(1) Méthod. pronostic, 1585; pag. 51.

trine, d'un engorgement considérable des poumons, ou de grandes souffrances dans un point de l'abdomen (1). Ces craintes doivent être encore plus considérables en voyant la respiration petite, précipitée et laborieuse, ou bien essoufflée, entrecoupée; car la mort est fort probable.

Il est avantageux que le *délire* soit en rapport avec les autres symptômes, avec la fièvre surtout; car sa persistance, alors que le pouls et les forces s'affaiblissent, entraîne un fâcheux pronostic. Du reste, tout délire furieux est toujours d'un triste présage, surtout quand les mains du malade sont tremblantes et occupées à éplucher sa couverture ou les murailles : la mort est encore plus prochaine si, au délire, se joignent des mouvements convulsifs dans les poignets, dans les yeux, dans la face, le cou ou la tête. « Si le délire cesse en raison, ajoute le professeur Charles Leroy (2), c'est-à-dire si le malade reprend sa connaissance sans que ce changement ait été occasionné par quelque évacuation critique ou par quelque dépôt, les symptômes funestes qui accompagnent le délire persistant, la mort du malade est très-prochaine. »

Selon le Père de la médecine, les accès épileptiques, à la fin d'une maladie aiguë, annoncent la mort; le même pronostic convient aux affections chroniques; le présage est loin d'être aussi défavorable lorsque les *convulsions* arrivent au début d'une maladie aiguë, quoique ces phénomènes aient toujours quelque chose d'effrayant; néanmoins, quelle que soit l'époque où ils surviennent, ces symptômes menacent du plus grand danger, s'ils dépendent d'une hémorrhagie considérable.

Dans l'inflammation d'un viscère abdominal, dans la

(1) Hippocrate, aph. 47.
(2) Pronostic dans les maladies aiguës, pr. 93.

dysenterie, la passion iliaque, la hernie étranglée, le *hoquet* annonce une fin prochaine : il en est de même à la fin d'une affection aiguë où les forces du malade se trouvent en résolution, à la suite d'une perte abondante de sang, de *vomissements* jaunâtres et symptomatiques ; ces derniers symptômes sont, en général, d'un triste présage, surtout quand ils se composent de bile verte. Enfin, des nausées seules mais fréquentes indiquent souvent un état fâcheux.

Les *selles* critiques sont, en général, précédées par les borborygmes, le météorisme, la pesanteur dans les lombes et la mollesse du pouls ; elles sont copieuses ; cependant, au commencement des maladies, ces excrétions sont loin d'être favorables, surtout si elles sont abondantes, séreuses, symptomatiques, comme on l'observe dans les fièvres malignes, ou chez les femmes aux premiers jours des couches. Si ces évacuations, existant depuis un certain temps, viennent à éprouver une brusque suppression, suivie de météorisme, de dégoût, d'un surcroît de faiblesse, il convient de les rétablir.

Dès le principe des maladies, le caractère critique des *urines* n'est pas plus favorable que celui des selles ; on se tromperait beaucoup sur les chances des états morbides en prenant l'aspect naturel des urines pour un signe de coction ou de terminaison spontanée des affections. Il en est de même quand le liquide offre des alternatives de crudité et de coction : ce caractère annonce la prolongation de la maladie. « On observe quelquefois, dans le cours des fièvres malignes, selon le professeur Ch. Leroy (1), et même peu d'heures avant la mort, qu'au milieu des symptômes les plus funestes, les malades rendent des urines parfaitement naturelles. Qui fonde uniquement son

(1) Pronostic, etc., pr. 193.

jugement sur un tel signe, est très-sujet à se tromper. Mais il faut se garder d'en conclure que l'inspection des urines n'est d'aucune utilité pour le pronostic. » Claires et dépourvues d'énéorème, les urines annoncent la durée ultérieure du mal; jumenteuses ou se troublant sans former de dépôt, enfin rouges et ardentes, elles constituent des signes fâcheux.

Nous bornons là notre aperçu séméiotique d'après l'observation hippocratique de tous les temps; bien des choses cependant sont passées sous silence : telles sont les sueurs , les éruptions diverses, les menstrues, les hémorrhagies, etc. Notre but a été de montrer l'importance de l'étude des signes dans les maladies , c'est-à-dire de l'interprétation philosophique des phénomènes divers des états morbides. Nous nous sommes appliqué à faire comprendre la nécessité de ne pas s'arrêter à la surface des choses, à une pratique purement phénoménale, et le besoin de pénétrer le fond des maladies dont les manifestations sont si variées, et auquel cependant doivent s'adresser nos moyens thérapeutiques.

CHAPITRE NEUVIÈME.

DE LA THÉRAPEUTIQUE.

—

ART. Ier. — *Fondements de la thérapeutique.*

La *thérapeutique*, a dit Barthez, *est la science des indications*; tout, en effet, doit tendre à découvrir les motifs raisonnés d'après lesquels les remèdes sont mis en usage : sans cette réflexion sur la convenance essentielle des moyens curateurs , le médecin est réduit au rôle d'un empirisme grossier qui ôte à notre art son sublime caractère, et le rend une science vraiment indigne de la méditation du philosophe. La thérapeutique ne consiste point, en effet, dans un catalogue de formules et de drogues, mais bien dans un ensemble de principes élevés capables de diriger le praticien au milieu des individualités morbides sans nombre que la nature humaine présente à son observation. Pour un but aussi important, pour un problème aussi compliqué, l'homme de l'art doit rassembler toutes les notions susceptibles de lui fournir des données utiles à son jugement, à ses déterminations.

Dans toutes les parties de la médecine, on distingue la théorie et la pratique , les principes et l'application ; de même on doit reconnaître la *thérapeutique générale* et la *thérapeutique spéciale* : celle-ci s'occupe du traitement des espèces et des variétés morbides; celle-là des genres, des ordres, des classes. La première établit les méthodes, les règles propres à diriger le médecin; la seconde signale les détails, les besoins immédiats de la pratique. La thérapeutique générale, enfin, vit dans la sphère de la science; la thérapeutique spéciale se complaît davantage dans l'empirisme raisonné.

Toutes les conditions de la maladie forment des bases de la thérapeutique ; la considération des causes diverses et de leurs modes d'action, l'étude des symptômes et des signes, de la marche, du fond des états morbides, de leur type, de leur terminaison spontanée, entrent dans les motifs de son jugement. C'est de là que le médecin retire la notion de la conduite à suivre dans les cas cliniques; c'est d'après ces connaissances approfondies qu'il choisit la méthode thérapeutique et les moyens convenables. Ce n'est pas, en effet, comme le veulent les systématiques, de la considération d'une seule partie, d'un état morbide, de ses symptômes, que l'on doit prendre la notion élevée des traitements rationnels : en se conduisant de la sorte, on rapproche les objets les plus différents, parce qu'ils ont certains points de contact; et négligeant le fond, l'affection morbide cachée aux yeux des empiriques, ou ce qui distingue fondamentalement les états pathologiques, on prétend leur appliquer le même traitement et les mêmes moyens.

Les problèmes de la thérapeutique sont, au contraire, bien plus complexes que ne le veulent les systématiques : aussi ont-ils repoussé les principes élevés de l'École hippocratique qui, ne s'arrêtant pas aux apparences des choses, recherche constamment leur nature sur laquelle elle base spécialement ses lois thérapeutiques. Défenseur de semblables principes, nous ne saurions donc comprendre l'art de guérir à la manière rétrécie des organiciens, des mécaniciens, etc. Les difficultés sont bien autres; les motifs des déterminations thérapeutiques sont bien plus multipliés.

L'appréciation sagace de ces nombreuses conditions des problèmes thérapeutiques constitue le tact du clinicien, difficile à comprendre, plus malaisé encore à saisir. C'est ce qui faisait dire à un grand médecin de notre École, le professeur Venel, et dans l'idiome languedocien : la pratique ne s'écrit pas (*la pratica s'escriou pas*).

ART. II. — *Du naturisme ou de la puissance de la nature humaine dans les maladies.*

Νούσων φύσις ἰητήρ, la nature guérit les maladies, tel est le dogme sacré de la médecine antique, qui rapporte à la puissance propre au corps vivant la guérison de toutes les affections morbides. « La nature, dit, en effet, Hippocrate (1),

(1) Traité de l'aliment.

29

suffit seule aux animaux pour toutes les choses ; elle sait
elle-même ce qui leur est nécessaire, sans avoir besoin qu'on
le lui enseigne et sans l'avoir appris de personne..... Elle
est le premier médecin des maladies; et ce n'est qu'en
favorisant ses efforts que nous obtenons quelques succès. »
Ce précepte, déduit de l'observation clinique, est sans
cesse reproduit par le Vieillard de Cos, et dans ses paroles
et dans sa manière de traiter les affections morbides, parce
qu'il forme la base de son École et la distingue de la plupart des sectes de son temps. Ainsi nous le voyons enseigner que le principe de tout est le même; qu'il n'y
a qu'une fin et un principe. Dans l'intérieur, dit-il, est
un agent inconnu qui travaille pour le tout et pour les
parties. Il n'y a qu'un but, qu'un effort ; tout le corps
participe aux mêmes affections : c'est une sympathie universelle. C'est que le Vieillard de Cos avait un jugement
trop élevé pour ne pas reconnaître cette tendance générale
de l'économie vivante à maintenir l'équilibre de la santé ,
et à le rétablir quand il est troublé par la maladie. Son
École était fondée sur des préceptes trop philosophiques
pour rester indifférente en présence des actes médicateurs
à qui les états morbides doivent leur curation. Aussi
cherchait-il, par tous les moyens de l'art, à favoriser ces
actes bienfaisants ; aussi s'efforçait-il de provoquer les
mouvements spontanés par lesquels arrive la solution heureuse des maladies.

Depuis cette époque reculée, Galien, Paul d'OEgine,
Rivière, Sydenham, Barbeyrac, Baillou, Stoll, Sauvages,
Barthez, Hufeland et les plus grands praticiens de tous
les temps, n'ont pas cessé de reconnaître la haute vérité
du dogme hippocratique : c'est dans la moderne Cos
qu'Arnauld de Villeneuve (1295), Gordon, Dulaurens,
Bordeu et une foule d'hommes illustres, ont enseigné et

fécondé ce principe de la véritable médecine. Ces illustrations médicales disaient, comme naguère le professeur
Bérard (1) : « La doctrine de la *nature médicatrice* est aussi
solidement établie par les faits, aussi simple dans ses applications, aussi féconde dans ses résultats qu'aucun axiome
de l'empirisme; elle crée, à proprement parler, une médecine entière, et c'est celle des hommes qui ont le plus
illustré notre art. »

Mais ces traditions de la plus haute antiquité, mais ces
enseignements de l'observation pure et dépouillée de toute
opinion favorite et préconçue, ne devaient point se plier
aux exigences des nombreux systèmes qui depuis si long-
temps agitent la science médicale. La doctrine de la *nature
médicatrice* a été, en effet, l'objet des attaques de presque
toutes les théories. Dans les beaux temps de la Grèce, les
sectes médicales enfantèrent tout ce qui s'est reproduit plus
tard dans la sphère des idées abstraites et de la philosophie
de l'art. Les solidistes et les humoristes, les mécaniciens
et les méthodistes, se sont tour à tour disputé les erreurs
de l'esprit humain. Réduisant l'économie vivante à un pur
assemblage de parties matérielles, Asclépiade prétendit en
connaître la constitution complète, en tracer d'avance tous
les modes pathologiques, et par suite toutes les manières
dont les désordres pouvaient être réparés. De pareilles idées
ne pouvaient guère s'accommoder de l'adoption d'une cause
bienfaisante et incessamment portée à remédier aux altérations pathologiques : aussi les mécaniciens niaient les *forces
médicatrices*, et prétendaient y suppléer par une thérapeutique énergique; ils chassaient du corps vivant toute puissance providentielle, comme les épicuriens l'avaient chassée
de l'univers.

(1) Doctrine médicale, pag. 450.

Les méthodistes n'étaient pas mieux réfléchis, car ils repoussaient le dogme de la *nature médicatrice*, et prétendaient guérir d'après leurs hypothèses favorites et avec les seuls remèdes susceptibles de s'y adapter. Themisson, leur chef, et Thessalus, le plus fougueux de ses continuateurs, rejetaient aussi avec mépris tous ces enseignements des temps passés. Comme tous les novateurs et les systématiques, Thessalus s'efforçait de jeter du ridicule sur les médecins les plus élevés; il tenait un langage analogue à celui que le fameux Chirac renouvela au dix-septième siècle. « Hippocrate et Galien, disait l'ancien chancelier de notre Université (1), ne doivent pas avoir plus de privilége qu'Aristote; ils ignoraient la circulation, ils ignoraient donc l'unique fondement qu'ait la médecine; ils n'étaient par conséquent que des empiriques qui, dans une profonde obscurité, ne marchaient qu'à tâtons et ne pouvaient éviter des faux pas qui faisaient retomber malheureusement sur les malades tout le poids de leur ignorance. Leurs successeurs, jusqu'à Harvey, ne méritaient pas plus d'éloges. » C'est en déduisant la médecine pratique de cette opinion si peu fondée, que Chirac se croyait autorisé à avancer, contre les représentants de l'École hippocratique : « J'ajouterai même qu'ils ne peuvent être regardés, par des esprits éclairés, que comme des *maréchaux-ferrants* qui ont reçu les uns des autres quelques traditions incertaines. »

Ainsi, ces principes de la véritable philosophie médicale, ces résultats de vingt siècles d'expérience la plus judicieuse, se trouvaient méprisés et rejetés par des hommes épris d'hypothèses mensongères, dont la multiplicité et la chute rapide démontrent suffisamment la futilité : c'est que l'esprit humain est sujet aux mêmes erreurs; c'est que ces

(1) Traité des fièvres malignes, tom. Ier, pag. 6.

égarements portent constamment le même cachet d'insubor-
dination contre la sagesse des siècles passés. Aussi voyons-
nous, à toutes les époques et même de nos jours, ces
erreurs reproduites, ces déclamations illogiques former la
base des nombreuses sectes médicales dont Paracelse, Van-
Helmont et d'autres se sont montrés les chefs. Pourtant la
vérité, voilée à certaines époques, obscurcie par moments
au milieu du tourbillon des caprices scientifiques, est conservée par ces hommes supérieurs à leurs siècles, par cette
École assez forte de pensée pour résister à l'entraînement
du vulgaire. Elle veut, cette École célèbre, faire connaître
autant les hérésies médicales que sa propre doctrine, afin
de les soumettre à un parallèle qu'elle ne peut redouter,
et afin de communiquer à ses disciples un juste éloignement
pour tous les bruyants novateurs : ainsi les Spartiates
faisaient enivrer leurs esclaves pour inspirer la sobriété à
leurs enfants.

Une cause puissante qui a contribué à faire rejeter parfois
le dogme antique de la *nature médicatrice*, est l'exagération
dans laquelle sont tombés, en certains cas, les disciples
eux-mêmes de la médecine hippocratique. Trop confiants
dans les forces et la tendance ordinaire de cette puissance
conservatrice, plusieurs praticiens, à l'imitation de l'illustre
Sthal, sont restés dans une inaction dangereuse ou funeste,
lorsque la gravité du mal et l'insuffisance des efforts médicateurs nécessitaient une thérapeutique prompte et énergique. Un semblable excès est sans doute fort répréhensible,
et la doctrine du *naturisme* bien entendu est loin de l'approuver; mais de ce que l'on abuse d'un principe bon en
lui-même, faut-il le rejeter complètement? Barthez lui-même
porte trop loin les reproches qu'il adresse aux défenseurs
outrés de la médecine antique. « Tous les médecins qui
ont suivi la doctrine d'Hippocrate, selon cet illustre pro-

fesseur (1), ont poussé trop loin les idées qu'ils lui ont prêtées sur la puissance médicatrice de la nature : il importe de fixer le vrai sens que doit avoir ce principe. »

Quand on observe les maladies dont la terminaison se fait spontanément et sans que l'art intervienne d'une manière active, on remarque un développement successif de symptômes, une formation d'actes variés, dont la reproduction, en des cas semblables, montre évidemment la marche propre à ces états morbides. La conséquence rigoureuse de ces remarques, c'est que ces mouvements multiples et enchaînés les uns aux autres entrent dans la constitution normale de ces états pathologiques, et forment le cours naturel de ces évolutions morbides. Une seconde remarque qui vient à l'appui de la première, c'est que les perturbations apportées au cours spontané des maladies, déterminent fréquemment un surcroît d'accidents et de nouveaux dangers pour la vie des sujets. Le praticien se convainc, par cette observation, de la nécessité de cette succession de phénomènes morbides ; de cet ordre d'actes vitaux à la faveur desquels les forces de l'économie humaine parviennent à la curation désirée. L'étude des routes heureuses que la nature parcourt pour arriver à une fin bienfaisante, est l'argument le plus éloquent des avantages des actes successifs des états morbides.

Dans la plupart des affections, la marche de la maladie est graduelle et successivement croissante, de sorte que l'économie semble résister d'une manière constante à l'action morbifique, et attendre une voie favorable à la destruction de cette dernière. Au début, les affections pathologiques sont générales, vagues, mobiles : les désordres profonds ne sont pas encore prononcés, et la nature, aidée de l'art, est

(1) Génie d'Hippocrate, discours, pag. 82.

encore capable de diminuer, de pallier l'intensité du mal.
Ainsi les catarrhes s'annoncent par des symptômes généraux, incertains dans leur marche ultérieure et dans les
altérations locales qu'ils produiront : alors les forces de
l'organisme ne cèdent pas complètement à l'influence pathogénique ; il y a lutte évidente entre celle-ci et les premières,
et ce retard dans la progression ascendante du mal, cette
mobilité apportée à l'action morbide, montre une lutte bienfaisante qui cherche à triompher seule ou avec le secours
de la thérapeutique. Toutefois, lorsque la violence de la
cause pathologique porte dans le système vivant une lésion
profonde, comme cela a lieu après l'introduction des virus
et des miasmes, l'économie se livre à des mouvements
énergiques dont le but manifeste est l'élaboration et l'expulsion du principe destructeur : c'est ce qu'on observe
pendant les affections éruptives. Et ne dites pas que c'est
là une croyance purement spéculative : la curation des
maladies démontre que la fièvre d'incubation est d'autant
plus nécessaire que l'éruption doit être plus étendue ; l'expérience apprend aussi que l'exanthème n'est pas moins
ordinairement indispensable, afin de diminuer les dangers
attachés à la présence de la matière morbifique au sein de
l'agrégat humain. Cet enchaînement nécessaire de ces divers
actes spontanés prouve que la nature suit habituellement
la marche la plus favorable à la terminaison avantageuse
de ces affections ; et puisque toute autre voie serait le plus
souvent fâcheuse, il faut bien reconnaître dans la voie ordinaire une direction bienfaisante.

Nous voyons de même, à la suite des lésions traumatiques, une série de mouvements liés entre eux, souvent
même indispensables à l'accomplissement du travail capable
de produire la guérison. L'afflux du sang, la turgescence
vitale, la sécrétion de suc plastique, la vascularisation et

l'organisation réparatrice, se tiennent intimement dans un but évidemment curateur. Le début, l'accroissement du mal se lient donc avec la fin désirée. C'est cette liaison des divers actes d'une fonction pathologique que l'École de Cos cherchait à exprimer dans ses enseignements sur la *crudité*, la *coction* et la *crise* des maladies ; car ces trois phases successives des affections morbides sont entre elles dans un rapport nécessaire : c'est l'expression des changements successifs par lesquels le mal a ordinairement besoin de passer pour arriver à une heureuse solution.

La première de ces phases s'annonce fréquemment par la dureté du pouls, la sécheresse du nez, de la langue, des poumons et de la plupart des organes sécréteurs ; enfin, par une anxiété, un resserrement, un spasme général. C'est cet état de perturbation complète, d'accroissement des symptômes que la médecine antique appelait *crudité*, parce que le mal n'avait pas encore subi les modifications susceptibles de ramener successivement l'équilibre normal. Ces modifications favorables s'annoncent par une marche plus tranquille et plus douce : la maladie décroît et les forces vitales reprennent de plus en plus leur empire ; les fonctions s'exécutent avec plus de régularité ; il y a détente générale ; c'est cet état que les anciens nommaient *coction*, et il est facile de reconnaître qu'elle a lieu, dans la plupart des affections pathologiques, d'une manière ordinairement nécessaire et favorable.

Pendant ce travail, l'économie vivante s'assimile la cause ou la matière morbifique, ou bien elle en prépare l'expulsion totale ou partielle. Le premier résultat de cette élaboration naturelle est souvent le plus heureux, le moins effrayant, celui enfin dont on remarque ordinairement l'influence. « Ce changement, écrit le professeur Lordat (1), se fait quelque-

(1) Perpétuité de la médecine, pag. 180.

fois d'une manière lente, inaperçue et presque clandestine :
c'est cette opération salutaire qui est célèbre dans les anciens livres de médecine pratique, et qui porte le nom de
lysis; c'est là ce que les praticiens cherchent à provoquer
par les remèdes qu'ils appellent *altérants.* Mais assez souvent la nature vivante entreprend la récorporation avec
un appareil de symptômes graves, pénibles, impétueux,
quelquefois redoutables, et sous la forme d'une maladie
aiguë. Parmi ces symptômes, il y a presque toujours une
évacuation *de ce qui est superflu et nuisible*, comme dit
Hippocrate ; et c'est là ce qu'on nomme *crise.* »

Ces résultats de l'expérience clinique nous expliquent et
nous démontrent pourquoi les disciples de l'École de Cos
refusent de provoquer des évacuations au début des maladies,
alors que l'économie n'est pas engagée dans la voie le plus
souvent favorable à une solution. C'est qu'en effet, il faut
attendre que le cours du mal, que les phases spontanées
de l'état morbide soient propices à l'emploi des remèdes :
voilà pourquoi le Père de la médecine met dans le premier de ses immortels aphorismes, qu'on doit saisir l'occasion et que l'occasion est difficile à saisir. « Il faut, dit-il
ailleurs (1), pousser là où les mouvements se portent, à
moins que la coction ne demande du temps, observant
attentivement où tend la coction, vers l'intérieur ou vers
l'extérieur ! » Cette observation exacte des mouvements
variés de l'économie vivante forme, en effet, la base de la
médecine hippocratique ; c'est la persuasion expérimentale
de la nécessité et de l'utilité ordinaire de ces diverses phases
morbides qui en dirige la thérapeutique.

Habituée ainsi à interpréter les actes de la nature humaine,
à saisir la tendance de ses différents mouvements, l'École

_____

(1) Traité des humeurs, § II.

de Cos savait prendre dans un état pathologique les caractères fondamentaux , les traits essentiels à la notion exacte du mal et aux indications thérapeutiques. « C'est dans les ouvrages des anciens seulement, selon Bordeu (1), qu'il faut chercher l'histoire exacte et suivie des phénomènes ou des changements qui produisent les maladies sur la langue, les yeux, la position du corps, les changements du pouls, et les diverses évacuations. Ils ont patiemment observé et soigneusement ramassé tous ces signes, que les médecins théoriciens ont ensuite adoptés ou niés, suivant qu'ils pouvaient ou ne pouvaient pas les expliquer à la manière des physiciens. »

C'est précisément cette interprétation philosophique des actes spontanés de l'économie humaine, qui a rendu les tableaux des maladies notées par eux si différents de ces histoires froides et sans élévation de pensée dont nos modernes observateurs surchargent leurs ouvrages. A entendre ces derniers sur les relations invariables qu'ils prétendent établir entre les caractères des maladies, rien de plus aisé que de tracer l'exposé d'un cas clinique. Comment, en effet, ne pas se persuader de cette fatalité , quand on ne veut pas aller au-delà de ce que les sens peuvent nous apprendre ? Il suffit de voir, disent-ils, et de constater fidèlement tout ce que l'on remarque : doctrine toute phénoménale qui s'arrête à la superficie des choses, et ne se doute point de la liaison sublime qui enchaîne les divers symptômes. « La science de la médecine, disait avec raison Sydenham (1), surpasse une capacité ordinaire ; il faut plus de génie pour en saisir l'ensemble que pour tout ce que la philosophie peut enseigner ; car, ajoute-t-il, les opérations de la nature, sur l'observation desquelles seules la vraie pratique est fondée ,

(1) OEuvres , tom. II , pag. 599.
(2) OEuvres ; réponse au docteur Brady.

exigent, pour être discernées avec la justesse requise, plus
de génie et de pénétration que celle d'aucun autre art fondé
sur l'hypothèse la plus probable. »

Si le développement et la marche de la plupart des maladies nous ont montré, au sein de l'économie humaine, une
force incessamment portée vers la voie la plus favorable à
la fonction pathologique, et sans cesse tendant à faire prédominer l'équilibre vital, la terminaison et la curation des
affections morbides ne sont pas moins propres à manifester
cette tendance médicatrice. Quand on observe les différentes névroses, on est d'abord frappé de la violence des
accès et des dangers dont le malade est menacé; cependant
ces secousses morbides ont une issue ordinairement heureuse, et cette imminence de mort disparaît par le retour
des forces à l'état normal. Il en est de même lors des fièvres
intermittentes ou rémittentes, dont les accès énergiques
finissent par laisser à la vie reprendre son cours régulier.

En passant en revue presque toutes les maladies, on ne
tarde pas à s'apercevoir de cette tendance permanente de
l'économie à revenir vers l'état physiologique avec une
force d'autant plus manifeste que les désordres morbides
sont plus violents et la lutte plus prolongée. En présence
de cette observation incessante, le médecin peut-il méconnaître cette tendance de l'agrégat vivant à surmonter les
désordres pathologiques, et à rétablir l'équilibre normal ?
Non, sans doute, et c'est ce qui a toujours été présent à
l'esprit des disciples de l'École de Cos, et des plus grands
praticiens de tous les temps ; c'est ce qui leur a inspiré
cette grande confiance dans les mouvements de la nature
pour la curation des maladies; c'est ce qui suggéra au
célèbre Duret assez de courage, contre l'avis de tous ses
confrères, pour attendre d'une crise spontanée la guérison
de la péripneumonie dont il se trouvait atteint; et la nature

ne fut point ingrate envers l'habile praticien, qui l'avait souvent invoquée en faveur d'un grand nombre de malades. Ainsi Bordeu attendit, des efforts de la nature, la curation d'une vomique chez le fameux chimiste Rouelle, dont le frère se crut néanmoins en droit, à cause de cette expectation, de répéter : *ce Bordeu est un pauvre médecin ; il a tué mon frère que voilà !* C'est une circonstance que n'oublieront pas les partisans de la médecine naturelle. « Cette médecine, ajoute Bordeu, a pour principe fondamental une vérité de fait bien consolante pour la plupart des malades, et qui est aussi fort utile aux médecins : c'est qu'il est incontestable que, sur dix maladies, il y en a les deux tiers au moins qui guérissent d'elles-mêmes, et rentrent, par leurs progrès naturels, dans la classe des simples incommodités qui s'usent et se dissipent par les mouvements de la vie. »

Cette propension évidente des forces vitales vers la solution heureuse des maladies est un fait que les mécaniciens ont eu bien de la peine à nier ; néanmoins l'esprit de système est si fort, que l'on a vu la plupart des sectes médicales méconnaître cette haute vérité, soit en principe, soit en pratique. Infatué de son système et des remèdes qu'il préconisait, Asclépiade s'élevait contre les enseignements de l'École hippocratique ; il ne voulait point reconnaître de marche favorable dans les maladies, de tendance bienfaisante ou utile de la part de la nature vivante ; et voyant la sage réserve des vieux praticiens de son temps, qui suivaient les mouvements de la nature, afin de les aider ou de les diriger, il appelait cette conduite prudente et réfléchie *une méditation sur la mort*. Mais que prouve un jeu de mots contre une vérité expérimentale ? Il peut bien trouver accès auprès de gens superficiels et légers, mais il ne saurait ébranler ces hommes supérieurs par

l'expérience où par le mérite , et dont le jugement solide
ne s'arrête pas à la surface des choses, mais en apprécie
la valeur réelle. Aussi remarque-t-on , parmi les défenseurs
de la nature médicatrice , les cliniciens déjà vieillis , les
médecins les plus heureux dans leur pratique et les plus
loués par la plupart des théories médicales. C'est que telle
est le plus souvent la marche de l'esprit humain : ou bien
il possède assez de tact , assez de jugement naturel pour
ne pas se laisser entraîner avec la foule ; ou bien , inquiet,
remuant , incrédule d'abord , il s'apaise avec les années,
se régularise avec l'observation , et se range enfin aux
enseignements des siècles passés.

La nature médicatrice ne se manifeste pas moins dans
les modes variés par lesquels elle opère la curation , que
par sa tendance favorable depuis le début des maladies.
Le plus souvent elle suit la voie la plus courte ou la moins
dangereuse pour arriver à cette fin désirée. Nous la voyons,
lors des lésions traumatiques , pousser les corps étrangers
à l'extérieur en les faisant cheminer entre les parties les
moins délicates, ou bien en tolérer la présence en les isolant
au moyen des kystes. Elle n'est pas moins manifeste pendant le travail admirable de la cicatrisation : cet afflux de
liquides , nécessaire à la production de la lymphe plastique,
l'organisation progressive des cicatrices , la réparation des
pertes de substance, montrent évidemment une haute direction vers la voie la plus propice à la curation.

La cessation des hémorrhagies, et la guérison des blessures
faites aux vaisseaux , présentent une série de changements ,
d'actes successifs dont on ne peut attribuer le cours à une
cause indifférente ou malfaisante. Il est impossible , en effet,
de n'être point frappé de la convenance du caillot hémostatique , de sa fixation par la lymphe organisable , de la
tendance du sang à s'éloigner de l'ouverture traumatique,

du retrait des parois vasculaires, de leur transformation
en cordon fibreux, bientôt imperméable, seul résultat capable de procurer une guérison solide. Mais en même temps
que ces divers changements vasculaires ont lieu, il n'est
point indigne du médecin philosophe de saisir les modifications remarquables dont les capillaires voisins sont le siége :
ce développement de collatérales, les communications progressivement plus considérables entre les capillaires de
manière à rétablir la circulation, et par suite la nutrition
dans les parties menacées de mort par l'accident traumatique, tout ne manifeste-t-il pas une harmonie bienfaisante,
une synergie curative ? Et cette syncope qui survient lorsque
l'abondance de l'hémorrhagie menace d'épuiser les sources
de la vie, n'indique-t-elle point un secours extrême réservé
pour un danger imminent ?

Vous pourrez bien, vous, mécaniciens, expliquer comment la perte considérable de sang entraîne l'épuisement
de l'économie ; comment l'élasticité propre au tissu artériel
explique le retrait du vaisseau lésé ; mais me direz-vous
pourquoi se forme le caillot, s'épanche le suc plastique,
s'organise le cordon fibreux vasculaire? pourquoi le sang
tend à s'éloigner du lieu blessé ? pourquoi enfin ces actes
nécessaires à la guérison se développent spontanément avec
un ensemble en quelque sorte intelligent? Non, je ne puis
point rester indifférent à ce travail médicateur ; et je ne
puis méconnaître en lui un *consensus* bien dirigé qui m'annonce une cause favorable à la vie : plus je poursuis mes
recherches, plus je me convaincs du dogme hippocratique
de la *nature médicatrice.*

Si je passe, en effet, de la cicatrisation des parties à
leur régénération, de nouvelles preuves viennent me confirmer la justesse de ce principe. Les tissus sont-ils dé-
truits par les blessures ou par un travail pathologique

prolongé? aussitôt plusieurs mouvements spontanés de l'économie concourent à la réparation des désordres : la peau et les muqueuses sont remplacées par des membranes nouvelles susceptibles d'en remplir plusieurs fonctions ; les vaisseaux sont suppléés par d'autres nouvellement produits ; les nerfs sont réparés au moyen d'une substance capable d'en continuer les usages ; enfin, les os sont soudés à la faveur d'une cicatrice semblable à leur tissu. « Nous voyons la nature, écrit le professeur Vigarous (1), réparer avec assez de promptitude les ravages que la carie avait faits dans les os, en pâturant une partie de leur substance et de leur corps par la production d'un nouveau cylindre osseux semblable au premier, tant par sa dureté et sa solidité que par ses usages. Maintenant, si nous portons nos vues plus loin, nous la verrons, constante et infatigable dans ses opérations, régénérer avec la même facilité la tête de ces os, et leur conserver les mêmes formes pour que le jeu de l'articulation n'en soit pas lésé. »

Les chirurgiens qui s'élèvent le plus hautement contre le dogme de la nature médicatrice, ne remarquent pas qu'ils n'arrivent à la guérison de leurs opérés qu'à la faveur des actes de cette même force restauratrice. Ils ne pensent pas sans doute *produire* l'adhésion des parties divisées par la suture, les bandages ni les divers moyens unissants ; ils ne croient pas sans doute former eux-mêmes le cal et les cicatrices diverses par l'action des appareils mécaniques. Leurs raisonnements irréfléchis nous rappellent la contradiction singulière d'un médecin de Louis XV (Fagon), qui, tout en déclamant contre l'usage du tabac, à l'occasion d'une thèse de médecine, prenait à chaque instant de la poudre qu'il voulait proscrire. A qui, en effet, puisque ce

(1) OEuvres sur la régénération des os, pag. 421.

n'est pas aux ressources chirurgicales, attribuer surtout la réunion des bords du moignon après les amputations, l'adhésion des lambeaux en partie détachés du corps, l'adhérence des membranes à la suite des blessures de l'abdomen, si ce n'est à une puissance du corps vivant sans cesse disposée à ces actes favorables ?

Vainement vous entasserez onguents, emplâtres, appareils sur une plaie : si la nature humaine ne vient pas opérer ces changements réparateurs, la cicatrice n'aura pas lieu, comme on le remarque chez certains sujets où l'art montre bien son impuissance en l'absence de la force vivante. « Il me semble, dit Bordeu (1), entendre crier la nature : ne vous pressez point ; laissez-moi faire ; vos drogues ne guérissent point, surtout lorsque vous les entassez dans le corps des malades. Les moments qui vous paraissent les plus orageux sont ceux où je me sauve le mieux si vous ne m'avez pas ôté mes forces. Il vaut mieux que vous m'abandonniez toute la besogne, plutôt que d'essayer des remèdes douteux. »

Les actes médicateurs dont nous parlons ne sont pas les seules voies suivies par la nature pour arriver à la solution favorable des maladies. Simple dans sa marche et sa tendance, mais multiple dans ses moyens et dans ses effets, cette force vivante annihile quelquefois les fonctions d'une partie dont elle n'a pu conserver l'intégrité complète. La pneumonie se termine quelquefois par l'hépatisation d'une portion pulmonaire ; l'engorgement du foie, du rein, cesse de produire les phénomènes morbides quand une induration a déterminé la curation espérée. Mais remarquez les ressources variées qui remédient à ce mode de terminaison des maladies : les lobules du poumon, du

(1) OEuvres, 795.

foie ou du rein, restés libres, accroissent leur activité et fonctionnent pour la partie annihilée. Cette ressource vitale se montre dans presque tous les organes dont la nature a multiplié la structure, afin de remédier à la destruction d'une de leurs portions.

En examinant les modes curateurs employés par les forces de la vie pour terminer les lésions affectives ou organiques, et en les rapportant à une direction bienfaisante, nous n'avons pas eu l'idée de les attribuer à un être particulier indépendant de l'organisme, à une personnification abstraite. Nous ne voyons pas dans la nature médicatrice un être réalisé par notre imagination. Pour nous, comme pour le Père de la médecine, la *nature humaine* est l'ensemble des lois ou des forces qui dirigent le corps humain, forces dont l'harmonie se résume dans l'expression de *nature vivante*. C'est même là le cachet de la philosophie hippocratique et de la doctrine du naturisme. « Peu curieux de remonter à la connaissance des premières causes qui font la vie, la santé et les maladies, ajoute l'illustre Bordeu, les médecins qui ont pris la nature pour guide se contentent d'une histoire exacte de chaque maladie ; ils en suivent et observent la marche sans prétendre la déranger lorsqu'elle parcourt ses périodes et ses degrés avec précision ; ils se contentent d'essayer de la ramener à sa marche naturelle lorsqu'elle paraît s'en écarter. C'est ainsi que, pour toute physiologie, ils s'en tiennent à l'histoire de la maladie et de ses phénomènes, à celle des tempéraments, et à des révolutions propres aux divers âges et aux divers sexes, sans remonter jusqu'aux principes élémentaires des corps, sans essayer de pénétrer leur structure intime, sans comparer les lois que le corps humain suit dans ses fonctions, aux lois générales du mouvement ou à celles des machines particulières connues des physiciens. »

Les naturistes ne veulent point expliquer la terminaison spontanée et rapide des maladies à la faveur des crises, par la quantité du sang ou des matières excrétées, par la désobstruction de certains vaisseaux ou toute autre hypothèse aussi peu raisonnable : ils constatent la marche et les résultats favorables qu'ils rapportent aux forces de la vie ou à la nature humaine. La doctrine hippocratique n'enseigne pas cependant une foi aveugle dans les tendances médicatrices ; elle n'admet pas que les forces de la vie suffisent toujours pour dompter les maladies. « Dans la maladie, l'équilibre étant rompu, avance l'illustre professeur Fouquet (1), ces forces s'élèvent à des mouvements irréguliers, plus ou moins énergiques, plus ou moins tumultueux, qui semblent s'accroître et s'irriter des obstacles que leur oppose la matière de la maladie. Souvent heureux et salutaires, ces mouvements opèrent la correction et l'expulsion de cette matière ; mais souvent aussi leur pouvoir limité cède à l'action de cette cause morbifique, ou bien encore, pervertis ou égarés par son impression délétère, ils ne font qu'aggraver ses effets pernicieux, et précipiter l'issue funeste de la maladie. »

Le médecin doit donc distinguer les cas où la nature est assez puissante pour triompher presque seule de l'affection morbide, des cas où la violence et la nature du mal sont au-dessus de ses forces et menacent la vie de très-près. Autant il doit attendre et être tranquille dans le premier cas, autant il est nécessaire qu'il agisse vivement et promptement dans le second. Jamais, par exemple, lors d'une fièvre intermittente, pernicieuse, ou d'une hémorrhagie foudroyante, il ne pourra rester inactif et confiant dans la puissance de la nature humaine, et imiter l'indifférence ou la confiance

(1) Discours sur la clinique.

outrée de Stahl. Il ne faut pas, en effet, attribuer à la
nature une *volonté prévoyante*, comme l'ont fait les animistes ; ses actes sont dirigés par des lois primordiales,
nullement changées par les accidents variés dont le corps
vivant est souvent l'objet : de sorte que ces lois elles-
mêmes peuvent parfois favoriser le mode d'agir de certaines
causes morbifiques, ou bien rester impuissantes. C'est ainsi
que la méthode naturelle qui suit, observe et aide les
mouvements spontanés de l'économie, est parfois insuffisante
ou dangereuse, et que, par des moyens actifs ou perturbateurs, le praticien doit remédier aux désordres graves et
anciens. « Dans les maladies qui dépendent d'une altération
du mécanisme, selon le professeur Lordat (1), l'art vaut
mieux que les forces médicatrices. »

La doctrine antique du naturisme ne consiste donc pas
à rester spectateur inactif des progrès morbides, car ce
serait là une négation de toute médecine, ce serait alors
méditer sur la mort des malades. Si elle comporte une
prudente confiance dans les ressources essentielles du système vivant, elle demande aussi l'emploi, en certains cas,
de remèdes énergiques. Toutefois, elle est toujours en garde
contre les tendances fâcheuses de cette médecine turbulente
dont les jeunes praticiens se montrent partisans, et qu'ils
abandonnent à mesure que l'âge et l'expérience leur en
ont démontré l'impuissance et les dangers. Les disciples
de l'École d'Hippocrate s'avouent *les ministres de la nature*.
« Ce n'est pas, dit le professeur Arnauld de Villeneuve (2),
en faisant prendre beaucoup de remèdes qu'on parvient à
guérir le plus de maladies. Malheureux celui qui serait
obligé de mettre en eux toute sa confiance. La guérison

(1) Perpétuité de la médecine, pag. 242.
(2) *Arnald. Villanov. parabolæ medicationis*, *passim*, 1315.

dépend surtout de la nature; c'est elle qui prépare la maladie à être détruite, qui cuit la matière morbifique et en décide l'évacuation. La médecine n'est que l'instrument employé par l'artiste pour seconder la nature dans son travail. »

Aussi faut-il consulter les tendances de l'économie vivante, ses besoins, parfois même ses caprices. De là, la nécessité pratique de condescendre parfois aux appétits des malades, d'accorder de la nourriture plus ou moins forte, alors que les médecins dogmatiques excluent sévèrement la plus légère boisson. Hippocrate s'élève, en effet, contre les systématiques de son temps, qui, en tenant les malades pendant plusieurs jours de suite à une diète absolue, *les desséchaient comme des harengs.* Les médecins naturistes ne s'effraient pas toujours des changements énergiques qui surviennent spontanément dans le cours de certains états morbides : les mouvements insolites, la fièvre intense, ne sont pas toujours pour eux des signes de mauvais augure. Loin de là, ils savent mettre à profit ces perturbations apparentes, parce qu'elles sont souvent des moyens médicateurs et critiques. La fièvre est quelquefois aussi un mode curateur spontané dont le praticien ne doit point arrêter ni troubler l'évolution : on peut lire, dans Stoll et autres auteurs, des preuves à l'appui de cette vérité pratique.

Si nous sommes parvenu à faire comprendre et à exposer convenablement la puissance de l'économie pendant le cours des affections pathologiques, on doit reconnaître qu'elle n'admet pas l'exagération dangereuse qu'on lui a reprochée. On doit aussi remarquer que cette doctrine est le fruit de méditations longues sur l'observation clinique ; que, ne s'arrêtant pas à la superficie des choses, elle en sonde la profondeur, et fait une part raisonnée aux *droits respectifs de la nature et de l'art dans les maladies.* (Le prof. Fages.)

Art. III. — *Des indications thérapeutiques.*

« C'est des traités de pratique, des connaissances générales thérapeutiques, surtout de la fréquentation des hôpitaux, disait le professeur Venel (1), qu'on doit avoir tiré,
ou tirer un jour la connaissance des *indications.* »

Après avoir examiné un malade, étudié la valeur des
phénomènes morbides, et avoir reconnu la nature du mal,
le praticien est conduit à déterminer les modifications curatives nécessaires : ces changements médicateurs, indispensables à opérer pour le rétablissement de la santé, sont ce
que l'on appelle *indication.* « L'indication, suivant Galien,
est une insinuation de ce qui doit être fait par rapport à
quelque chose de la nature de la maladie. » Ainsi, quand
il existe, chez un sujet, une pneumonie inflammatoire, le
médecin conclut de cette notion qu'il convient de produire
une modification opposée dans l'économie, et cette conclusion
constitue l'indication. « A l'exception des empiriques, dit
le professeur Lordat (2), les médecins ont été convaincus
que *tout traitement médical devait être déduit d'une indication.* Ce qui prouve que nous sommes tous d'accord là-
dessus, c'est que nous prescrivons tous la nécessité d'étudier la science de l'anatomie et de la *nature* humaine. A
quoi tout cela serait-il bon si la règle n'était pas construite
sur la connaissance des motifs? Ceux qui n'ont pas voulu
agir ainsi, et qui se sont contentés de pratiques tirées de
l'observation, sans aucun raisonnement, ont formé une
secte que la majorité a repoussée depuis Hippocrate jusqu'à
présent. »

C'est que rejeter tout raisonnement, sous le vain prétexte

(1) Précis de matière médicale; Montp., 1797, tom. I, pag. 7.
(2) Perpétuité de la médecine, pag. 240.

des abus auxquels l'ont poussé certains auteurs, c'est réduire l'homme de l'art à un empirisme grossier dont le savoir consiste en un répertoire de phrases banales, de formules et de drogues. La médecine pratique exige, au contraire, une réflexion habile, une méditation profonde sur la valeur de ce que les sens transmettent à l'observateur. Aussi l'École de Cos enseigne à ses disciples à ne pas se laisser égarer par les apparences morbides, mais à pénétrer jusqu'au fond des choses, à en saisir la nature, si variable dans ses manifestations. Qu'importe souvent, à l'indication fondamentale, que les lésions de la peau, des muqueuses ou de toute autre partie du corps se présentent sous l'aspect de taches ou de tubercules, de squammes ou de pustules? La nature ou l'affection ne sera pas différente, quelle qu'en soit la forme. C'est ainsi que les brûlures ont été distinguées en trois (Boyer), quatre (Callisen), six degrés (Dupuytren), suivant que l'altération cutanée atteignait l'épiderme, le réseau muqueux, le derme, etc., etc.

La puissance vivante ne s'astreint pas à ces classifications systématiques; car, dans aucun cas, on ne rencontre l'un de ses degrés distincts, mais plusieurs réunis. D'un autre côté, ces divisions ont fort peu de valeur pratique : ce n'est pas, en effet, de la profondeur ou l'étendue de la destruction que doit, en général, se retirer l'indication fondamentale, même dans ces lésions traumatiques, mais bien suivant l'affection éprouvée par l'économie entière. Une brûlure très-bornée et superficielle donnera tantôt lieu à des souffrances atroces, et tantôt sera presque sans suites fâcheuses : de même, la désorganisation la plus profonde déterminera peu d'accidents généraux chez un sujet, tandis qu'une altération bien moindre sera la cause de la mort de plusieurs autres, en apparence dans les mêmes conditions.

Il faut donc considérer l'état des forces vitales lésées par la violence externe, pour savoir comment l'économie supportera la douleur, la fluxion, l'inflammation, l'élimination, la suppuration et la cicatrisation. Par l'étude de l'affection de l'agrégat humain, le praticien jugera des dangers réels de l'état morbide plutôt que par l'étendue des désordres traumatiques. Ainsi il calmera l'état douloureux de l'économie, il tempérera la tendance fluxionnaire, il combattra l'inflammation, il favorisera l'effort éliminatoire, il maintiendra la suppuration en de justes bornes, et parfois il aura le soin de donner des toniques, des analeptiques, afin de soutenir les forces du sujet épuisées par la longueur du mal ou par les pertes diverses du corps humain. Dans tous les cas, l'indication des opérations à tenter ressortira plutôt de la considération des forces vitales ou de la résistance du sujet, que de l'étendue des dégradations matérielles. Si telles sont les sources des véritables indications thérapeutiques, c'est aussi sur cette base que doit reposer toute distinction pathologique, plutôt que sur des divisions arbitraires et peu importantes au but fondamental de l'art de guérir.

« La médecine pratique, écrit le professeur Bérard (1), se propose de distinguer les affections morbides diverses pour appliquer à chacune d'elles le traitement convenable; cette distinction constitue son but, son caractère et sa gloire. Il y a donc une analyse clinique qui est son instrument, et qui seule peut servir à déterminer l'indication thérapeutique. C'est sous ce rapport transcendant qu'il faut la considérer, ainsi que les moyens de l'établir sur des bases solides, et de lui faire faire de véritables progrès; c'est à

(1) Analyse applicable à la médecine pratique, tom. II, p. 363.

cette question simple et profonde qu'il faut ramener toutes les discussions qui embrassent l'étude de la médecine pratique. On pourra contester le travail analytique de tel ou tel médecin, mais jamais la nécessité de l'analyse prise en elle-même, puisque cette analyse n'est autre chose que l'art lui-même. »

L'École de Montpellier s'enorgueillira toujours d'avoir enfanté cette méthode clinique pour la connaissance et le traitement des maladies, méthode dont le divin Vieillard avait, il est vrai, jeté les premiers germes. Le défaut de cette analyse pratique a conduit les médecins aux principes les plus erronés et aux traitements les plus désastreux. Bornant leurs observations à ce que les sens leur transmettaient, ils confondaient souvent les états morbides les plus différents. L'expérience clinique apprend cependant que les mêmes formes pathologiques sont parfois l'expression d'affections opposées : ainsi, le coma, la syncope, les fièvres, sont souvent de nature très-diverse ; de sorte que les indications thérapeutiques ne sauraient être les mêmes. Cette distinction, éminemment pratique, peut seulement être saisie à l'aide de l'analyse clinique, qui nous découvre les éléments des maladies et les affections multiples dont un état morbide est fréquemment formé.

Mais en décomposant ainsi les états morbides dans les diverses conditions qui les constituent, on ne doit pas oublier l'unité pathologique, les manifestations ni le fond, la lésion circonscrite et apparente d'un organe, ni celle dont l'économie entière se trouve entachée. Sans cela, ce serait tomber, pour la science des maladies, dans les erreurs de nos physiologistes organiciens. Disséquant la vie et ses facultés élémentaires, ceux-ci ont détruit la vie elle-même en négligeant d'en considérer l'ensemble. Cette erreur a conduit les plus remarquables de ces écrivains à distinguer la vie et l'organisation, la vie animale et la vie organique, la sensibilité vitale des autres fonctions, la contractilité sensible et insensible, enfin une vitalité isolée pour chacune des parties de l'agrégat humain.

Dans les états morbides, il ne faut pas séparer les changements apparents et plus ou moins circonscrits du mode affectif de l'économie entière ; il ne faut pas plus douer un organe d'une propriété ou faculté isolée, que d'un acte pathologique exclusif ; car dans l'unité du corps humain se trouve la véritable source des effets morbides et des indications à remplir. « Quelle est la base de la thérapeutique des maladies affectives en général, se demande le professeur Lordat (1) ? Tous les vrais médecins distinguent dans une maladie affective deux choses : 1º l'affection elle-même ; 2º les symptômes qui en sont les effets ou la manifestation. » On ne peut nous reprocher de trop souvent reproduire cette même idée dans notre travail, parce qu'elle est le principe fondamental de la connaissance des maladies, de leur diagnostic complet et de leur traitement.

Ce dogme bien compris nous permet de saisir la valeur des *complications morbides* d'une manière bien différente et bien autrement pratique qu'on ne le fait ordinairement en chirurgie et dans le système des organiciens. Pour le chirurgien et l'organicien dépourvus de la philosophie médicale que nous exposons, l'existence de deux altérations matérielles chez le même individu constitue une complication, quelle que soit, du reste, la nature de l'une et de l'autre maladie. Ainsi, une fracture est compliquée de plaie des parties molles, de l'ouverture des vaisseaux, de la section d'un nerf, etc. Ils appellent aussi complication la

(1) Perpétuité de la médecine, pag. 251.

survenance d'une affection à l'occasion d'une lésion traumatique, comme lorsque le tétanos vient s'ajouter aux
blessures, la fièvre nosocomiale aux plaies, etc.

C'est une manière fort commode et fort concrète d'établir et de comprendre la complication : ce n'est là, il faut
l'avouer, qu'une pure coïncidence de plusieurs maladies de
nature semblable ou différente, mais qui ne s'influencent
pas mutuellement et de façon à nécessiter un traitement
simultané et réciproque. Ici, du reste, la nature du mal
importe peu : il suffit que le siége des désordres soit différent. Il n'est pas aussi facile, avec de semblables principes, de se faire une idée de la véritable complication.
Quand on méconnaît les divers modes affectifs de la nature
humaine, d'après ce que l'expérience apprend, on est bien
peu disposé à comprendre la présence de deux affections
simultanées chez le même individu : c'est cependant ce que
l'observation nous enseigne.

« Dans le même individu, dit le professeur Lordat (1),
plusieurs affections morbides peuvent coexister, présenter
leurs symptômes respectifs, et montrer successivement leurs
phases. Cette coexistence dans la nature vivante du même
système, porte le nom de *coïncidence* si ces phénomènes
successifs des affections se développent sans embarras, sans
trouble, sans que l'une exerce aucune influence sur l'autre;
mais si ces deux affections se réunissent de telle sorte
qu'elles ne puissent pas se séparer, que l'une ne puisse
pas être guérie tant que l'autre existe encore, que leurs
thérapeutiques doivent être simultanées, sous peine d'être
vaines, cette coïncidence porte le nom de *complication*. »

L'illustre auteur dont nous rapportons les paroles, rappelle des exemples propres à démontrer l'exactitude cli-

(1) Ouvrage cité, pag. 214.

niqué de ce principe : ainsi l'on voit parfois deux fièvres intermittentes coexister chez le même sujet, sans se troubler mutuellement ni dans leurs manifestations ni dans leurs curations ; une fièvre tierce peut poursuivre son cours chez une personne déjà atteinte d'une fièvre quarte ou d'une fièvre inflammatoire. La guérison de l'une de ces affections coïncidentes n'entraîne point la cessation de l'autre, qui exige des moyens appropriés et indépendants du traitement employé pour la première.

Il n'en est pas de même quand deux affections se compliquent : alors leur liaison est telle, que leur cours s'influence mutuellement, et que leur guérison ne saurait être obtenue isolément et sans avoir égard à toutes les deux en même temps. Une fièvre intermittente et une affection fluxionnaire s'associent de telle sorte, qu'il faut absolument employer des moyens simultanés contre l'une et contre l'autre. Une double fièvre intimement unie à une péripneumonie, exigera autant l'emploi des attractifs externes dirigés contre celle-ci, que les préparations de quinquina. Tous les jours, et surtout dans les pays chauds, on a lieu de remarquer des congestions cérébrales avec des fièvres rémittentes simples ou pernicieuses pour lesquelles le praticien a besoin de recourir aux déplétifs combinés avec les fébrifuges dans le même moment.

Il n'est pas rare non plus d'observer l'association du vice scrofuleux avec le vice syphilitique : ces deux affections s'unissent alors de manière à demander un traitement simultané et dirigé en vue de l'une et de l'autre affection, dont les caractères, la marche et la terminaison se trouvent profondément modifiés. « Le vice vénérien contracté par un sujet scrofuleux, dit le professeur Vigarous (1), pro-

(1) Observations sur la complication, etc., pag. 24.

duit des tumeurs glanduleuses d'un genre différent des
vrais poulains, quoique placés au même lieu. Ces tumeurs
suppurent lentement lorsqu'elles prennent cette voie. Ce
virus développe quelquefois les écrouelles dans ceux dont
le vice, quoique héréditaire, ne s'était pas encore montré
extérieurement; et c'est dans le cas de ces complications
qu'on voit éclore des accidents d'une gravité à laquelle on
n'aurait pas dû s'attendre eu égard à la simplicité, à la
bénignité apparente des symptômes primitifs de la vérole. »

Le professeur de Montpellier nous apprit les inconvénients
des préparations mercurielles connues depuis long-temps
contre ces sortes d'états morbides compliqués. Alors aussi
les disciples de la moderne Cos ont constaté les effets avantageux des préparations aurifères, dont notre célèbre Chrestien nous a découvert les vertus. Le professeur Vigarous a
encore signalé les complications de la syphilis avec les
affections dartreuses, goutteuses, rhumatismales, etc., et
a montré, en ces cas, les heureux effets des agents sudorifiques. De semblables enseignements de l'expérience clinique ne peuvent cadrer avec les principes de l'organicisme,
d'après lequel les maladies sont toutes locales, ou consistent
dans une seule lésion, l'inflammation. Ils supposent, il est
vrai, pour détourner la valeur de faits aussi contraires, que
les molécules du même organe ne sont pas toutes malades
de la même manière : assertion aussi vaine que gratuite.

« Lorsqu'aucun élément n'est prochainement dangereux
et ne mérite pas une attention exclusive, dit le professeur
Lordat (1), on doit tâcher de découvrir s'il existe entre
les éléments quelque rapport de *subordination*, pour s'appliquer à détruire d'abord ceux qui paraissent prolonger
l'existence des autres. »

(1) Consultation médicale de Barthez, préface, pag. 26.

En certaines circonstances, en effet, l'une des deux affections dont le même individu se trouve atteint simultanément, tient l'autre sous sa dépendance, de manière à nécessiter un traitement propre à elle seule. Cette *subordination* des affections morbides se remarque surtout lorsque le périodisme se joint aux lésions spasmodique, rhumatismale, fluxionnaire, etc., etc. « L'état périodique, dit le professeur Dumas (1), n'est autre chose que le retour constant des mêmes affections, divisées par des intervalles de temps qui sont à peu près égaux ; c'est le principe essentiel des maladies chroniques, dont l'analogie avec les fièvres intermittentes, indiquée par des médecins de Montpellier, se trouve confirmée par les observations de Médicus. »

Le célèbre Dumas a raison, en effet, de rapporter à l'École de Montpellier la gloire d'une découverte aussi utile en pratique : plusieurs dissertations présentées dans le dix-huitième siècle l'attestent ; et une question proposée en 1702, par François Chicoyneau, chancelier de l'Université, a pour objet de déterminer *si le quinquina convient dans les espèces de catalepsie qui reviennent à des époques réglées :* l'auteur se prononce pour l'affirmative. Comment auraient-ils été, du reste, conduits à une pareille vérité, les systématiques qui voient les maladies de deux natures seulement, par excès ou par défaut d'*irritabilité*, d'*excitabilité*, de *stimulus*, d'*irritation*, etc. ? La conséquence forcée de semblables hypothèses, c'est l'admission de deux sortes de moyens opposés, nullement dirigés contre l'élément périodique, qui ne pouvait être pour eux qu'une *forme* morbide accessoire.

Il en est de même pour les partisans de la théorie exclusive de l'inflammation, contre laquelle s'élèvent, non-

(1) Maladies chroniques, tom. I, pag. 367.

seulement l'association et la subordination de deux affections de nature différente, mais encore l'action reconnue
des fébrifuges dirigés contre une lésion essentielle, et non
contre la phlogose ou une altération organique. Le principe
thérapeutique dont nous parlons était susceptible d'être
compris et propagé par cette École seule qui écoute les
enseignements de l'observation pure, en dehors de toute
idée favorite, et qui n'est pas plus opposée à la complication des affections qu'à leur dépendance mutuelle. Cette
vérité pratique fut surtout enseignée par l'illustre Fouquet,
qui se guérit lui-même d'une ophthalmie inflammatoire
subordonnée au *périodisme*, à la faveur des remèdes fébrifuges.

Si l'analyse clinique a fait découvrir l'influence de l'affection périodique sur les autres états pathologiques, elle
seule était capable de montrer aussi la subordination analogue des autres affections. L'élément douleur tient parfois
sous sa dépendance la fluxion et l'inflammation : aussi le
professeur Serre ne manque jamais, dans ses cliniques, de
rappeler cette utile distinction, et de montrer qu'en com-
battant l'état douloureux, s'il est primitif et essentiel, on
diminuera, on domptera même la fluxion et la phlogose,
tandis que ce même traitement serait au moins inutile et
quelquefois même dangereux si l'inflammation était l'origine
et la mère de la douleur.

La décomposition des affections élémentaires conduit souvent à un traitement avantageux contre des états morbides
qui, simples, eussent ordinairement résisté aux ressources
de l'art. Ainsi la fièvre typhoïde se trouve fréquemment
unie, tantôt à l'affection inflammatoire, tantôt à la bilieuse,
d'autres fois à l'adynamie. Ces lésions sont parfois de simples formes par lesquelles l'affection typhoïde se manifeste,
et alors leur disparition entraîne rarement une amélioration

dans l'état morbide. Mais parfois elles se lient si bien avec l'affection première, que le traitement qui leur convient, en les faisant cesser, emporte en même temps l'état pathologique. C'est ainsi que s'expliquent les succès divers obtenus par des médecins dans la fièvre typhoïde, les uns au moyen des antiphlogistiques, les autres par des purgatifs, d'autres enfin par les toniques.

Cette lésion, comme le plus grand nombre, peut se combiner avec les divers éléments morbides, et l'on doit d'autant plus sévèrement en apprécier l'existence simultanée, que l'on a moins de ressources contre la lésion première. Mais lorsque l'affection principale ne conserve pas durant son cours la même association pathologique ; lorsque celle-ci devient seulement une forme transitoire et secondaire de l'état pathologique, il convient sans doute d'employer des moyens contre la forme, si elle a une certaine intensité, mais toujours en vue du changement symptomatique qui va survenir. Ainsi, il ne faut pas trop recourir aux saignées dans les affections malignes ou typhoïdes, lors même que, dès leur début, elles prennent l'apparence sthénique, parce que l'état adynamique leur est plus ordinaire et succédera bientôt à la forme inflammatoire. En se conduisant ainsi, suivant les lois de l'analyse clinique, on obtient souvent des succès inespérés, même dans les cas les plus rebelles, les plus graves ou les plus incertains. Ce n'est pas là faire de la médecine des symptômes, comme on l'a faussement prétendu : c'est, au contraire, faire de la médecine des affections élémentaires, ou de la véritable médecine analytique.

Nous sentons bien que de semblables principes seront peu du goût des systématiques, et surtout des anatomo-pathologistes ; mais il nous suffit que la pratique de tous les temps en reconnaisse la vérité et l'utilité thérapeutique,

pour en justifier l'admission parmi les fondements de la
vraie doctrine médicale. L'analyse, de laquelle nous retirons
les principales indications thérapeutiques, enseigne au médecin à distinguer, non-seulement l'importance réciproque
de plusieurs affections simultanées, mais aussi elle lui apprend s'il existe des lésions ou des conditions diverses qui
contrarient ou empêchent l'heureux effet des remèdes déjà
indiqués par la maladie première ou principale. En se livrant à la décomposition de tous les éléments d'un état
morbide et de tout ce qui a une influence dans son cours
ou ses tendances, on saisit les différentes *contre-indications*
dont la thérapeutique doit tenir un si grand compte.

Il n'est pas rare de voir des lésions traumatiques dont
le traitement opératoire ne peut être mis en usage par
suite de l'influence atmosphérique. Le professeur Delpech
a surtout montré l'importance de différer les opérations
lorsque le typhus nosocomial règne dans les salles d'hôpital (1). C'est là une contre-indication analogue à celle provenant des constitutions médicales diverses, qui agissent
beaucoup plus fortement sur les individus déjà malades et
les menacent d'affections diverses. Ainsi les épidémies
d'érysipèle, de catarrhe pulmonaire, de fièvre puerpérale,
etc., exigent le retard dans l'exécution des moyens thérapeutiques d'ailleurs convenables à l'affection première.

Les indications fournies par les lésions organiques ne
sont pas moins modifiées ou empêchées par une foule d'autres conditions morbides intérieures, que celles-ci soient
permanentes et absolues, ou qu'elles aient une durée limitée. Ainsi la coexistence de plusieurs altérations de même
nature, ou de nature différente, empêche le praticien d'employer les remèdes propres à détruire la lésion première.

_____

(1) Mém. sur la pourrit. d'hôpital ; Montpellier, 1813.

C'est en s'enquérant de l'état général, et des diverses parties du corps, que le médecin est arrêté dans les indications extrêmes convenables à un désordre articulaire qui ne permet plus la conservation du membre. Ils doivent être peu portés à ces sortes de distinctions pratiques, les médecins dont l'observation et l'attention sont absorbées sur une portion très-circonscrite du corps, où ils pensent trouver la source de tous les désordres, le lieu seul à modifier et à guérir.

L'École hippocratique s'est toujours élevée contre des idées aussi mesquines et si opposées à la véritable thérapeutique; considérant surtout l'ensemble de l'économie dans toutes les maladies, elle accoutume ses disciples à ne rien négliger dans l'homme malade, aucune de ses fonctions, aucune de ses facultés : les diathèses, les prédispositions, les affections simultanées; et c'est ainsi qu'elle leur apprend à s'enquérir des contre-indications diverses. Si les fonctions de la menstruation, de la gestation, de l'accouchement, par exemple, s'opposent momentanément à l'emploi des médicaments convenables pour combattre une maladie, elle cherche alors seulement à retarder les progrès des désordres morbides.

Souvent même la fonction pathologique ne doit pas être enrayée ou détruite, car c'est un besoin pour l'économie. Et comment de tels principes thérapeutiques s'accorderaient-ils avec les prétentions des organiciens, qui ne voient rien en dehors de l'altération locale dont ils veulent toujours triompher ? En rassemblant ces diverses conditions du problème pathologique, le praticien possède seulement alors le véritable état de son malade, l'état *indiquant*. Alors seulement il peut apprécier s'il est utile de s'attaquer d'abord à l'une ou à l'autre de ces affections simultanées, s'il faut rester dans une expectation temporaire ou permanente, enfin s'il convient de respecter les maladies existantes comme nécessaires à la vie.

D'après ce que nous venons d'exposer, on peut reconnaître plusieurs sortes d'indications : la première, appelée *fondamentale*, a rapport au fond ou à la nature du mal. Parfois simple, cette indication est aussi fréquemment *multiple* par suite de la coïncidence ou de la complication de plusieurs affections, soit simplement associées ou subordonnées les unes aux autres. Mais cette indication n'est pas la plus aisée à remplir, non-seulement par défaut de remèdes directs ou spécifiques, mais encore parce que la modification de l'économie animale demande un temps ordinairement assez long, alors même que la forme ou les symptômes ont cessé. Aussi le médecin ne doit-il pas se décourager en ne voyant pas de changements rapides opérés par l'emploi de moyens bien appropriés à l'indication; il doit persister si la voie où il s'est engagé est rationnelle. « Quand on procède d'après la raison, dit Hippocrate (1), quoiqu'on n'obtienne pas ce que l'on attend, l'on ne doit pas passer à autre chose, tandis que ce qui a déterminé à commencer persiste. »

S'il n'est pas guidé par une connaissance exacte de l'état du malade et de la nature de l'affection, le médecin sera, en effet, toujours incertain sur la valeur des moyens thérapeutiques. Sa conduite chancelante consistera en une série de tâtonnements incapables d'amener une amélioration progressive et radicale de la maladie. C'est surtout ce qui a lieu quand le médecin borne son observation aux phénomènes perçus par les sens : sa thérapeutique, alors basée sur des indications *accessoires* ou secondaires, varie avec la mobilité incessante des manifestations pathologiques.

(1) Aphorismes, liv. II, aphor. 52.

Voit-il une langue blanche, une bouche pâteuse? il purge ou il émétise. Sent-il un pouls fort? il saigne. Remarque-t-il des spasmes? il emploie les antispasmodiques, etc. Sans doute il convient parfois de calmer certains actes pathologiques secondaires, mais on ne doit jamais leur sacrifier les indications essentielles ou propres à l'affection dont les symptômes peuvent présenter une grande diversité.

Il ne faut donc pas négliger les manifestations diverses des états morbides; il convient surtout d'en pénétrer le fond ou la nature; de consulter en même temps toutes les conditions d'âge, de sexe, de force, la constitution atmosphérique; enfin, les diverses circonstances susceptibles de modifier le malade et l'affection dont il est atteint. « Nous nous mettons au fait de tout ce qui concerne la nature des maladies en général et la nature particulière de leurs espèces, dit le divin Vieillard (1), en observant l'état du malade, le malade lui-même, ce qu'il prend, la manière dont il est servi. Tout cela contribue à des changements en bien ou mal. On doit observer aussi la constitution de l'atmosphère en général et en détail; l'habitude, le régime, l'âge du malade, son tempérament....., les excrétions; comment les symptômes se succèdent; les abcès, s'ils sont critiques ou mauvais; les sueurs, les froids, la respiration, les hémorrhagies; ce qui vient à la suite de ces divers symptômes. »

ART. IV. — *Des remèdes et des médications.*

Tout, dans ce qui nous entoure ou est en nous, formant des modificateurs plus ou moins puissants du corps humain, peut aussi devenir moyen thérapeutique ou *remède*. Ce ne

(1) Épidémies, liv. I, § 44.

sont pas, en effet, les seules substances matérielles ou *médicaments* dont l'introduction dans l'économie est capable d'amener un changement modificateur; mais encore l'atmosphère, le régime, l'état moral, les eaux, les lieux, etc. Il n'y a donc pas deux sortes de remèdes, comme l'ont voulu les systématiques, à qui il fallait seulement des agents de deux ordres, puisqu'ils admettaient seulement deux natures morbides. Nous savons, il est vrai, tous les efforts auxquels ils se sont livrés pour s'élever contre les résultats de l'expérience : à les entendre, les purgatifs, les vomitifs, les antispasmodiques, méritent d'être complètement abandonnés, à cause de l'irritation dangereuse qu'ils produisent, et par l'inutilité de leurs effets. Si l'on croyait à leurs idées favorites, il ne faudrait rien moins que rejeter tous les médicaments, même les plus héroïques, et se borner aux *émissions sanguines et à l'eau chaude,* comme le fameux *Sangrado !*

L'observation leur montre bien, il est vrai, les résultats avantageux de la pratique des disciples de l'école ancienne ; mais ils sont aveuglés par un amour excessif pour leur système, qui ne leur permet pas de les avouer publiquement, ni de sacrifier leurs hypothèses à l'intérêt des malades; car, disait en pareille circonstance le noble médecin espagnol : *que deviendrait le livre que j'ai fait l'année dernière?* Mais pour celui qui étudie seulement les résultats de l'observation clinique sans se préoccuper de les faire cadrer avec une hypothèse fameuse, il est impossible de méconnaître l'existence de plus de deux sortes de remèdes, puisque les changements curateurs amenés par beaucoup d'entre eux sont très-divers : on ne peut, en effet, confondre l'action de l'opium avec celle de l'émétique; celle du mercure avec celle du quinquina, etc.

Si les novateurs surtout ont voulu, à différentes épo-

ques, rejeter tous les médicaments les plus avantageux,
mépriser les résultats de l'expérience des siècles passés,
c'est qu'il leur était nécessaire de comprendre l'action des
remèdes d'après les suppositions qui, selon eux, leur permettaient de saisir le mécanisme intime de la vie, soit
normale, soit pathologique. Il fallait à Haller des agents
seulement capables, en apparence, de diminuer ou d'augmenter l'irritabilité des organes malades ; à Brown, des
substances susceptibles de diminuer la faiblesse, mais surtout d'accroître l'incitabilité ; à Rasori, des stimulants et
des contro-stimulants ; à Broussais, principalement des
antiphlogistiques.

Aussi, quelle thérapeutique incendiaire que celle de
Brown ! quelle médecine perturbatrice que celle de l'école
italienne ! quel traitement pernicieux que celui du système
de l'irritation ! C'est que l'action des médicaments ne saurait être comprise *à priori* : comme tout ce qui a rapport
aux changements intimes opérés dans le corps vivant, le
secret nous en échappe ; et nous serons toujours réduits
à constater les effets et les causes tout en ignorant le
mécanisme de celles-ci. Nous l'avons déjà dit, la physiologie est incapable de nous faire connaître d'avance les
diverses affections dont l'économie est souvent atteinte.
Il est impossible, en effet, à celui qui a une connaissance
très-étendue des fonctions vitales à l'état normal, de
deviner les perturbations et les maladies. Le physiologiste
pourrait-il soupçonner la cause des affections nerveuses,
miasmatiques, goutteuses ; leur mode d'agir dans le corps
vivant, les affections et les phénomènes ; enfin, la manière
de guérir ces lésions pathologiques ?

Le mécanisme intime des actions vitales nous étant toujours caché, il ne nous est pas permis de dire que des
lois physiologiques ou même pathologiques ne dérive pas

non plus l'action thérapeutique, comme la conséquence
découle d'un principe : l'une de ces sciences ne peut, en
effet, nous conduire à l'autre. Sans doute la diminution
de la quantité de sang, l'expulsion de certains principes
morbides peuvent, jusqu'à un certain point, être compris
par les notions de la physiologie ou de la pathologie. Mais
même, en ces cas, il n'est pas démontré que le changement immédiat que nous saisissons soit la source véritable
des modifications curatrices. Il est même beaucoup moins
irrationnel de penser qu'alors l'action vitale est l'origine de
ces révolutions salutaires qui ont été provoquées et favo-
risées par l'effet apparent des remèdes dont nous parlons.

On ne pourrait d'ailleurs étendre à la plupart d'entre
eux ce que nous venons de reconnaître touchant certains
médicaments : la science des fonctions normales, ni celle
des maladies ne sauraient, en effet, nous faire saisir le
mode d'action des antispasmodiques, des narcotiques, des
aurifères, des antisyphilitiques, etc. « Il est une foule
d'effets thérapeutiques, dit le professeur Bérard (1), que
l'observation seule peut et doit constater, qu'on n'aurait
jamais très-certainement imaginés par la théorie la plus
hardie, et qui même sont tels que, bien loin que la théorie
pût les imaginer et les découvrir, elle ne peut pas même
aujourd'hui en rendre raison, ni diriger leur administration,
sous peine de tout embarrasser et de jeter la pratique dans
les écarts les plus funestes. »

Sans doute les connaissances physiologiques et pathologiques aident beaucoup le praticien dans la conception
thérapeutique ; mais il y a toujours un besoin absolu de
recourir à l'observation clinique maintes fois répétée pour
posséder la notion des vertus médicinales. Ce fait incon-

(1) Génie de la médecine, pag. 80.

testable montre dans la thérapeutique une science à part, ayant ses lois et ses incertitudes, et ne formant pas avec la physiologie et la pathologie une progression continue, comme certains systématiques l'ont voulu. Cette nécessité de l'expérience et de l'observation pratique des remèdes rentre d'ailleurs dans le génie de notre art, qui vit d'observation propre, qui est autocthone et peut se constituer par elle-même indépendamment de toutes les autres sciences.

On comprend dès lors la fausseté du précepte enseigné par Rasori, et surtout par Hahneman, d'après lequel l'action thérapeutique d'une substance serait appréciée par ses effets sur l'homme en santé. Ainsi le quinquina guérirait la fièvre paludéenne, parce qu'il produit une perturbation fébrile quand il est donné à une personne bien portante ; de même le mercure triompherait de la syphilis à cause de la propriété dont il jouit de déterminer des symptômes syphilitiques chez les individus sains qui sont soumis à son influence ! C'est étrangement abuser de la crédulité vulgaire, et croire aux médecins bien peu de jugement, que de soutenir des paradoxes semblables. Quoi ! l'excitation variable causée à l'homme qui usera de quinquina comme moyen préservatif ou autrement, est une fièvre qui peut être assimilée à une fièvre intermittente ? Des ulcérations, des fluxions buccales, de la salivation, amenées par l'influence du mercure sur l'individu bien portant, sont comparées, identifiées même aux désordres de la syphilis ! En un mot, le premier aura la fièvre intermittente, le second la vérole, pour s'être soumis l'un à l'écorce péruvienne, et l'autre au métal coulant ! C'est cependant sur de pareilles erreurs qu'on base les lois de la thérapeutique et la connaissance des remèdes. « Les épreuves faites sur l'homme sain pour connaître les vertus des médicaments et pour les appliquer à l'homme malade, dit le professeur Seneaux, d'après Bar-

thez (1), peuvent induire en erreur, puisque le principe
vital a, dans l'état de santé, des affections toutes différentes
de celles qu'il a dans l'état de maladie; il est différemment
susceptible, dans ces deux états, de l'action du même médicament. C'est pour n'avoir pas bien senti cela, que le
docteur Alexander, après avoir pris de grandes quantités
de castoréum et de safran, les a regardés comme des substances de nulle vertu, parce que, dans l'état de santé, il
n'en a éprouvé aucun effet notable. »

Le médicament produit son action à travers la sensibilité
propre aux diverses parties du corps humain, parties modifiées par l'affection pathologique. Ce mode vital, qui constitue le mécanisme intérieur des modifications salutaires,
ne saurait donc être saisi hors du lit des malades et par
des connaissances étrangères à la médecine pratique. « La
théorie de chaque médicament, écrit le professeur Barthez (2), doit être formulée d'après des observations qui
font connaître comment sa vertu générique, qu'un essai
heureux a pu faire découvrir, est modifiée ou altérée
par les diverses conditions de la nature et du temps des
maladies où on l'applique, et par celles de l'âge et du
tempérament des malades. »

L'observation clinique est nécessaire, non-seulement pour
saisir les vertus d'une substance, mais encore pour en
étendre l'emploi à une foule d'autres cas où la première
découverte ne pouvait en soupçonner l'application. C'est
ainsi que l'art et la science prennent l'empire sur les heureux hasards qui font parfois découvrir un médicament
très-utile. Lorsque l'on eut trouvé que l'opium déterminait
un effet calmant, on était loin de s'attendre aux ressources

(1) Cours mat. méd.; Montpell., 1821, tom. I, pag. 15.
(2) Génie d'Hippocrate, pag. 78.

nombreuses et variées dont cet agent deviendrait la source en des circonstances très-diverses ; car, suivant les affections, les sujets, etc., ce remède produit des résultats fort différents.

C'est qu'il ne suffit pas de connaître la vertu principale, ordinaire ou apparente d'une substance, mais encore ses divers effets en des circonstances infiniment variées ; car les médicaments ne possèdent pas une propriété absolue et inévitable dans le traitement des maladies. Puisqu'ils agissent à travers les forces vitales, leurs effets sont en raison de celles-ci et de leurs divers états. Les remèdes spécifiques ne le sont pas pour tous les individus, de même que les causes déterminantes ne produisent pas des maladies chez toutes les personnes. Il n'est point de substance dont l'action ne puisse être parfois tout-à-fait opposée à celle dont on remarque habituellement les résultats, suivant le mode d'être actuel de l'économie vivante.

Ainsi, les excitants, les irritants les plus énergiques, sont susceptibles de devenir contre-stimulants en certains cas, sur lesquels la théorie de Rasori s'est principalement fondée. Les débilitants directs, au contraire, tels que le froid, les émissions sanguines, les acidules, etc., peuvent exciter des fonctions par la réaction qu'ils provoquent, ou même d'une manière directe par l'impression perturbatrice et le trouble qu'ils excitent. On voit souvent les toniques, en apparence bien indiqués par l'état de faiblesse des individus, devenir cependant trop excitants par la sensibilité particulière de ces sujets, épuiser leurs forces, et produire des résultats opposés à ceux que l'on se croyait en droit d'attendre par la comparaison simple de l'état morbide avec l'effet ordinaire des remèdes.

Certaines personnes, en proie à un éréthisme nerveux, semblent devoir bien se trouver de l'administration des

antispasmodiques , et cependant ces médicaments déterminent chez elles une excitation plus grande , un trouble
des forces vitales qui oblige d'en suspendre l'emploi. Ainsi,
les évacuants agissent ou en excitant ou bien en affaiblissant le sujet. C'est la considération de ces divers modes
d'agir qui a servi de texte si erroné aux déclamations des
systématiques. Les remèdes n'ont pas d'effet seulement en
s'attaquant aux forces vitales telles qu'elles sont à l'état
normal, ni même contre le trouble direct des fonctions à
l'état pathologique , mais encore par une vertu propre et
par un changement intérieur et particulier.

C'est cependant le mécanisme spécial à l'action thérapeutique qu'on a voulu pénétrer , et que l'on a cru pouvoir
exprimer par les dénominations d'*incisifs*, d'*incressants*,
etc. La médecine hippocratique ne comporte pas de pareilles
suppositions; elle les apprécie comme le faisait autrefois
notre spirituel Rabelais. On se rappelle que ce célèbre
disciple de Montpellier avait à préparer une décoction,
apéritive ordonnée par les médecins au cardinal Du Bellai.
Rabelais fit bouillir de l'eau dans un chaudron où il mit
grand nombre de clefs , se donnant bien du mouvement à
remuer ces clefs pour leur faire prendre cuisson. Les docteurs voyant cet appareil et s'en enquérant, il leur dit :
*Messieurs, je remplis votre ordonnance, puisque rien n'est
si apéritif que les clefs !* Réponse pleine d'esprit et de justesse , car le mode curateur des remèdes nous échappe le
plus souvent.

C'est donc à la position du malade , aux diverses conditions dont se composent les états morbides, qu'il faut
avoir recours pour apprécier la valeur des remèdes. En
distinguant les affections simples ou multiples dont le sujet
est atteint, en considérant son âge, sa constitution, son
idiosyncrasie , le milieu où il se trouve, enfin toutes les

circonstances propres à donner une notion complète des cas morbides, on arrive à saisir l'indication véritable, et la convenance des agents thérapeutiques qui, sans cet examen approfondi de tous les *indiquans*, pourraient paraître inutiles ou dangereux.

En distinguant, par exemple, si les forces vitales sont *résolues* ou simplement opprimées, on sera conduit à mettre en usage, d'une manière rationnelle et avantageuse, des remèdes opposés à la routine. Ainsi, parfois un malade semblera abattu, faible, et cependant la considération de la nature du mal, de son intensité, de sa durée, des forces radicales, portera le médecin à tirer du sang avec le plus grand succès. Chez un autre sujet, au contraire, dont les forces sont réellement épuisées par l'affection morbide, la durée de la maladie, ou par suite de la faiblesse première de la constitution, le praticien ne se laissera pas tromper par le développement et la vitesse du pouls, l'excitation générale plus ou moins passagère. Il consultera encore la susceptibilité particulière du malade, et emploiera des moyens souvent bien différents de ceux que les livres dogmatiques lui conseillent.

Ainsi, la véritable médecine ne voit pas dans l'opium, le camphre, le mercure, l'ipécacuanha, etc., des agents ayant une valeur invariable et inhérente à leur substance même; elle ne les considère pas constamment comme narcotiques, antispasmodiques, vomitifs, excitants, émollients, etc. Elle étudie leurs effets divers, et reconnaît des agents sédatifs, antispasmodiques, excitants, toniques, etc., suivant les indications fournies par l'analyse clinique. Il ne convient pas, en effet, de distinguer les médicaments d'après les changements apparents et *immédiats* qu'ils déterminent, ni de croire leur vertu bornée à l'évacuation, à la production des urines, des sueurs, etc. Le plus souvent, au contraire, l'effet immédiat est accessoire ou inutile, et les agents amènent des modifications *secondaires* et particulières qui constituent l'effet médicateur et spécialement désiré.

Pour n'avoir point fait cette distinction, on a considéré la plupart des substances thérapeutiques comme excitantes ou irritantes, parce qu'une excitation plus ou moins marquée est provoquée par le contact de ces médicaments avec la muqueuse digestive. Ainsi l'on a prétendu trouver dans cette irritation seule la raison de l'action et des effets des vomitifs, des purgatifs, des sudorifiques, des emménagogues. On a même voulu expliquer de la sorte, et par une prétendue irritation révulsive, les changements curateurs amenés par ces mêmes substances introduites dans les intestins. C'est abuser étrangement de l'observation et méconnaître les lois de la raison humaine.

Sans doute les purgatifs déterminent une excitation de la muqueuse intestinale ; mais tous les excitants et les irritants sont-ils des purgatifs ? Non, certes, et il faut reconnaître à certains agents seulement cette propriété. Il en est de même des vomitifs, et tout excitant ne détermine pas des vomissements, ce qu'il faudrait cependant si l'irritation était la cause unique de l'effet immédiatement observé. On ne peut invoquer le degré d'énergie diverse des médicaments, car l'acide nitrique, par exemple, étendu plus ou moins d'eau, ne déterminera jamais l'effet de l'émétique. D'autres difficultés s'élèvent encore contre le système de l'irritation : il ne peut nous démontrer pourquoi le ricin est purgatif et l'ipécacuanha vomitif ; pourquoi telle substance se porte plus spécialement sur une partie du tube digestif ou du corps, et telle autre sur une partie différente. Ce choix est évidemment dû à la vitalité des organes, ce que les différentes hypothèses médicales ne sauraient expliquer.

L'effet immédiat peut d'autant moins rendre compte de l'effet secondaire ou curateur des substances médicamenteuses, que souvent le médecin s'efforce, par des moyens *correctifs*, de pallier ou d'annihiler cette action première. Ainsi, lorsque la sensibilité gastrique rend le contact du quinquina difficile à supporter, on ne se prive pas pour cela de l'influence bienfaisante et spécifique de l'écorce péruvienne, mais l'on associe les sédatifs au fébrifuge, et l'on obtient les résultats secondaires ou la médication, sans essuyer les effets irritants ou immédiats de la même substance. C'est dans ce but qu'est employée la préparation mercurielle de Plenk, où la gomme a pour objet de calmer l'excitation locale et immédiate du médicament.

L'emploi des agents thérapeutiques par la peau, rappelé et popularisé surtout à Montpellier par le célèbre docteur Chrestien (1), ne montre-t-il pas l'inutilité de l'irritation de la muqueuse digestive, puisque ces mêmes substances amènent les mêmes effets médicamenteux, quoique absorbées par la surface externe du corps ? L'infusion des médicaments dans les vaisseaux entraîne aussi les mêmes résultats thérapeutiques lorsque le procédé d'administration n'est pas suivi d'accidents inhérents à l'opération préalable. Il est donc de toute évidence que l'effet immédiat des agents médicateurs est le plus souvent inutile ; que l'irritation locale, qui souvent le constitue, n'est pas nécessaire et ne forme pas la raison des révolutions internes et importantes à la médecine pratique.

A ces effets secondaires, le médecin doit donc attacher toute son attention. « On nomme *action* des médicaments, dit l'illustre professeur Gouan (2), les changements qu'ils

(1) De la méthode iatraleptique; Montpell., 1815.
(2) Traité de botanique et de matière médic.; IIme partie, pag. 12.

opèrent par leur présence et par leur application au corps
humain. Ces changements avantageux ou pernicieux prouvent que leur action n'est pas absolue; qu'elle n'est pas
toujours proportionnée à la sphère de leur activité, mais
que le plus souvent, sinon toujours, elle est déterminée,
modifiée par la disposition du sujet qui en reçoit l'impression,
par conséquent subordonnée à des circonstances prises de
l'âge, du sexe, de l'idiosyncrasie, de l'irritabilité du sujet,
de la constitution des saisons, de la nature de la maladie,
de l'habitude qu'on en a contractée, et enfin des différences
essentielles qui résultent du bon choix et de la préparation
du remède lui-même. »

« Ainsi, sous tous les rapports, continue notre Linnée français, on pourrait avancer que l'action des remèdes dépend
de la réaction qu'ils éprouvent de la part du sujet, et de
la vitalité de la partie sur laquelle ils exercent leur action.
Par conséquent, il ne faut pas toujours attribuer à un
remède les phénomènes qu'on observe après l'avoir administré, puisqu'ils ont souvent une tout autre source ; et
dire avec le vulgaire : *post hoc, ergò propter hoc.* Mais il
ne faut pas non plus regarder comme inutile un remède qui
n'aura pas eu le succès ordinaire : ce n'est que l'observation
qui peut nous mettre en état de lui accorder ou de lui
refuser les vertus qu'on lui attribue. » Ce passage est trop
remarquable, et résume trop bien les principes de l'École
hippocratique, pour que nous ayons dû le rappeler ici.

Ceux même qui reconnaissent les effets curateurs de la plupart des substances thérapeutiques, se sont non-seulement
livrés à mille hypothèses pour saisir et expliquer la *médication* qu'ils déterminent, mais encore ils ont eu recours aux
expériences multipliées sur les animaux. En ces derniers
temps surtout, ce procédé d'exploration thérapeutique a
pris une extension incroyable parmi les disciples de cette

École sans cesse oublieuse de la puissance de l'économie *humaine* et de ce qui la spécialise. Toutefois les esprits sages n'ont pas tardé à voir toutes les erreurs dont cette méthode peut être la source, et à reconnaître les vérités enseignées par l'École antique. « Les expériences qu'on a faites sur les animaux ne prouvent rien, dit en effet le professeur Gouan (1) ; elles sont fautives, trompeuses lorsqu'on veut en faire l'application au corps humain. On sait, par exemple, que telle plante est un poison pour tel animal, et sert, au contraire, de nourriture à un autre. » Certaines solanées servent de nourriture à plusieurs animaux, et sont des poisons ou des remèdes pour l'espèce humaine; plusieurs substances toxiques pour nous sont indifférentes chez les animaux. Ajoutez encore que certaines maladies sont propres aux quadrupèdes, ou naissent seulement chez eux; que les manifestations morbides sont loin d'être les mêmes dans les uns et les autres; enfin, que la puissance morale est bien autre chez l'être humain, et vous sentirez suffisamment combien l'on doit être réservé touchant les conséquences des expérimentations faites sur les organismes inférieurs à l'homme.

C'est là une nouvelle raison d'invoquer spécialement l'expérience clinique dans la connaissance de l'action des remèdes; rien ne peut remplacer cette étude. Si nous avons vu qu'un physiologiste, un pathologiste même, sont incapables de deviner l'effet des remèdes sans acquérir cette notion par l'observation pratique, l'expérimentateur ne saurait pas non plus prédire les résultats ou les médications que les agents thérapeutiques sont susceptibles d'amener chez l'homme. Sans cette observation directe, qui se douterait des caprices divers de la nature humaine, eu égard à

(1) Ouvrage cité, pag. 13.

l'action des médicaments ? Telle substance, d'ailleurs bien indiquée selon toutes les apparences, et par l'état du sujet et de la maladie, ne peut être cependant tolérée en certains cas; bien plus, le même médicament, d'abord bien supporté et très-avantageux, finit souvent par ne plus agir chez un sujet dont l'économie est devenue indifférente à son influence.

Ce résultat remarquable, cette *assuétude* de l'agrégat humain ne sauraient être passés sous silence par l'École qui tient surtout à faire remarquer la puissance générale de l'économie vivante. « Les substances les plus vénéneuses, dit le professeur Grimaud (1), perdent leur action et deviennent absolument inertes par l'effet de l'*habitude*. C'est un fait qui ne peut recevoir aucune explication qu'autant qu'on attribue tous les actes du corps vivant à un principe différent de la matière; car on ne peut pas dire que l'habitude soit une affection de la matière. » Les assertions de l'organicisme ne peuvent s'accommoder à de semblables résultats cliniques : en ne voyant que des organes et rien au-delà, on doit nécessairement admettre une action constamment la même des substances médicamenteuses. Le physicien, l'anatomiste, le physiologiste, ne pourraient pas supposer autre chose : ce qui montre que leurs sciences ne sont pas celles de la médecine pratique, et que, pour connaître les effets infiniment variables des remèdes, il faut les apprendre au lit de l'homme souffrant.

On le voit, la thérapeutique n'est pas aussi facile, aussi simple que l'ont voulu certains systèmes commodes, mais faux. Une foule de conditions doivent être appréciées par le médecin qui veut saisir les véritables *indications*, ou la manifestation de ce qu'il faut faire pour dissiper l'état

(1) Traité des fièvres ; 2ᵐᵉ édition, tom. I, pag. 113.

morbide de l'économie vivante. Une autre difficulté se présente encore dans l'exercice de cette branche importante de la médecine pratique : c'est la perception du moment favorable à l'emploi des remèdes, ou l'*opportunité*, l'*occasion*. « Nous appelons opportunité thérapeutique, écrit le professeur Golfin (1), la manifestation du moment favorable, plus ou moins pressant, que l'on doit se hâter de saisir pour remplir les indications, afin que la force médicatrice puisse se livrer aisément aux actes curateurs et normaliser l'agrégat vivant. »

Il ne suffit pas, en effet, de connaître les remèdes parfaitement convenables à une affection morbide, de savoir les modifications du traitement nécessaire à l'individu; il faut encore saisir le moment favorable à l'action désirée des agents thérapeutiques. Il est des époques du cours des maladies, où la puissance vivante est plus énergiquement portée à opérer la curation ; découvrir cette disposition médicatrice, c'est s'assurer les résultats cliniques les plus avantageux. Mais ordinairement cette *occasion passe vite*, ἠδε καίρος ὄξὺς, avance avec raison le Père de la médecine; et néanmoins l'occasion est l'âme de la guérison la plus heureuse et la plus prompte des maladies. En médecine, comme partout, il faut connaître non-seulement les moyens, mais surtout le moment favorable à leur emploi. Or, cette appréciation constitue, dans toutes les sciences d'application, le *tact* du praticien, qui tient d'une sorte d'inspiration guidée par l'observation philosophique, et qui porta Galien à appeler le médecin : l'*inventeur de l'occasion*. « L'opportunité thérapeutique, ajoute le professeur Golfin, est méconnue par les naturistes absolus, les contro-stimulistes, les homœopathes, les homophates ou ysopathes, et les

(1) De l'occasion ou de l'opportunité thérap. ; Montp., 1839, p. 19.

32

médecins dont la pratique téméraire et aventureuse n'est le plus souvent propre qu'à servir à l'histoire de leur nécrologie. »

L'opportunité thérapeutique se présente en plusieurs circonstances différentes : lorsque les forces vitales sont insuffisantes pour produire la curation; quand elles ont, au contraire, beaucoup trop d'énergie et qu'elles dépassent les limites nécessaires. L'occasion existe encore si la puissance médicatrice est bien disposée à opérer la destruction de l'affection, pourvu que l'art vienne l'aider; quand, enfin, la gravité absolue de l'affection ne permet pas d'espérer d'heureux résultats de la réaction vitale, que l'art doit alors énergiquement secourir, en attaquant immédiatement l'état morbide par les moyens les plus puissants. Un principe d'une aussi grande utilité pratique ne pouvait être ignoré de la célèbre École de Cos : « Le lieu de la curation existe, dit Hippocrate (1), quand l'occasion survient. Le moment, ajoute-t-il (2), consiste dans l'occasion ; les occasions sont une des choses les plus importantes de l'art; il y en a beaucoup ; elles sont diverses. Il y a des moments favorables dans les maladies, dans les symptômes, dans le traitement. Il faut quelquefois agir vite, comme dans les défaillances; quand les urines ne peuvent pas couler ni les matières fécales sortir. »

« Quand les femmes font de fausses couches, dit-il encore, les moments favorables passent promptement; la mort arrive si l'on a différé : il faut profiter de l'occasion. Il y a de même l'occasion et l'à-propos dans toutes les maladies. On voit des états qu'il faut soigner le matin; d'autres qui ne doivent être soignés qu'une fois le jour, à quelque heure que ce soit;

(1) Prænotions.
(2) Des maladies , § 3.

certains demandent à l'être seulement tous les deux ou trois jours; d'autres une fois le mois : quand on parle de l'occasion seulement, il ne s'agit que de savoir la saisir. Le hors de propos est, par exemple, si, en soignant un malade, l'on fait à midi ce qu'il fallait faire le matin. Toutes les fois qu'il faut agir sur-le-champ, on diffère le remède jusqu'à midi ou à la nuit, on le fait hors de propos. De même, si l'on soigne en hiver un état dont le traitement doive être renvoyé au printemps, ou si l'on remet à l'été des soins qui doivent être donnés en hiver, etc. »

Un discernement aussi délicat demande l'observation attentive et réfléchie de l'homme malade; il ne peut pas plus être compris par les principes absolus de l'organicisme et de tous les systèmes médicaux, que la plupart des lois fondamentales de la thérapeutique enseignée par l'École de Cos. Cette doctrine, basée sur l'observation des affections et des caprices même de la nature humaine, les interroge toujours, se guide sur ces données expérimentales, et non sur des assertions systématiques et préconçues. Elle reconnaît non-seulement la variabilité des indications et des médications suivant les individualités morbides, mais encore elle poursuit cette étude jusque dans les détails de l'administration des agents thérapeutiques où elle trouve la confirmation journalière de ses dogmes élevés.

Un physiologiste, un organicien, un mécanicien se douteraient-ils, sans l'observation directe de l'homme souffrant, des variations nécessaires dans les doses et les modes d'administration des remèdes? Cette variabilité peut-elle s'adapter avec la certitude mathématique, et l'inflexibilité que certaines hérésies médicales veulent imposer à la thérapeutique? Non, certainement; nouveau motif pour reconnaître dans l'homme un dynamisme bien différent de celui des corps inorganisés, et des lois dont les divers systèmes ne peuvent nous rendre compte.

Nous venons de parler de la médication : il ne faut pas confondre celle-ci avec la *médicamentation*. « La médicamentation, dit le professeur Golfin (1), est l'art d'administrer les agents pharmacodynamiques. » Il s'agit alors de l'ensemble des circonstances qui dirigent les cliniciens dans la manière de prescrire les médicaments réclamés pour la médication.

Un des moyens les plus puissants de la thérapeutique est, sans contredit, le *régime*; car beaucoup de maladies peuvent guérir sans remèdes, mais fort rarement sans le régime. La *diète* concourt, en effet, puissamment à la curation des affections morbides, soit isolément, soit avec les agents médicamenteux. Vainement on tenterait le traitement d'une fièvre quelconque sans y faire concourir le régime; le mal ne tarderait pas à s'accroître, surtout quand on administre les substances thérapeutiques. Est-il nécessaire de faire remarquer la nécessité de la diète après l'ingestion d'un vomitif, d'un purgatif, d'une saignée? L'oubli de ce précepte entraîne trop souvent des suites funestes dans les maladies les plus simples au début, chez les personnes imprudentes qui, craignant toujours de manquer de forces, prétendent les ranimer par des aliments excitants ou des boissons échauffantes.

Moins riches que nous d'agents médicamenteux, les anciens avaient aussi plus de confiance dans l'influence du régime : les livres du Père de la médecine rappellent sans cesse l'importance de la diète; et les nombreux succès de la pratique de l'École de Cos tiennent en grande partie aux soins extrêmes et soutenus donnés au régime des malades.

(1) De la pharmacodynamie; Montp., 1845, pag. 141.

Le divin Vieillard rappelle presque toujours l'attention nécessaire pour bien diriger l'action de l'air, de la nourriture,
de l'exercice, etc., et fonde souvent sur de telles ressources
les moyens puissants du traitement des maladies, moyens
qui conservent les forces à la nature médicatrice, économisent le temps et la fortune des malades.

La pureté permanente de l'air dont le malade est entouré
est un besoin trop manifeste, surtout quand on observe les
fâcheux effets d'une atmosphère viciée : de sorte qu'il est
inutile d'insister sur la nécessité de purifier et de renouveler
l'air autour des personnes souffrantes ; enfin, de le tenir à
une température convenable à la saison et à la maladie. Les
aliments ne doivent pas moins attirer toute la sollicitude du
praticien : au début des affections et pendant toute l'acuité
morbide, la diète doit être plus rigoureuse, et la disposition
ordinaire de l'économie nous en montre l'indication ; car
les sujets ont, en général, une vive répugnance pour tout
aliment. Au début des états pathologiques, Hippocrate employait pour boisson habituelle une décoction d'orge progressivement plus épaisse et plus nourrissante, suivant
l'ancienneté et l'intensité du mal. Il conseillait parfois une
boisson oxymellisée, dans les affections fébriles surtout.
« Quand la maladie est violente, avec des symptômes terribles dès les premiers jours, selon le divin Vieillard (1), on
doit user du régime le plus austère. On se relâche sur le
régime à proportion que la maladie est moins forte. »

Depuis le divin Vieillard, l'expérience clinique a toujours
prouvé que l'intervalle des paroxysmes, ou au moins le
relâchement de la fièvre, est le temps le plus propre à
faire prendre un peu de nourriture aux malades. Les doses
d'aliments sont d'ailleurs réglées par l'état du sujet et les

(1) Aphorisme 7, sect. 1.

circonstances au milieu desquelles il se trouve. Ainsi, quand une affection doit être de courte durée, la quantité de nourriture sera faible suivant les forces de l'individu, moins considérable pour un adulte que pour un vieillard ou un enfant. Dans les climats froids, l'alimentation devra être plus abondante que dans les pays chauds, comme Hippocrate nous l'enseigne dans son sublime traité des airs, des eaux et des lieux.

Les maladies chroniques reçoivent surtout une influence profonde du régime bien ordonné et prolongé : Sydenham, Dumas et les plus grands praticiens, ont reconnu l'absolue nécessité d'une alimentation sévère et soutenue; et selon le professeur de Montpellier (1), les affections chroniques, qui le plus souvent sont intimement liées à la constitution, ne peuvent être guéries que par une sorte de rénovation de l'organisme vivant. Il ne faut pas user alors d'aliments réparateurs, ni d'une diète rigoureuse. « Une diète ferme et sévère, dit Hippocrate (2), est toujours dangereuse dans les maladies chroniques; elle l'est aussi en certains cas de maladies aiguës. » L'*exercice* est fréquemment un moyen puissant de traitement; les modifications qu'il apporte dans toutes les fonctions nutritives et dans le moral modifient lentement les forces vitales, et favorisent les changements médicateurs : aussi l'École de Cos a-t-elle fait de l'exercice et de la gymnastique une branche de l'art de guérir, à laquelle Galien dut surtout l'affermissement de sa santé très-débile pendant la première moitié de sa vie.

ART. V. — *Des méthodes thérapeutiques.*

Nous l'avons déjà dit, une maladie n'est pas toujours

(1) Trait. malad. chron., tom. II.
(2) Aphor., sect. 1re, aphor. 4.

identique pendant tout son cours : non-seulement elle est sujette à des changements qui constituent ses périodes, son type ; non-seulement elle peut avoir de l'activité ou de la lenteur dans sa marche, mais encore elle présente fréquemment des modifications profondes, soit critiques, soit aggravantes. Toutes ces circonstances demandent des soins particuliers et forment des indications variées. En les remplissant à mesure qu'elles se présentent, le praticien a déjà cependant sur la nature de la maladie, sa gravité, sa tendance heureuse ou fâcheuse, une notion d'après laquelle il détermine la conduite qu'il doit tenir pour mener l'état morbide à une terminaison favorable. Il en conclut tantôt la nécessité d'arrêter aussi promptement que possible le cours de l'affection, à raison de sa malignité, tantôt le besoin de suivre les phases successives à la faveur desquelles la puissance vivante amène la curation spontanée; parfois, enfin, l'urgence de changer le mode actuel de la maladie pour la placer dans un état plus favorable à une prompte guérison.

Ce plan, cette conduite raisonnée constitue la méthode thérapeutique d'après laquelle le praticien détermine la manière générale de traiter un état morbide. « Hippocrate, selon Barthez (1), a été le premier auteur connu des *méthodes* suivant lesquelles on doit employer les remèdes dont l'action a été déterminée autant qu'il est possible. Il a souvent donné trop d'extension à ces méthodes; et dans le traitement des maladies aiguës, il s'est trop borné aux méthodes naturelles ou qui se rapportent uniquement à la puissance médicatrice de la nature. Mais de semblables erreurs sont le tribut que les inventeurs dans les sciences paient à la faiblesse de l'esprit humain. »

(1) Discours sur le génie d'Hippocrate, pag. 62.

Galien rapporte au Vieillard de Cos l'invention des méthodes dont aucun médecin n'avait connu les applications auparavant (1). On reconnaît, du reste, la vérité de cette assertion, en voyant la manière variée dont Hippocrate traite les maladies dont les fluxions forment l'élément essentiel. Les applications différentes des remèdes qu'il conseille dans les ophthalmies, par exemple, indiquent les principes généraux qu'il s'était formés à ce sujet. D'après les lois de ces méthodes, il a donné d'excellents conseils sur le traitement général des plaies récentes, sur la cure des plaies de tête, des fractures, et sur l'emploi du feu contre beaucoup de maladies chroniques.

Malgré ces données renfermées dans les écrits de l'École de Cos, les praticiens sentaient peu la valeur des méthodes en thérapeutique, quand Barthez élabora de nouveau ce sujet, et en formula nettement les principes, de manière à les rendre un des plus beaux titres à sa gloire. Considérant la manière générale dont l'art parvient à obtenir la terminaison heureuse des maladies, l'illustre professeur de Montpellier les comprit sous trois classes de méthodes qu'il appela *naturelles*, *analytiques* et *empiriques*.

Un des dogmes de la doctrine hippocratique est celui de la *nature médicatrice*, d'après lequel la puissance vitale tend sans cesse à rétablir l'état normal troublé par la maladie, à la faveur d'une série de changements dont le but curateur est manifeste. « J'entends par nature, dit Galien, une certaine force qui réside dans le corps vivant qu'elle anime et qu'elle dirige, et dont il est inutile de rechercher l'essence autant que de s'efforcer de connaître celle de l'âme. » Fréquemment cette force bienfaitrice se suffit à elle-même ou demande à l'art des secours plus ou moins énergiques

(1) *Method. meden.*, *lib.* V, 10, et *lib.* VII, 2.

pour arriver à cette fin désirée. Pénétrée de cette vérité pratique, l'École de Cos cherche toujours à saisir les tendances favorables de la nature, afin de la suivre et de l'aider par les ressources thérapeutiques. « Depuis Hippocrate, jusqu'à présent, écrit le professeur Lordat (1), les praticiens éloignés des théories hypothétiques et attachés à l'observation, ont traité ces maladies d'après ce que l'on appelle les *méthodes naturelles*, c'est-à-dire en dirigeant la succession des symptômes de manière à ce que la terminaison spontanée, connue par l'expérience, se fît convenablement. Gardez-vous de confondre cette thérapeutique naturelle avec l'inaction ou l'expectation systématique où le médecin se croiserait les bras, quels que fussent les symptômes de la maladie ! »

Tel n'est point, en effet, l'esprit de la méthode naturelle; elle commande, au contraire, d'agir vigoureusement et promptement contre les maladies dont l'expérience a démontré la malignité et le danger ordinaire. Si, pour les affections exanthématiques, elle veut, en général, une thérapeutique peu active et le plus souvent diététique, fréquemment aussi elle exige l'emploi de remèdes puissants et prompts, quand l'état morbide ne suit pas son cours habituel, et, par suite, s'engage dans une voie dangereuse et souvent fatale. Mais la plupart des maladies ayant une tendance heureuse, leurs phases successives formant des actes dont le but est évidemment curateur, la méthode naturelle veut suivre cette disposition médicatrice, dont elle se contente de seconder les efforts, de les exciter ou de les modérer suivant les besoins de l'état morbide.

Ce serait méconnaître l'esprit de la méthode naturelle, et tomber dans les erreurs dangereuses de Stahl, que d'aban-

(1) Perpétuité de la médecine, pag. 247.

donner la guérison des maladies à tous les actes spontanés
dn corps vivant; de laisser couler indéfiniment une hémorrhagie critique, de refuser d'employer le quinquina contre
les fièvres intermittentes pour attendre leur curation des
seuls efforts de l'organisme. « Il n'est point douteux, dit
le professeur Barthez (1), que ce ne doive être par les
opérations même de la nature que les maladies sont guéries.
Mais il est essentiel de reconnaître que, si la nature peut
guérir communément (quoique souvent d'une manière moins
parfaite) les maladies peu graves, par les seuls mouvements spontanés, elle ne guérit très-souvent les maladies
compliquées et dangereuses que par des mouvements qu'il
faut que l'art lui imprime et qu'il gouverne par les moyens
et suivant les règles qui lui sont propres. »

Non-seulement plusieurs maladies existent parfois chez
le même individu, comme Galien, Fernel, Hoffmann, etc.,
l'ont indiqué, mais encore, chez certains sujets, plusieurs
affections né coexistent pas, mais se *compliquent*, comme
Barthez le fait remarquer, de manière que leur marche,
leur cours, leur terminaison, se lient étroitement, et que
leurs divers changements s'influencent réciproquement.
Enfin, les états morbides divers se composent ordinairement de plusieurs affections différentes, liées entre elles
par *synergie*, et non par nécessité.

En tous ces cas, le praticien doit concevoir un autre
plan de traitement et une autre direction à imprimer à la
puissance vivante : alors il convient d'avoir recours à la
méthode analytique. « Les méthodes analytiques sont celles
où, dit Barthez (2), après avoir décomposé une maladie
dans les affections essentielles dont elle est le produit, ou

(1) Mém. sur les fluxions et la colique iliaque, pag. 92.
(2) Maladies goutteuses; préface, pag. xij.

dans les maladies plus simples qui s'y compliquent, on attaque directement ces éléments de la maladie par des moyens proportionnés à leurs rapports de force et d'influence. » Ainsi, dans une maladie inflammatoire provoquée par la douleur encore dominatrice, il convient d'avoir recours aux narcotiques; tandis que les évacuations révulsives offriront plus d'avantages si la fluxion est l'acte le plus marqué.

Jusqu'ici nous avons vu les indications ressortir de la connaissance, non-seulement de l'état morbide en entier, mais encore de la notion de divers éléments dont il se compose. Nous avons saisi les changements apparents par lesquels la guérison est amenée. En employant les émissions sanguines, je comprends comment le remède opère pour donner lieu à la curation ; de même, les effets des moyens attractifs me montrent le mécanisme apparent des changements pathologiques par lesquels les fluxions sont combattues. En tous ces cas, du ressort des méthodes naturelle et analytique, les résultats thérapeutiques de l'expérience clinique sont compris, dirigés et fécondés par la puissance du raisonnement.

Mais tous les états pathologiques sont loin de rentrer sous ces principes : plusieurs ne peuvent être décomposés en des éléments bien déterminés ou dont on n'est pas certain de remplir les indications : plusieurs autres ont une tendance manifestement funeste, ou ne peuvent être guéris par les seuls efforts de la nature, comme la fièvre intermittente maligne, la syphilis, les affections périodiques. L'expérience seule apprend les moyens de triompher de ces affections, non par des remèdes adaptés à leurs diverses phases, leurs diverses formes, etc., mais à l'état morbide en totalité, et sans que l'on puisse se rendre compte d'un mécanisme quelconque dans leur guérison constante.

Obligé alors de recourir aux agents thérapeutiques fournis par l'empirisme brut, le praticien suit une méthode caractérisée par ce fait capital, et d'après lequel elle a été appelée *empirique*. « J'appelle méthode empirique du traitement d'une maladie, écrit l'illustre Barthez (1), celle qui, par des remèdes spécifiques ou autres, dont l'expérience fait connaître l'utilité dans des cas analogues, change en entier l'affection du principe de la vie qui constitue l'état morbifique, et remplace cette affection par d'autres qu'elle imprime à ce principe, et qui rendent susceptible de reproduire les mouvements naturels dans l'ordre qu'entretient l'état de santé. »

Après ce que nous venons de dire touchant l'acception du terme *empirique*, nous n'avons pas besoin d'ajouter que nous n'ignorons pas que tous les moyens thérapeutiques résultent aussi de l'expérience. Mais restreinte dans les limites que nous lui avons assignées, la méthode empirique mérite, en effet, d'être distinguée des autres plans de traitement. D'après cette méthode, tantôt le médecin tente de déterminer dans le corps humain des actes semblables à ceux que l'économie produit pour amener la curation spontanée des maladies. Cette conduite *imitatrice* diffère de la méthode naturelle, qui consiste simplement à suivre et à favoriser les actes déjà commencés par la puissance vivante : tandis qu'en voulant imiter la nature, le praticien s'efforce de provoquer des révolutions semblables alors que l'agrégat humain n'a pas de tendance évidente à les produire.

Plusieurs affections résistent fréquemment, chez certains sujets, à l'action des médicaments les mieux employés : alors le médecin se résout à imprimer à l'économie une secousse brusque, forte et susceptible de changer le mode

(1) Mémoire cité, pag. 89.

actuel de la vitalité, de manière à rendre sa marche, sa
forme ou son fond plus faciles à guérir ou mieux dirigés
vers une terminaison prompte. D'après cette conduite
perturbatrice, le médecin emploie les vomitifs ou les purgatifs au début des fièvres intermittentes ; et l'on sait les
succès obtenus à cet égard par le célèbre professeur de
Montpellier, Lazare Rivière, à l'époque où les vertus de
l'écorce du Pérou n'étaient pas encore connues.

Cette manière d'agir doit être extrêmement restreinte,
et être employée avec la plus grande attention ; car, mise
en œuvre en beaucoup de cas, elle expose le malade aux
dangers les plus graves. Si la perturbation imprimée à
certaines affections chroniques et rebelles donne lieu souvent à d'heureux changements dans les affections aiguës
et régulières , cette méthode produit des désordres fréquemment mortels. Ainsi l'on voit trop de fois se terminer
par la mort les affections exanthématiques qu'une pratique
meurtrière a tenté de faire avorter en cautérisant les lésions
éruptives ou en employant des émissions sanguines abondantes.

Il n'en est pas de même quand, obligé de recourir à
la méthode empirique, l'homme de l'art combat par des
moyens spéciaux des affections qui n'ont pas un cours ni
une durée nécessaires. Ne pouvant pas , en certains cas,
confier la curation de l'état morbide aux seules forces de
l'économie, il a recours à des remèdes dont la vertu est
particulièrement dirigée contre l'affection en totalité qu'elle
détruit sans lui faire subir une série de changements ordinaires et appréciables : c'est là ce que l'on appelle la
méthode *spécifique*. « Elle attaque la maladie sans aucun
intermédiaire, selon le professeur Lordat (1) ; et l'effet en

(1) Expos. doct. méd. de Barthez, pag. 307.

vertu duquel elle guérit ne peut s'apercevoir que chez ceux
en qui se trouve actuellement le mode d'affection dont elle
est le moyen curatif. Ainsi, la vertu antisyphilitique du
mercure est directe, et ne dépend nullement des autres
changements connus que cette substance peut déterminer
dans les forces vitales. Il en est de même de la propriété
antipériodique du quinquina. »

Les principes dont nous nous efforçons de faire saisir
l'esprit, montrent suffisamment combien l'École hippocratique diffère de ces systèmes nombreux et faciles qui, en
prétendant donner à la médecine une simplicité factice,
la réduisent à un art grossier et purement routinier où la
raison a la moindre part, où l'art de guérir n'est plus une
science, mais un amas de faits forcément rangés sous des
hypothèses mensongères. Le traitement des maladies ne se
réduit pas, en effet, à constater l'apparence des maladies
et à ne combattre que ce que les sens découvrent ; la
thérapeutique ne se réduit pas à une série de formules et
de drogues. Elle est basée spécialement sur la détermination raisonnée de la valeur des agents thérapeutiques, suivant les cas infiniment variés et les individualités morbides ; elle est dirigée par les principes élevés déduits d'une
expérience longue et méditée.

Ces règles philosophiques ont créé la doctrine des *indications*, des *médications* et des *méthodes thérapeutiques* dont
nous venons de parler. Combien cette doctrine diffère de
l'organicisme, du physiologisme et de toutes les hérésies
médicales que l'imagination turbulente de l'esprit humain
ne cesse de reproduire sous des formes variées !

« La médecine physiologique, remarque le célèbre professeur dont nous venons d'invoquer l'autorité (1), ne con-

(1) Perpétuité de la médecine, pag. 239.

naît qu'une méthode thérapeutique, et la médecine hippocratique en adopte un très-grand nombre. Pour les hippocratiques, les faits sont tout, et les règles générales ont été
faites à *posteriori*. Pour les physiologistes, la première loi
thérapeutique c'est leur hypothèse favorite. Quant aux faits
qui ne s'y accordent pas, ils prennent le parti de n'y pas
croire et de s'en moquer. »

Les moyens perturbateurs doivent être mis rarement en
usage, au moins ceux dont l'énergie très-grande apporte
une commotion violente dans l'agrégat vivant. Sous ce rapport, la méthode contro-stimulante offre de graves dangers : si parfois elle parvient à faire avorter le mal, à le
détruire promptement, trop souvent elle introduit au sein
de l'état morbide un trouble du plus fâcheux présage; elle
jette l'économie dans une prostration extrême qui aggrave
les affections typhoïdes, et empêche le développement de la
réaction, salutaire en beaucoup d'autres lésions morbides.
Quelquefois, il est vrai, les praticiens de tous les temps
ont mis en usage les moyens perturbateurs, mais à des
doses et de manière à déterminer une série de secousses
légères, ménagées, de façon à pousser l'économie à rentrer
dans l'état ordinaire où elle tend progressivement à la solution heureuse de l'affection.

Cette *métasyncrise* thérapeutique est, en effet, une des
lois éternelles du traitement des maladies, d'après laquelle
on emploie alternativement les toniques et les relâchants en
certains cas. Quand, dans certaines maladies rapidement
mortelles, le médecin veut ne pas rester inactif, c'est que
souvent il espère, par des remèdes non directement indiqués, ou dont l'efficacité n'est pas démontrée, troubler l'affection sous le coup de laquelle la puissance vivante se
trouve, afin de lui imprimer une impulsion moins défavorable.

Ces principes de la thérapeutique ancienne ne peuvent être compris par les organiciens, ni admis par cette secte nouvelle due à l'imagination de Hahnemann. Nous devons d'autant plus insister sur ce dernier point, que la malveillance a voulu trouver le système homœopathique incorporé à la doctrine médicale de cette École. Comment pourrait-il en être ainsi, quand un des principes thérapeutiques du Père de la médecine est celui-ci : *contraria contrariis curantur;* tandis que l'hérésie de Hahnemann se fonde sur une loi tout opposée : *similia similibus curantur?* L'École de Cos combat, en effet, les affections pathologiques par ce qui est opposé à leur nature, et l'écrivain allemand, par des agents qui introduisent au sein de l'économie des modifications semblables à celles dont ils doivent triompher. Le divin Vieillard et ses disciples portent les médicaments à des doses capables de déprimer avec plus ou moins de rapidité les affections morbides, et Hahnemann emploie les substances à des quantités si infinitésimales, que la raison se refuse à leur accorder la moindre action.

L'on invoque, il est vrai, l'action des miasmes, des virus, des poisons les plus violents, de l'électricité, et d'une foule d'autres agents imperceptibles pour faire accepter l'action possible des doses infinitésimales. Voilà comment par des paradoxes bien susceptibles d'éblouir le vulgaire et les hommes peu réfléchis, on parvient à jeter des doutes sur les vérités du *sens commun.* Par cela que des causes agissent sous des quantités très-minimes, s'ensuit-il que les variations de température, les boissons, les aliments, le repos, l'exercice, les végétaux, les minéraux, c'est-à-dire *toutes les causes,* doivent toutes et toujours agir à des degrés semblables ? Par cela seul que certains individus mangent ou boivent à peine, qu'ils supportent les suppurations et les hémorrhagies excessives, etc., s'ensuit-il que *tous les hommes* doivent être toujours *asitiques* et résister aux pertes considérables de toutes maladies ? De ce que quelques personnes entendent ou voient à de grandes distances , s'ensuit-il que toutes les personnes doivent se soumettre aux mêmes conditions? s'ensuit-il que tous les hommes doivent voir et entendre à toutes les distances , même à celles auxquelles le bon sens répugne? Si donc, dans l'action des causes physiques des fonctions normales et pathologiques, dans la résistance à la débilitation morbide, il y a des degrés et pour les agents et pour les sujets ; si la nature humaine est mobile et variable dans ses actes provoqués ou spontanés, comment en serait-il autrement en thérapeutique?

Si les mêmes médicaments, employés à des doses faibles ou élevées, déterminent des effets différents , l'expérience et le sens commun permettent-ils d'en conclure que ces remèdes peuvent être portés à des degrés infiniment distants les uns des autres ? L'émétique est administré à un grain ou à près de cent grains par jour , suivant l'état morbide qui le réclame , se permettrait-on de l'employer à plusieurs onces ? Et s'il y a des bornes à ces hautes doses où il serait dangereux pour la vie du malade de franchir certaines limites, comment l'extrême opposé échapperait-il à cette loi de l'observation et du bon sens ? Une goutte de croton-tiglium purge , mais trente gouttes tueront, et la vapeur inappréciable de cette huile drastique ne sera que de la fumée. Le suc de la plupart des euphorbes purge à quelques gouttes , mais il faut plusieurs grains d'aloès, deux gros de séné et deux onces de manne pour produire un effet semblable. De ce que certains médicaments agissent à de faibles doses , il n'en résulte donc pas que tous produisent leurs effets ordinaires à d'égales quantités. Enfin, de ce que quelques substances agissent à des fractions minimes, mais palpables, il est irrationnel de prétendre qu'elles doivent déterminer le même effet à des doses infinitésimales ou nulles.

A l'appui du paradoxe de Hahnemann on ajoute que les médicaments agissant en vertu des forces propres et non à l'aide de leur matière, « le remède qui, sans intermédiaire matériel, s'adressera le plus directement possible à la vie malade, détruira plus vite et mieux la maladie. Ainsi la thérapeutique vitaliste s'appuierait sur la pathologie, la toxicologie, l'hygiène et la physiologie vitaliste. » Nous ne saurions approuver de semblables assertions, opinion personnelle et nullement adoptée dans notre École. Cette erreur résulte de la manière exagérée de considérer les forces constamment en dehors de la matière. Il ne faut jamais oublier que si cette abstraction est possible dans le monde vital, puisque la mort nous en donne tous les jours la preuve, elle ne saurait être justifiée pour le monde physique. Ici la molécule intégrante d'un minéral conservera toujours les propriétés du corps lui-même, quelle que soit la position dans laquelle on le place : brisés, morcelés, dissous, enfouis dans le sol ou conservés dans nos laboratoires, le fer, le mercure, l'écorce de quinquina, la fève des strychnos, etc., conserveront inévitablement leurs propriétés, car elles sont toujours du même ordre physique. Jamais je ne pourrai enlever au soufre, à l'or, au carbonate de magnésie, ni à la quinine, à la morphine, etc., les propriétés nécessairement inhérentes à leurs molécules matérielles ; il ne me sera jamais permis de communiquer à l'atome de zinc ou de baryte des vertus autres que celles de plusieurs grains des mêmes corps.

C'est donc à l'aide nécessaire de leur matière que les médicaments produisent leurs effets thérapeutiques. On ne peut donc pas extraire la force de la matière, et supposer

que plus on diminuera celle-ci, plus on donnera de liberté
à celle-là. Si donc les médicaments déterminent des modifications curatives diverses suivant les doses auxquelles
ils sont administrés, leur matière palpable et plus ou moins
considérable, suivant l'espèce thérapeutique, est indispensable. Les modes divers des lésions morbides sont la raison
de leurs effets, et leurs doses sont celles que l'expérience
sanctionne, et non celles qu'admettent les raisonnements
systématiques.

« Cette doctrine, dit le professeur Golfin (1), est une
vraie déception; elle a pour base fondamentale, dans ses
méthodes de traitement, un principe opposé à la doctrine
d'Hippocrate. Elle repose sur un principe que la nature
réprouve, que la raison avait déjà condamné, même avant
que l'expérience eût démontré son caractère illusoire et
nul. Loin de pouvoir prévenir et guérir les maladies, elle
peut, d'une part, accroître la disposition à les contracter,
et, de l'autre, elle les livre en entier à elles-mêmes quand
elles sont déclarées. Si elle ne tue pas le malade, elle le
laisse mourir; et lorsque le malade guérit sous l'empire de
cette méthode, la nature et l'influence morale seules ont
l'honneur de la guérison. »

Nous venons d'exposer les véritables fondements de la
thérapeutique, ses lois, ses incertitudes, sa mobilité, telle
enfin que le comporte la doctrine de Cos : les physiciens,
les organiciens et tous ceux qui prétendent donner à la
médecine une certitude mathématique, et par conséquent
étrangère à son génie propre, doivent trouver ces notions
bien peu de leur goût Il nous semble entendre les disciples
exagérés d'une École antagoniste nous opposer le principe
si prôné de la *méthode numérique*, dont nous ne pouvons

(1) Mém. sur l'opportunité thérapeutique, pag. 74.

passer sous silence l'appréciation. Ce problème comporte, en effet, l'examen de la certitude de nos connaissances en général, et celles de la médecine principalement.

L'école dont nous repoussons les principes prétend réduire la certitude particulière de notre art à un pur calcul mathématique ; elle compte les idées médicales, opère sur elle comme le fait le physicien qui agit sur des objets déterminés et absolus : pour elle, toutes les études thérapeutiques consistent seulement dans les opérations de l'arithmétique. La méthode numérique, ou la *statistique médicale*, a pour principe, non la *probabilité* philosophique, mais celle des mathématiciens, ou le hasard. « C'est renoncer à toute certitude médicale, à toute règle rationnelle tirée des faits propres à la science, dit le professeur d'Amador, dont nous analysons le travail (1) ; c'est substituer à ce qu'on a appelé jusqu'ici induction, expérience, observation, raisonnement, l'opération mécanique et inflexible du calcul : au lieu de faits à analyser et à comparer, vous n'aurez plus que des chances à calculer ; la médecine ne sera plus un art, mais une loterie. Cette méthode n'est donc qu'un coup de désespoir de l'art qui, renonçant pour toujours à savoir pourquoi et comment il agit, s'abandonne au hasard sur la foi d'une arithmétique illusoire. C'est le scepticisme embrassant l'empirisme. »

On prétend trouver un fil conducteur du calcul dont nous parlons dans la répétition des mêmes actes, comme en rendant infiniment probable leur reproduction ultérieure. On ne saurait l'admettre pour les faits même de l'ordre physique ; car, de ce qu'il a plu pendant trente jours de suite, il ne s'ensuit pas qu'il pleuvra le jour suivant. La proposition inverse serait tout aussi fondée. Si, au contraire,

(1) Mémoire sur le calcul appl. à la médecine, pag. 14.

l'on déduit la probabilité de la reproduction d'un acte de ce que la répétition antérieure suppose une *cause* permanente, l'on sort du calcul mathématique qui agit simplement sur des effets, ne s'occupe nullement des causes dont l'admission dans le problème intellectuel constitue une opération philosophique, et par conséquent étrangère au principe dont on invoquait la suprématie.

L'École de Cos demande aussi le calcul des probabilités pathologiques ; mais le calcul philosophique, et non celui des chiffres et des mathématiques qui sont étrangères au génie de la médecine. « Par des combinaisons souvent neuves et toujours profondément raisonnées, dit le célèbre Barthez (1), on doit s'assurer presque toutes les chances pour un heureux succès, en liant des approximations aussi avancées qu'il est possible sur la nature de la maladie qui n'est pas entièrement connue, avec d'autres approximations semblables, sur l'emploi qu'on peut faire, dans cette maladie, de remèdes dont les vertus ne sont pas rigoureusement déterminées. La talent naturel qui fait exécuter ce calcul rapidement, se perfectionne par l'habitude de voir et de traiter des maladies, et se change en une sorte de divination, comme par instinct, qui est propre au grand médecin. »

C'est donc en raisonnant sur les faits, en analysant les individualités morbides sans cesse renaissantes, que le praticien rassemble les nombreux motifs de ses déterminations, et non point en oubliant les faits cliniques pour considérer des entités invariables, inflexibles, comme les sujets du calcul mathématique. Si l'on reconnaît, en effet, la variabilité des cas pathologiques, suivant les sujets, la saison, les complications et une foule d'autres circonstances majeures, on s'expliquera facilement, par la raison et non

(1) Discours sur le génie d'Hippocrate, pag. 99.

par les chiffres, les heureux résultats obtenus tantôt par les évacuants, tantôt par les émissions sanguines, d'autres fois au moyen des toniques. Tels sont aussi les dogmes de la médecine antique, dont les numéristes devraient bien plus tenir compte, puisqu'elle a déjà en sa faveur vingt-deux siècles de probabilité.

Un des graves inconvénients de la méthode numérique, c'est d'oublier nécessairement un certain nombre de faits réfractaires à ces cadres statistiques. Quand le numériste a trente cas favorables à telle méthode de traitement, et dix contraires, il est forcé de négliger ces derniers, et de traiter ensuite tous les malades d'après les lois de la majorité première, jusqu'à ce que le chiffre des morts établisse à son tour une majorité contraire, et ainsi de suite, selon des oscillations incessantes et meurtrières. Ce n'est pas ainsi que se conduisait Sydenham, quand il sondait le caractère particulier de chaque épidémie des mêmes maladies. De ce que la méthode thérapeutique lui avait réussi le plus souvent l'année précédente, il n'en concluait pas à la nécessité des mêmes moyens contre l'épidémie nouvelle; il cherchait, au contraire, par une analyse philosophique des états morbides, et par des tâtonnements sagaces, à différencier la nature des cas morbides, et le traitement spécial qui leur convenait.

La médecine n'a pas, en effet, pour certitude leur évidence mathématique; elle est appuyée sur des calculs de probabilités purement philosophiques, tirés de données expérimentales aussi nombreuses que variées, susceptibles de s'enchaîner entre elles dans tous les degrés et dans toutes les nuances possibles. « La solution des problèmes qu'elle présente, selon le professeur Bérard (1), n'a jamais

(1) Génie de la médecine, pag. 39.

la précision qui est exigée dans les sciences physiques ou mathématiques, qui reposent sur des données simples, constantes, toujours les mêmes et dans le même état; elle ne peut pas se soumettre à la rigueur du calcul. La médecine est parfaitement analogue, sous ce rapport, à la science du gouvernement ou à l'art militaire, ainsi que l'ont très-bien dit Zimmermann, Barthez, Cabanis et tous les grands maîtres. »

Les méthodes employées pour chacune de ces sciences d'observation, sont l'*induction*, qui consiste à tirer des lois générales de l'étude des faits particuliers, suivant les rapports des phénomènes constatés par l'expérience. Telle est la méthode philosophique dont se sont servis, depuis Hippocrate, Sydenham, Haller, Cuvier et les plus grands observateurs. C'est cependant cette méthode, à laquelle on doit tous les grands principes des sciences, que la statistique déclare désormais erronée et bien inférieure à celle des numéristes.

Nous aurions encore à nous étendre sur un sujet aussi vivement agité; à montrer que la statistique détruit l'esprit de l'expérience médicale, fausse le tableau réel des maladies, renverse le principe fondamental des indications thérapeutiques, méconnaît les lois de la puissance médicatrice, etc. Contentons-nous de rappeler à cette occasion, car l'École que nous venons de combattre semble l'avoir oublié, quelles sont et l'observation médicale et les qualités de l'observateur. Le Père de la médecine sentit surtout les difficultés de l'observation; aussi eut-il soin de nous en instruire en tête de ses immortels aphorismes : *l'expérience est trompeuse et le jugement difficile*. Les moyens capables de faciliter l'étude de la médecine sont de deux ordres : les uns sont constitués par l'observation des faits ou la partie expérimentale et historique, l'autre consiste dans l'examen philosophique ou rationnel de la science. Toutes les branches de nos connaissances ont dû prendre leur base dans l'observation des faits, et cette route sera même toujours le principe dans la médecine pratique, quel que soit, du reste, son degré de perfection.

« Ce n'est que par une observation soutenue, écrit Double (1), que l'on peut apercevoir, saisir et apprécier les symptômes sous lesquels les maladies se manifestent à nos sens; ce n'est que par l'observation qu'on en suit la marche variée, les complications diverses, les périodes successives; ce n'est que par l'observation que l'on découvre les mouvements spontanés de la nature, l'action des médicaments, la terminaison favorable ou funeste qui sera la suite du travail de la nature et de l'effet des moyens thérapeutiques employés. » Mais, prise en ce sens, l'observation ne se réduit pas à une collection de symptômes et de cas morbides : ce sont là des matériaux sans doute, mais ils doivent être fécondés par le jugement et la méditation du praticien. Bien plus, pour recueillir convenablement l'histoire des maladies, on doit choisir et distinguer ce qui est fondamental, quoique souvent peu apparent, de ce qui est accessoire, inutile, quoique peu sensible. L'observation n'est donc bonne, complète que par la philosophie de l'observateur.

Il n'est pas moins important que le médecin abandonne, au lit des malades, toute hypothèse, tout principe systématique; car, préoccupé des intérêts de théories favorites, il évitera rarement l'écueil ordinaire aux novateurs et à leurs disciples, qui voient, par leur imagination, toute autre chose que les faits cliniques. Il faut qu'il se persuade de l'incertitude fréquente des données fournies par les sens, et qu'il ne fonde pas exclusivement sur cette base ses

(1) Traité de séméïotique, tom. I, pag. 4.

motifs de détermination que la raison surtout est appelée à éclairer et à commander.

D'après ce que nous venons d'exposer, il est impossible de méconnaître des difficultés beaucoup plus nombreuses en médecine pratique que ne le comportent les divers systèmes. Les principes de l'École hippocratique sont donc bien fondés, quand ils ont pour but d'étudier attentivement les conditions multipliées des problèmes pathologiques; et, lors même qu'on ne les adopterait pas en entier, on serait du moins forcé d'avouer que son but est louable et juste, et que sa méthode est la plus propre à l'atteindre. Découragés peut-être des nombreuses difficultés inhérentes à la science de la médecine pratique; désespérant de pouvoir jamais se plier aux exigences multipliées de son application, certains médecins ont prétendu sortir de cet embarras en invoquant l'emploi des *remèdes spécifiques* plus susceptibles que tous les autres d'éloigner les difficultés de la pratique.

Voyant les avantages incontestables et rapides de l'usage du quinquina et du mercure, les homœopathes, par exemple, supposent l'existence d'autant de spécifiques que de maladies; et les *numéristes* tendent aussi à donner aux agents thérapeutiques cette sorte d'infaillibilité. « Mais, *à priori*, dit le professeur d'Amador (1), on peut nier que chaque maladie ait un spécifique trouvé ou à trouver: *à posteriori*, l'expérience confirme malheureusement notre opinion; car, si trois ou quatre maladies ont des spécifiques, toutes les autres ne relèvent que des méthodes rationnelles. Les maladies d'ailleurs dont le spécifique est trouvé, se guérissent souvent sans lui; et des moyens rationnels, appliqués suivant une juste indication, sont parfois autant et plus efficaces. Une saignée, un purgatif, un émétique bien admi-

(1) Du calcul appl. à la méd., pag. 88.

nistré dans les fièvres intermittentes, rendent parfois le quinquina inutile. »

D'ailleurs, l'emploi même des spécifiques connus n'est pas aussi empirique qu'on est tenté de le croire : il est toujours nécessaire de saisir l'*indication* de l'emploi du mercure, car tous les moments ne sont pas favorables à son usage. Souvent aussi il convient de varier les préparations, si l'on veut obtenir des cures solides. Les praticiens de Montpellier ont enseigné que, lorsque l'économie étant saturée de mercure, ne le tolère plus, il faut alors avoir recours aux préparations aurifères, et *vice versâ*. A Montpellier aussi, Vigarous, Chrestien, Delpech, etc., ont démontré la nécessité d'associer parfois les toniques, les narcotiques au métal coulant, quand la syphilis est compliquée de scrofule, d'adynamie, de scorbut, d'éréthisme nerveux ou de toute autre affection. L'on sait aussi tous les soins de l'illustre Fouquet pour approprier le traitement des maladies vénériennes à leur ancienneté, à leur violence, à leurs symptômes, à leur complication, à leur tenacité. Il prescrivait, dans les cas difficiles, des combinaisons bien efficaces de mercure avec les sudorifiques, l'opium, la ciguë et quelques autres poisons végétaux. Il osait, dit encore le professeur Dumas, mettre le sublimé au rang des remèdes les plus énergiques contre les affections vénériennes. Les succès de ces remèdes savamment combinés ont porté plusieurs praticiens célèbres à les employer ensuite, et à s'en attribuer tacitement l'invention et la gloire. Quand bien même on aurait trouvé des spécifiques pour toutes les maladies, il faudrait en soumettre l'administration aux *méthodes rationnelles*. Du reste, les cas les plus simples où les agents spécifiques sont généralement employés, présentent toujours des circonstances insolites ou individuelles qui demandent des soins variés.

Art. VI. — *Importance clinique ou thérapeutique de la connaissance des altérations organiques vicieusement appelées siége des
maladies.*

A diverses époques, les partisans exclusifs de l'*anatomisme* ont voulu baser un système entier de médecine sur
la considération pure des altérations éprouvées par les solides. Le nom des maladies, leur classification, leur connaissance et leur traitement, tout a dû dériver de cette
source, qui ne tendait à rien moins qu'à rendre la médecine une science exacte et mathématique ! Ces sectateurs
outrés de l'organicisme n'ont pas compris que les manifestations, soit hygides, soit pathologiques de la vie, étant
très-variables suivant les individus, on ne peut les traiter
comme des espèces constantes, invariables, telles enfin qu'il
les faudrait pour assimiler raisonnablement entre eux les
sujets divers dont s'occupent des sciences que l'on tente
forcément de rapprocher et de réunir. Ailleurs nous avons
examiné si les altérations matérielles, vicieusement appelées *siége des maladies*, pouvaient être la cause ou la
source des symptômes. Afin de peser ici leur valeur clinique
ou thérapeutique, il nous importe maintenant de rechercher
l'influence que leur connaissance peut avoir sur la découverte de la nature de celle-ci, et de leurs indications thérapeutiques.

Et d'abord, faisons remarquer que, depuis le Vieillard
de Cos, l'École hippocratique a toujours vu les dégradations éprouvées par les organes comme des *effets morbides*,
et non comme cause ou siége des affections pathologiques.
Nous faisons ici, on le sent bien, abstraction de cette classe
de lésions produites par des violences, et qualifiées du nom
de maladies traumatiques : toutefois, même en celles-ci,
les actes de réaction dépendent d'une affection vitale. Pas-

sons donc rapidement en revue les deux autres classes admises par l'École de Montpellier, sous la dénomination de
lésions organiques et de *lésions vitales*.

Prétendre que la notion de la dégradation caractéristique
du mal n'est d'aucun secours pour le diagnostic de la maladie, ni pour la connaissance de sa nature ou de son traitement, serait imiter l'excès reproché aux partisans outrés
de l'anatomie pathologique. La moderne Cos, dont la doctrine est susceptible de comprendre tous les faits cliniques,
constate que parfois la connaissance des lésions organiques
permet presque seule de parvenir à ces divers résultats
pratiques, à défaut de symptômes fonctionnels ou avec leur
concours. Si l'on ignorait, en effet, les relations physiologiques et pathologiques de l'encéphale avec les autres parties du corps humain, on s'exposerait à commettre encore
ces erreurs fameuses par lesquelles l'apoplexie était méconnue, confondue avec d'autres affections morbides, et
traitée comme si le siége du mal résidait au sein des parties
frappées d'impotence et d'insensibilité : tandis que, dans
l'apoplexie sanguine, la considération de la cause éloignée
de la maladie doit être, le plus souvent, subordonnée à
celle de l'altération encéphalique. Parfois aussi, les maladies réputées chirurgicales, quoique dépendant d'une affection interne, trouvent les bases les plus solides de leur
diagnostic, non dans la seule observation de l'état général
de l'individu, mais du lieu où se rencontrent les désordres
morbides. L'examen d'une tumeur fluctuante à l'aine, par
exemple, jointe à une lésion plus ou moins sensible du
rachis, vous indique souvent une carie vertébrale accompagnée d'un abcès par congestion.

Il nous serait facile de rapporter encore plusieurs preuves
en faveur de l'utilité pratique que l'on peut retirer de la
notion des altérations matérielles. Mais vouloir en conclure

qu'en ces dernières se trouvent constamment ou presque toujours les bases du diagnostic, c'est sortir étrangement des faits. Lorsqu'une fièvre pernicieuse se présente sous la forme d'une pleurésie, d'une cardialgie, etc., on commettrait une bien grave erreur en se laissant guider par l'examen de l'organe qui semble spécialement lésé : il en serait de même pour les intermittentes simples, et pour toutes les fièvres essentielles. La recherche du lieu qui fournit le sang serait aussi d'un bien faible secours dans les hémorrhagies supplémentaires, si le praticien ne parvenait à connaître quel est le flux normal supprimé. Comment pourriez-vous arriver à la notion de l'hydrophobie et de la rage, si vous persistiez à vouloir baser votre diagnostic sur une dégradation locale ? L'asthme, le tétanos, l'épilepsie, enfin toutes les *névroses*, sont-elles susceptibles d'être distinguées par une altération circonscrite quelconque ? Si nous passions en revue les affections où la vitalité joue un rôle spécial, nous démontrerions sans peine que leur diagnostic ne saurait être appuyé sur la considération d'un siége organique et local.

En indiquant plus haut certaines lésions organiques où la nature des changements anatomiques permettait d'arriver à la connaissance de la maladie, nous n'avons pas voulu soutenir que ce fût le moyen exclusif de parvenir à ce but pratique. Ces maladies, caractérisées principalement par des altérations matérielles qui leur sont particulières, n'en sont pas moins des effets, très-importants il est vrai, d'une affection interne à laquelle il faut toujours remonter pour acquérir une intelligence parfaite de l'état morbide. La considération d'un abcès par congestion, je suppose, provenant d'une dégradation du rachis, ne sera pas suffisante pour posséder un diagnostic complet. Le mal peut être, en effet, une carie, une tuberculisation, une inflammation,

etc.; ce que l'inspection de l'ensemble du sujet et des autres circonstances de la maladie peut surtout indiquer.

En certains cas, l'examen de l'altération des organes au
sein desquels l'affection morbide a établi son *siége de manifestation*, sert beaucoup pour parvenir, non-seulement au
diagnostic de l'espèce de maladie, mais encore de sa *nature*.
Ainsi la connaissance de la syphilis ne se tire sûrement que
de l'observation des désordres qu'elle produit en diverses
parties du corps; car l'inspection des ulcères, par exemple,
peut seule établir qu'il s'agit de la vérole, et non point d'une
simple inflammation. L'existence d'une induration à la face,
aux mamelles, à l'utérus, fournira une forte présomption
d'une maladie squirrheuse, et la considération des caractères de ces lésions ulcérées mettra encore mieux sur la
voie de la nature du mal.

Combien de fois, en effet, n'est-il pas arrivé à des praticiens exercés de rester indécis en présence d'une fièvre
commençante, et n'être fixés sur la nature de l'état morbide
que par une éruption cutanée qui leur signalait l'évolution
d'une affection exanthématique méconnue? L'observation
des lésions organiques propres aux affections dartreuses,
scrofuleuses, etc., montre quelquefois l'importance qu'il
faut attacher à ces dégradations matérielles, pour remonter
à la nature du mal. « L'anatomie pathologique, écrit le
professeur Bérard (1), sert donc souvent à déterminer l'organe malade et la nature de la maladie. C'est elle qui nous
apprend à distinguer, par des caractères certains, les affections cancéreuses, scrofuleuses, et toutes les maladies
dites *organiques*. C'est elle encore qui nous a donné l'éveil
sur ces phlegmasies qui ont pu être méconnues durant la
vie du malade, et qui, dans les fièvres et dans beaucoup

(1) Anal. méd. prat., cit., *ibid*, pag. 575.

de maladies chroniques de toute espèce, ont pu jouer un rôle qu'on n'aurait jamais soupçonné sans ses lumières, ou sur lequel on n'aurait jamais eu sans elle des notions précises et capables d'assurer le diagnostic et le traitement. »

Mais prétendre établir la nature des maladies, d'une manière constante et exclusive, d'après les altérations organiques, c'est oublier les principes de la philosophie hippocratique. On n'a pas tout fait en ayant découvert l'existence d'une pneumonie, d'une pleurésie, d'une aménorrhée, etc. : la principale condition de la connaissance de l'état morbide n'est pas trouvée toutes les fois qu'on n'est pas remonté à la nature bilieuse, inflammatoire, sthénique, adynamique, etc., de l'affection. La véritable notion diagnostique ne consiste pas tant à savoir le lieu et l'organe lésé que la nature de cette lésion : sans cela, on s'expose à se jeter dans ces systèmes commodes, mais faux, par lesquels toutes les maladies sont rangées en deux classes et soumises à deux sortes de traitements opposés.

Si ce que nous disons touchant la nature des maladies est vrai pour les lésions qui amènent des changements sensibles dans la structure des organes, à plus forte raison sommes-nous en droit de le soutenir pour la grande classe des *lésions purement vitales*. Quand vous prétendez savoir que la chorée, l'hystérie, ont leur siége de manifestation au sein de la moelle épinière, pouvez-vous en déduire la nature du mal ? Non, sans doute, car vous n'y voyez pas même d'altération caractéristique ; vous y admettez seulement une modification inappréciable aux sens ; et si vous ne voulez pas sortir des données de l'observation pure, vous y reconnaîtrez simplement une lésion fonctionnelle ou dynamique : la considération seule de ce cordon nerveux ne pourra vous la découvrir, et vous ne parviendrez à la comprendre qu'en étudiant l'ensemble de l'individu et toutes les circonstances de la maladie.

« Plusieurs fois, il est vrai, ajoute le professeur Ribes (1), des recherches délicates d'anatomie pathologique ont appris que, dans des circonstances absolument semblables à celles où son témoignage était négatif, il existait des altérations de la fibre nerveuse ou des tissus environnants. Les médecins qui s'arrêtent à l'organisation, prétendent que la lésion de la substance des nerfs est l'origine de tout ce qui a été observé, et ils ont raison peut-être dans plus d'une occasion. On n'en a pas moins à soutenir que les altérations des nerfs, loin d'être toujours primitives, sont ordinairement une suite de celles que le système a subies. » D'ailleurs, fréquemment ces mêmes maladies poursuivant leur cours ordinaire sans amener d'altération des solides, on ne saurait regarder celles-ci comme cause absolue des symptômes provenant du mode spécial de la sensibilité du système vivant. L'étude de ces dégradations anatomiques, ainsi que nous l'avons déjà dit, ne peut donc, le plus souvent, rendre compte de la nature du mal.

Un des points les plus importants de la pratique médicale, est la recherche des indications et de la méthode thérapeutique : les organiciens n'ont pu oublier un objet aussi majeur, et ont prétendu trouver ces données cliniques dans l'état des altérations matérielles. D'abord, nous ferons remarquer l'impuissance de leurs principes, eu égard à la grande classe des lésions purement vitales, où aucune dégradation anatomique ne peut être signalée comme siége constant, et où la variabilité de quelques altérations organiques, en certains cas, ne saurait permettre d'en tirer une indication essentielle. La nature du mal n'est pas ici connue par

(1) Traité d'anatomie pathologique, tom. I, pag. 283.

les désordres survenus au sein des solides, mais bien par
l'observation du trouble fonctionnel sous ses diverses formes :
c'est donc à l'ensemble de l'être humain qu'il faut s'attacher
surtout, pour arriver à la connaissance des indications majeures nécessaires au traitement rationnel. Ces principes de
l'École hippocratique méritent de nous arrêter quelque
temps.

A toutes les époques, on a traité les fièvres essentielles,
non d'après la notion d'un siége matériel et local, mais
suivant l'idée qu'on s'est formée sur la nature de l'affection
morbide. Depuis la découverte de l'écorce du Pérou, l'indication n'a point changé, et l'on a toujours eu en vue de
combattre un état pathologique spécial, nullement relatif à
celui que fournissent les désordres anatomiques. Le quinquina est venu remplir cette indication de la manière la plus
heureuse, mais il n'a point appris à saisir un changement
morbide des organes : bien au contraire, il a démontré
qu'une affection purement dynamique et générale pouvait
seule être domptée aussi promptement par une substance
altérante. Quelle modification ont, en effet, apportée dans
cette méthode spécifique, les diverses sectes médicales qui
se sont succédé depuis lors? En plaçant le siége hypothétique des fièvres dans le tube intestinal ou dans les autres
viscères, au sein de l'encéphale ou du grand sympathique,
ont-elles renversé l'indication nécessaire de l'écorce spécifique? ont-elles mieux expliqué sa manière d'agir ? Non,
certes, et l'oubli dans lequel ces hérésies médicales sont
aujourd'hui tombées, prouve hautement si l'on était en
droit de baser la méthode thérapeutique sur la prétendue
connaissance d'un siége anatomique.

Les indications majeures qui se tirent de la connaissance
des fièvres, et en général de toutes les maladies primitivement vitales, sont parfois modifiées profondément par

34

l'influence d'une *constitution médicale*. Cette nouvelle condition du problème pathologique ne trouve point sa raison
dans la notion d'un siége localisé au sein des solides, mais
bien dans le mode affectif de l'économie entière. « Lorsque,
dans une épidémie, selon le professeur Baumes (1), les
individus également atteints de la maladie, après avoir
succombé à des ravages, ont présenté, à l'inspection de
leurs cadavres, les uns des lésions graves, les autres des
désordres légers, et quelques-uns des apparences tout-à-
fait naturelles, a-t-on pu conclure quelque chose de certain
ou de très-probable de ces inspections cadavériques, et
établir sur elles des doctrines et une opinion qui aient une
valeur réelle ? »

Non-seulement les grandes constitutions épidémiques,
mais encore les saisonnières, annuelles, etc., apportent des
modifications profondes au sein des états morbides, et par
conséquent dans les indications importantes à remplir. Les
changements organiques doivent donc varier d'intérêt, et
les altérations matérielles ne sauraient avoir constamment
les mêmes caractères ni la même valeur. L'étude des constitutions médicales, nous le savons, n'a pu jamais prendre
beaucoup de faveur auprès des médecins que nous combattons; mais la saine science médicale les avoue, et, depuis
Hippocrate, l'École de Cos en a toujours montré l'importance pratique que nous ne pouvions oublier en ce moment.

Les affections morbides désignées sous le nom de *névroses*
ne sauraient non plus trouver, dans la connaissance des
altérations anatomiques, la base de leur méthode thérapeutique. Ces affections ne peuvent être devinées par l'examen
du système nerveux, où le plus souvent on ne rencontre

(1) Traité des fièvres rémittentes, t. I, p. 96; Montpell., 1821.

rien, ou bien des lésions variables et communes à beaucoup d'autres maladies. L'indication principale se tire de la force ou de la faiblesse qui constitue le fond de l'état morbide, ce que certes on ne saurait reconnaître par la considération des altérations supposées de l'encéphale : la méthode thérapeutique résulte de l'idée que l'on se fait de la nature nerveuse du mal. On ne prétend pas, pour cela, que celui-ci attaque seulement le système nerveux, mais que c'est à la lésion principale de ce genre organique qu'il faut rapporter le trouble fonctionnel par lequel l'affection se manifeste.

L'indication ne ressort pas ici de l'existence vraie ou fausse d'un ramollissement, d'une induration, d'une ulcération ou de tout autre désordre anatomique de l'encéphale, mais de l'observation d'un trouble fonctionnel, purement manifesté au moyen de l'action nerveuse. Certes, les antispasmodiques ou les narcotiques ne portent pas leur influence sur la dégradation matérielle éprouvée par certaine portion des nerfs, mais ils modifient la vitalité de toute l'économie et la lésion dynamique du système nerveux. Cette dernière se montre d'ailleurs sous bien des formes différentes : tantôt, en effet, il s'agit d'une sensibilité exaltée ou affaiblie, d'autres fois d'une perturbation du mouvement. Un état douloureux, soit principalement local, soit principalement général, fournira des indications bien différentes d'un état d'atonie et de paralysie : celles-ci, affectant le mouvement, exigent d'autres moyens que le trouble convulsif. Cependant ces données majeures de traitement ne sauraient être déduites d'une dégradation sensible ou supposée de l'encéphale, mais bien de l'observation directe de l'ensemble des caractères symptomatiques.

Dans les lésions *organiques* elles-mêmes, la méthode thérapeutique ne résultera point, le plus souvent, de la considération des altérations matérielles appelées siége morbide, au moins comme l'entendent les organiciens radicaux. Pour ceux-ci, la lésion anatomique ou le siége pathologique renfermant et la cause des symptômes, la nature entière du mal, et la raison de toutes ces conséquences diverses, il doit être le but fondamental de la thérapeutique, celui en vue duquel tous les remèdes doivent être employés. C'est ainsi que les ulcères syphilitiques devraient être regardés comme toute la maladie, et qu'à eux seuls il faudrait adresser les moyens curateurs; que les tumeurs cancéreuses ont été considérées comme les seuls désordres à détruire, etc.

La moderne Cos a constamment repoussé ces idées rétrécies et antipratiques; n'oubliant jamais l'affection morbide qui forme la partie essentielle des lésions organiques, elle ne trouve point en celles-ci la raison de l'indication fondamentale ou de la méthode thérapeutique. Pour cette École, les désordres localisés de la syphilis, du cancer, du scorbut, de la fièvre typhoïde, etc., sont des effets secondaires auxquels elle accorde une importance inférieure, et qu'elle s'efforce de guérir, non en s'attaquant surtout à eux-mêmes, mais bien à l'affection morbide de l'économie entière. Dans les lésions organiques, la méthode thérapeutique ressort de l'observation clinique d'une affection morbide, et nullement d'une dégradation locale. C'est ce qui a été admis dès la plus haute antiquité. « Il ne faut pas, dit Galien (1), attacher un intérêt excessif à ces altérations, mais bien découvrir quelle est l'essence de la maladie, car là se trouve l'indication à remplir. »

On a prétendu baser non-seulement le diagnostic, mais encore les indications principales sur *la forme* des altérations organiques propres aux affections correspondantes.

(1) Des lieux affectés, etc., liv. II, pag. 45, édit. 1534.

Ainsi on a voulu établir le traitement des affections éruptives sur l'examen des exanthèmes et de leurs formes diverses. De là, l'étude minutieuse des lésions cutanées, et
leur distinction suivant qu'elles s'offrent sous l'aspect de
bulles, vésicules, pustules, taches, etc. C'est s'abuser
singulièrement sur la valeur de ces descriptions géomé-
triques. Toutes les affections morbides, syphilis, dartres,
scrofules, cancer, peuvent se manifester par les mêmes
formes de lésions cutanées, pustules, ulcères, vésicules :
de plus, sur le même individu et en même temps; souvent
toutes ces formes réunies existent. Qui n'a pas vu le même
sujet offrir des pustules à l'anus, des ulcères au gosier,
des taches à la peau, des vésicules récentes au prépuce?
Combien de fois n'observe-t-on pas, chez une seule personne, des ulcères, des pustules, des vésicules, des bulles
dartreuses, scrofuleuses, etc. ? La nature se joue donc de
vos classifications mathématiques, quelque peu analogues
à celles des naturalistes qui s'appliquent à des objets fixes.
« Les vices organiques, écrit le professeur Dumas (1),
produisent une foule de phénomènes et de symptômes qui
ne sont point avec eux dans un rapport de dépendance nécessaire, puisque des symptômes bien différents accompagnent les mêmes vices d'organisation, et que les mêmes
symptômes appartiennent à des vices différents. Cette observation, que les médecins de Montpellier ont faite depuis
long-temps, n'a point échappé à ceux qui ont porté dans
l'anatomie pathologique un esprit juste et libre de prévention. » On ne retire pas, en effet, la principale médication
curative de la forme ronde ou carrée, pustuleuse ou papu-
leuse de ces lésions cutanées ou autres, mais bien de la
considération inductive de l'affection générale, dont la na-

(1) Maladies chroniques, tom. I, pag. 134; Montpell., 1824.

ture variée peut cependant se montrer parfois par les
mêmes désordres anatomiques.

L'École de Cos n'a jamais pensé trouver ni la distinction
rigoureuse, ni la méthode thérapeutique des maladies, dans
l'examen minutieux des altérations matérielles; elle n'a point
cherché à former des espèces morbides d'après le lieu plus
ou moins restreint de la dégradation, ni d'après la forme
et l'étendue de cette dernière; elle n'a jamais admis que
la présence d'une lésion organique au sein des muscles et
des os, du foie ou de la rate, constituât un état morbide
différent et fournissant une méthode curative différente.
« Les médecins de Gnide, selon le divin Vieillard, et au
rapport de Galien (1), dès le début, décrivent sept maladies de la bile; un peu plus loin ils ont distingué douze
maladies de la vessie; plus loin encore, quatre maladies
des reins. Indépendamment des maladies de la vessie, ils
ont signalé quatre stranguries, puis trois tétanos, quatre
ictères, trois phthisies. Ils considéraient uniquement la
variété des corps que beaucoup de causes modifient, et
laissaient de côté la similitude des diathèses observées par
Hippocrate, qui se servait, pour observer ces diathèses,
de la méthode qui seule peut faire trouver le nombre des
maladies. » Le divin Vieillard reprochait encore aux Gni-
diens de s'appuyer sur des recherches accessoires, d'où ils
ne pouvaient retirer les véritables indications thérapeutiques : c'est encore le même langage que tient l'École hippocratique des temps modernes.

Il ne faudrait pas croire, toutefois, que l'École de Montpellier n'ajoute aucun prix à la connaissance des altérations
organiques qui sont le *siége de manifestation* des maladies :
elle veut seulement ne pas leur attribuer plus d'importance

(1) OEuvres de Galien, tom. V, pag. 36, édit. Basil.

qu'elle ne mérite. La grande classe des *lésions traumatiques* offre les plus beaux exemples de la valeur des dégradations subies par les solides. En ces violences anatomiques se trouve, en effet, la raison de presque tous les phénomènes morbides; sur elles doit reposer le diagnostic de la maladie, et sa classification, et les indications majeures à remplir. Ce n'est pas que, parfois, les blessures ne provoquent des modifications morbides d'un nouveau genre; mais ces complications ne sont pas nécessairement liées à la blessure, et peuvent être, par conséquent, considérées à part : l'étude du siége, dans les lésions traumatiques, forme donc la partie principale de leur connaissance et de leur traitement.

Les lésions *organiques* offrent aussi un vaste champ où l'examen du siége de manifestation peut fournir des données importantes, quoique secondaires, à la curation des états morbides. Nous avons montré comment parfois cette étude permet de remonter à la nature et au diagnostic du mal; et la méthode thérapeutique si lie si bien avec ces notions, qu'elle en découle par une déduction sévère. Quand, en effet, l'observation des ulcères scrofuleux ou syphilitiques me découvre l'existence des affections dont ces altérations sont le résultat, elle me signale en même temps deux indications à remplir : l'une majeure, ayant pour but l'affection générale; l'autre, secondaire, mais souvent fort importante, et qui est dirigée contre ces mêmes ulcères dont il faut obtenir la cicatrisation. Parfois même la disparition des altérations organiques est la première condition sans laquelle la méthode générale de traitement ne saurait avoir aucun succès. Ainsi, lorsqu'une tumeur blanche est tellement prononcée qu'elle appauvrit l'économie, trouble les fonctions et entraîne de plus en plus l'individu à sa perte, le traitement antiscrofuleux, indiqué contre l'affection morbide du système vivant, ne peut produire d'heureux

changements sans la disparition de la dégradation articulaire. Ce que nous disons ici des altérations apparentes
à l'extérieur est applicable à celles qui se forment au sein
des cavités splanchniques, quelle que soit d'ailleurs l'affection morbide dont elles proviennent.

Une autre considération thérapeutique se rattache à la
connaissance du siége de manifestation pathologique : il
arrive parfois que l'affection dont l'économie entière se
trouve entachée vient à cesser, soit spontanément, soit
après un traitement rationnel. Il reste alors les altérations
organiques dont il faut obtenir la disparition; alors aussi
cette indication devient la principale et presque la seule à
remplir. « Il est d'observation, et j'en ai pu quelquefois
acquérir la preuve, écrit le professeur Serre (1), que, dans
le cours des maladies dites constitutionnelles, il arrive que
le *vice* semble, à la fin, se cantonner sur un point très-
circonscrit du corps, et qu'il ne peut plus, dès lors, être
définitivement détruit que par l'ablation même de la partie
contaminée. Aussi ai-je cru pouvoir me permettre d'opérer
là où bien d'autres chirurgiens eussent probablement hésité.
La distinction est difficile à faire, j'en conviens, mais elle
n'en existe pas moins. »

Nous venons de faire une assez large part d'importance
à la connaissance du siége morbide dans les deux grandes
classes de maladies qui présentent des lésions matérielles
caractéristiques. Ces dernières n'existant pas dans les affections principalement vitales, ne peuvent fournir des
indications sérieuses, au moins aussi souvent. La connaissance des fièvres essentielles n'étant pas basée sur celle
d'une dégradation anatomique spéciale et constante, celle-ci
ne saurait procurer une indication de quelque valeur ; il

(1) Traité restaurat. de la face, pag. 53.; Montpell., 1842.

en est de même des névroses, etc. Toutefois, même en ces cas, parfois la considération de l'organe plus spécialement atteint suggère au médecin des circonstances morbides à combattre. On voit, en effet, des fièvres intermittentes des marais, catarrhales, muqueuses ou bilieuses, devenir compliquées d'un embarras intestinal. Cet état de surcharge des premières voies exige préalablement l'usage des évacuants; mais il faut aussi distinguer quelle est la portion du tube digestif qui est le siége de cette surcharge humorale; car il n'est pas indifférent d'employer les vomitifs ou les purgatifs. Les désordres convulsifs sont parfois sympathiques d'une lésion dont est atteint un organe plus ou moins éloigné : l'amaurose, l'éclampsie, le délire, sont, en certains cas, le résultat de la présence des vers dans le canal intestinal; la notion du siége primitif est alors de la plus haute importance. Il en est de même pour les vomissements qui surviennent par suite d'une lésion de l'estomac, de l'encéphale ou d'un autre viscère. Il faut alors distinguer l'organe d'où part l'impulsion morbide, ou, comme le dit l'École, le *pars mandans*, afin de ne point s'attaquer aux phénomènes sympathiques ou à l'ombre de la maladie.

La suppression de certains flux naturels ou habituels est capable de donner lieu à des états morbides dont le traitement rationnel exige la recherche de l'écoulement supprimé. Alors la connaissance de l'organe par où ce dernier se fait, celle des lésions qu'il peut avoir subies, devient un sujet d'indication sérieuse. Le plus souvent, il est vrai, le praticien devra s'enquérir de la manière d'être de l'économie entière; savoir, si l'aménorrhée, par exemple, dépend d'une faiblesse radicale, d'une perturbation nerveuse ou de toute autre affection : néanmoins son attention portera plus spécialement sur l'organe du flux supprimé; vers lui il dirigera les moyens propres à y attirer une fluxion dont le retour amènera ordinairement le rétablissement de la santé.

Nous venons d'apprécier, d'après la doctrine de notre École, l'importance clinique des lésions organiques appelées vicieusement siége des maladies ; nous croyons avoir prouvé qu'elle est loin d'être aussi exclusive dans sa manière de voir que les organiciens dans leur système; si elle se refuse à regarder les altérations matérielles comme la base de l'art de guérir, elle dit, avec le professeur Estor : « l'autopsie cadavérique doit toujours faire le complément de l'histoire d'une maladie, ne serait-ce que pour constater l'absence de toute lésion. Par une comparaison exacte de la lésion qu'on a trouvée avec les symptômes qui ont eu lieu pendant la vie, on doit s'efforcer de résoudre ce problème important : l'altération organique qui se présente a-t-elle été cause ou effet de la maladie ? lui a-t-elle été primitive ou secondaire (1) ? » Ajoutons enfin que la méthode thérapeutique ne ressort pas ordinairement de l'examen des désordres anatomiques, qui sont seulement susceptibles, en général, de fournir des indications secondaires.

ART. VII. — *De la valeur clinique et du traitement de l'inflammation.*

Le Père de la médecine était loin d'ignorer l'influence de la phlogose dans les maladies; il suffit de lire ses œuvres pour se convaincre qu'il accorde une grande importance à cet acte morbide : toutefois il est loin de lui attribuer la production de la plupart des lésions pathologiques; souvent, au contraire, il décrit avec attention les *fièvres bilieuses, pituiteuses, nerveuses,* les *névroses,* les *hémorrhagies,* les

(1) Cours d'anat. méd., tom. I, pag. 33; Montpellier, 1840.

flux et une foule d'autres états morbides dont il ne fait point remonter l'origine à l'inflammation. Il considère ces diverses affections comme de *nature différente;* et c'est sur cette base qu'il fait reposer les indications thérapeutiques. Hippocrate poursuit constamment ce principe philosophique dans toutes les distinctions pathologiques qu'il signale. Ainsi on le voit, au commencement de son livre des épidémies, indiquer la phthisie, la fièvre ardente, la phrénésie, les dartres, la goutte, en même temps qu'il mentionne l'inflammation des différents viscères de l'abdomen.

Il a donc distingué des maladies de nature très-diverse : l'inflammation n'a pas été pour lui la cause de presque tous les désordres vitaux; et il a parfois reconnu en elle un acte favorable à la solution des maladies. Partout il regarde l'admission d'un seul ou d'un petit nombre de principes morbifiques comme une mauvaise manière de comprendre la pathologie. « Tous ceux qui ont entrepris de parler et d'écrire de la médecine, dit-il (1), en réduisant à un ou deux principes la cause de la mort et des maladies de tous les hommes, se sont manifestement trompés dans la plupart des choses qu'ils ont avancées. » Aussi, pour éviter l'écueil et le sort des écrivains systématiques, Hippocrate s'arrête aux résultats sévères de l'observation, rejetant toute hypothèse comme inutile et dangereuse.

Telle ne fut pas toujours la réserve ou plutôt la haute raison des médecins des temps passés; sentant la difficulté même du sujet, ou parfois ne saisissant pas l'esprit de la médecine, plusieurs de ceux-ci ont voulu réduire la science de l'homme à une simplicité factice et par cela même entièrement trompeuse. Au lieu de cette multiplicité des modes par lesquels la nature humaine exprime ses états

_____

(1) De l'ancienne médecine, § 1.

divers, ils ont prétendu ne voir qu'une ou deux sources seulement des nombreux actes de la vie normale ou pathologique; et, pour simplifier encore plus les problèmes, ils ont identifié ces deux faces de l'être vivant : pour eux, la santé et la maladie n'ont plus été que des aspects variables, des degrés d'un même fait. La vie n'a bientôt plus renfermé de mystères; et sa nature, dont le Père de la médecine reconnaissait l'impénétrabilité, s'est manifestée en *irritabilité*, *excitabilité*, *stimulus* ou *irritation*.

La cause de tous les phénomènes de la vie étant ainsi admise, on en déduisit celle des maladies, d'après les mêmes principes. De là ces théories médicales où les affections morbides sont considérées comme étant seulement de deux natures opposées, par excès ou par défaut d'irritabilité, de stimulus ou d'irritation. Il faut l'avouer, l'esprit humain, même à son insu, retombe souvent dans ces mêmes erreurs : ce que Haller avançait, le fameux Chirac, Rasori et Broussais l'ont reproduit à peu près de la même manière; la forme et les mots seuls ont changé, suivant le caprice de la mode scientifique.

Ce que Haller prétendait, touchant les effets de l'irritabilité, Chirac le soutenait aussi vers le milieu du dix-septième siècle : ce professeur de Montpellier cherchait à prouver, dans son traité des fièvres malignes, que toutes les fièvres et la plupart des maladies étaient dues à *l'engorgement des capillaires*, *à l'inflammation de la muqueuse intestinale*, *sous l'influence de l'irritation* dépendant de certains principes âcres; cette doctrine se complétait par des préceptes répétés sur la nécessité des évacuants et surtout des émissions sanguines. Le bouillant Chirac ne manquait ni de raisonnements spécieux, ni de recherches néroscopiques, ni d'énergiques sarcasmes pour défendre sa doctrine dont nous avons parlé souvent. Toutefois, ces hérésies célèbres n'ont pu renverser les résultats de l'observation clinique, source toujours pure de la véritable médecine. Des praticiens d'un mérite reconnu ont tenu ferme contre les innovations passagères, et Sydenham, Baglivi, Stoll et l'École de Montpellier, n'ont cessé de rappeler les dogmes hippocratiques. L'étude des systèmes déjà abandonnés nous prouve néanmoins que l'irritation inflammatoire doit jouer un grand rôle en pathologie, et que sa considération exclusive a *seule* été la source d'erreurs : étudions donc cet acte morbide d'après l'enseignement clinique.

Tout d'abord, il faut distinguer l'inflammation de l'état inflammatoire ; on examine plus spécialement l'une dans une partie du corps, où elle produit des lésions particulières, tandis que l'autre indique une affection primitive de l'économie entière. Pour n'avoir pas compris cette distinction clinique, on a toujours rapporté à une altération locale les symptômes généraux qui caractérisent souvent un état général ; et l'on a regardé la fièvre inflammatoire comme la manifestation d'une dégradation matérielle. Cependant les praticiens n'ignorent pas que fréquemment il s'engendre une lésion de tout l'individu, lésion primitive, indépendante de toute altération organique par sa cause, ses caractères, enfin par son traitement. On a trop peu remarqué que la phlogose, comme bien d'autres lésions morbides, est un acte multiple par lequel la nature exprime les modes divers de la maladie ; on ne saurait donc confondre ces deux lésions pathologiques dans une même description. Quoique l'inflammation générale soit l'expression de l'affection du système entier, néanmoins, parfois, celle-ci dépend plus spécialement d'une lésion circonscrite, comme on l'observe à la suite des violences externes.

L'inflammation, disons-nous, se développe parfois au

sein d'une région de l'organisme. « On dit qu'une partie est enflammée, écrit le professeur Sauvages (1), lorsqu'on y sent une chaleur intense, incommode et douloureuse, accompagnée de tension, de rougeur et douleur tout ensemble. » A ces caractères de la phlogose, ajoutons celui que l'expérience des modernes nous a fourni, c'est-à-dire la tendance des parties vivantes à déposer au sein des organes lésés des pseudo-membranes ou du pus, et à déterminer la destruction des tissus. « L'irritation inflammatoire, dit F. Bérard (2), produit et manifeste de la rougeur, de la congestion, des altérations de tissus, etc. » Si les tissus enflammés présentent ces dégradations, les humeurs n'offrent pas des changements moins remarquables : le sang, par exemple, éprouve une modification profonde dans sa vitalité et ses molécules ; sa coagulabilité et sa partie fibrineuse ont sensiblement et constamment augmenté (3). Si même l'inflammation acquiert une intensité excessive ou de la malignité, les organes sont frappés de gangrène, et le sang présente une lenteur de coagulation ou une teinte brunâtre (4).

Toutefois, chacun de ces caractères mérite d'être apprécié à sa juste valeur, sans quoi l'on s'exposerait à confondre cet acte pathologique avec la fluxion et même certains états physiologiques. La douleur s'offre souvent comme premier indice du mal ; l'on a même voulu en former le point de départ de toute phlogose ; bien plus, on a prétendu pouvoir assurer l'existence de cette lésion morbide par la douleur seulement. Pour se rattacher véritablement à l'inflammation, ce symptôme doit offrir certains caractères.

(1) Nosol. méthod., tom. III, pag. 28.

(2) Applic. anal. pr., pag. 377.

(3) Andral, hématologie. Ann. phys. chim.; Paris, Novembre 1840, pag. 230.

(4) Gendrin, hist. anat. inflam., tom. II, pag. 454.

Plus vive qu'une simple irritation, cette douleur est moins intense, cependant, que lorsqu'elle est purement nerveuse; sa fixité la distingue de celle dont l'éréthisme nerveux nous présente des exemples, où elle est mobile, incertaine dans sa marche, et cette fixité même est démontrée par les irradiations nombreuses dont elle devient le centre constant. « En général, écrit le professeur Bérard (1), la douleur de l'inflammation a une sorte de sphère plus ou moins large ; elle semble s'épanouir dans le système capillaire qui en est spécialement le siége ; tandis que la douleur nerveuse n'occupe qu'un point limité ou suit le trajet des nerfs. » Un autre caractère de ce symptôme est sa permanence, ce qui la différencie de ceux où, passagère, elle appartient à une irritation fugace. Très-susceptible à la moindre pression, la douleur de la phlogose ne permet pas le contact prolongé que la douleur nerveuse supporte avec une amélioration remarquable.

La douleur inflammatoire, il est vrai, n'offre pas toujours les conditions dont nous parlons ; parfois elle se tait en quelque sorte, comme cela a lieu pour la plupart des autres symptômes de la même lésion morbide. Souvent elle se montre peu prononcée quand les viscères se trouvent l'objet du travail pathologique, circonstance où elle se traduit par une inquiétude vague, une anxiété profonde. Mais on peut réveiller ce symptôme, accroître l'intensité de sa manifestation par des mouvements divers imprimés aux parties malades; par la pression abdominale; par les secousses que les sujets donnent à leur tête; par les fortes inspirations, la toux provoquée, le coucher sur le côté malade. Il est donc irrationnel de confondre cliniquement la *douleur inflammatoire* avec toute autre espèce.

(1) Appl. anal. méd., tom. II, pag. 483.

Ce que nous venons d'exposer touchant la douleur s'applique en partie à un autre symptôme de l'inflammation, la *chaleur* : ce sentiment de l'élévation de la température vitale dans une région du corps est perçu par le malade et par le médecin lui-même. Il faut aussi que cette sensation soit constante, fixe, vive : sans quoi elle peut se rattacher à un autre état morbide, nerveux ou autre. A cette douleur circonscrite, à cette chaleur irradiée se joint bientôt un changement de couleur de la partie où se manifeste la rougeur qui, pour appartenir à la phlogose, doit être prononcée, progressivement moins intense à mesure que l'on s'éloigne du lieu le plus souffrant ; elle doit aussi présenter de la tenacité, et ne pas se dissiper immédiatement sous la pression ou toute autre action topique. Ce sont ces caractères à la faveur desquels on ne confondra pas la *rougeur inflammatoire* avec les *pétéchies*, les *ecchymoses* ou les taches sanguines, comme on le fait quelquefois.

A mesure que la *rougeur* se montre, que la douleur et la chaleur se prononcent, le malade éprouve, au sein de l'organe enflammé, une série de pulsations continues, profondes, prolongées, ce qui les distingue de celles que ressentent les personnes atteintes de lésions nerveuses, de spasmes limités, de névroses plus ou moins passagères. A ces symptômes s'unit encore le *gonflement* avec tension constante, sensible au malade, souvent au praticien, surtout quand les parties enflammées ne sont pas situées profondément ou se trouvent dans l'abdomen où la *palpation* parvient souvent à l'apprécier. Cette tension, cette *rénitence* établit une séparation assez tranchée entre le gonflement de la phlogose, et celui flasque, mollasse dont sont accompagnées les stases séreuses, par exemple.

Parmi les symptômes de la phlogose, on remarque la gêne des fonctions propres à l'organe malade : la dyspnée

dans la pneumonie; le coma, la stupeur dans les lésions
cérébrales. Il est rare qu'avec ces phénomènes morbides
dont nous parlons il n'y ait pas en même temps de la fièvre,
véritable expression de la souffrance éprouvée par l'économie entière. Continue parfois, cette fièvre se montre
aussi quelquefois seulement dans la soirée et après le repas.
Alors se manifestent de la soif, de la chaleur, de l'inquiétude : symptômes qui s'accroissent surtout à mesure
que l'inflammation détermine de la suppuration, et se calment ou cessent lorsque cette dernière est formée, comme
Hippocrate l'avait remarqué. « La fièvre, ajoute Bérard (1),
est tellement liée à l'inflammation, qu'on peut presque toujours soupçonner l'une par l'autre, surtout quand la fièvre
est chronique. »

Nous signalerons encore, comme caractères de la phlogose,
certains phénomènes sympathiques sur lesquels Pujol (2) a
insisté pour montrer les retentissements morbides provoqués
par un organe enflammé, dans une autre partie du corps
plus ou moins éloignée : ainsi la céphalalgie vive se lie souvent à la phlogose de l'estomac, comme le délire accompagne fréquemment celle de la séreuse abdominale. Néan-
moïns il ne faudrait pas accorder une valeur exclusive ou
trop importante à ces phénomènes sympathiques, car de
simples fluxions sanguines sont capables de les produire,
comme nous l'observons quand il se manifeste des vomissements à la suite de simples congestions cérébrales.

A cet ensemble de symptômes, dont la réunion suffit pour
caractériser l'inflammation, nous devons ajouter plusieurs
autres circonstances qui entrent dans son histoire clinique.
La phlogose a une marche continue, le plus souvent ré-

(1) Ouv. cité, pag. 485.
(2) Essai sur l'inflammation, pag. 90.

gulière; la résolution n'est pas rare, et la disparition des
symptômes s'observe dans ces cas les plus heureux : il n'en
est pas ainsi de la délitescence, car la cessation brusque
des caractères de l'inflammation doit ordinairement faire
craindre la lésion grave d'un organe important. Il est plus
avantageux d'observer la disparition de la phlogose à la
faveur d'une excrétion critique ; mais fréquemment cet acte
pathologique donne lieu à la destruction des tissus, à la
suppuration, à la formation d'une pseudo-membrane, enfin
aux *inodules*, qui terminent, comme le professeur Delpech
l'a si bien démontré, la sécrétion du pus et la cicatrisation.

Cependant l'inflammation n'a pas toujours une marche
aiguë et une terminaison heureuse. Broussais a montré tous
les dangers attachés à l'action de la phlogose chronique, et
l'on peut lire, dans l'ouvrage du professeur Dumas (1), les
caractères divers que cet acte pathologique est susceptible
d'acquérir alors. L'inflammation détermine parfois la mort
de la partie où elle a exercé son action, et d'autres fois
du malade lui-même. La gangrène est alors la suite d'une
phlogose ordinairement trop intense ou de mauvaise nature,
comme on le remarque pendant les affections putrides ou
malignes. En ces cas, la partie altérée devient foncée,
livide, violette, puis noirâtre ; sa sensibilité diminue et
cesse bientôt; elle ne tarde pas à exhaler une odeur fétide
et putrescente. Pour peu que l'organe au sein duquel ce
désordre a lieu ait de l'importance dans l'économie, on voit
survenir un abattement général, une prostration de forces,
enfin un facies dont la description a été si bien tracée par
le Père de la médecine, qu'elle a conservé le nom d'hippocratique. L'économie cependant ne succombe pas toujours

(1) Mal. chron., tom. I, pag. 75.

à une si profonde altération : la nature se ranime parfois,
et détermine une réaction salutaire à la faveur de laquelle
les parties mortes sont éliminées et réparées par la cicatrisation.

L'inflammation, telle que nous venons de la décrire,
se présente en plusieurs circonstances différentes; elle se
montre surtout ainsi à la suite des lésions traumatiques
ou des irritants qui agissent violemment sur une partie du
corps; alors aussi la phlogose s'offre avec ses caractères
les plus tranchés. En d'autres cas, elle se produit sous
l'influence d'une affection morbide différente, de nature
bilieuse, muqueuse, maligne, etc. A la suite d'une fièvre
de ces dernières espèces, il survient assez fréquemment des
pleurésies, des péripneumonies ou toute autre lésion d'un
organe qui, bien qu'offrant les symptômes locaux dont nous
venons de parler, n'en est pas moins sous la dépendance
de cette affection primitive en qui réside la source des désordres et celle de l'indication majeure du traitement. C'est
ainsi qu'il faut comprendre les pleurésies bilieuses de Stoll,
les péripneumonies malignes de Baillou, les dysenteries
bilieuses de Sydenham, les fièvres muqueuses de Rœderer
et Wagler, enfin les angines catarrhales de Fouquet.
« Baillou assurait, dans le même sens, dit Bordeu (1),
que la plus grande quantité des douleurs de côté n'étaient
que des fluxions. Zacutus-Lusitanus a aussi très-bien
observé que, dans la péripneumonie, il se fait une fluxion
ou une chute de matière qui vient de tout le corps. La
plupart des fluxions de poitrine ont une ressemblance parfaite avec celle du jeune homme dont parle Zacutus, et
qui, avant d'être pris de péripneumonie, était sujet aux
fluxions catarrheuses, aux pustules dans la bouche, le

(1) OEuv., tom. II, pag. 786.

nez, les gencives et le palais. J'ai vu beaucoup de péripneumonies sur des corps sujets depuis plusieurs années
à de gros rhumes pendant l'hiver; ces engorgements, qui
ne deviennent inflammatoires qu'à la longue, se préparent
de loin, restent long-temps muqueux, et s'accumulent peu
à peu pendant des saisons entières. »

Il est une autre circonstance où l'inflammation d'une
partie du corps se trouve engendrée par une affection inflammatoire de l'économie entière; cet état morbide, appelé
fièvre inflammatoire, reconnaît non-seulement des causes
générales, comme les maladies bilieuses ou muqueuses;
mais elles sont particulières et propres au développement
de la phlogose. Parmi les conditions favorables à cet état
inflammatoire, nous remarquons le tempérament sanguin,
joint à une faible constitution qui rend les sujets plus aptes
à la phlogose que la vigueur considérable qui permet une
plus grande résistance vitale contre les causes morbifiques.
On peut y joindre encore la jeunesse, l'alimentation riche,
alcoolique et excitante. On compte encore l'influence d'un
air sec et froid, les climats tempérés; et si, dans les pays
chauds, Frank a remarqué une plus grande quantité de
lésions inflammatoires, en été surtout elles se trouvaient
le plus souvent compliquées d'un état bilieux.

Cette affection inflammatoire est primitive, générale,
nullement liée d'abord à l'altération manifeste d'un viscère,
ni d'aucune partie du corps humain; les symptômes sont
généraux, et l'on remarque un éréthisme sanguin qui con-
gestionne toutes les régions, gêne la plupart des fonctions
du corps, et menace spécialement les parties les plus faibles
et les mieux disposées au travail morbide. « Il se forme,
dans les maladies inflammatoires, ajoute le profond Dumas (1),

(1) Traité des mal. chron., tom. II, pag. 53.

une grande quantité de sang qui occasionne la pléthore
générale ou locale, et qui devient un principe d'excitation
pour les forces du système vasculaire. » On remarque, en
effet, dans le sang une modification profonde qui le rend
plus épais et plus plastique, et ce changement survenu dans
le fluide réparateur existe en même temps qu'une excitation
générale ou éréthisme de tout le système sanguin.

L'inflammation est un acte multiple dans ses rapports
avec l'état morbide de l'économie entière; et, pour n'avoir
pas senti cette vérité, on a tout confondu, de manière à
arriver à un principe systématique..... « L'inflammation,
dit Bordeu (1), accompagne et est la cause ou l'effet de
bien des maladies; cependant il ne faut pas croire ou
s'imaginer qu'elle se rencontre dans toutes. Cet excès, auquel se sont livrés quelques modernes, pourrait justement
faire douter s'ils n'ont pas été moins sages et moins heureux que les anciens, sur ce fait de l'inflammation elle-
même, dont ils ont poussé trop loin la théorie comme le
traitement, et souvent aussi confondu les vraies indications
curatives. »

Bordeu fait ici allusion aux écrits des célèbres Vieussens
et Chirac, maîtres fameux en cette matière, et qui firent,
pendant long-temps, retentir l'École de Montpellier de leurs
disputes opiniâtres. Le professeur Chirac, surtout, publia
un livre remarquable où il s'efforce de prouver, au moyen
de nombreuses *nécropsies* et de raisonnements non moins
multipliés, que les fièvres appelées essentielles n'étaient
que des symptômes d'une inflammation du tube digestif.
A la faveur de ces recherches, il pense avoir désormais
renversé toutes les croyances anciennes sur les diverses

(1) OEuvres, tom. II, pag. 835.

maladies bilieuses, putrides ou malignes, qu'il considère comme des formes de la phlogose intestinale.

Au dix-septième siècle, comme en bien d'autres époques, on s'est laissé entraîner par la découverte ou l'observation de certaines vérités alors peu senties; et, poussant à l'excès leur importance, on a voulu tout engloutir sous la loi d'un seul principe. Ainsi s'égarèrent les hommes célèbres que nous venons de citer, et qui enfantèrent la fameuse théorie de l'inflammation considérée comme cause de presque toutes les maladies. Pour Vieussens et pour Chirac, en effet, les affections muqueuses, malignes, bilieuses, essentielles, la contagion, l'infection, enfin tous les états morbides constatés par la doctrine hippocratique, allaient bientôt faire place à la nouvelle théorie. L'inflammation était tout; et les préceptes contraires, enseignés par la médecine antique, n'étaient plus que des absurdités. En lisant ce que nous venons d'exposer, touchant l'importance accordée, il y a près de deux siècles, à l'inflammation, ne semble-t-il pas entendre l'histoire de ce qui s'est passé presque de nos jours? C'est que l'esprit humain, toujours entaché des mêmes défauts, se laisse souvent prendre aux mêmes appâts et tombe souvent dans les mêmes écueils : exemple bien propre à démontrer combien l'histoire de la médecine est utile à connaître.

Il est des maladies inflammatoires parmi lesquelles il faut comprendre la plupart des suites de toute violence extérieure. Les lésions traumatiques donnent lieu à un travail où la phlogose joue ordinairement un grand rôle : le ramollissement des tissus, la suppuration, la cicatrisation, sont alors les conséquences ordinaires de l'inflammation. On ne doit pas toutefois attribuer constamment les changements divers survenus après les blessures, comme des effets nécessaires de ce dernier acte pathologique. La cicatrisation, par exemple, est susceptible de se produire par les seuls efforts médicateurs, sans que la phlogose y participe en rien. Ainsi l'exsudation de la lymphe plastique, son organisation complète et propre à réparer les solutions de continuité, surtout à l'abri de l'air, s'opère fréquemment hors de l'influence inflammatoire.

Ce n'est pas que la phlogose et ses caractères ne s'observent dans les parties blessées ; mais souvent ces désordres sont étrangers ou inutiles à la cicatrisation elle-même. Parfois il est facile de voir la réunion des parties divisées se faire sans inflammation, comme le professeur Serre l'a démontré : par conséquent, ce même travail est autre chose que l'inflammation ; et lorsque celle-ci existe pendant le travail de la cicatrisation, elle n'y est pas nécessaire. L'un est un acte pathologique le plus souvent destructeur ; l'autre est un acte réparateur. Nous ne prétendons pas que le tissu inodulaire s'engendre sans phlogose ; nous soutenons seulement que souvent la réunion, l'adhésion et la cicatrisation s'opèrent sans la participation nécessaire de cet acte morbide, auquel on a tort de l'attribuer constamment.

En ne saisissant pas ces distinctions, fondées sur l'observation clinique, on a été conduit à tout confondre, et à rapporter à la même source, non-seulement toute cicatrisation, mais encore tout ramollissement, toute induration, toute gangrène, toute suppuration. Une logique sévère ne peut cependant se plier à ces rapprochements forcés, séduisants par une simplicité qui n'est pas dans la nature des choses. On reconnaît sans peine la suppuration dépendant de la phlogose, lorsqu'elle est précédée ou accompagnée de symptômes propres à celle-ci. Mais quand ces caractères manquent, comme dans beaucoup d'abcès froids ou métastatiques, il est irrationnel de vouloir plier ces faits sous les lois de la seule hypothèse. Or, il est un bon nombre de

circonstances où du pus est formé sans l'existence de l'inflammation. Dans son traité de l'affection scrofuleuse, le
célèbre Baumes a montré que le pus peut provenir de la
viciation du sang. Il s'offre parfois un état de détérioration
profonde de l'économie où cette dégénération purulente du
sang est on ne peut plus prononcée, où des abcès froids
apparaissent en une infinité de régions du corps. Cette affection morbide est appelée *diathèse purulente*, dont Dehaën,
le professeur Bouisson, et l'auteur de cet ouvrage (1), ont
décrit les caractères.

Nous pourrions successivement passer en revue les autres
désordres organiques attribués à la phlogose, et nous verrions facilement qu'ils peuvent être produits sous l'influence
de plusieurs actes morbides bien différents. Cependant des
novateurs ont prétendu rapporter à l'inflammation, non-
seulement les lésions que nous venons de signaler, mais
encore la plupart des maladies; et cet objet a été le but
des plus vives sollicitudes. Efforçons-nous, à notre tour,
de poursuivre leur manière de raisonner sous les principales
formes dont elle s'est revêtue. Les maladies qui atteignent
les viscères ont surtout attiré l'attention des partisans de
l'inflammation : à les en croire, il n'est pas de lésion du
poumon dont la phlogose ne soit la cause.

Ne s'arrêtant pas à une distinction clinique si nécessaire
à la perception de la nature des choses, et sur laquelle
le Père de la médecine et l'École de Montpellier veulent
que l'on base la différence des maladies et de leurs indications thérapeutiques, ces partisans exclusifs de l'inflammation ont confondu toute suppuration, tout ramollissement, toute rougeur qui a lieu, soit au dedans, soit au
dehors, n'importe la lésion interne. N'ayant pas compris

(1) Mém. abcès multiples, couron. Acad. méd.; 1844.

que ces mêmes désordres matériels peuvent arriver avec ou sans phlogose, ils ont cru trouver la justification de leur système dans la présence de ces dégradations. Bien plus, celles-ci ne leur ont pas toujours été nécessaires pour admettre l'existence de l'inflammation ; et lorsque de l'injection seulement ne se trouvait pas même au sein de la muqueuse lésée, l'imagination avait la complaisance de la supposer, car *l'agonie l'avait fait disparaître* (1).

Que devenir en présence d'un système aussi absolu, aussi inflexible ? Devons-nous lui accorder que telle maladie est une inflammation quand les caractères de celle-ci n'existent pas ? Pouvons-nous penser, avec Broussais (2), que la phlogose consiste dans l'augmentation de l'action organique, ou, avec Chaussier et Richerand (3), qu'elle est seulement une exaltation des propriétés vitales ? Ces propriétés, ou plutôt ces facultés de la vie, sont sans doute augmentées dans la phlogose, mais est-ce là tout ce qui la constitue ? Et devons-nous admettre que cela suffit pour avancer qu'un état morbide où les virtualités se trouvent accrues est une inflammation ? « L'exaltation des propriétés vitales, dit le professeur Bérard (4), ne constitue pas la nature de l'inflammation : il y a, en outre de cet état, une modification propre. *La douleur* de l'inflammation n'est pas une simple augmentation de la sensibilité physiologique : c'est un mode différent, et un mode qui lui est évidemment opposé pour la conscience et le sens commun ? »

Ce qui a beaucoup contribué à enfanter l'erreur que nous combattons, c'est la détermination prise de tirer l'état pathologique de l'état physiologique ; de voir en ce dernier

(1) Barbier, Rev. méd., 1833, t. II, p. 286.
(2) Hist. phl. chr., tom. I, pag. 6.
(3) Nouv. élém. phys., tom. I, pag. 98.
(4) Ouvr. cité, pag. 498.

la seule source des maladies qui devaient en être seulement
un degré exagéré. Ce principe est évidemment erroné ; car
il faudrait, pour qu'il en fût ainsi, que le physiologiste,
privé de toute observation clinique et de toute connaissance
des maladies, pût inventer celles-ci, décrire leur formation,
tracer leurs symptômes, leur terminaison, enfin établir les
indications thérapeutiques. Or, il serait impossible au physiologiste le plus consommé, à celui qui connaîtrait le mieux
l'état normal de l'économie, de prévoir les affections exanthématiques, les fièvres miasmatiques, les névroses, ni la
plupart des états morbides.

C'est que la maladie est un mode particulier du système
vivant ; que la manière dont celui-ci peut être affecté est
très-diverse ; que les lésions ne sont pas de même nature.
Une préoccupation systématique des plus aveugles a pu
seule assimiler la syphilis à la gastrite, la fièvre pernicieuse
à la pneumonie, le typhus et la peste à la diarrhée, le
choléra-morbus et la variole à la chlorose et au tétanos.
Prétendre trouver la cause de toutes ces affections dans un
seul et même principe, dans l'inflammation, c'est oublier
les enseignements de la plus simple observation, c'est montrer un défaut de logique. Les causes des états pathologiques sont des plus différentes : les virus ou les miasmes
ont une spécialité de nature et d'action qui ne peut les faire
confondre avec les variations atmosphériques ou les émotions morales. Les caractères du typhus et de la méningite
sont tellement différents, qu'il est impossible de jamais
rapprocher des objets si disparates.

Nous ne pouvons sans doute pénétrer la nature des choses,
et la philosophie hippocratique a toujours considéré et évité
cet écueil de l'intelligence humaine ; mais la nature des
choses se manifestant par des caractères propres à chacune
d'elles, c'est en appréciant la différence de l'ensemble de

ces caractères eux-mêmes que nous parvenons à constater que les objets de notre étude ne sont pas les mêmes par leur fond ou leur nature. Méconnaître ces préceptes de la plus saine logique, c'est rendre toute raison, c'est rendre toute connaissance impossibles. Pourquoi n'a-t-on voulu comprendre la justesse de ces enseignements que pour une seule affection, le *scorbut* ? Les fièvres intermittentes, la fièvre jaune, la peste, et une foule d'autres états morbides, sont-ils donc moins éloignés de la phlogose ?

Nous venons de montrer combien il est irrationnel de vouloir rapporter la plupart des maladies à l'inflammation ; combien il faut en restreindre l'influence quand on la considère comme cause pathologique; nous devons maintenant examiner le même acte morbide dans le cas où il constitue un effet plus ou moins accessoire d'une lésion générale ou locale. Le manque de cette distinction n'a pas peu contribué à fournir de fausses apparences de fondement au système phlogistique. Après avoir anatomisé, en quelque sorte, les caractères locaux de la phlogose traumatique ; sans rattacher ces désordres à la cause d'où ils provenaient, on n'a jamais voulu voir autre chose qu'une inflammation partout où ces altérations se présentaient. Ainsi, l'on a rapporté à la phlegmasie les symptômes de la syphilis, parce que l'on y rencontrait les caractères de ce travail pathologique.

Mais est-il sensé de restreindre ainsi la pensée et l'observation à des données aussi incomplètes ? Les ulcères syphilitiques ne renferment-ils pas autre chose que le cachet de l'inflammation ? Sans doute il y a ici phlogose, mais elle est accessoire : c'est l'effet indifférent d'une cause spéciale, et dans sa nature et dans ses manifestations. Cette cause, c'est l'affection morbide déterminée au sein de l'économie par l'introduction d'un virus : l'impression de cette lésion in-

terne, quelle que soit du reste sa forme inflammatoire, adynamique, bilieuse ou autre, ne change en rien la nature particulière de l'affection. C'est ainsi qu'il faut comprendre la
valeur des symptômes phlegmasiques remarqués autour des
altérations cancéreuses : ces lésions, plus ou moins semblables à celles de l'inflammation, sont de simples accessoires
aux lésions propres à l'affection cancéreuse. Tout, dans les
désordres locaux, dans la perturbation générale, enfin dans
la cachexie, démontre un état morbide que le bon sens
se refuse à confondre avec l'inflammation. « Toutes les affections chroniques, écrit l'illustre professeur Delpech (1),
et notamment celles qui entretiennent une inflammation
lente, sont propres à favoriser le développement du cancer.
Mais s'ensuit-il que ces affections engendrent cette dernière
sans aucune modification préexistante de la constitution ?
Pour adopter une telle manière de voir, il faudrait pouvoir
faire abstraction de tous les exemples de cancer spontané. »
C'est en faisant ces distinctions, nécessitées par la pratique de tous les temps, que l'on rapporte à leur véritable
source les changements matériels survenus au sein des organes soumis depuis long-temps à l'influence d'affections
morbides très-diverses. En rencontrant des cas où les fièvres
appelées essentielles ont existé, sans altération appréciable,
dans le tube digestif ni dans le système nerveux, on reconnaît le peu de valeur des injections, des engorgements
variables souvent trouvés dans ces mêmes parties. S'il y a
parfois des traces de phlegmasies, elles sont alors justement regardées comme étrangères à l'affection essentielle,
et nullement comme sa cause : ainsi l'on apprécie l'importance de ces obstructions de plusieurs viscères abdominaux,
que l'on prétend offrir comme la raison inflammatoire de
ces mêmes affections pathologiques.

(1) Mal. réput. chir., tom. III, pag. 516.

Le traitement est la pierre de touche des plus brillantes théories, et la médication nécessaire découvre la nature des états morbides : tel est le précepte transmis par la plus haute antiquité, et que l'expérience des temps modernes n'a fait que sanctionner. Voyons donc si la thérapeutique rationnelle de l'inflammation appuie ou infirme les idées que nous venons de développer.

Quand on observe les effets de la plupart des médicaments, on ne tarde pas à se convaincre de leur diversité; c'est même sur cette diversité que se trouve basée la distinction des remèdes. On ne saurait, en effet, confondre la médication émolliente avec l'antifébrile, celle propre aux narcotiques avec celle dont les sudorifiques sont la source; et, de cette seule remarque, il résulte nécessairement que chacune de ces substances médicinales ne peut convenir à tous les cas morbides, et, par leurs résultats avantageux, elles démontrent que ces derniers ne sauraient être de même nature. Vouloir combattre les fièvres pernicieuses par les astringents, paraîtrait, au plus mince observateur, la conduite la plus meurtrière et la plus déraisonnable. Aussi les partisans des systèmes nombreux qui ont si souvent et si diversement agité la science médicale, sentant que, pour réduire les maladies à quelques groupes seulement, il fallait, ou contester ces effets divers des médicaments, ou bien en rejeter la plupart comme inutiles ou dangereux, ont préféré prendre ce dernier parti. La simplification factice dont ils prétendaient douer la pathologie devait nécessairement s'étendre à la thérapeutique. Lorsque Asclépiade préconisa le *solidisme*, il écarta tous les remèdes composés dont il ne pouvait expliquer l'action par sa théorie. Il prétendait même qu'il fallait s'en tenir à la tisane, le bouillon d'orge, de veau, les fomentations et les lavements.

Mais l'École de Cos repousse ces récriminations systématiques ; elle conserve religieusement les enseignements du passé, touchant l'action diverse de beaucoup de remèdes utiles ; elle reconnaît leurs effets différents et curateurs, comme la preuve péremptoire de la multiplicité et de la diversité des affections morbides. Les antisyphilitiques ne sauraient, en effet, être appliqués à un fébricitant des marais, pas plus que le quinquina ne conviendrait contre l'état pléthorique ou spasmodique. Il résulte rigoureusement de ces dogmes de l'expérience clinique, que les remèdes propres à combattre l'inflammation ne sont pas indiqués dans les maladies de toute autre nature.

L'inflammation étant, en effet, une affection pathologique particulière, demande un traitement spécial, et ne s'accommode point de celui que les affections virulentes, miasmatiques, convulsives ou autres peuvent réclamer. Il serait donc tout aussi peu rationnel de proposer, avec Brown ou Willis, des toniques et des excitants pour toutes les maladies, que de conseiller également des affaiblissants, des contro-stimulants ou des antiphlogistiques, avec Haller, Rasori, Broussais, etc., etc. Ici surtout, et comme nous l'avons indiqué déjà, il faut bien distinguer les cas où la phlogose est primitive et constitue tout l'état morbide, de ceux où elle est accessoire et purement phénoménale, de ceux aussi où elle n'existe nullement.

Lorsque l'inflammation forme l'affection fondamentale, les moyens débilitants sont alors parfaitement convenables : ainsi la fièvre inflammatoire indique les émollients, les déplétions sanguines, la diète sévère, le repos ; enfin, tout ce qui est susceptible de diminuer les forces et l'élan phlogistique. A la faveur de ces remèdes, on parvient à dompter la fièvre inflammatoire, la pléthore qui en constitue la forte prédisposition, enfin les altérations de même nature dont les différents organes du corps humain peuvent être le siége.

Toutefois il ne faut pas, à cet égard, porter l'*exagération* antiphlogistique jusqu'à recourir à ces émissions sanguines abondantes, rapides, épuisantes, par lesquelles Uffroy, Botal, Chirac et d'autres prétendaient *juguler* les maladies et les faire en quelque sorte avorter à leur début.

Cette manière d'agir serait le plus souvent très-dangereuse, car elle jette rapidement le sujet dans un affaiblissement profond dont il se relève difficilement; et, sans arrêter la maladie, elle détruit les forces nécessaires au rétablissement de la santé. Les systématiques n'ont pas, en effet, remarqué qu'il fallait une assez grande somme de forces pour résister aux affections graves, et que l'absence de ces ressources vitales prolonge l'état morbide, le fait passer promptement à la chronicité, laisse toujours des restes pénibles d'affections antérieures, et rend la convalescence difficile et prolongée. Les inflammations violentes et aiguës ne demandent donc pas de soustraction d'une quantité considérable de sang; car ce n'est pas la surcharge sanguine qui constitue seule l'état morbide, mais bien une modification vitale de l'économie entière dont plusieurs médicaments peuvent déterminer la disparition successive.

Aussi, depuis plusieurs siècles, les médecins ont-ils l'habitude d'employer, après des émissions peu copieuses de sang, des substances thérapeutiques capables de dompter l'état phlogistique avec ou sans lésions organiques. Depuis le célèbre Lazerme (1614), les professeurs de Montpellier mettent souvent en usage l'infusion d'ipécacuanha à doses fort élevées pour combattre les fluxions de poitrine ou les pneumonies violentes. Alors la racine de ce *cephælis* agit non en évacuant, mais en produisant une diminution rapide de l'éréthisme sanguin, et sans cette prostration extrême dont est suivie l'action de l'émétique à dose élevée : tel est aussi le motif qui porte les professeurs de clinique à préférer l'ipécacuanha au tartre stibié, pour combattre certaines maladies inflammatoires que les premiers moyens débilitants n'ont pas fait cesser.

Mais un tel traitement ne saurait convenir lorsque la phlogose est accessoire : ce serait, en effet, méconnaître les indications fournies par l'observation de tous les temps, que de prétendre guérir la syphilis ou le cancer au moyen des antiphlogistiques. Sans doute ; les altérations caractéristiques de ces affections morbides présentent des traces d'inflammation ; mais le fond, l'ulcère particulier à la vérole, mais le squirrhe ou l'encéphaloïde, ne sauraient être confondus avec l'engorgement sanguin dont ces altérations sont environnées. Parfois, il est vrai, la nécessité de faire disparaître la congestion et l'obstruction inflammatoire forme une complication digne d'une indication particulière et qui, par sa disposition, réduit la maladie spéciale à ses limites propres. Mais il ne faudrait pas considérer les moyens susceptibles de dompter ces complications inflammatoires comme capables de détruire l'affection fondamentale, le scorbut, les scrofules, le cancer ou la syphilis.

De même, quand l'affection inflammatoire complique les fièvres typhoïdes, pernicieuses, etc., la médication antiphlogistique sera insuffisante, plus ou moins accessoire, et ne dispensera pas de l'administration des remèdes indiqués par l'état morbide principal. Il résulte aussi de ces remarques, déduites de l'observation clinique, que le traitement débilitant ne saurait convenir aux affections de nature différente de la phlogose, et que la thérapeutique rationnelle consiste à saisir cette diversité des affections morbides, afin de leur appliquer des remèdes en rapport avec cette diversité même.

ART. VIII. — *De la révulsion et de la dérivation.*

S'il était nécessaire de fournir beaucoup d'autres preuves
de la conservation des préceptes de Cos dans notre École,
et de leur oubli ordinaire dans l'École opposée, le sujet
dont nous allons parler nous en donnerait une des plus
frappantes. Non-seulement les élèves de l'organicisme n'entendent plus les enseignements du divin Vieillard, mais ils
se font même un devoir de les passer sous silence. Ainsi
le nouveau dictionnaire en 30 volumes justifiera notre premier reproche, et l'ouvrage de M. Chomel prouvera la vérité
du second. Ce dernier médecin n'a pas même mentionné,
en effet, ni la révulsion, ni la dérivation (1).

Cependant l'importance de ces règles de la thérapeutique ne saurait être contestée par les vrais praticiens,
qui, à toutes les époques, les ont habilement appliquées.
Le Père de la médecine s'exprime en ces termes : « Les
terminaisons des maladies, la déviation; le transport vers
la tête, vers quelque partie du corps où il y a tendance
naturelle ; *la révulsion* en bas pour les parties supérieures,
en haut pour les inférieures ; *ce sont autant de choses
importantes à observer* (2). » Ailleurs il reproduit le même
précepte au sujet des douleurs éprouvées au-dessus ou
au-dessous du diaphragme (3). Dans un autre endroit de
ses œuvres (4), le divin Vieillard signale la *dérivation*,
lorsque, parlant de la céphalalgie occipitale, il conseille la
saignée de la veine préparate. Galien, auquel on attribue
l'avant-dernier aphorisme que nous venons de citer, dé-

(1) Élém. path. génér., 3ᵐᵉ édit.; Paris, 1841.
(2) Trait. humeurs, § 3.
(3) Aphor. 18, sect. IV.
(4) Aphor. 68, sect. V.

veloppa les idées d'Hippocrate. Mais les Arabes et la plupart des arabistes soutinrent peu les principes dont nous parlons. Vers le dix-septième siècle, les avantages des saignées dérivatives sur les révulsives furent débattus contradictoirement par Pierre Brissot, L. Panizza, J. Cardan, Th. Éraste, etc.

Fidèle aux traditions de l'ancienne Cos, et à sa haute philosophie, l'École de Montpellier enseigna toujours que la dérivation et la révulsion ne peuvent être substituées l'une à l'autre, mais qu'elles ont des indications déterminées par l'état de la maladie, et non par le caprice du médecin. Au moment où ces saines idées semblaient s'éclipser sous les discussions animées et futiles des divers systèmes, c'est l'École de Montpellier qui, par la bouche de l'un de ses plus illustres membres, Barthez, formula, à cet égard, un véritable code thérapeutique. Le travail de l'ancien chancelier de notre Université mérite d'être médité par tous les vrais praticiens, et nous ne saurions mieux faire connaître les dogmes de notre École qu'en résumant ce remarquable mémoire.

« Je donne, dit Barthez (1), aux évacuations et aux irritations attractives (*epispases*), considérées par rapport à un organe particulier, d'où naît la fluxion ou bien auquel elle se termine, le nom de *révulsives*, lorsqu'elles se font dans des parties éloignées de cet organe, et le nom de *dérivatives* lorsqu'elles se font dans des parties voisines de cet organe. »

S'agit-il d'un *raptus* sanguin vers la tête? les saignées du pied, les lavements purgatifs, les sinapismes aux mollets, etc., c'est-à-dire les révulsifs, sont d'abord indiqués. La congestion est-elle à peu près achevée, ou les désordres

_____
(1) Trait. méthod. des fluxions; Montpell., 1816, pag. 6.

encéphaliques sont-ils déjà produits? la dérivation est alors employée à l'aide de saignées de la jugulaire, de vésicatoires au bras, de sangsues autour du cou, etc.

Pendant le cours d'une maladie, le praticien a maintes occasions de recourir à l'un ou à l'autre de ces deux ordres de moyens ; il commettrait même une grande faute, si, à l'exemple de certains auteurs (1), il confondait la révulsion et la dérivation. Il existe, en effet, des règles cliniques pour l'application de l'une ou de l'autre ; nous allons successivement les rappeler.

Au commencement des maladies affectives même, il se manifeste bientôt un ensemble de symptômes qui annoncent une lésion prochaine dans un organe menacé par la tendance fluxionnaire. Le mouvement est encore général ; la partie menacée n'a pas encore souffert profondément, et les humeurs n'y ont pas établi un travail qu'il soit impossible de troubler et de détourner. Alors le médecin doit s'efforcer de détourner l'afflux des liquides vers l'organe menacé, à la faveur d'un autre travail dont il dirige le lieu, l'intensité et la durée, suivant l'énergie de la fluxion imminente et la délicatesse de la partie sur laquelle le mal va produire ses désordres locaux.

Ce précepte est exprimé dans les passages des livres hippocratiques que nous avons déjà mentionnés, mais il est compris dans ce profond et vaste aphorisme du divin Vieillard : δύω πόνων ἅμα γινομένων μὴ κατὰ τὸν αὐτὸν τόπον, ὁ σφοδρότερος ἀμαυροῖ τὸν ἕτερον (2). Dans la plupart des cas où les moyens, soit révulsifs, soit dérivatifs, sont avantageux, dans les actes pathologiques ou physiologiques, il y a deux travaux existant ou que l'on peut établir en des endroits

(1) Dict. en 30 vol., tom. XXVII, pag. 522.
(2) Aphor. 46, sect. II, trad. Lallemand; Montpell., 1839.

différents. Il faut apprécier si l'un n'absorbe pas l'autre, et s'il ne serait pas utile de déterminer ce dernier résultat ; et c'est là ce qu'il faut faire au début de presque toutes les maladies. Galien a aussi développé le même précepte (1).

« Lorsque la fluxion est parvenue à l'état fixe, dit Barthez, dans lequel elle se continue avec une activité beaucoup moindre qu'auparavant (dans les maladies aiguës), ou lorsqu'elle est devenue faible ou habituelle (dans les maladies chroniques), on doit, en général, préférer les attractions et les évacuations *dérivatives* qui se font dans les parties voisines de l'organe qui est le terme de la fluxion. » Dès que la maladie a fini de croître et a acquis ses caractères ; sa rapidité et son énergie ordinaires, elle conserve dès lors des conditions à peu près égales pendant un certain temps. Alors le mouvement général qui portait le sang vers ce point a perdu de son énergie , la fièvre a généralement diminué, et le travail local est déjà fixé. L'organe ainsi lésé n'a plus des sympathies aussi vives avec les parties éloignées dont le travail ne peut exercer sur lui une influence notable et rapide. La sympathie avec les tissus voisins du lieu altéré est alors la plus vive et la plus capable de troubler et de détourner les désordres pathologiques déjà établis. Dès lors les attractifs éloignés seraient inefficaces et permettraient au mal local de poursuivre sa course. Il convient , au contraire , d'avoir recours aux remèdes placés non loin de l'organe lésé, aux dérivatifs enfin.

S'agit-il , je suppose, d'une ophthalmie ? si la fluxion est récente et sous la dépendance encore d'un mouvement général, la saignée du bras est convenable, et les émissions sanguines faites autour de l'orbite ou de la tête aggraveraient

_____

(1) *Meth. medend., lib. VII, cap. ult.*

généralement le mal. Alors aussi les purgatifs sont utiles. Il serait désavantageux, surtout lorsqu'il existe un état pléthorique, de faire d'abord des émissions sanguines évacuantes ou dérivatives, d'employer des exutoires derrière la nuque, avant d'avoir eu le soin de pratiquer une saignée révulsive. Il est aussi fréquemment défavorable de placer, immédiatement après une lésion traumatique de l'œil, accidentelle ou opératoire, des attractifs à la nuque suivis d'une saignée du bras : une pareille manière d'agir amène presque inévitablement une fluxion rapide sur l'organe que l'on se proposait d'en préserver. La pléthore se montre parfois dans un organe où elle semble se limiter, tandis que souvent elle est générale. On ne doit pas oublier d'établir cette distinction clinique; car autant les saignées dérivatives conviennent dans le premier cas, et les saignées générales dans le second, autant l'application inverse de ce précepte produirait de fâcheux résultats. Ainsi Zacutus-Lusitanus saignait du pied avec avantage pour combattre les avortements par congestion utérine; de même Barthez retira un succès inespéré d'une telle dérivation dans un cas de pléthore utérine à la suite de la suppression violente d'une métrorrhagie.

Mais la fièvre, et la tendance fluxionnaire sur un œil, ont diminué sensiblement, ou même ont cessé; les émissions sanguines autour du cou, l'ouverture de la veine jugulaire externe, de l'artère temporale, les vésicatoires au bras, amènent une amélioration ordinaire. Après l'emploi de ces moyens révulsifs d'abord, et dérivatifs ensuite, il reste assez souvent un engorgement de la conjonctive, des paupières ou des membranes propres de l'œil, avec trouble dans la vision, sans tendance à une augmentation sensible. Cet état pathologique, fréquemment rebelle aux premiers moyens, cède souvent à l'action de remèdes placés plus près de l'organe malade : sangsues sur les paupières, ou sur la conjonctive, ou sur la tempe, vésicatoires ou séton à la nuque, moyens qui sont dits *locaux* et *évacuants*. « Lorsqu'on applique immédiatement sur la partie lésée, ou tout auprès, certains vésicatoires, tels que les scarifications, les sétons, etc., dit Fouquet (1), on obtient une dérivation immédiate des humeurs qui engorgeaient la partie. Ainsi, dans les violents maux de tête, les anciens saignaient quelquefois très-utilement à la veine du front, aux veines de derrière la tête dans les vertiges, aux narines dans certains maux de gorge, etc., ce qui revient à nos sétons, scarifications, etc. »

Ces *attractions locales* sont souvent jointes à la dérivation et à la révulsion, surtout contre les maladies chroniques ou anciennes, pendant lesquelles il se manifeste, par moments, des fluxions nouvelles sur le lieu déjà altéré. C'est ce dont on voit l'application dans le traitement de l'apoplexie sanguine : il s'agit d'abord de combattre le *raptus* sanguin qui a produit le premier désordre cérébral, à l'aide de l'ouverture des saphènes, de lavements purgatifs, de sinapismes aux jambes, etc. Dès que l'effort hémorrhagique a cessé, il faut détruire le travail pathologique auquel la pulpe encéphalique est en proie : la saignée du bras ou de la jugulaire est mise en usage, en même temps qu'un travail révulsif est entretenu sur le tube intestinal par l'administration de l'eau de veau stibiée. Lorsque les symptômes diminuent, et que la congestion encéphalique a cessé, on a recours aux sangsues placées derrière les oreilles, à un séton à la nuque. Mais à ces attractifs locaux on associe encore les laxatifs ou les purgatifs fréquents, afin de continuer la révulsion obtenue au début du mal; comme moyen préventif, on

(1) Essai sur les vésic., pag. 16; Montpell., 1818.

emploie enfin la phlébotomie du bras ou du pied, surtout à la moindre menace de nouveau *raptus* sanguin.

Il serait désavantageux, dans le traitement de l'apoplexie sanguine, de recourir, dès le début du mal, à l'ouverture des veines du pli du coude : on occasionnerait une augmentation de la congestion, ou on la réveillerait si elle était un peu calmée. C'est encore ce que l'on doit se rappeler dans la thérapeutique de certaines fièvres malignes, où la congestion cérébrale demande une saignée révulsive. Il serait encore dangereux de pratiquer cette émission au bras, tandis que la section d'une saphène procure un soulagement notable, d'après la remarque de Baglivi (1).

En bien des cas, un travail morbide menace ou altère une partie par suite de la suppression d'un autre travail ancien ou habituel qui se faisait dans un organe éloigné. Les plaies aux jambes, les hémorrhoïdes, les sueurs abondantes, les exutoires, s'ils existent depuis quelque temps, occasionnent de la gêne, des souffrances répétées qui portent les personnes atteintes de ces lésions tolérées à s'en débarrasser par des moyens violents et inopportuns. Fréquemment la cessation de ces actes habituels détermine des congestions cérébrales, des fluxions de poitrine ou d'autres maladies graves. La première indication alors est de rappeler le flux ou le travail supprimé, ou d'opérer une attraction révulsive ou dérivative autour de l'organe, siége du travail ancien. « Dans ce cas, dit Barthez, il faut établir une dérivation constante, non auprès de l'organe où la fluxion se termine, quoiqu'il soit principalement affecté, mais auprès de l'organe d'où cette fluxion prend son origine. » Dans la plupart des cas, le choix du lieu où les moyens révulsifs ou dérivatifs doivent être placés, est déterminé par la connaissance

(1) *Praxeos med.*, *lib. I*, *cap.* 13, n° **VI**.

des sympathies les plus étroites des organes déjà malades. Les communications plus ou moins directes des vaisseaux et des nerfs sont des conditions favorables des sympathies particulières, et peuvent servir de guide au praticien à ce sujet. D'après cette remarque, il convient de choisir, pour la révulsion ou la dérivation, la même moitié du corps dans laquelle se trouve la partie déjà lésée ou menacée. Hippocrate, Galien, Barbeyrac, Sauvages, Ch. Leroy, etc., ont reconnu que les épistaxis critiques se faisaient par la narine droite dans les maladies du foie, et par la narine gauche dans celles de la rate. Il en est de même des abcès salutaires. Il existe, en outre, un grand nombre de faits cliniques à l'appui de cette proposition, et qui ont donné lieu à la distinction clinique de l'homme droit et de l'homme gauche. Ce sont là des résultats respectés de l'expérience, contre lesquels le mécanisme de la circulation a vainement protesté par les théories hydrauliques de Silva (1), Chevalier, Quesnay (2), etc. « Quant aux déterminations des humeurs, en conséquence de ces dispositions particulières, dit à cet égard l'illustre professeur Fouquet (3), on réclamerait vainement contre elles les lois générales de la circulation : ces lois sont renversées en grande partie par l'observation et l'expérience. » Toutefois les saignées révulsives ne doivent pas être faites sur le membre déjà malade : on augmenterait la fluxion et le travail dont on cherche à troubler le progrès et à détourner l'impulsion : il convient alors d'ouvrir les veines de l'autre membre du même côté du corps.

Il existe plusieurs autres sympathies particulières dont on ne peut rendre compte par les analogies ou les commu-

(1) OEuv., tom. I, pag. 27, 181, etc.
(2) Trait. saignée; Paris, 1750, pag. 8, 155, 159, 192, etc.
(3) Essai sur les vésicatoires, pag. 16; Montpell., 1818.

nications anatomiques, et qui doivent aussi servir de guide
au clinicien dans l'application des moyens révulsifs ou
dérivatifs : telles sont les liaisons vitales de la mamelle et de
l'utérus, des poumons et de l'espace inter-scapulaire, etc.
On sait aussi que les topiques froids , placés sur cette
dernière région , arrêtent plusieurs hémoptysies. Chaque
organe a une influence particulière sur certaines parties
environnantes ou éloignées , c'est-à-dire son département,
pour parler le langage de Bordeu. « Il serait sans doute
bien important, dit Fouquet (1), de savoir quel est l'organe qui correspond le plus à l'organe affecté ; quelle
utilité n'en résulterait-il pas pour le choix des parties, dans
l'application des vésicatoires? » L'observation clinique nous
a encore appris que, dans les cas où la partie lésée est le
siége d'une excessive sensibilité au début du mal , il est
avantageux de recourir d'abord aux émissions sanguines
locales, avant de faire l'ouverture des veines éloignées :
cette remarque d'Hippocrate et de Galien a été confirmée
par Thiery, Baglivi, etc.

Les œuvres hippocratiques signalent une autre espèce
d'application des lois de la révulsion et de la dérivation :
elle consiste à disséminer , si je puis dire , la maladie
sur une grande partie ou la totalité du corps, afin de diminuer d'autant son intensité locale et première (2). Le
Vieillard de Cos pensait que lorsque le mal est fixé dans
un organe, il convient, pour l'amener à la guérison, de
le répandre dans toutes les parties du corps , soit par des
remèdes internes , soit par les épispastiques. Les attractifs
divers , employés pendant le traitement de beaucoup de
maladies , n'ont pas , en général, d'autre but. Ainsi l'on
combat les fluxions de poitrine par des saignées générales,

(1) Ouv. cité, pag. 17.
(2) Des maladies, liv. I, sect. 5, édit. Foës.

par des vésicatoires aux bras, puis à la poitrine, afin de
répandre sur une grande surface un travail qui enraie,
détourne et surmonte celui dont les poumons sont le siége.
De même, pour le traitement des fièvres malignes, on a
recours à plusieurs épispastiques sur les membres, afin de
révulser les actes morbides intérieurs. La nature emploie
parfois la fièvre pour arriver au même résultat. La fièvre
résout le spasme, dit Hippocrate, qui ajoute ailleurs (1) :
les violentes douleurs du foie sont jugées par la fièvre.

Presque tous les agents thérapeutiques peuvent devenir
des moyens attractifs, dérivatifs ou révulsifs, suivant le
moment de leur emploi et le lieu de leur application. Les
évacuants divers sont mis en usage surtout pendant le développement des maladies, alors que le mouvement général
morbide est encore incertain, se continue ou se réveille.
Les exutoires sont indiqués principalement quand l'effort
pathologique ayant produit tous ses effets, et les désordres
locaux restant stationnaires ou diminuant, il faut recourir
à des remèdes d'une action lente, continue et prolongée.

Que n'aurions-nous pas à ajouter maintenant si nous
voulions réfuter les paradoxes exposés contre ces principes de l'École de Cos, sur la révulsion et la dérivation !
Ici l'on prétend que la phlébotomie ne peut jamais devenir
révulsive (2) ; là on confond les métastases avec les effets
révulsifs ou dérivatifs ; plus loin, on veut expliquer par
le pur mécanicisme ces effets avantageux de ces agents
thérapeutiques (3); ailleurs, enfin, on rejette les enseignements de l'expérience clinique, qui prouve les bons effets
des sangsues placées au périnée pour combattre une fluxion

(1) Aphor. 40, sect. VI, trad. Lallemand ; Montpell., 1839.
(2) Guersant, dict. en 30 vol., art. révuls., p. 523 ; Paris, 1843.
(3) Dict. abrég. scienc. méd., tom. VI, pag. 8 ; Paris, 1822.

du foie, parce que l'on ne voit pas les communications veineuses assez larges entre ces deux parties (1). L'École de Montpellier s'inquiète peu de ces erreurs mécaniciennes, dès que l'expérience clinique sanctionne ses principes. Elle s'efforce toujours d'élever ainsi l'esprit de ses disciples au-dessus des vues étroites de tous les systèmes. Elle leur apprend à respecter religieusement les enseignements de l'observation de l'homme vivant; à placer dans cette source toujours pure l'objet de leurs méditations. Agrandissant ainsi le domaine de la science de l'homme, l'École de Montpellier leur inspire une haute idée de notre espèce, et les porte à mettre leurs sentiments au niveau de la noblesse de notre art. C'est ainsi que, pénétrée de ces dogmes antiques et vénérés, elle confie enfin au jeune récipiendaire les pouvoirs du Vieillard de Cos, en lui faisant prononcer publiquement ce serment sublime : « En présence des Maîtres de cette École, de mes chers condisciples et devant l'effigie d'Hippocrate, je promets et je jure, au nom de l'Être Suprême, d'être fidèle aux lois de l'honneur et de la probité dans l'exercice de la Médecine. Je donnerai mes soins gratuits à l'indigent, et n'exigerai jamais un salaire au-dessus de mon travail. Admis dans l'intérieur des maisons, mes yeux ne verront pas ce qui s'y passe, ma langue taira les secrets qui me seront confiés, et mon état ne servira pas à corrompre les mœurs, ni à favoriser le crime. Respectueux et reconnaissant envers mes Maîtres, je rendrai à leurs enfants l'instruction que j'ai reçue de leurs pères.

» Que les hommes m'accordent leur estime, si je suis fidèle à mes promesses! Que je sois couvert d'opprobres et méprisé de mes confrères, si s'y manque ! »

(1) Goupil, expos. princip. nouv. doct. méd., pag. 551; Paris, 1824.

Art. IX. — *Génie et constance de l'École de Montpellier.*

Juger la valeur des Écoles médicales est une rude tâche où la méditation ne saurait être trop soutenue. Combien de médecins, d'ailleurs très-remarquables, ont échoué dans une si périlleuse entreprise ! Rappelons-nous seulement Broussais et son *Examen des doctrines* : que d'appréciations fausses ou hasardées ! que d'erreurs systématiques accumulées dans un seul livre ! C'est que, pour décider d'aussi nombreuses et de si difficiles questions, il faut un immense savoir et une solidité de jugement peu commune.

Le sort inévitable des systématiques de tous les temps n'a jamais pu retenir les novateurs de toutes les époques : de nos jours, en effet, plusieurs inventeurs de théories médicales n'ont pas hésité à s'engager dans une voie si souvent démontrée fausse et décevante. A l'exemple de leurs imitateurs de tous les âges, nos récents systématiques ont nié le passé ou se sont efforcés de jeter de la défaveur sur lui. Comment donc la constance et la célébrité de l'École hippocratique pouvaient-elles trouver grâce auprès de ces rénovateurs intéressés ? De là ces objections sans fondements, ces griefs immérités lancés récemment contre notre antique École, et que nous allons rappeler textuellement (1).

Serait-il vrai que la Faculté de Montpellier n'a plus maintenant le *caractère et l'homogénéité qui la distinguaient sous Sauvages, Bordeu, Fouquet, Barthez, Grimaud, Dumas, Bérard, Baumes et Delpech ?*

Il devrait nous suffire d'une pareille assertion pour reconnaître évidemment que les critiques de l'état actuel de notre Faculté n'ont guère étudié ni son histoire, ni son

(1) *Gazette méd.* ; Paris, 1846. Janvier., etc.

enseignement. Distinguons bien soigneusement l'École hippocratique et la Faculté de Montpellier. Ne confondons pas une doctrine antique, sans cesse enseignée avec éclat *dans notre ville*, avec les membres des corps enseignants. Il nous sera facile de le démontrer; jamais l'École de Montpellier n'a présenté 'une homogénéité, un *consensus* plus évident qu'à l'époque actuelle; elle peut plus que jamais se dire le foyer du vitalisme hippocratique. Naguère vous avez entendu le professeur Royer-Collard (1) publier que l'*École de Paris est essentiellement anatomique*; et personne n'a été tenté de lui contester ce titre, bien que, parmi les hommes chargés de son enseignement, on trouve des vitalistes, des mécaniciens, des chimistes, des disciples de Bichat, de Broussais, et même des hommes sans doctrines et sans principes arrêtés.

C'est qu'il ne faut pas confondre les dogmes respectés de tous les temps, ou les propositions *canoniques*, comme les appelle le professeur Lordat, avec les assertions *conjecturales*. C'est cependant une telle méprise qui a conduit certains écrivains à prétendre, non pas aujourd'hui seulement, mais à diverses époques, que l'École de Montpellier n'avait pas conservé les mêmes vues médicales.

En quelle conjoncture notre Faculté vit-elle dans son sein plus d'enseignements disparates et contraires à l'Hippocratisme, que sous le fameux Chirac ? Régent et médecin du roi, le fougueux professeur se servit de toute son influence pour introduire dans la Faculté le chimisme de Willis. « Il ne se contenta pas, dit le professeur Lordat (2), d'inspirer ses opinions; il fit des changements dans l'administration de la Faculté. Le silence des faibles, la coopération des

---

(1) Disc., *Gazette médicale*; Paris, 1843; n° de Septembre.
(2) Philos. méd.: Montpell., pag. 34, 1840.

intéressés, donnèrent à cette compagnie une forme toute nouvelle. Mais dès que Chirac eut fermé les yeux, tout rentra dans l'ancien ordre, et la doctrine hippocratique reprit son rang et son activité dans les chaires. » C'est que *la masse des praticiens de Montpellier* n'avait pu être dominée par l'intérêt, la crainte ou l'ignorance ; nos médecins conservèrent le feu sacré, et continuèrent *le rôle caractéristique de la ville médicale.* En présence de cette époque si grave pour les destinées de notre École, que sont les divergences secondaires manifestées ultérieurement dans son sein ?

On nous oppose maintenant le temps où vivaient les professeurs les plus illustres de notre Faculté : mais connaît-on bien ce dont on parle ? Quoi ! il y avait plus de *consensus* du temps de Sauvages, qui mêla souvent les explications et les expériences mécaniques aux idées vitalistes (1) ; de Bordeu, qui retira surtout la vie générale de la vie individuelle des organes ; de Fouquet, qui attribua tant à la sensibilité ; de Grimaud, qui raviva le stahlianisme ; de Baumes, qui s'oublia au point de faire un grand ouvrage de nosologie chimique ; de Dumas, qui fit trop dominer l'anatomie dans ses explications médicales ; de Fr. Bérard, qui, après son séjour à Paris, sacrifia un moment à l'autel de Baal ; de Delpech, enfin, qui affichait une sorte d'indépendance doctrinale, etc. ! Ces remarques historiques suffisent, ce nous semble, pour démontrer que, dans toutes les corporations savantes, leurs membres, quoique partisans des mêmes principes généraux, ne peuvent s'accorder absolument sur tous les faits accessoires, et encore moins pendant tous les jours de leur vie. Telle est, du reste, la condition de la fragilité humaine. Tous les jours nous voyons,

(1) Nosol. méthod., tom. III, pag. 32 ; édit. 1772.

le Code à la main, les gens de loi ne pas s'accorder sur les faits les plus manifestes ; des Cours royales se contredire dans leurs arrêts : et l'on serait sans divergence, même accessoire de vues, dans *une corporation d'hommes réunis par les circonstances les plus diverses, et sous le bénéfice d'une indépendance absolue d'opinion !* Les associations religieuses ou militaires, avec leur obéissance passive à la loi adoptée, sont seules susceptibles de l'unité et de l'homogénéité que l'on demanderait vainement à la république des sciences et des lettres. Comment donc la Faculté de Montpellier présenterait-elle une identité de vues dans tous ses membres ?

« Il y a, dit-on, aujourd'hui, à Montpellier, des représentations de toutes les doctrines, et ce mélange n'a pu s'effectuer sans altérer profondément leur type. » Rien n'est moins exact maintenant. Oui, il est vrai que naguère les professeurs Lallemand et Dugès enseignaient l'organicisme avec talent. Mais ont-ils en rien changé les idées de notre École ? Ils y ont attaché davantage, si je puis dire, les disciples et les maîtres : témoin Lordat, Bérard, Caizergues, Lafabrie, Anglada, Broussonnet, Viguier, Bertin, Dupau, Forget, Double, etc., qui enseignaient ou répandaient le vitalisme hippocratique durant cet antagonisme *importé dans notre Faculté par celle de la capitale.* Aussi l'un de nos plus célèbres maîtres disait-il naguère à l'un de ces professeurs : « J'espère que vous nous procurerez de Paris le bien que vous auriez dû nous faire pendant votre séjour ici. »

Mais peut-être oublie-t-on cette époque bien peu éloignée et pourtant si expressive, pour critiquer la composition actuelle de notre Faculté. Si l'homogénéité n'était point parfaite en ce moment, on avouerait du moins que notre temps a cela de commun avec celui que l'on a choisi pour terme de comparaison. Je vous entends, en effet : tel professeur proclame la *vie universelle*, tel autre se montre partisan des idées de Hahnemann; un autre enfin s'occupe de la pathologie des chiens et des lapins. Est-ce que ces quelques hommes composent toute la Faculté? *Est-ce qu'ils représentent forcément l'École de Montpellier, qui a été, est et sera toujours elle-même avec ou sans le concours d'hommes en robe et en bonnet?* Est-ce que d'ailleurs MM. Lordat, Caizergues, Golfin, Broussonnet, Estór, Serre, Delmas, René, Duportal, Jaumes, Kühnholtz, Andrieu, Barre, Lombard, etc., devraient s'effacer devant deux ou trois partisans d'idées particulières?

Remarquez encore que ces hommes estimables, à vues personnelles, sont loin d'abandonner la voie hippocratique. Jamais MM. Ribes, d'Amador, etc., ne se sont dits et n'ont jamais voulu être autre chose que disciples de Cos. Lisez l'ouvrage du premier de ces auteurs sur l'*anatomie pathologique*; ceux du second sur le même sujet, sur les *constitutions médicales*, les *épidémies*, et sur la *méthode numérique*, et vous reconnaîtrez la justesse de cette remarque. Ils n'ont jamais voulu substituer le spinozisme ni l'homœopathie au vitalisme hippocratique, mais réunir les premiers à cette dernière; selon eux, ces idées modernisées sont des extensions du domaine de Cos. Il leur est bien permis d'embrasser ces vues accessoires qui, même chez eux, n'altèrent pas les dogmes vitalistes, et encore moins chez la plupart des médecins de notre École. Qu'on veuille bien donc se le rappeler : un systématique met sa doctrine ou son hypothèse à la place de celle d'Hippocrate complètement bafouée ou reniée à la manière de Paracelse; beaucoup de vitalistes, au contraire, ont certaines idées secondaires qu'ils croient pouvoir associer aux dogmes fondamentaux; et, presque toujours, ces prétentions personnelles ont peu de durée chez le même individu, comme la vie de Baumes nous en donne un frappant exemple. Ces réflexions suffisent, ce nous semble, pour démontrer que jamais la Faculté de Montpellier ne montra plus d'homogénéité dans ses principes, et que l'École hippocratique y a encore aujourd'hui ses plus zélés partisans.

Poursuivant la critique de l'École de Montpellier, on établit quatre espèces de théories vitalistes : le *naturisme* d'Hippocrate, l'*animisme* de Stahl, l'*archéisme* de Van-Helmont, le *dynamisme* de Barthez. On prétend démontrer une grande différence entre toutes ces théories; et, quant à la première et à la dernière, on ajoute que celle-ci repose sur *une force* dite expérimentale, une abstraction logique, représentation des faits consacrés par le naturisme, l'animisme et l'archéisme. C'est assez peu connaître cette doctrine qui, basée sur l'admission de *deux causes supérieures*, ne comprend pas sous une seule force les trois théories désignées. S'éloignant, en cette différence fondamentale, des vues de Stahl et de Van-Helmont, elle proclame que les actes de l'économie humaine sont sous la dépendance d'une première cause intelligente qui préside aux actions de conscience (âme ou sens intime), et d'une seconde cause expérimentale (force ou principe de vie, etc.) qui dirige les actes de développement et de conservation de l'individu, sans que nous en ayons conscience. Et c'est précisément par cette distinction fondamentale que la doctrine de Montpellier est l'expression de celle de Cos. L'École grecque reconnaît, en effet, « deux causes actives des phénomènes du corps humain. » Elle signale l'*âme* comme la plus excellente de ces deux puissances : Γνώμη γὰρ ἡ τοῦ ἀνθρώπου πέφυκεν ἐν τῇ λαιῇ, καὶ ἄρχει τῆς ἄλλης ψυχῆς; l'*âme* de l'homme siége dans le ventricule gauche du cœur, et

37

commande à l'autre puissance (1). La supposition du siége est fort peu afférente à notre objet; il nous suffit de constater l'admission de l'âme par l'antique doctrine. Et remarquez bien que c'était là la philosophie de son temps et de ceux qui l'ont suivie, car Aristote et Platon l'ont embrassée avec certaines modifications accessoires. Cette idée d'une âme supérieure à une autre puissance a été exprimée diversement, et la distinction consacrée par l'auteur du Timée de l'âme rationnelle et irrationnelle n'est pas autre chose.

Je n'ai pas à examiner si le livre du *Cœur* est du grand Hippocrate ou de l'un des membres de sa famille, comme divers traducteurs l'ont prétendu. Cette dernière opinion, qui n'est pas sans vraisemblance, m'expliquerait comment l'auteur emploie le terme ψυχή, synonyme, pour Hippocrate, de γνώμη, à la place de φύσις, dont le divin Vieillard se servait toujours en opposition à cette dernière puissance. Néanmoins ce passage montre, chez les Asclépiades, l'admission de deux causes actives; l'une douée de raison supérieure, l'autre irraisonnable. Cela doit suffire à notre objet.

Dans l'École de Cos, on était tellement persuadé de l'excellence de l'âme, que, la faisant provenir de la divinité, elle s'exprimait à son égard de la manière la plus remarquable. « Il ne nous appartient de parler des choses célestes et placées dans les hautes régions, qu'autant qu'elles contribuent à démontrer, relativement à l'homme et aux autres animaux, pourquoi ils y sont liés et en proviennent, pourquoi ils sont doués d'*âme* : Ὅτι ψύχη ἐστίν. » Ainsi s'exprime Hippocrate dans son livre, non des *Chairs*, suivant la croyance générale (περι σαρχών), mais bien des *Principes* (περι αρχών), comme le démontrent les sujets dont traite

(1) Livre du Cœur, édit. Foës, pag. 269, 171.

l'auteur, selon la remarque de Leclerc (1). Parlant de cette puissance, le divin Vieillard l'appelle *flamme*, *vie*, et il dit : δοκέει δέμοι ὅκα λεόμενον θερμον, ἀθάνατόν τε ἔϊναι, καὶ νοσεῖν πάντα, καὶ ακρούσιν, καὶ εἰδέναι πάντα, καὶ τὸν ὄντα, καὶ τὰ μέλλοντα ἔσεσται; ce que nous appelons feu me paraît un être immortel, qui connaît, comprend, voit, entend tout, et conçoit enfin tout, soit présent, soit futur (2)...... » Et comme pour rendre la ressemblance de sa doctrine avec celle de Montpellier plus frappante, si je puis dire, il ajoute : « Lorsque tout le reste a été désordonné (cette puissance) se retire dans les sublimes demeures que les anciens, ce me semble, ont appelées éthérées. » — « Les signes des maladies, dit-il ailleurs (3), se tirent des fourmillements, de la douleur, de l'âme, γνώμη, etc. »

Ainsi donc, l'École de Cos reconnaît deux causes actives dans le corps vivant : l'une, supérieure, intelligente, prévoyante (ψυχή, γνώμη), qu'elle compare au feu (θερμος), idée conservée dans le langage de tous les peuples, où, selon la remarque de Cicéron (4) et de notre Grimaud (5), flamme et vie sont souvent synonymes. La seconde de ces puissances est celle qu'Hippocrate invoque le plus souvent sous le terme de φύσις, ou nature ; φύσις ἔξαρκέαι πάντα πᾶσιν, la nature suffit à tout et partout (6). A celle-ci il rapporte tous les changements opérés dans l'économie vivante : φύσις ἄπρατούσης, κενέα πάντα, sans l'action de la nature, tout est vain. A cette cause il attribue la solution des maladies : Νούσων φύσις ἰητήρ, c'est la nature qui guérit les maladies.

Profond commentateur des œuvres d'Hippocrate, Galien

(1) Hist. méd., 1re part., liv. III, chap. 2.
(2) Des principes, édit. Foës, pag. 248.
(3) De l'aliment, pag. 381, édit. citée.
(4) De la nature des Dieux, liv. II.
(5) Mém. sur la nutrit., 1re part., pag. 36.
(6) De l'aliment, pag. 381, édit. citée.

nous fournit à cet égard des preuves nouvelles : « J'entends, dit-il, par nature une certaine force qui réside dans le corps vivant, qu'elle anime et qu'elle dirige, et dont il est inutile de chercher l'essence, autant que de s'efforcer de connaître celle de l'âme.... Quelques-uns, dit-il ailleurs, croient que l'âme et la nature sont composées d'une seule et même substance ; les uns la font consister en un esprit, d'autres dans les propriétés du corps ; quant à moi, j'ignore si le Créateur à mis dans notre cerveau une puissance corporelle ou incorporelle, si elle s'éteint par la mort de l'animal, etc. »

L'École de Cos admettait donc des principes actifs dans le corps humain ; l'idée plus ou moins abstraite qu'elle s'en formait tenait à la philosophie de son époque, dans laquelle le divin Vieillard ne voulait pas trop s'élancer pour ne pas plonger la science médicale dans les divagations des rhéteurs de son temps. Toutefois il ne repoussait pas les conceptions philosophiques, puisqu'il considérait le médecin philosophe comme la plus sublime expression de notre art : ἰητρὸς γὰρ φιλόσοφος ἰσόθεος (1). S'il cherchait à prémunir ses disciples contre les écarts des systèmes, il leur enseignait à ne pas mériter la qualification d'empiriques ou d'ennemis des hautes conceptions. Aussi aucun de ses adeptes n'a jamais encouru le reproche adressé par J. de Maistre au siècle dernier : « C'est un poltron qui a peur des esprits ! »

Une troisième objection faite à l'École de Montpellier, c'est qu'elle regarde l'*unité du corps vivant* comme l'expression des causes actives dont Hippocrate proclama le mieux l'existence. L'on ajoute que notre doctrine veut voir cette unité « en opposition avec la nature, parce qu'elle a choisi arbitrairement ses termes de comparaison aux deux extrémités de l'échelle des êtres. » Pour nos antagonistes, « il y

(1) Liv. de la décence, § 4.

a , entre les cristaux et les zoophytes, jusqu'à l'homme , toutes les nuances qui marquent la gradation de l'unité de structure , et effacent cette opposition factice tirée d'un contraste exagéré. » Telle est aussi la formule du *panthéisme* ancien et du *naturisme* des Allemands de nos jours ; et les explications consignées dans le même travail à l'appui de cette hypothèse, sont la reproduction des assertions d'Empédocle , d'Épicure , de Lucain, de Spinoza , de Hobbes , de Burdach, etc.

Contre un tel système, nous serons court ; car nous ne croyons pas devoir nous engager dans des discussions si souvent reproduites. D'abord, et avec la meilleure volonté , nous ne voyons pas de transition entre le corps brut le mieux cristallisé et le zoophyte le plus simple : la vie est ici et n'est pas là ; les phénomènes obscurs de l'état léthargique n'ont jamais donné le droit de nier la présence de la vie au sein des animaux qui sont plongés dans une mort apparente. La considération de toutes les parties du monde nous oblige à reconnaître des êtres doués de vie et d'autres corps qui ne la possèdent pas. L'étude attentive, non des extrêmes , mais de tous les corps de la nature , nous conduit forcément à l'admission de la vie dans le végétal et l'animal , et non dans le minéral. Les plantes, disait Barthez (1), ont un principe vital, et il était loin , par conséquent, de le refuser aux zoanthes.

Direz-vous que *tout vit, mais à des degrés et à des modes différents* , comme l'avouent les partisans de votre système ? Mais c'est là une simple association de paroles aux dépens de la justesse des idées. Ce qu'il vous convient d'appeler *mode de vie* est un état tout-à-fait différent de la vie observée sans subtilités et exprimée sans arguties. Il vous sourit de dire que le minéral vit à sa manière, sans vous apercevoir peut-être

(1) Vie et œuvres de Barthez , par Lordat , pag. 321.

que vous donnez à vos expressions une valeur tout autre
que celle que l'usage et l'observation ont apprise dès l'enfance comme dans l'état actuel de la science. La naissance,
l'accroissement excentrique, les mouvements spontanés,
les maladies et la mort, sont-ils des actes des masses cris-
tallisées ? Si nous ne faisons pas une dispute de mots, mais
d'idées, il me semble vous convaincre de l'erreur du système de la *vie universelle*.

La vie est donc propre aux êtres organisés ; mais pour
ce fait, dit-on, je me livre à une abstraction inutile en leur
supposant une cause inductive. Une notion du simple sens
commun veut une cause à un effet, et à celui-ci un instrument. Je mets en présence deux boules de sureau dont l'une
est électrisée, et bientôt la seconde manifeste l'influence
exercée par cette dernière. Je conclus, de cette simple observation, à l'existence d'une cause que je ne vois pas et
que j'appelle *électricité*. Je considère un autre ensemble de
phénomènes dans les réactions chimiques, que les lois expérimentales de l'électricité ne peuvent ni produire ni expliquer, et je les rapporte à une autre cause abstraite.
J'agis de même pour les actes des êtres organisés : les im-
pondérables ne pouvant m'en rendre compte, je les attribue
à des forces propres. La méthode philosophique de Cos,
reproduite par Bacon, est donc toujours la règle de l'École
hippocratique. Cette conduite inductive est forcée, et, je
puis dire, aussi prudente que satisfaisante.

Mais vous voulez accorder la source des actes des corps
vivants, soit à l'influence des agents extérieurs, soit à la
texture particulière des êtres organisés, ou mieux à la réunion de ces deux influences : telle est, en effet, la base
du *naturisme moderne*. Vous assurez que l'économie est
soumise aux forces générales du monde, et n'en est pas
indépendante, comme, dites-vous, certains vitalistes

l'ont prétendu. Je ne sais, ou plutôt il n'est pas de mon objet de savoir de quels vitalistes il s'agit ici : il nous importe peu que certaines sectes ou certains hommes aient oublié à cet égard les enseignements de l'École de Cos. Un médecin instruit des œuvres de cette illustre famille médicale, n'a jamais pu oublier le beau *Traité de l'air, des eaux et des lieux*; celui de l'*Aliment*, celui du *Régime*, ni une foule d'autres passages des livres vénérés : cela doit suffire pour montrer le peu de fondement du reproche adressé à l'École antique. Comme je reconnais aussi beaucoup d'instruction à nos antagonistes, je me contente de leur rappeler la *Pratique* de Rivière, le discours préliminaire de la *Nosologie méthodique* de Sauvages, l'*Historia chylificationis* de Bordeu, les travaux sur les *Constitutions médicales et les épidémies* de Fouquet, les *Principes de physiologie* de Dumas, etc., etc. Enfin, en employant des médicaments, les médecins de cette École n'ont pu commettre la folie de nier l'utilité des agents du monde extérieur.

Mais cela suffit-il pour conclure que la vie est le résultat *obligé* de l'action de la matière qui nous environne introduite ou non au sein des êtres organisés? Nullement, car il est une foule de cas où cette influence est indifférente. La fécondation des germes, le développement de l'embryon, la ressemblance du fœtus à ses parents, le sexe; la transmission héréditaire et initiale des tempéraments, des idiosyncrasies, des lésions morbides; les influences morales, les conceptions intellectuelles, le génie et beaucoup d'autres faits, me montrent des résultats obtenus sans participation *directe* et *déterminante* des forces du macrocosme. Je vois là des phénomènes dissemblables à ceux de ce dernier, où la nécessité et un fatalisme primordial manifestent une opposition flagrante avec la mobilité et la variabilité incessantes des actes spontanés de l'être vivant.

Essayez, dit-on, de supprimer la température; changez la tension habituelle; renversez la proportion d'oxigène et d'azote de l'air : que devient cette spontanéité? Encore une fois, l'École de Montpellier n'avait jamais pu croire qu'on lui adresserait de pareilles objections. *Pour préparer un civet de lièvre, prenez un lièvre!* Malgré cette admirable commande, le *Cuisinier royal* a oublié d'ajouter qu'il faut quelqu'un pour exécuter cette simple opération. Eh bien! le même sens commun, si vous le voulez, nous force à exprimer cette nécessité, et à demander naïvement un directeur, une cause pour mettre en jeu les matériaux apportés du dehors, pour les diriger et les faire servir convenablement aux actes et aux résultats un peu moins simples du microcosme. Les disciples de notre École ne peuvent se défaire de cette idée, que, s'il faut un chimiste habile pour fabriquer, non pas un grain de blé que leur demandait Jean-Jacques afin de croire à leur science, mais certaines combinaisons artificielles, il faut au moins une puissance agissant comme si elle était intelligente, pour conduire les combinaisons physiques ou chimiques qui se passent dans le corps vivant. L'École de Montpellier a toujours eu la folie de croire que les actes de la pensée, les rêves, les conceptions philosophiques, les passions, la nostalgie, les névroses, les névralgies, etc., ne sont pas le résultat de l'action des atomes anciens ou modernes.

Admettrons-nous que la vie est le résultat des propriétés de tissu? Nous n'avons jamais pu nier l'utilité et la nécessité des organes pour les manifestations de la vie : si tout effet suppose une cause, il ne nécessite pas moins des instruments; les organes sont donc nécessaires. Mais sont-ils en même temps cause et moyen? Je les vois bien doués des forces physiques et chimiques comme tous les autres corps du monde; mais je les rencontre plusieurs fois dépourvus de l'activité spéciale à la vie. Si la structure et les propriétés générales d'un nerf, de l'encéphale, etc., étaient la cause *absolue* de leurs fonctions, il faudrait rigoureusement qu'en tout et partout ces mêmes organes manifestassent ces actes, ainsi qu'un minéral jouit constamment des mêmes propriétés. Et cependant les paralysies locales, la séparation d'une partie du corps, la mort enfin, nous montrent tous les jours ces organes constitués physiquement et chimiquement, de la même manière que pendant leur animation. Qu'est-ce qui leur reste alors? Les propriétés générales de la matière qui les constitue. Qu'est-ce qui leur manque? Ce qui différencie la plus belle masse cristallisée du plus simple zoophyte. La matière ne peut donc jamais perdre ses propriétés; les êtres organisés peuvent perdre ce qui les fait différer des corps bruts : leurs manifestations ne sont donc pas le résultat *obligé* de leur texture, mais d'une cause qui leur est inhérente, tout en étant susceptible de les abandonner. Est-il nécessaire maintenant de discuter la valeur du *naturisme* panthéiste des anciens et des modernes matérialistes ? Nous croyons que ces réflexions suffisent pour démontrer la nécessité d'admettre l'unité et la spontanéité des corps vivants à la manière hippocratique ; le dogme de la nature médicatrice en découle rigoureusement. Ainsi, la logique sévère de l'observation me renferme forcément dans la méthode philosophique de Cos, préconisée par Bacon et soigneusement suivie dans l'École de Montpellier.

L'on n'est pas davantage fondé quand on avance que notre École *supprime le fait et le mode spécial organique, chimique ou mécanique de la causalité morbide.* Nous venons de le montrer : si elle n'accorde pas la prédominance des forces physiques et chimiques dans les actes du corps vivant, ce n'est pas par ignorance, mais par suite de l'étude attentive de tous les phénomènes de la nature. Dans la production et le développement des maladies; elle ne *supprime* pas les actions et les réactions chimiques : comme pour la digestion, la nutrition, la respiration, elle reconnaît, avec Grimaud, Dumas, Bérard, Baumès, etc., des effets et des actes de cet ordre; mais elle voit aussi que la direction, la distribution et le résultat définitif de ces changements physiques ou chimiques, manifestent des lois et des forces supérieures à celles du monde extérieur, qu'elles utilisent en les soumettant à leur autocratie. « Pour bien diriger les applications de la chimie au corps humain, dit notre illustre Chaptal (1), il faut réunir des vues saines sur l'économie animale à des idées exactes de la chimie; il faut subordonner nos résultats du laboratoire aux observations physiologiques, tâcher d'éclairer les unes par les autres. C'est pour s'être écarté de ces principes qu'on a regardé le corps humain comme un corps mort et passif, et qu'on y a appliqué les principes rigoureux qui s'observent dans les opérations du laboratoire. » Telle fut toujours la pensée de l'École de Montpellier à cet égard, comme les ouvrages et les leçons de Venel, de Virenque, d'Anglada le démontrent.

Ainsi, dans le développement, la reproduction et la transmission héréditaire de la maladie calculeuse, notre doctrine reconnaît bien une certaine constitution physique et chimique des organes ou des liquides favorable à la formation des pierres urinaires; mais elle ne peut voir là toutes les conditions du problème pathologique; elle ne peut méconnaître l'existence de modifications autres et propres aux forces spéciales du corps. De là l'expression inductive et expérimentale de *diathèse* ou d'affection calculeuse dont elle se sert pour désigner ce fait.

Toutefois, si l'École de Montpellier reconnaît des actions physiques ou chimiques quand l'observation rigoureuse les

(1) Élém. de chimie, 3ᵐᵉ édit., t. Iᵉʳ, discours prélimin., p. 82.

lui démontre, elle ne peut les supposer lorsque tous nos moyens d'investigation nous les refusent. L'épilepsie, le tétanos, les fièvres paludéennes, etc., ne présentent que peu ou point de changement dans la crasse du corps ; et leurs causes manifestes, leurs caractères, enfin leur réaction spontanée ou provoquée par les remèdes, sont en désaccord formel avec les lois du macrocosme, et découlent seulement de celles du monde vital. Que dirait-on de la sagesse constante de notre École, si elle supposait des actions chimiques là où on n'en voit pas ; si elle accordait un rôle supérieur à des lois et à des effets qui n'y jouent qu'un rôle accessoire ; si elle traitait les maladies en conséquence des lois et des connaissances physiques et chimiques ? Rappelez-vous l'essai malheureux du professeur Baumes, et dites-moi ce qu'est devenue cette thérapeutique composée d'oxygénants, d'hydrogénants, d'azoténants, de phosphorénants.

Serait-il nécessaire, en ce moment, de montrer que l'École de Montpellier ne *supprime* pas davantage les *altérations organiques* et les symptômes qui en dépendent ? Nous ne le croyons pas, après tout ce qui a été dit dans cet ouvrage, et puisque nous nous adressons à des hommes assez instruits pour connaître le Traité d'anatomie pathologique du professeur Ribes, etc. En présence de ces simples réflexions, conçoit-on qu'en parlant naguère de l'École de Montpellier, on ait écrit : « On peut dire que le vitalisme est une doctrine toute subjective qui n'emprunte des faits que l'occasion et le prétexte...! »

FIN.

TABLE PAR ORDRE DES MATIÈRES.

―――◆◆◆――――

FIN DE LA TABLE GÉNÉRALE DES MATIÈRES.

TABLE ALPHABÉTIQUE.

FIN DE LA TABLE ALPHABÉTIQUE.

On trouve chez J.-B. Baillière, libraire, à Paris, les ouvrages suivants du Professeur Alquié.

Pour paraître prochainement.

Montpellier, Imprimerie de Ricard Frères.